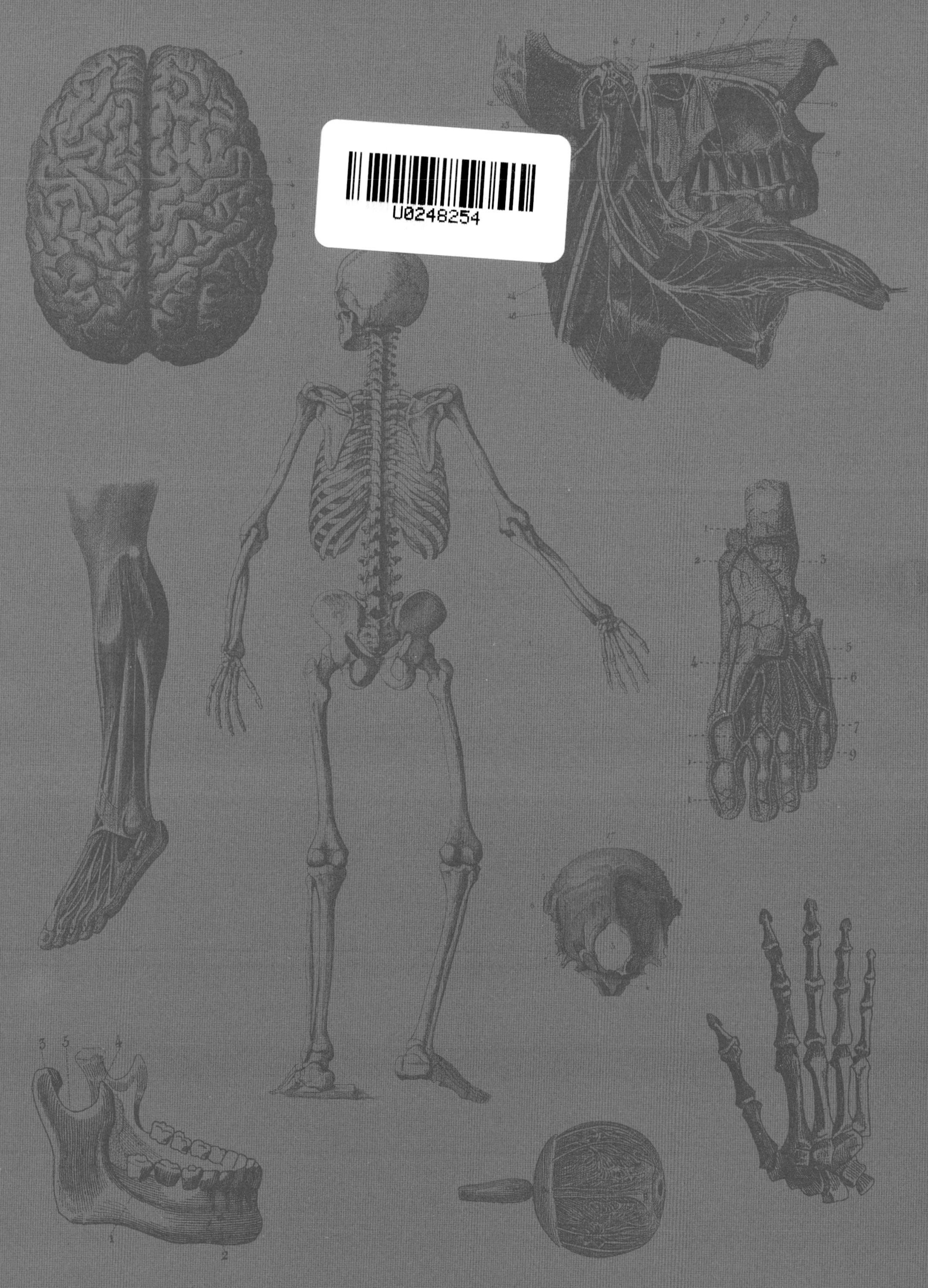

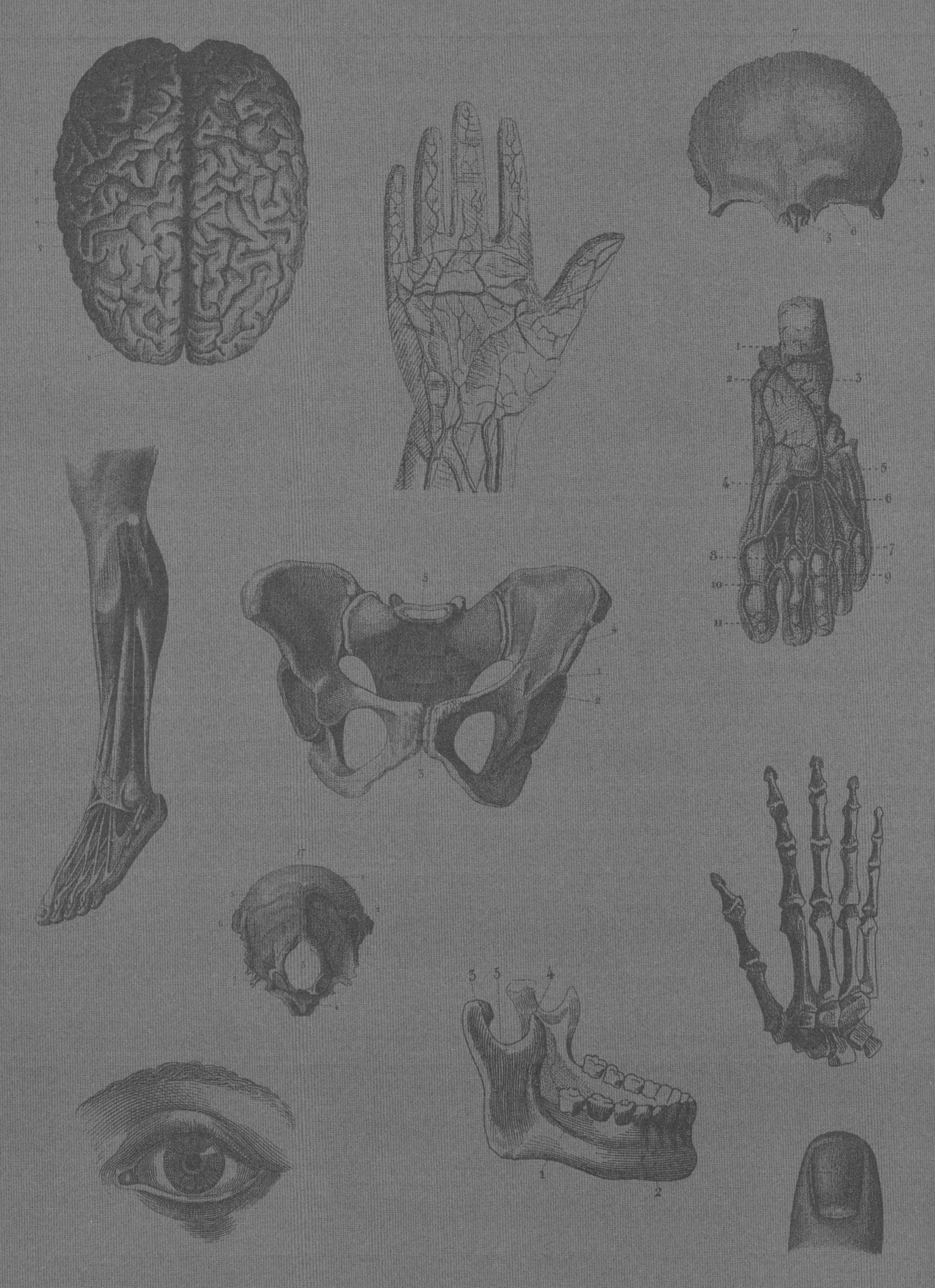

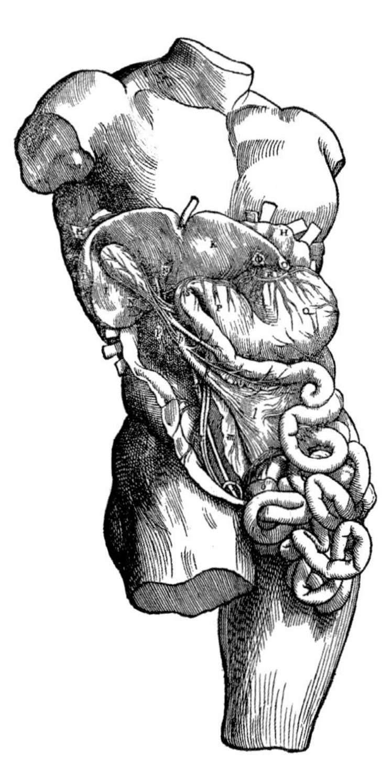

图书在版编目（CIP）数据

解剖之美：14世纪以来的人体解剖图鉴／（美）乔安娜·埃本斯坦著；石珺怡，张选译．—武汉：华中科技大学出版社，2022.1

ISBN 978-7-5680-7632-6

Ⅰ.①解… Ⅱ.①乔… ②石… ③张… Ⅲ.①人体解剖学-图集 Ⅳ.①R322-64

中国版本图书馆CIP数据核字（2021）第224495号

湖北省版权局著作权合同登记 图字：17-2021-226号

解剖之美：14世纪以来的人体解剖图鉴 ［美］乔安娜·埃本斯坦（Joanna Ebenstein）著

Jiepou zhi Mei: 14 Shiji Yilai de Renti Jiepou Tujian 石珺怡 张选 译

出版发行：华中科技大学出版社（中国·武汉） 电话：（027）81321913

华中科技大学出版社有限责任公司艺术分公司 （010）67326910-6023

出 版 人：阮海洪

责任编辑：莽 昱 陶 红

责任监印：赵 月 郑红红 封面设计：邱 宏

制 作：北京博逸文化传播有限公司

印 刷：北京华联印刷有限公司

开 本：889mm×1194mm 1/16

印 张：17

字 数：85千字

版 次：2022年1月第1版第1次印刷

定 价：198.00元

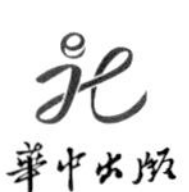

本书若有印装质量问题，请向出版社营销中心调换

全国免费服务热线：400-6679-118 竭诚为您服务

解剖之美

14 世纪以来的人体解剖图鉴

[美]乔安娜·埃本斯坦（Joanna Ebenstein）著
石珺怡　张选 译

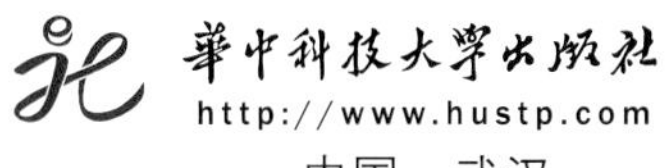

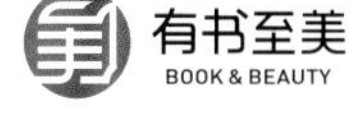

中国·武汉

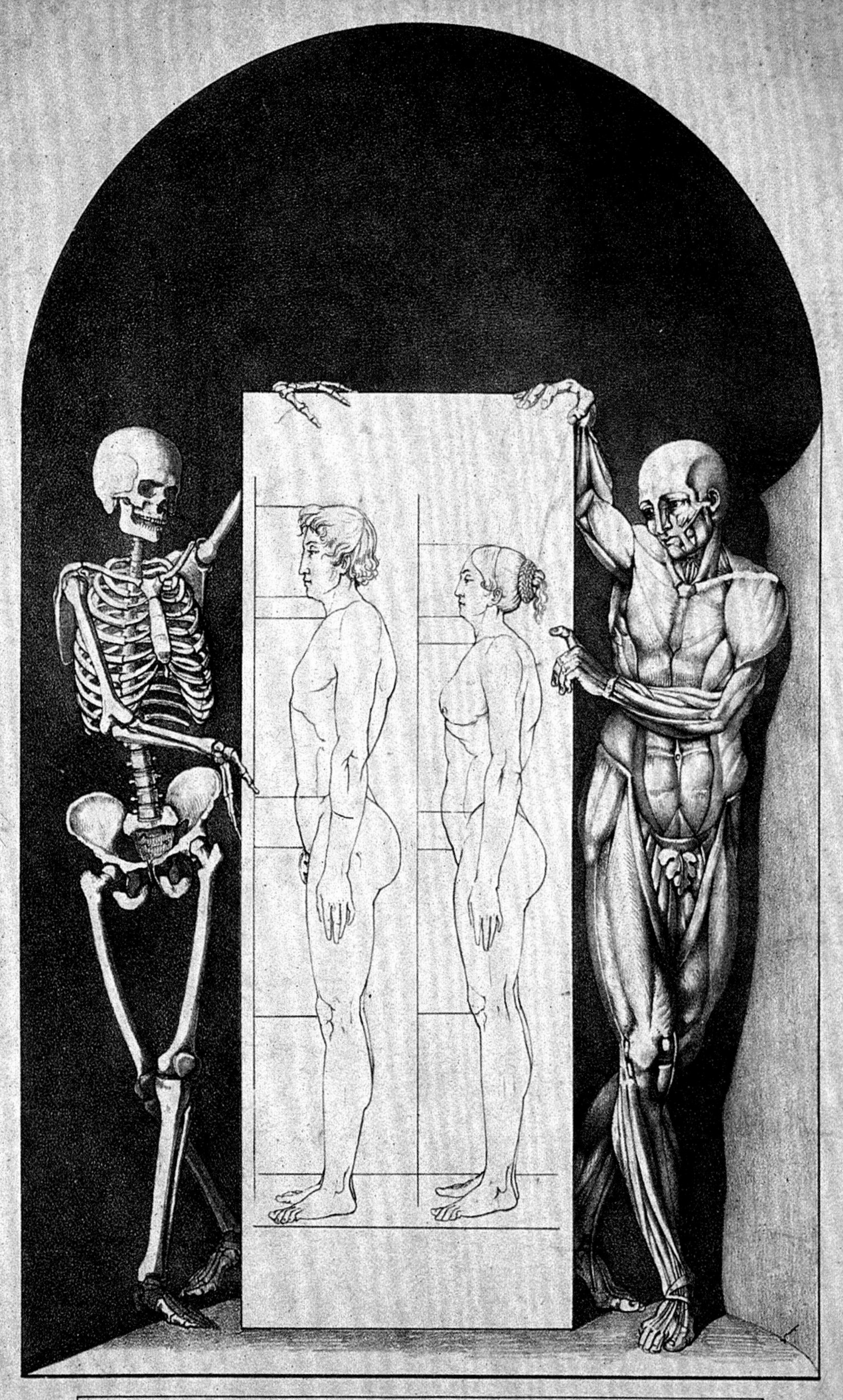

TRATTATO DI ANATOMIA PITTORICA

Fatto da Costantino Squanquerillo

ROMA MDCCCXXXIX

目录

整体

人体解剖：一窥内里

孕育新生

上半身

下半身

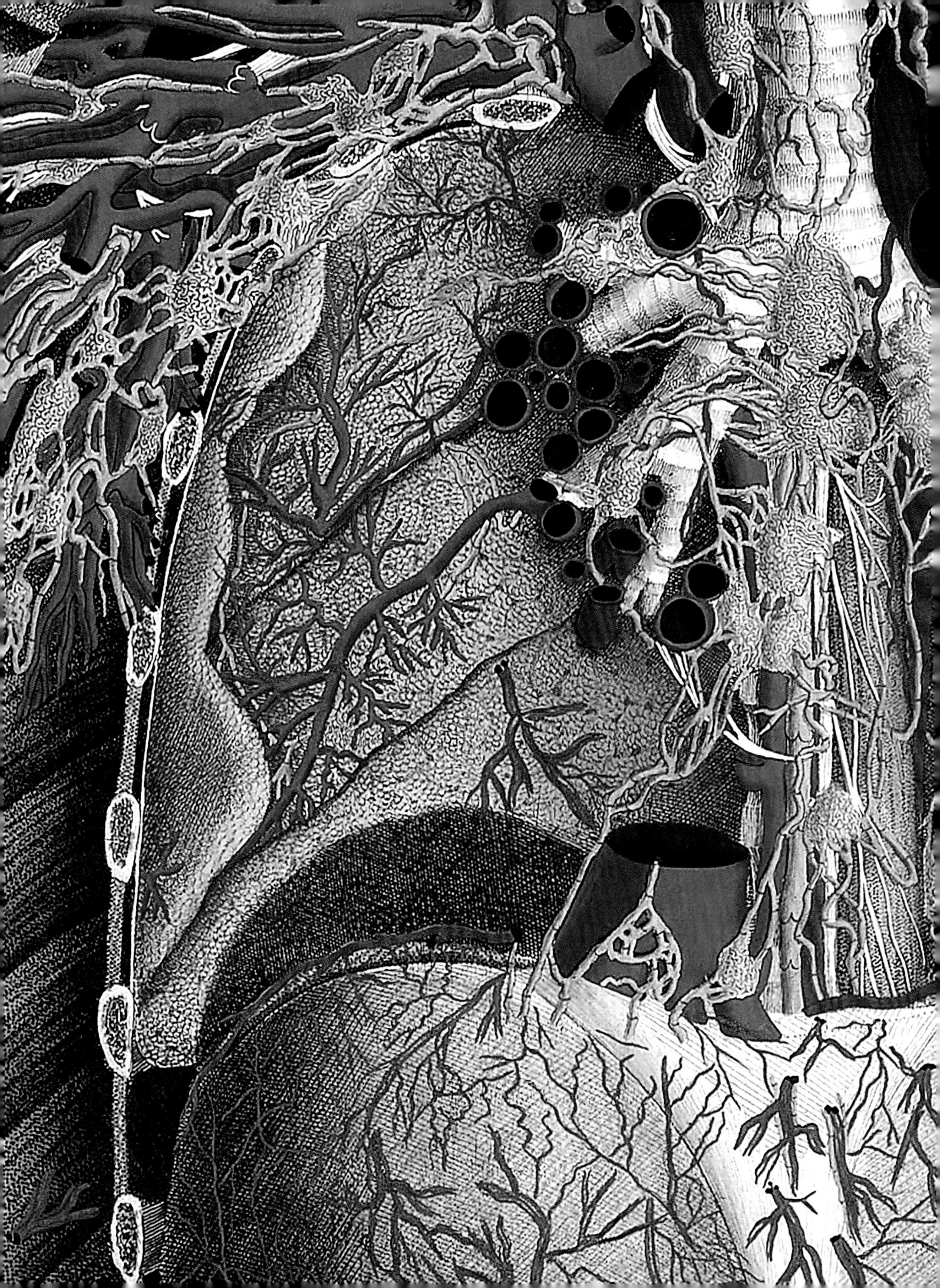

前言

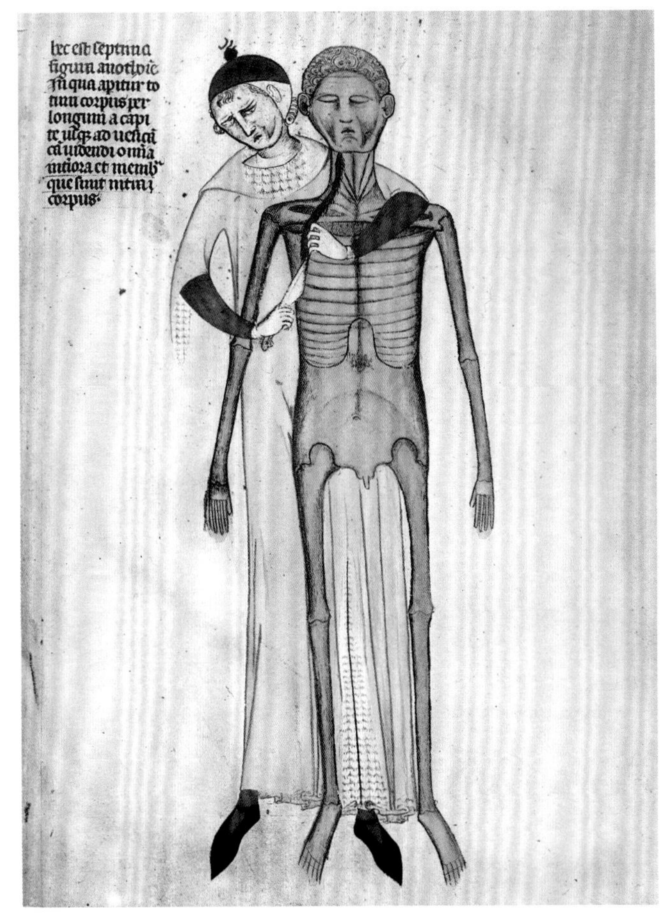

←手工上色的人体内脏版画细节图，作者为安东尼奥·塞兰托尼（Antonio Serantoni），收录于意大利解剖学家保罗·马斯卡尼（Paolo Mascagni）的《通用解剖学》（*Anatomia Universa*，1823—1832年）。这本图谱是解剖绘画的杰作之一，历时三十年才最终完成，其中共有四十四份精妙雕制的图版。

↑这幅手绘画作展示了一个衣着考究的男人解剖尸体的情形，它被收录于圭多·达·维吉瓦诺（Guido da Vigevano）的《为国王菲利普七世所作的解剖学图谱》（*Anothomia Philippi septimi*，1345年）。达·维吉瓦诺是14世纪意大利的医学家、发明家，也是使用解剖插图解释文本的先驱。

我们每人都有一个躯体，但“生活在躯体中”是一种相当矛盾的体验。我们的躯体既属于我们，又不属于我们：它为人所亲密地熟知，但也神秘难测。焦虑、渴望、恐惧和强烈的迷恋皆由躯体诱发而生。即便医疗再先进、期望再热切，我们也知道自己的躯体终究会死亡、腐坏，无法避免地将我们拉入生命的循环。在多数人坚持无神论的时代里，没有宗教或神话能够解释存在、意识和生死，因此我们的躯体常被看作“身份”的替代品。同时，精通这一领域的医生们则承担起了旧日巫师和神父的职责。这些冲突矛盾反映在躯体中，也反映在我们想要控制、美化、升华、洞察和描绘躯体奥秘的意图里。

在文艺复兴时期，对人体的研究既成了大众科学，也发展为一门视觉艺术。安德烈亚斯·维萨里（Andreas Vesalius）的《人体的构造》（*De humani corporis fabrica*，1543年）等最早的解剖图谱都是大开本的奢华产品，为了传播精确的插图，使用了最先进的印刷技术。这些在直接观察的基础上绘制而成的插图也是艺术上的大师之作。此类图谱具有极高的收藏价值，并且十分昂贵，除了医学生，贵族们也会把它买来，放进自己的藏书柜中。对躯体秘密的痴迷鼓舞着科学家、艺术家和一些行外人。自行实施人体解剖的，不仅有维萨里等解剖学家，还有莱奥纳多·达·芬奇（Leonardo da Vinci）和米开朗琪罗（Michelangelo）等艺术家。大部分解剖学知识都来自对尸体的系统解剖，而尸体则来自被处决的犯人、穷人和弱势群体。在很长的时间里，解剖都是一种禁忌，因此，解剖研究的黑暗、杂乱、违法的一面总是被巧妙地掩饰、高度地美化。他们使用大众熟悉的隐喻和艺术的修饰，使自己展示的东西更能被大众接受，而不至于引发抵触情绪。

教育让我们将科学及其物质文化视为中立而完美之物，不以人的意志为转移，但是现实当然没那么简单。和一切科学艺术作品一样，解剖艺术作品也是人类文化意义创造活动——“科学”的产物。它们不仅是具有指导性的示意图，也是文化和历史的产物，是创作者世界观的反映。因此，解剖插图为我们提供了一个窗口，我们可以从中窥见对于理想躯体与病态躯体

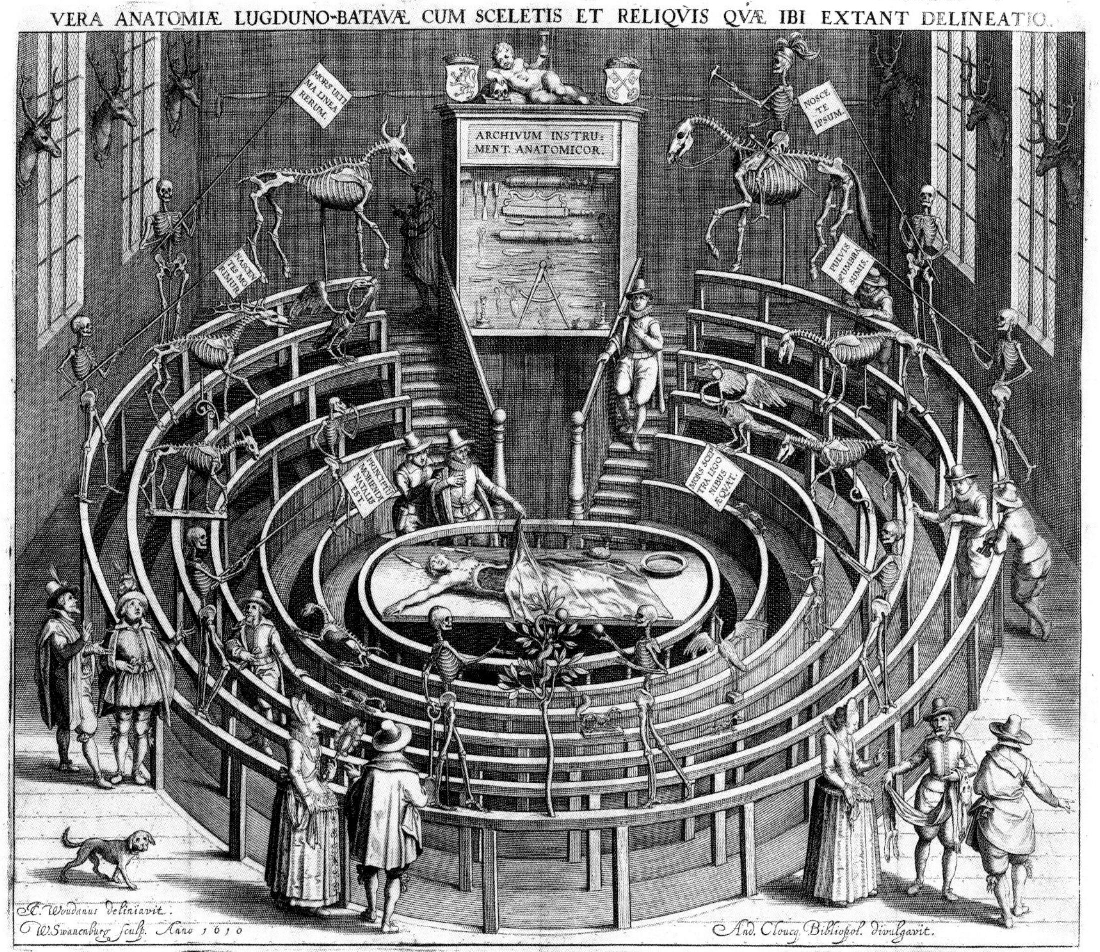

↑描绘莱登解剖剧场的雕版画。莱登解剖剧场的存在可追溯至1625年，民众可以到此类剧场中观看人体解剖。剧场中装饰着动物和人类的骨架，其中一些举着旗子，上面纹有“勿忘死亡”一文的格言，如ultima linea rerum（死亡即终结）和mors sceptra ligonibus aequat（权杖与锄头在死亡中平等）。

→手工上色的木版画，作者为青木宿谷。选自川口真稔的《解尸编》（*Complete Notes on the Dissection of Cadavers*，1772年）。书中的二十四幅画作描绘了日本史上第三次有记载的尸体解剖。

的流变认知，种族、性别等社会阶级的投射，人类在宇宙中所处地位的概念，以及一些科学绘图的固有传统。

现在我们认为艺术、科学和宗教是各自独立乃至彼此冲突的领域，但事实并非向来如此。在漫长的历史中，人们总是认为躯体不仅是物质。本书中，大部分画作都诞生于西方世界，在那里，基督教的观点几百年来一直占据着统治地位：人类的躯体是上帝按照他自己的样子雕琢而成的杰作，是整个宇宙的缩影。因此，这些画作不仅展示了科学上的概念，也展示了人体与神明的联系、我们在宇宙中的位置，以及生与死的意义。沿着画作的发展轨迹，我们得以目睹文化的转变：从一个灵魂的、形而上的、整体联系的世界观转变为一个现代的、理性主义的、唯科学论的世界观。

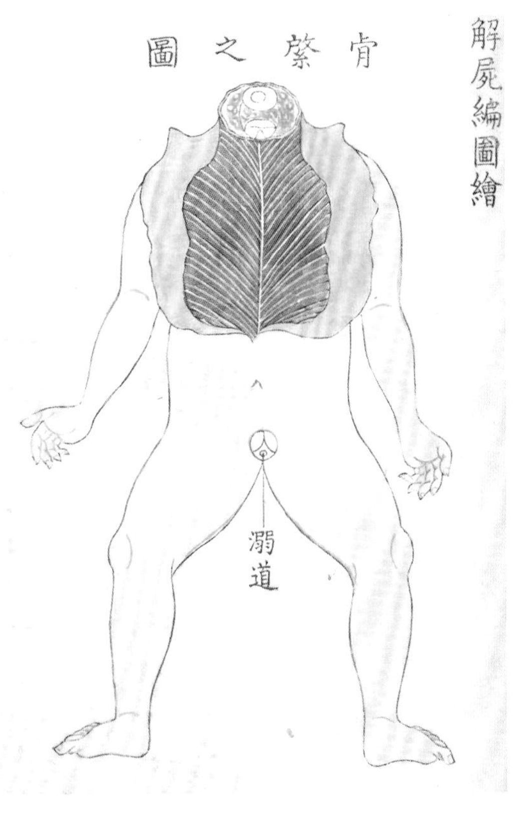

既然存在着这样的差异，读者若是发现本书中的许多插图极其出人意料、挑战认知甚至猎奇，大可不必惊慌。我们会认为解剖插图是简明扼要的图解，不包含任何多余的细节，但是我挑选的画作则恰恰相反，它们极具生动性和美感，十分具有表现力。在这些画作中，我们会看到完全对立之物的融合——生命与死亡、神圣与亵渎、科学与艺术、超脱与悲怆、教养与欲望、衰亡与美丽。

我一直认为解剖绘画是调理人心的艺术之作，协助我们与“生在躯体中并终将死去”的悲剧和奇迹达成和解。这让我们对现代医药科学有了更清晰的认识：在一系列逃避死亡、治愈疾病、减轻痛苦的策略中，它不过是最新的一种。这也同样提醒我们，尽管医学做出了许多承诺，死亡仍然是一个令人恐惧的谜题，将我们与自然和宏大的生命网联系在一起。在这样的背景下，本书中具有强烈影响力的画作也可以被看成科学时代的箴言“勿忘死亡”（拉丁语：memento mori），即促使读者舍弃虚荣、反思死亡的作品。它们也可以被看成护身符，提醒我们，这世界上总有某些力量能够从疾病、痛苦和死亡中拯救我们，不论那是未知的力量，还是专业的力量。

本书中插图的选取标准是画作的美学价值和表达质量，而我认为下文中的画作是同类画作中最具说服力、最为动人、最奇怪或最令人感到困惑的。本书不按照时间顺序叙述，而是以身体部位或系统进行划分，以便强调各种用以理解和描绘人体的象征、艺术和形式上的手法。画作产生于过去的500年间，主要来自西方，适逢西方解剖研究从古希腊罗马的体液学说向尸体分解转变。而东方的独特传统是从道教的阴阳学说和五行学说中蓬勃发展而来，直到后期才吸纳了西方的观点。

本书一气呵成地介绍了各种各样富于创造的、挑战人心的、具有力量的画作，是为了证明人体从不仅仅是人体。我们与它的关系亲密又神秘，对它的感情也十分矛盾，因此人体总是具有更多的含义。这本书可能也具有“勿忘死亡”的作用：它邀请读者对自己终将迎来的死亡进行温和的思考，带领读者欣赏自身短暂且不可思议的生命有多么脆弱、美丽。我希望这本书能够成为人类灵感的源泉，激励艺术家、解剖学家和对人体及其运转方式感到好奇的人们；尽管我们的文化倡导理性主义，但也要去共鸣、去痴迷、去表达心中所想。

大事年表

下表列出了本书中艺术作品的创作时间和医学、解剖学及艺术领域的重大进展。

■古代（公元前3100—前850年）
■古典时期（公元前850—公元476年）
■中世纪（500—1400年）
■文艺复兴（1400—1527年）
■手法主义（1527—1600年）
■巴洛克时期（1600—1750年）
■新古典主义时期（1750—1850年）
■浪漫主义时期（1780—1850年）
■现实主义时期（1850—1900年）
■现代（1900年至今）

公元前2600年

据传黄帝编纂了《黄帝内经》，但此书的成书时间可能要推后至公元前300年。传统中医将此书奉为圭臬，书中的基本理论深植于道家哲学，即阴阳平衡维持着人体健康。

公元前460年

“医学之父”希波克拉底（Hippocrates）认为健康来源于四种体液的平衡——血液、黏液、黑胆汁和黄胆汁。由于他的名声和能力，这一理论直到19世纪中期仍在被人使用。医生宣誓的誓言也以他命名。

公元前300年

狄奥克莱斯（Diocles）通过解剖动物完成了已知的第一本解剖书。他的手稿只有残片留存。

1231年

神圣罗马帝国皇帝弗雷德里克二世（Frederick II）发布法令，要求每五年至少解剖一具人类尸体，有意从医之人必须到场。

1315年

在意大利的博洛尼亚，死刑犯的尸体可以用于公开解剖。在这类展示中，解剖学者会宣读文字说明，具体操作则由级别较低的外科理发师进行。

1347—1351年

鼠疫流行的高峰时期。人们通常将鼠疫称为“黑死病”或“大瘟疫”，它肆虐于世界各地夺取生命，一些地区有三分之二的人口死于此病。

1400年

在意大利的威尼斯、佛罗伦萨和法国的蒙彼利埃，公开解剖是合法的。

约1450年

意大利的佩鲁贾大学、帕多瓦大学和佛罗伦萨大学要求医学生至少参加一场解剖才能得到学位。

1456年

约翰·古腾堡（Johann Gutenberg）使用金属活字第一次印刷了《圣经》。

1517年

马丁·路德（Martin Luther）发表《九十五条论纲》（*Disputatio pro declaratione Virtutis indulgentiarum*），谴责罗马教廷的某些行为，揭开了新教改革的序幕。

1519年

莱奥纳多·达·芬奇逝世。他一生解剖了30具以上的尸体，为原计划中的解剖图谱留下了几百幅画作，但此书最终未能完成。

1540年

托马斯·雷纳德（Thomas Raynalde）出版《人类的诞生：又名女性之书》（*The Birth of Mankynde: Otherwyse Named the Womans Booke*），是助产学的重要著作。

1541年

米开朗琪罗为罗马西斯廷教堂完成了湿壁画《最后的审判》（*The Last Judgment*）。

1543年

安德烈亚斯·维萨里出版了革命性的《人体的构造》，标志着现代解剖学的起点。

1543年

尼古拉·哥白尼（Nicolaus Copernicus）出版《天体运行论》（*De revolutionibus orbium coelestium*），提出了地球绕日运转的观点。

1605年

瑞士解剖学家卡斯帕·鲍欣（Caspar Bauhin）和雕版师特奥多尔·德布里（Theodor de Bry）出版《解剖剧场》（*Theatrum anatomicum*）。

1613年

约翰·雷梅林（Johann Remmelin）出版《新版微观宇宙之镜，铜版画插图，附说明性描述与表格》（*Catoptrum Microcosmicum, suis aere incisis visionibus splendens, cum historia, et pinace, de novo prodit*）。

1627年

朱利奥·切萨雷·卡塞里（Giulio Cesare Casseri）出版《解剖图解》（*Tabulae Anatomicae*）。

1628年

威廉·哈维（William Harvey）出版《心血运动论》（*Exercitatio anatomica de motu cordis et sanguinis in animalibus*），初步提出了血液循环的现代理论，解决了身体机能的原动力是心还是肝的问题。

1642年

美柔汀技法（mezzotint）被发明。这是一种耗力的印刷技法，能够实现色彩的复制和色调的平缓渐变。

1665—1666年

伦敦大瘟疫。这是最后一场大规模爆发的鼠疫，在英国首都造成了浩劫。

约公元前300年

已知第一次人体解剖在埃及亚历山大进行。

130年

罗马医学家盖伦（Galen）出生，他的著作为此后一千年的医学发展奠定了基础。尽管盖伦是人体解剖的提倡者，但他也不得不用动物替代人类尸体，因为法律禁止进行人体解剖。因此盖伦的理论有许多错误，直到文艺复兴时期才被发现和改正。

610年

巢元方编撰的《诸病源候论》是中国第一部专论疾病病因和症候的书籍。

984年

丹波康赖撰写的《医心方》是日本现存最古老的医书。

1041年

毕昇发明了胶泥活字印刷术。这一技术促进了医学及其他领域知识的传播。

1088年

第一所大学在意大利的博洛尼亚建成。

1469年

洛伦佐·德·美第奇（Lorenzo de'Medici）成了佛罗伦萨的统治者。他资助了许多学者，以及米开朗琪罗、波提切利等艺术家。

约1478年

桑德罗·波提切利（Sandro Botticelli）绘制了杰作《春》（*Primavera*）。

1491年

约安内斯·德·凯沁（Joannes de Ketham）出版了《医学百科》（*Fasciculus medicinae*）。

约1495年

德国奥格斯堡的锻造工丹尼尔·霍普弗（Daniel Hopfer）改进了蚀刻技术，极大地提高了医学插图的质量。

1500—1507年

莱奥纳多·达·芬奇创作了《蒙娜丽莎》（*Mona Lisa*）。

1513年

尼科洛·马基雅维里（Niccolò Machiavelli）发表《君主论》（*The Prince*）——第一部政治科学著作。这也使他被打上了不道德、无神论的烙印。

1545年

查理·艾蒂安（Charles Estienne）和艾提安·德·拉·里维埃（Étienne de la Rivière）出版《局部人体解剖》（*De dissectione partium corporis humani*）。

1545—1563年

罗马教廷为抗衡新教徒的冲击召开特伦托会议（Council of Trent），其决议为反改教运动奠定了基础。大会重新确认了教条的要点，并推动了巴洛克艺术的发展。

1564年

安布鲁瓦兹·巴雷（Ambroise Paré）出版了《外科十书》（*Dix livres de la chirurgie*）。

1590年

荷兰的眼镜制造商扎卡里厄斯·詹森（Zacharius Jannssen）发明了显微镜。

1594年

在意大利的帕多瓦大学，希罗尼穆斯·法布里丘斯·阿夸潘登特（Hieronymus Fabricius ab Aquapendente）建起了第一座解剖剧场，用来进行公开解剖。

1595—1604年

意大利博洛尼亚、荷兰莱登和法国巴黎的大学纷纷建起了解剖剧场。

1681年

约翰·布朗（John Browne）出版《肌肉全论：人体内和分离出的肌肉，及解剖学的新发现》（*A Compleat Treatise of the Muscles: as they appear in humane body, and arise in dissection; with diverse anatomical observations not yet discover'd*）。

1685年

戈瓦德·比卢（Govard Bidloo）出版《人体解剖学》（*Anatomia humani corporis*）。

1694年

威廉·考珀（William Cowper）出版《人体肌肉解剖》（*Myotomia reformata: or An Anatomical Treatise on the Muscles of the Human Body*）。

1695年

安东·凡·列文虎克（Anton van Leeuwenhoek）第一个利用自制显微镜描述并准确地描绘了红细胞。

1698年

威廉·考珀出版《人体解剖详解、新发现与术中观察，欧洲大师匠心制作一百一十四幅铜版画描绘生后图景》（*The Anatomy of Humane Bodies, With Figures Drawn After the Life. By Some of the Best Masters in Europe, and Curiously Engraven in One Hundred and Fourteen Copper Plates, Illustrated with Large Explications, Containing Many New Anatomical Discoveries, And Chirurgical Observations*）。

约1700年

加埃塔诺·朱利奥·祖莫（Gaetano Giulio Zummo）与法国解剖学家纪尧姆·德努埃（Guillaume Desnoues）合作制造了第一尊解剖蜡像。祖莫更广为人知的名字是尊博（Zumbo）。

1733年

威廉·切泽尔登（William Cheselden）出版《骨解剖学》（*Osteographia, or The Anatomy of the Bones*）。

1738年

官方开始考古发掘古罗马城市赫库兰尼姆（Herculaneum），并发现岩浆掩盖的尸体。

1747年

伯恩哈德·西格弗里德·阿尔比努斯（Bernhard Siegfried Albinus）出版《人体骨骼与肌肉图鉴》（*Tabulae sceleti et musculorum corporis humani*）。

1748年

约瑟夫·吉夏尔·迪韦尔内（Joseph Guichard Duverney）出版《头部解剖学（附图）》（*Anatomie de la tête en tableaux imprimés*）。

1751—1752年

丹尼斯·狄德罗（Denis Diderot）和J.勒龙·达朗贝尔（J. Le Rond d'Alembert）出版《百科全书，或科学、艺术和工艺详解词典》（*Encyclopédie, ou dictionnaire raisonné des sciences, des arts et des métiers*）。

1752年

雅克-法比恩·戈蒂尔·达葛蒂（Jacques-Fabien Gautier d'Agoty）出版《普通解剖学：人体重要器官、神经学、脉管学和骨学》（*Anatomie générale des viscères et de la neurologie, angéologie et ostéologie du corps humain*）。

1796年

爱德华·詹纳（Edward Jenner）改进预防天花的方法，发明牛痘接种术。

1798年

弗兰茨·约瑟夫·加尔（Franz Joseph Gall）的“颅相学”理论初次公布。尽管这一理论被贬为伪科学，但是在整个19世纪中，它仍然颇具影响力。

约1800年

第三代斯坦厄普伯爵查尔斯·斯坦厄普（Charles Stanhope）造出第一架铁制印刷机，每小时的印数为两百次。

1818年

詹姆斯·布伦德尔（James Blundell）第一次成功地进行输血。

1818—1819年

画家泰奥多尔·席里柯（Théodore Géricault）使用停尸房的尸体绘制解剖静物，同时为他的杰作《梅杜莎之筏》（*The Raft of the Medusa*）进行研究。

1822—1826年

约翰·利扎斯（John Lizars）出版《人体解剖系统图解与生理、病理和手术发现》（*A System of Anatomical Plates of the Human Body, Accompanied with Descriptions and Physiological, Pathological, and Surgical Observations*）。

1836—1842年

琼斯·奎因（Jones Quain）出版《人体局部解剖图解》（*A Series of Anatomical Plates ... Illustrating the Different Parts of the Human Body*）。

1839年

琼斯·奎因和伊拉斯谟·威尔森爵士（Sir Erasmus Wilson）出版《人体神经》（*The Nerves of the Human Body*）。

1842年

克劳福德·W.朗（Crawford W. Long）率先使用乙醚进行全身麻醉。

1844年

木浆造纸技术使书籍与报刊印刷成本极大地降低，引起了印刷品数量的爆发式增长。

1844年

理查德·奎因（Richard Quain）出版《人体脉管解剖学：病理和手术应用，附石版画插图》（*The Anatomy of the Arteries of the Human Body and its Applications to Pathology and Operative Surgery with a Series of Lithographic Drawings*）。

1847年

伊格纳茨·塞麦尔维斯（Ignaz Semmelweis）发现洗手可以预防疾病传播。不幸的是，由于没有理论支持，他的发现被忽视了。

1867年

约瑟夫·李斯特（Joseph Lister）发明外科消毒法，并发表《外科手术的消毒原则》（*On the Antiseptic Principle of the Practice of Surgery*）。

1870年

罗伯特·科赫（Robert Koch）和路易·巴斯德（Louis Pasteur）建立了疾病的病菌说。

1873年

美国通过反淫秽康斯托克法案（Comstock Act），将跨州或通过邮件宣传避孕、传播“淫秽”材料的行为认定为联邦犯罪。

1883年

弗朗西斯·高尔顿爵士（Sir Francis Galton）创造“优生学”（eugenics）一词，即通过生育控制提高人口质量的科学。

1886年

第一台自动排版机——莱诺铸排机（Linotype）成功发明。

1893年

阿方斯·贝蒂荣（Alphonse Bertillon）出版《人体特征识别指南》（*Identifying People by Bodily Characteristics: How to Read Signs*）。

1754年

威廉·斯梅利（William Smellie）出版《解剖图解与助产略谈》（*Anatomical Tables with Explanations, and an Abridgement of the Practice of Midwifery*）。

1774年

威廉·亨特（William Hunter）出版《人类妊娠子宫解剖图解》（*Anatomia uteri humani gravidi tabulis illustrata*）。

1775—1783年

美国独立战争。处理伤亡人员使医学实践得到了发展，出现了为士兵接种天花疫苗等新的防治手段。

1779年

雅克·加默兰（Jacques Gamelin）出版《骨骼与肌肉图谱》（*Nouveau recueil d'ostéologie et de myologie dessiné d'après nature*）。

1789年

法国大革命开始，洛可可艺术（rococo）逐渐消亡，新古典主义兴起。

1793年

新古典主义画家雅克-路易·大卫（Jacques-Louis David）描绘了法国政治家兼医生让-保罗·马拉（Jean-Paul Marat）遇刺身亡的场景。现在这幅画为人熟知的名字是《马拉之死》（*The Death of Marat*）。

1822—1827年

雅克-皮埃尔·梅吉尔（Jacques-Pierre Maygrier）出版《助产学》（1833年出版英文版，标题为*Midwifery*）。

1824年

查尔斯·贝尔爵士（Sir Charles Bell）出版《动脉雕版画》（*Engravings of the Arteries*）。

1828年

威廉·伯克（William Burke）和威廉·黑尔（William Hare）杀害了至少十五人，将遗体卖给医学院做解剖。

1837年

戈德弗罗伊·恩格尔曼（Godefroy Engelmann）取得彩色石版印刷的专利权，这一技术使便宜的彩色印刷品得以大量生产。

1831—1854年

让-巴普蒂斯特·马克·布尔热里（Jean-Baptiste Marc Bourgery）出版《人体解剖及外科手术总纲，附N-H.雅各布的写实彩色石版画》（*Traité complet de l'anatomie de l'homme comprenant la médecine opératoire ... avec planches lithographiées d'après nature par N-H Jacob*）。

1832年

英国政府通过了解剖法案（The Anatomy Act），允许解剖学家解剖死刑犯尸体和"无名尸"，即死后没有亲人认领、埋葬的尸体。

1850年

弗雷德里克·霍利克（Fredrick Hollick）出版《男性生殖器官的健康与疾病状态：从婴儿至老年》（*The Male Generative Organs in Health and Disease, from Infancy to Old Age*）。

1851年

约瑟夫·麦克利斯（Joseph Maclise）出版《外科解剖学》（*Surgical Anatomy*）。

1853年

亚瑟·孔特·戈比诺（Arthur Comte Gobineau）发表《论人类的不平等》（*An Essay on the Inequality of the Human Race*），鼓吹雅利安种族的优越性。

1858年

亨利·格雷（Henry Grey）出版《人体解剖学详解与外科解剖学》（*Anatomy: Descriptive and Surgical, Anatomy of the Human Body*），之后被简称为《格氏解剖学》（*Grey's Anatomy*）。时至今日，人们仍然在使用其修订版。

1859年

查尔斯·达尔文（Charles Darwin）出版《物种起源》（*On the Origin of Species*），阐释了进化论和自然选择原则。

1865年

法国人类学家保罗·布罗卡（Paul Broca）制作了用于皮肤颜色分类的"颜色表"。

1895年

威廉·康拉德·伦琴（Wilhelm Conrad Roentgen）发现X射线。

1911年

在美国巴尔的摩的约翰·霍普金斯大学，马克斯·布勒德尔（Max Brödel）建立医学绘画专业（Art as Applied to Medicine）——第一门教授、研究医学插图的学科。

1928年

亚历山大·弗莱明爵士（Sir Alexander Fleming）发现盘尼西林（青霉素）——第一种真正的抗生素。

1977年

出现最后一个天花病例。这一存在了超过三千年的疾病终于被全球疫苗计划战胜。1979年，联合国世界卫生组织宣布天花已被彻底消除。

1989年

美国外科医生、知名医学插图画家弗兰克·亨利·奈特（Frank Henry Netter）出版了经典的《奈特人体解剖学图谱》（*Atlas of Human Anatomy*）。

1995年

德国解剖学家、民主德国的叛逃者贡特尔·冯·哈根斯（Gunther von Hagens）在东京进行第一次"人体世界"（Body Worlds）展览，陈列了塑化保存的人类尸体。这一技术由他发明于1977年。

Incisio cerebri
Albula in o
Surditas
Nasus in
ad aures
Aposteum
labia ble
Incisio vene
Struma in collo
Cor
Pulmo
Fel
Iecur
Stomachus
Splen
Intestina magna
Hastebz
Incisio viscera

整体

直到近现代，人体才被看作是物质性、机械性的。在人类历史中，躯体被长期赋予特殊的地位，具有宗教和象征意义上的重要意义，人死后尸体的处理方式也受到各种仪式和习俗的约束。在几百年中，无论西方的体液学说，还是东方的传统中医学说，都把躯体看作世界、元素和宇宙的缩影。在一些文化里，人体的器官与星群或星座相对应；也有一些文化认为人体中存在着能量的中心，如果正确地培育，就可能达到开悟的境界；还有一些文化把人体当作理解上帝思想的途径，因为人体不但是他最伟大的造物，更是按照他自己的形象做成的。

早在人们有意准确描述人体解剖结构之前，尸体、骨骼和无皮者（écorchés）就已经是纯粹艺术和大众艺术经常描绘的对象了。即使到了19世纪，解剖画家也总会使用这一传统的隐喻和意象。科学、艺术和形而上学的界线时时模糊，彼此之间如水乳交融，“勿忘死亡”“死亡之舞”（拉丁语：danse macabre）和被剥皮的林神科学准确乃至指导性地呈现着对人体的描绘。

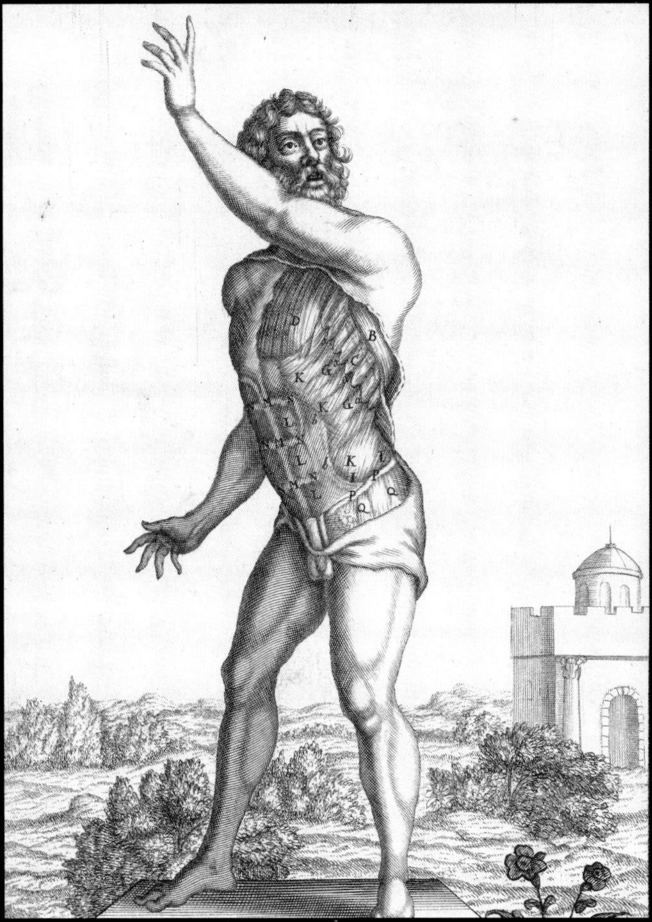

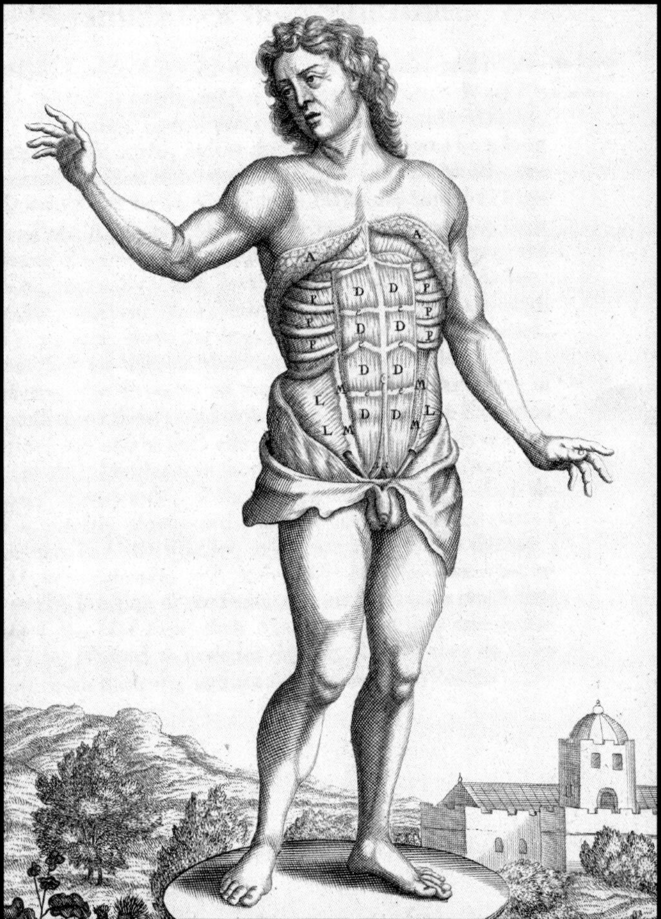

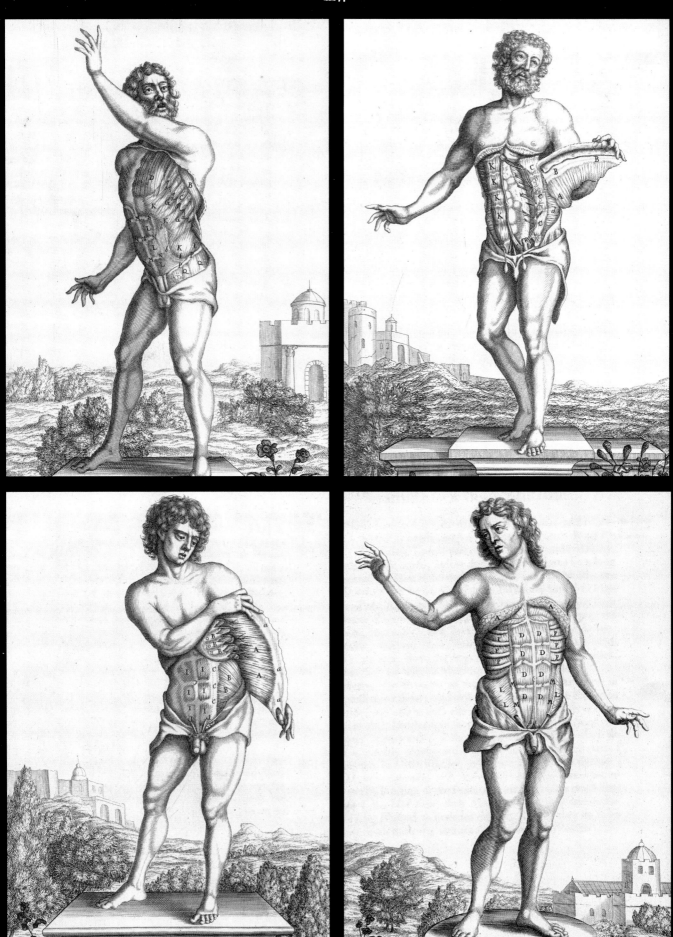

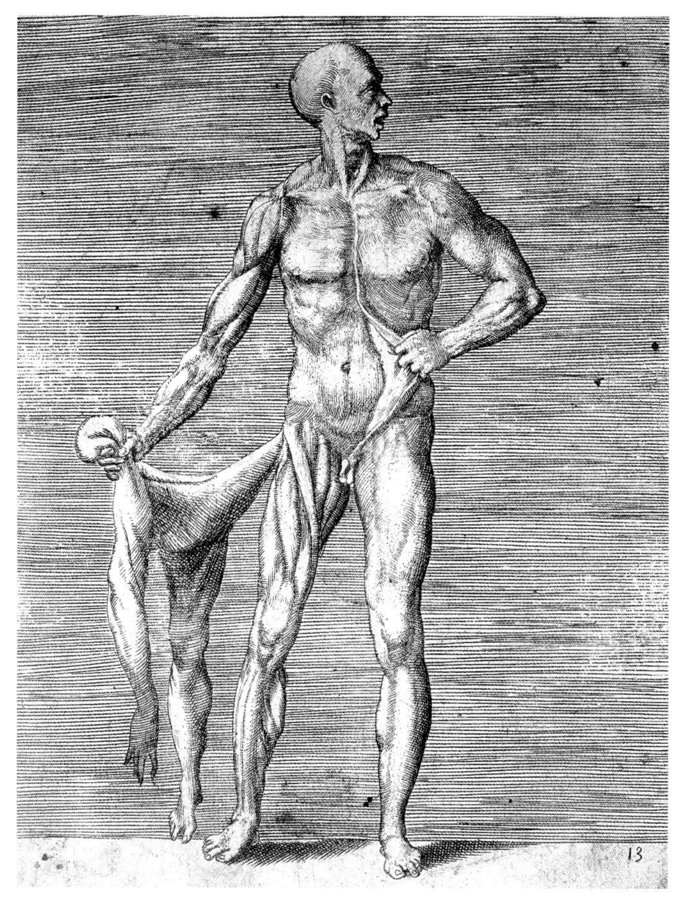

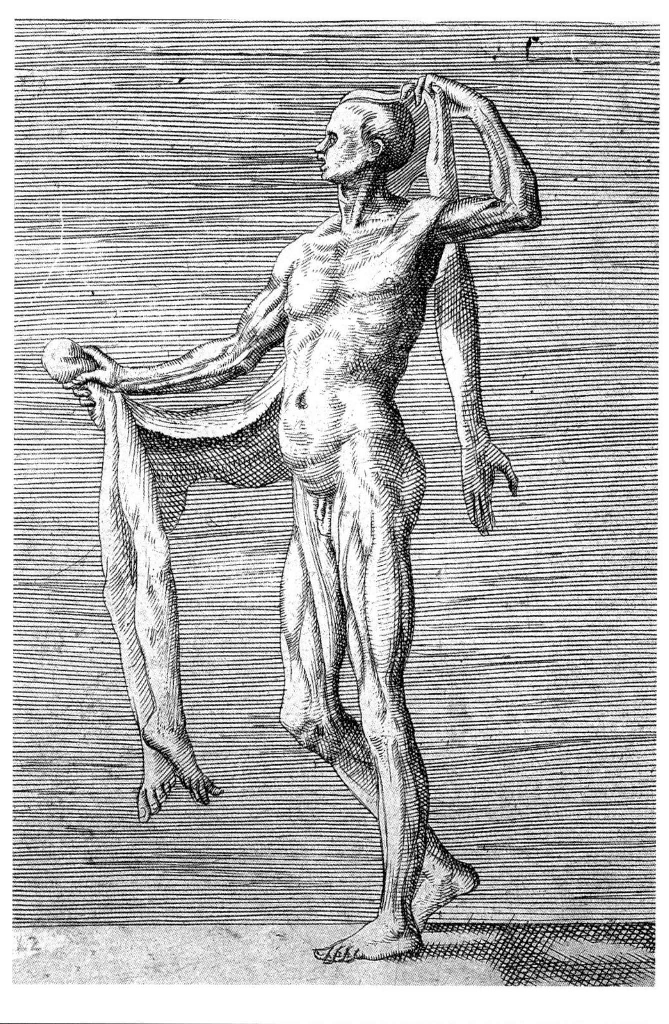

这些有趣的无皮者正在展示男性肌肉系统。无皮者——被剥去皮肤展示其下肌肉的形象——不仅在解剖书中常见，也常被美术家用于作品的准备与研究。事实上，一直到19世纪，解剖艺术品描绘的对象都是一副生机盎然、没有痛苦的样子，展示着明显的快乐。这种手法使解剖画作不仅适合医生和医学生观看，也方便非专业的观众欣赏。另外，此类手法也掩饰了这一真相：解剖知识来自尸体解剖，而许多尸体都是被处决的罪犯。

↑两个男性无皮者，选自16世纪意大利画家、雕版师朱利奥·博纳松（Giulio Bonasone）的一套十四幅解剖雕版画。

←男性肌肉系统，选自约翰·布朗的《肌肉全论：人体内和分离出的肌肉，及解剖学的新发现》（1681年）。

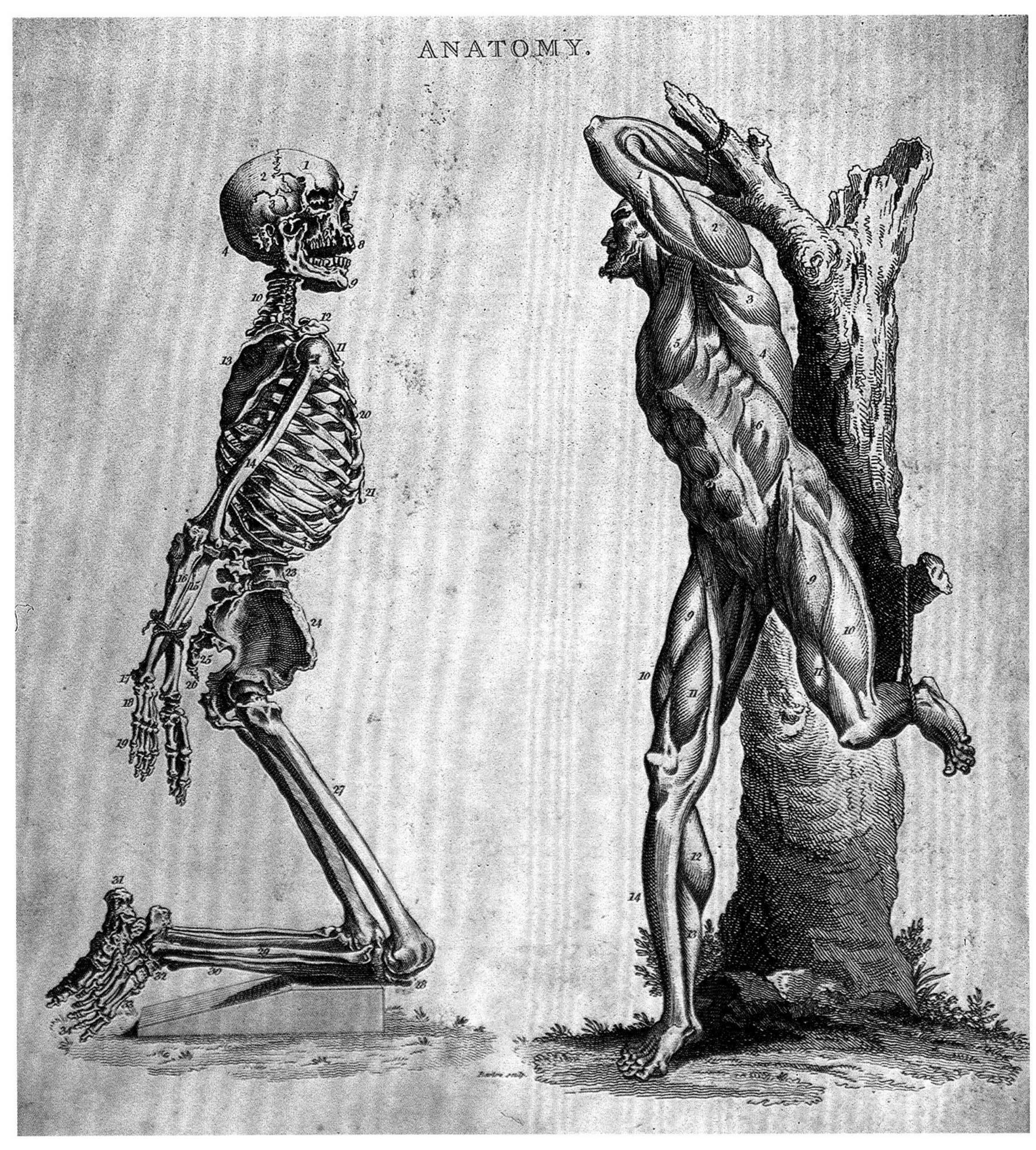

这幅雕版画选自1800年左右出版的不知名百科全书，图像翻印自威廉·切泽尔登的《人体解剖学》(*Anatomy of the Human Body*，1713年)。解剖绘画通常会把美术先例用作意象，而对无皮者来说，圣巴塞洛缪（St Bartholomew）和玛息阿（Marsyas）的意象被使用了几百年。前者是被剥皮而殉教的圣人，后者是希腊神话中半羊半人的森林之神，因与阿波罗比赛演奏音乐而被绑在树上，活剥了皮。图中右侧的形象与林神的常见形象颇为一致，而左侧呈跪姿祈祷的形象则有种说教的意味，暗示基督教世界观中死亡与亚当、夏娃的原罪之间的关联。

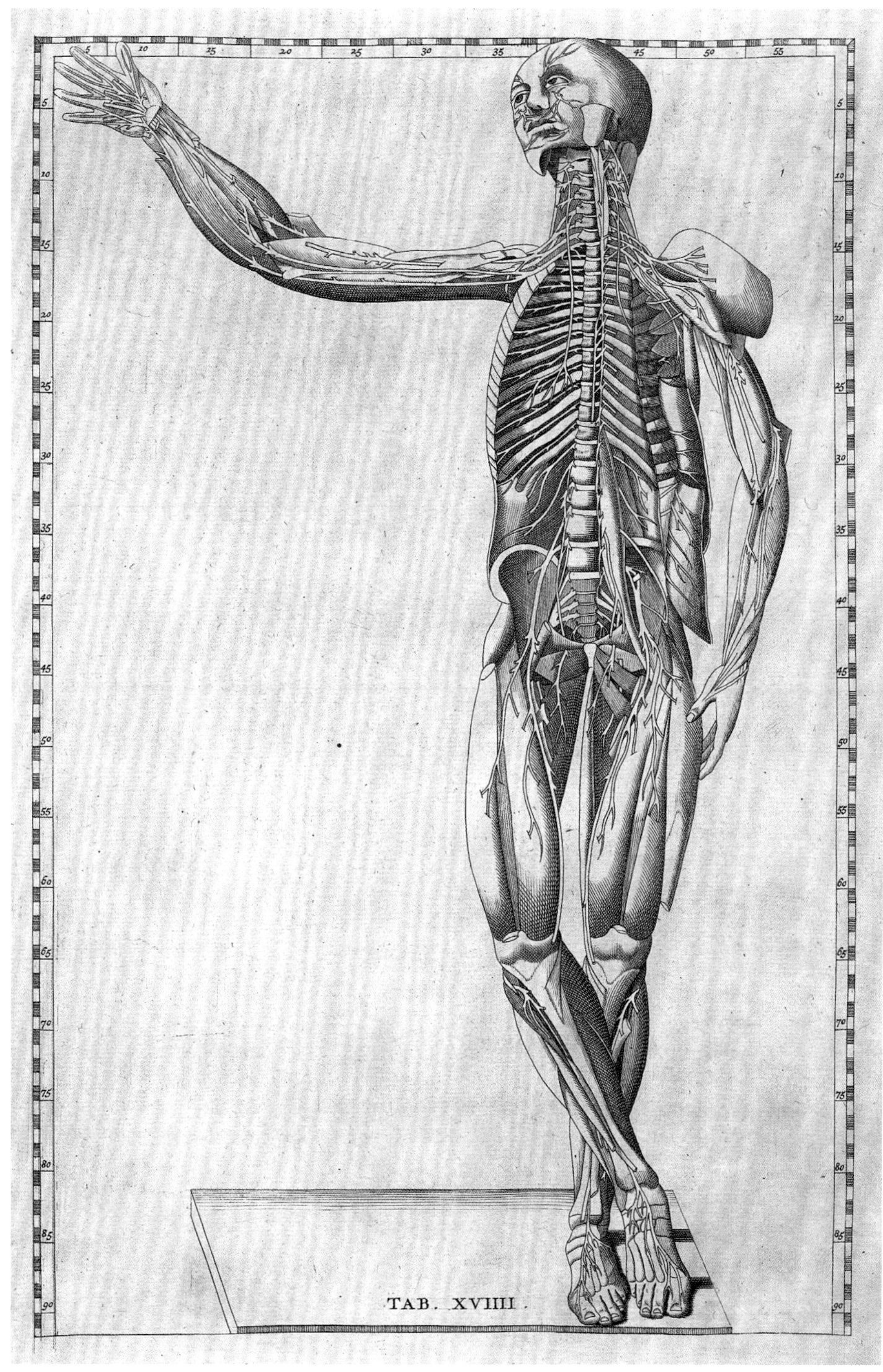

这位潇洒的无皮者出自《著名人士巴托洛梅奥·埃乌斯塔基的解剖图解》(*Tabulae Anatomicae Clarissimi Viri Bartholomaei Eustachii*，1714年)，其作者于1574年去世，一百多年后本书才得以出版。巴托洛梅奥·埃乌斯塔基(Bartholomeo Eustachi，1500—1574年)又被称为埃乌斯塔基奥(Eustachio)或埃乌斯塔丘斯(Eustachius)，他与维萨里生活在同一时代，但远不如后者出名。埃乌斯塔基在罗马教授解剖学，同时也是乌尔比诺公爵(Duke of Urbino)和红衣主教朱利奥·德拉·罗维雷(Cardinal Giulio della Rovere)等权贵的医生。埃乌斯塔基去世后，人们发现了许多铜版画。他本来想把它们收录在一本解剖书中，但此书终究未能完成。这些铜版画由朱利奥·德·穆希(Giulio de'Musi)制作，最终加上了配文，在1714年出版。图画周围带编码的边框有助于定位配文中描述的解剖结构。

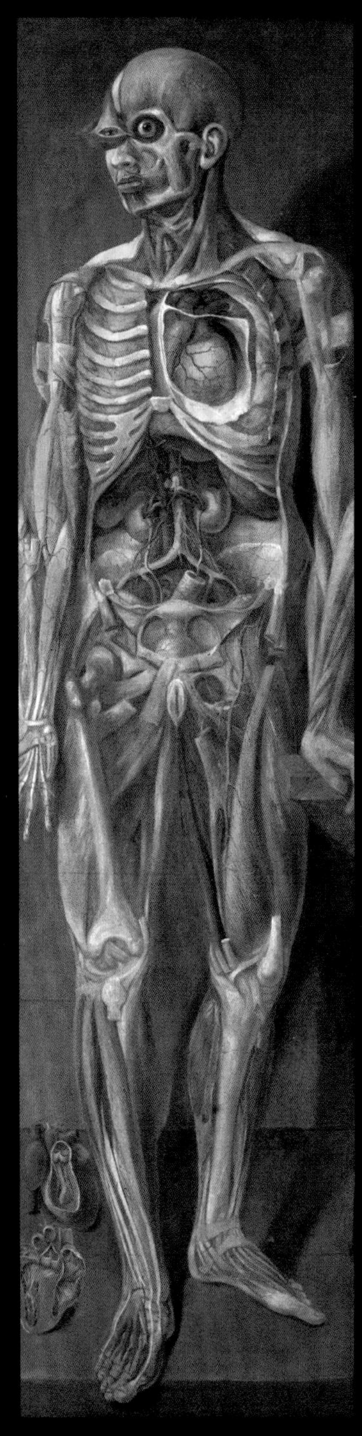

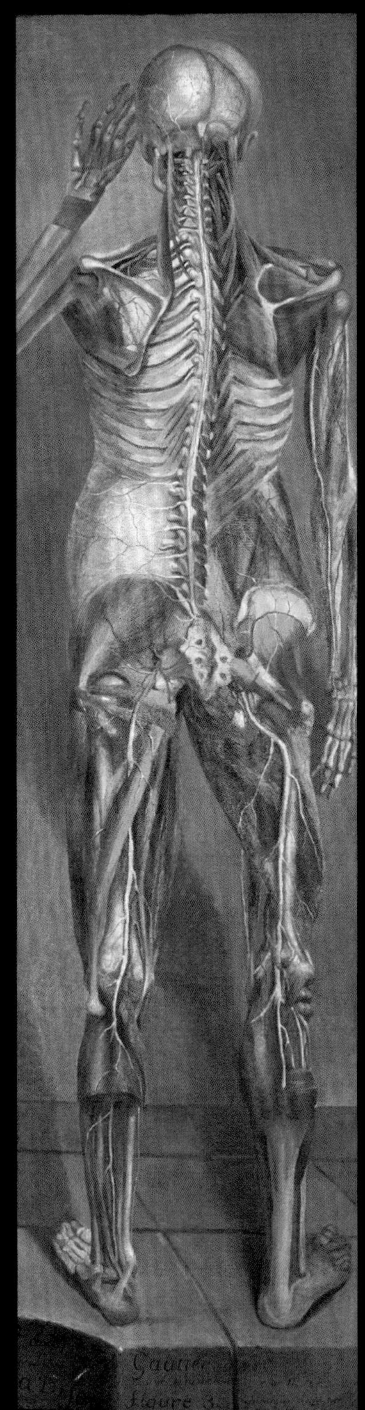

上图由雅克-法比恩·戈蒂尔·达葛蒂作于1764年左右。达葛蒂是技巧极为高超的解剖画家之一，其浪漫主义手法十图像。这一技术改进自其导师、著名版画家雅各布·克里斯托弗·勒布隆（Jacob Christoph Le Blon）发明的印刷方法。

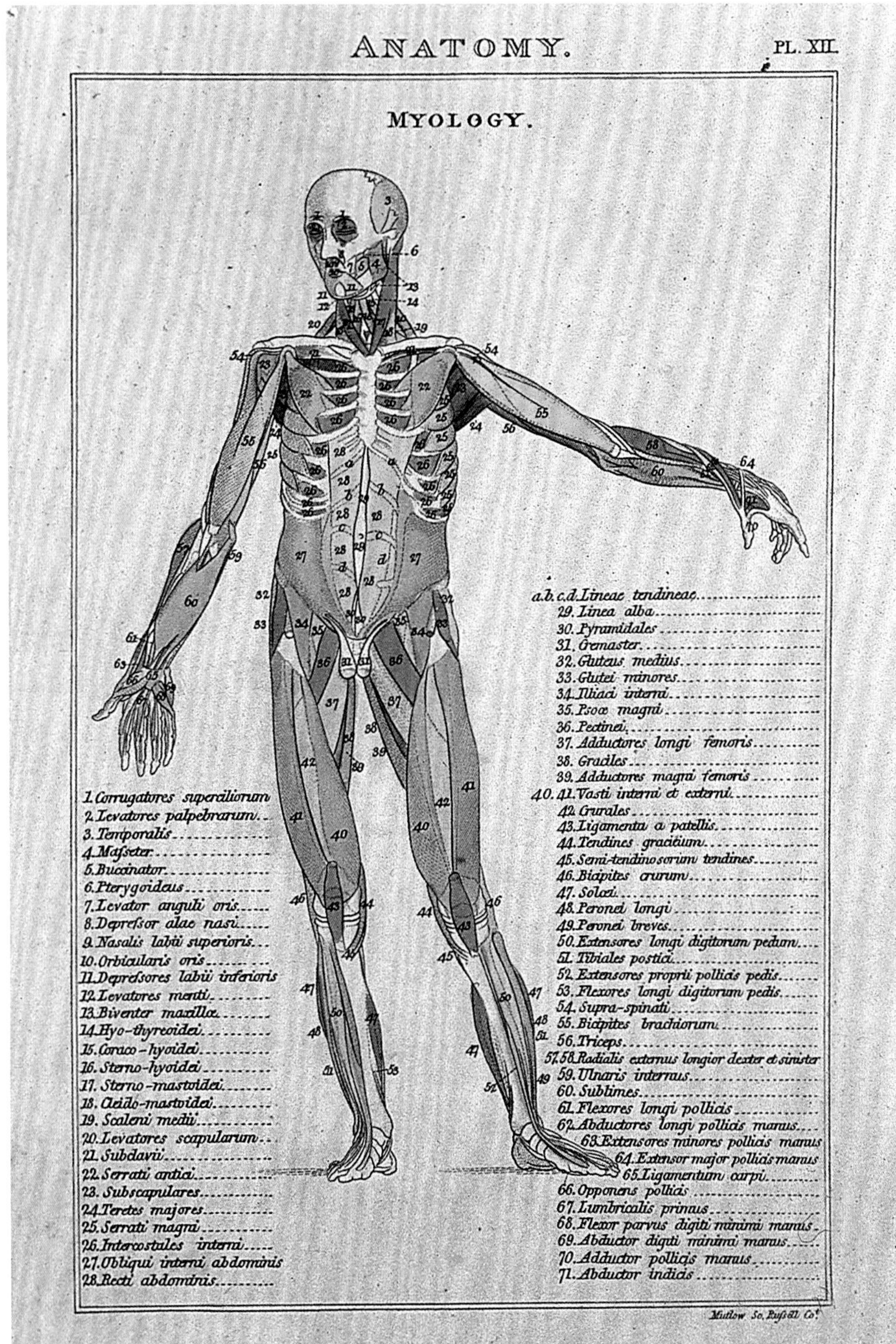

在这幅彩色线雕画中，男性无皮者的肌肉被标注了数字、涂上了不同的颜色。其作者是亨利·穆特罗（Henry Mutlow），出版于1800年，收录此图的具体出版物不明。在我们看来，这幅画比本书中的其他画作更加熟悉，因为它很大程度上体现了现代解剖绘画的常态："中立化"、图表化、静态化。《格式解剖学》的成功奠定了这一风格的优势地位：由亨利·格雷所作、亨利·范戴克·卡特（Henry Vandyke Carter）配图的巨著《格氏解剖学》(原名《人体解剖学详解与外科解剖学》，1858年）直到现在都被医学生当作参考书使用。

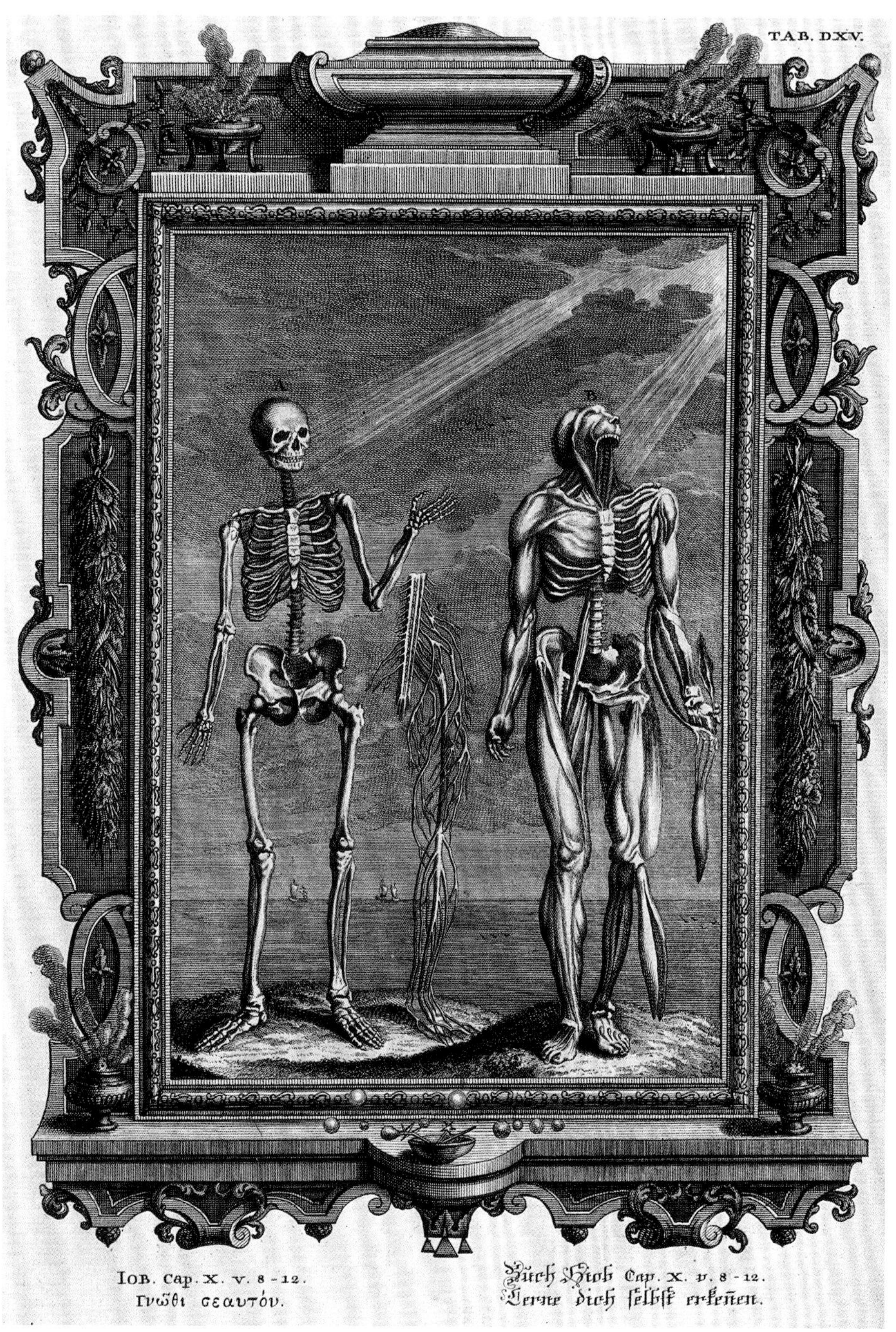

这幅画作是约翰·梅尔希奥·福斯利（Johann Melchior Füssli）的七百多幅铜版画之一，选自约翰内斯·雅各布·舒赫泽尔（Johannes Jacob Scheuchzer）的四卷巴洛克风格杰作《神圣医学》（*Physica Sacra*，1731—1735年）之中。由于这套书籍质量极佳、插图内容范围极广，在德国，人们将其称为“kupferbibel”，即“铜版圣经”。

舒赫泽尔是瑞士的医生兼自然科学家，和同时代的许多科学家一样，他相信圣经《旧约》是对自然世界的叙述。因此，他的作品将圣经典故和自然历史结合起来，利用文本和图像去探索已知的世界及其奇妙原理。舒赫泽尔亲自监督了画作的完成，这些画作的内容大多来自他自己和其他欧洲著名收藏家的自然历史陈列柜。

页尾的图注引用了圣经《约伯记》（*Job*）10:8-12。约伯受到了上帝看似蛮横无理的惩罚，于是对自己的命运感到悲哀，问为何自己生来注定受苦：“你的手创造我，造就我的四肢百体，你还要毁灭我。求你纪念……你以皮和肉为衣，给我穿上；用骨与筋，把我全体联络。”

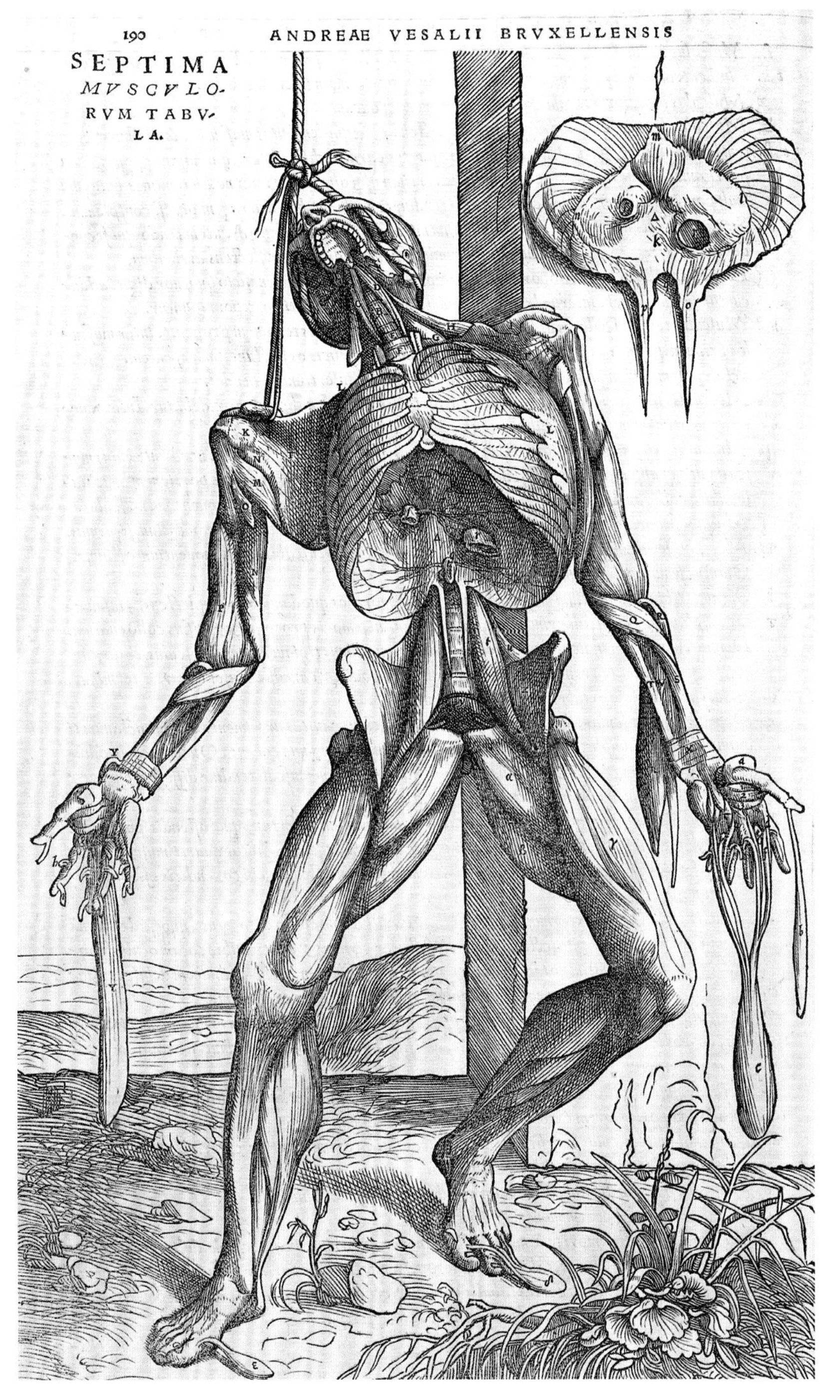

这幅木版画或许出自扬·凡·卡尔卡（Jan van Calcar）之手，他是出生在德国的意大利画家，师从提香（Titian）。在革命性的、里程碑式的《人体的构造》中，这幅画作是极其美丽且具有标志性的插图之一。而本书的作者就是佛兰德的解剖学家兼医生：安德烈亚斯·维萨里。同样在1543年，哥白尼在《天体运行论》中推想道：地球围绕着太阳转动，而非相反。《人体的构造》被认为是现代人体解剖学的开端。二十九岁的维萨里成了传奇，而这本书也成为后世争相模仿的经典。

与同时代的其他人不同，维萨里会自己进行解剖，并因此意识到：由公元2世纪古罗马医生盖伦的教导发展而来的人体解剖学事实上含有许多错误。现在我们知道，盖伦出错是因为古罗马时期的人体解剖是犯法的，所以他只能解剖猴子和猪。与之形成对比的是，这幅画作中的尸体被绳子吊着，说明维萨里的知识并非来自书本，而是来自人体解剖的亲身实践。

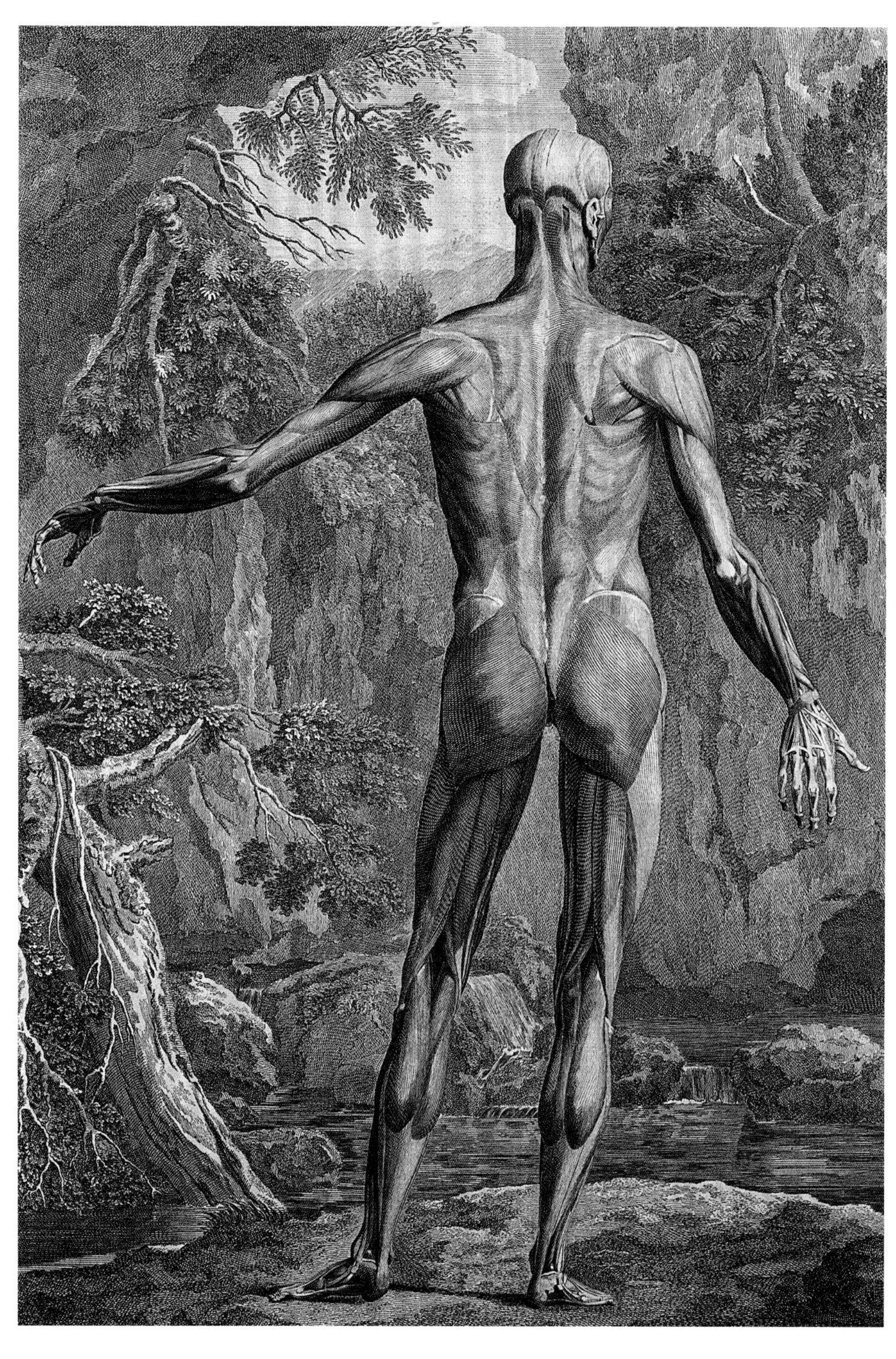

这两幅漂亮的雕版画展示了理想的无皮者形象。它们由荷兰画家扬·万达拉尔（Jan Wandelaar）绘制，收录于荷兰解剖学家伯恩哈德·西格弗里德·阿尔比努斯所作的《人体骨骼与肌肉图鉴》(1747年)。本书作者出生在德国，名字中最后一个单词（Albinus）是其姓氏魏斯（Weiss）的拉丁语写法。阿尔比努斯是18世纪著名的解剖学家之一，他的作品是继维萨里《人体的构造》之后印量最多、影响力最强的解剖图谱。为了创作这些插图，阿尔比努斯与万达拉尔紧密合作——事实上，直到画家1759年去世，两人都一直住在一起。阿尔比努斯极其重视画作的准确性，并为此创造了自己的一套系统：他制作了不同尺寸的方格网，依次放在标本之前，画家则透过层层网格观察标本，并在纸上对应的网格中绘制图像。除了解剖学，阿尔比努斯也对哲学感兴趣，他在书中展示的人像便体现了这两门学科的融合。一些学者将这些形象称为“完美人类”（homo perfectus）——根据当时的启蒙思想，人类即完美的造物。

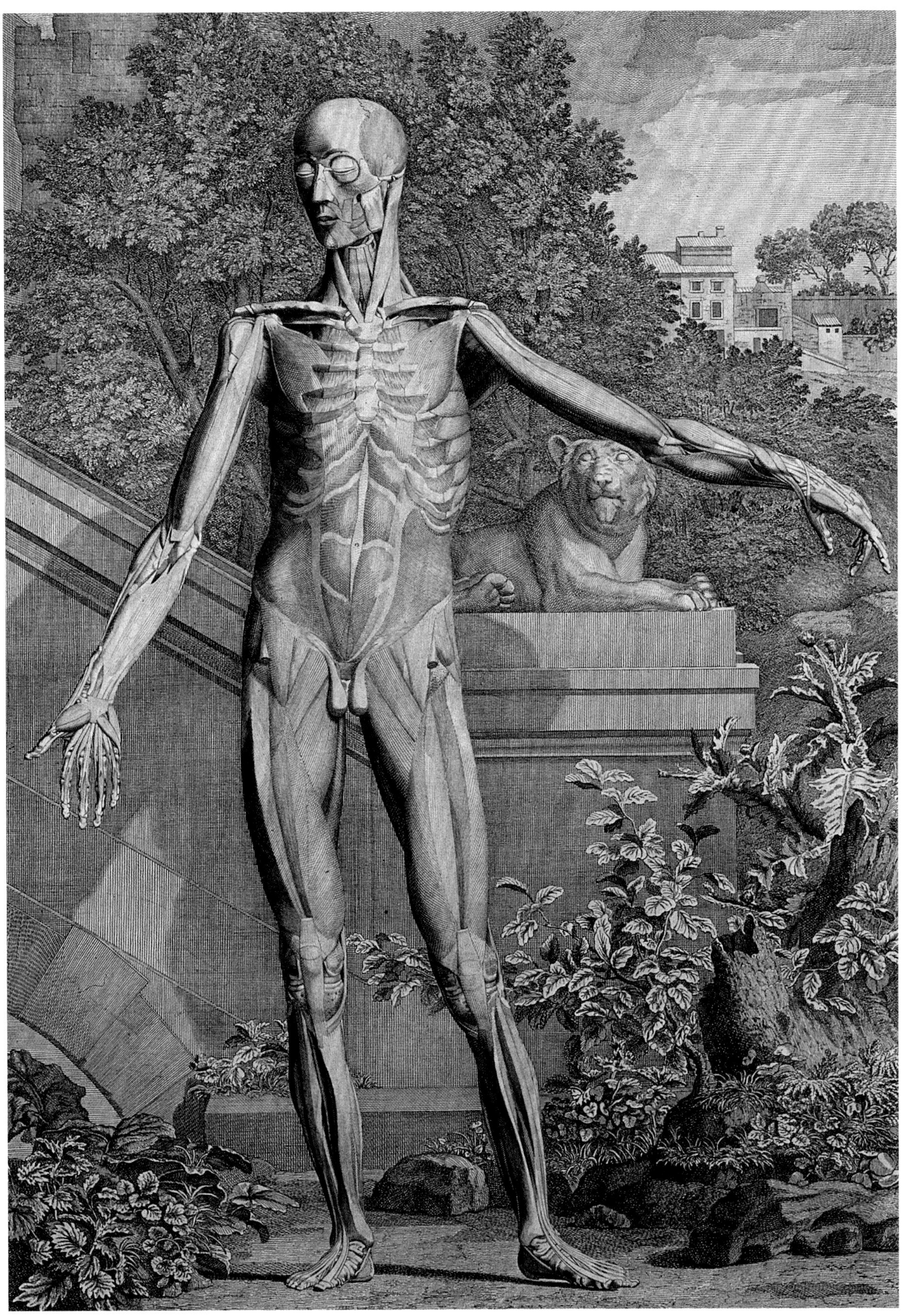

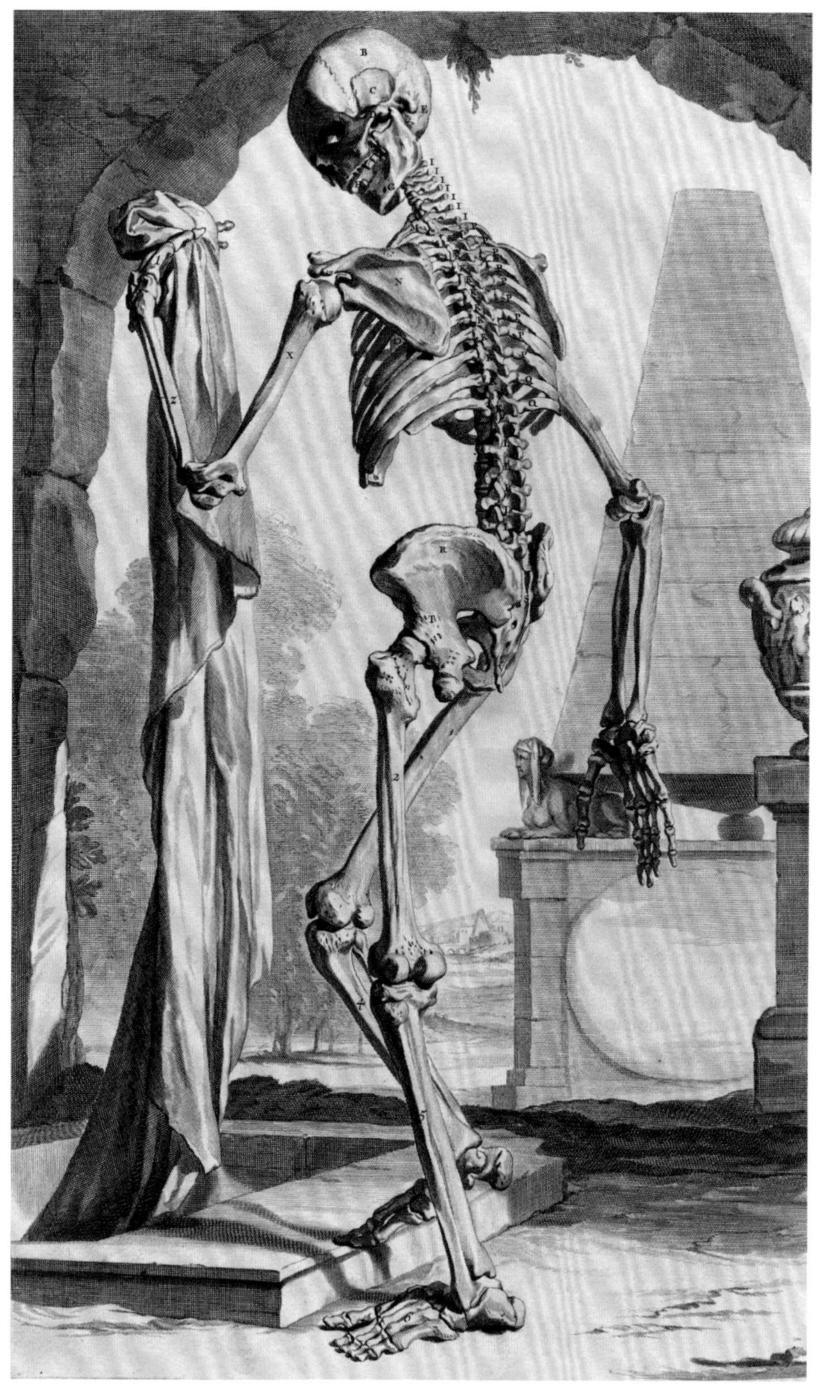

➔在这幅石版画中，一架骷髅和一个无皮者举着理想化男性和女性的解剖图示。这是科斯坦蒂诺·斯宽奎里洛（Costantino Squanquerillo）《解剖绘画之标准》（*Trattato di anatomia pittorica*，1839年）的副标题页，此书的目标受众是热心于解剖的艺术家们。这一传统可追溯至文艺复兴时期，达·芬奇和米开朗琪罗等人甚至会亲自进行解剖。

这幅铜版画的作者是荷兰画家赫拉德·德·莱雷斯（Gérard de Lairesse），收录于戈瓦德·比卢出版的《人体解剖学》（1685年）。画中一架解剖结构正确的骷髅一边腼腆地回过头来，一边拿着自己的裹尸布踏进坟墓。《人体解剖学》一书以严谨、严肃著称，仅有两幅图偏离了这一风格，其中就有这一幅。它完美地结合了解剖结构的准确性与“勿忘死亡”格言，即提醒观者自身必死的命运，以督促基督徒去过恪守教义的生活。它也使人想起“死亡之舞”中欢快的骷髅们。那是黑死病时期的流行题材：一架人格化的骷髅带领各界人士舞至坟墓。“勿忘死亡”和“死亡之舞”都着重描绘尸体和骷髅，而解剖学文本直到19世纪都在化用这些意象。

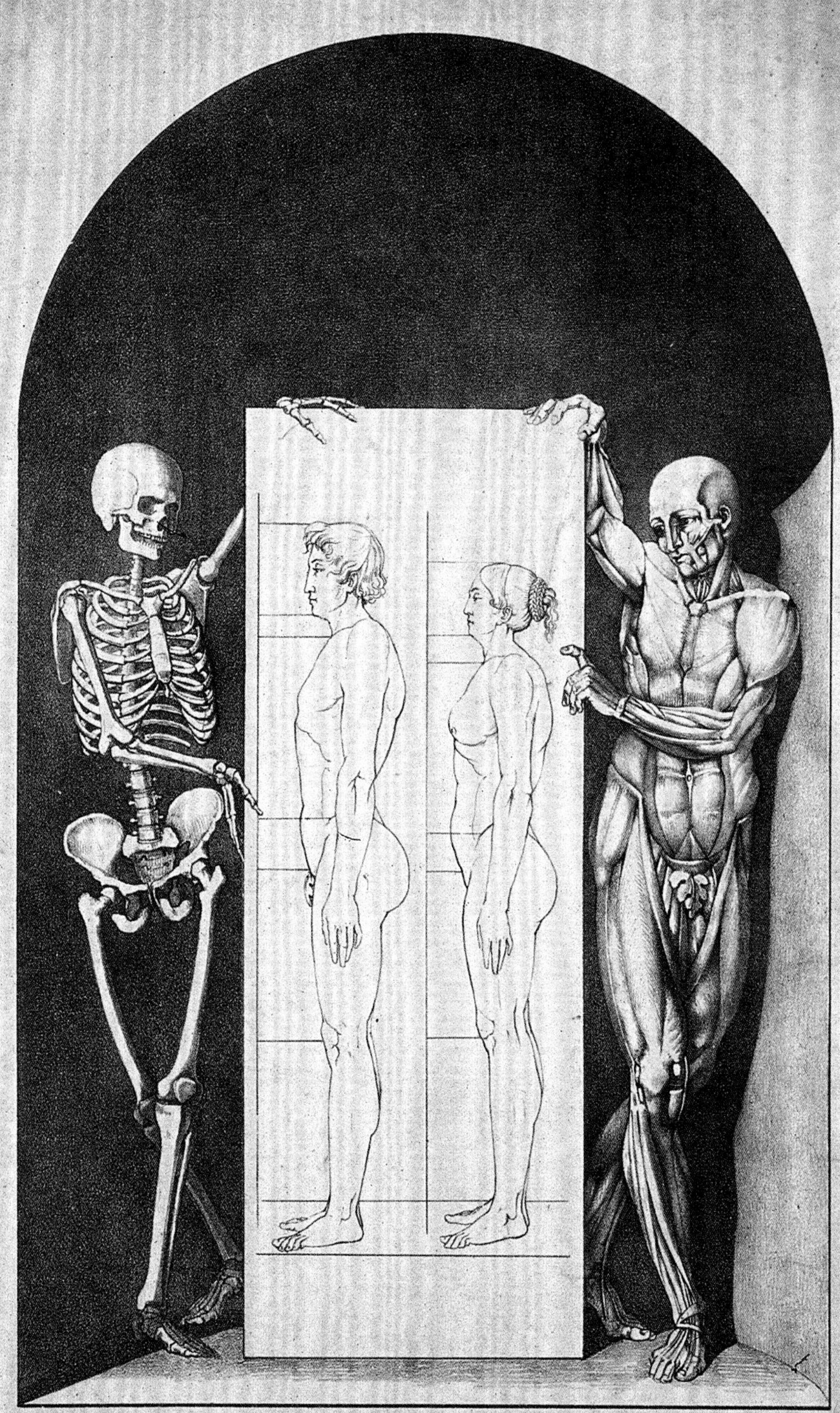
TRATTATO DI ANATOMIA PITTORICA
Fatto da Costantino Squanquerillo
ROMA MDCCCXXXIX

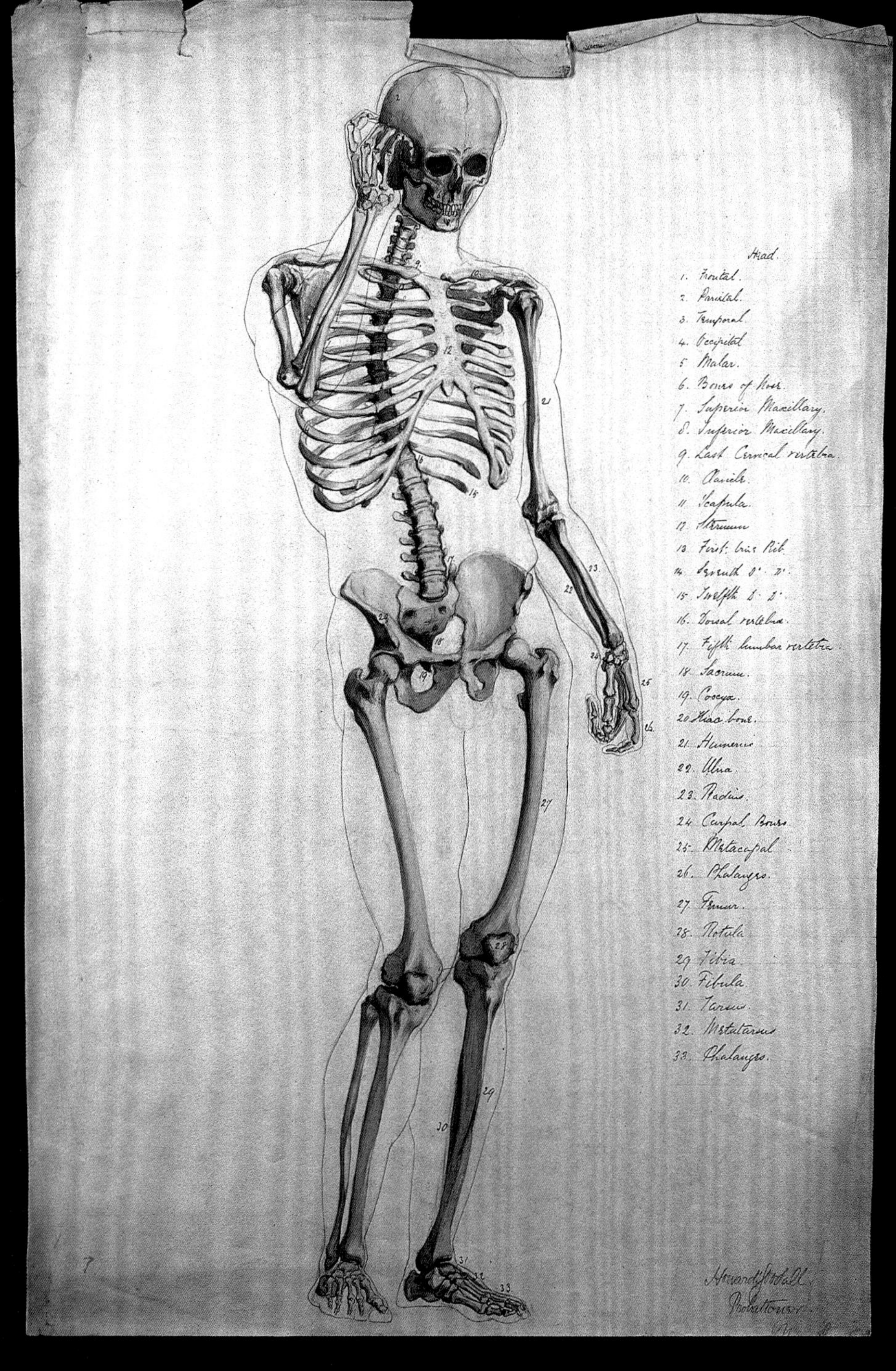

关于这幅细腻的钢笔画、这架沉思的男性骷髅，我们所知甚少。它是伦敦韦尔克姆收藏馆（London’s Wellcome 贼墨颜料作于1860年左右。图中的骨骼上标了数字，其名列在右侧。在右下角的签名底下，画家把自己称为实习生

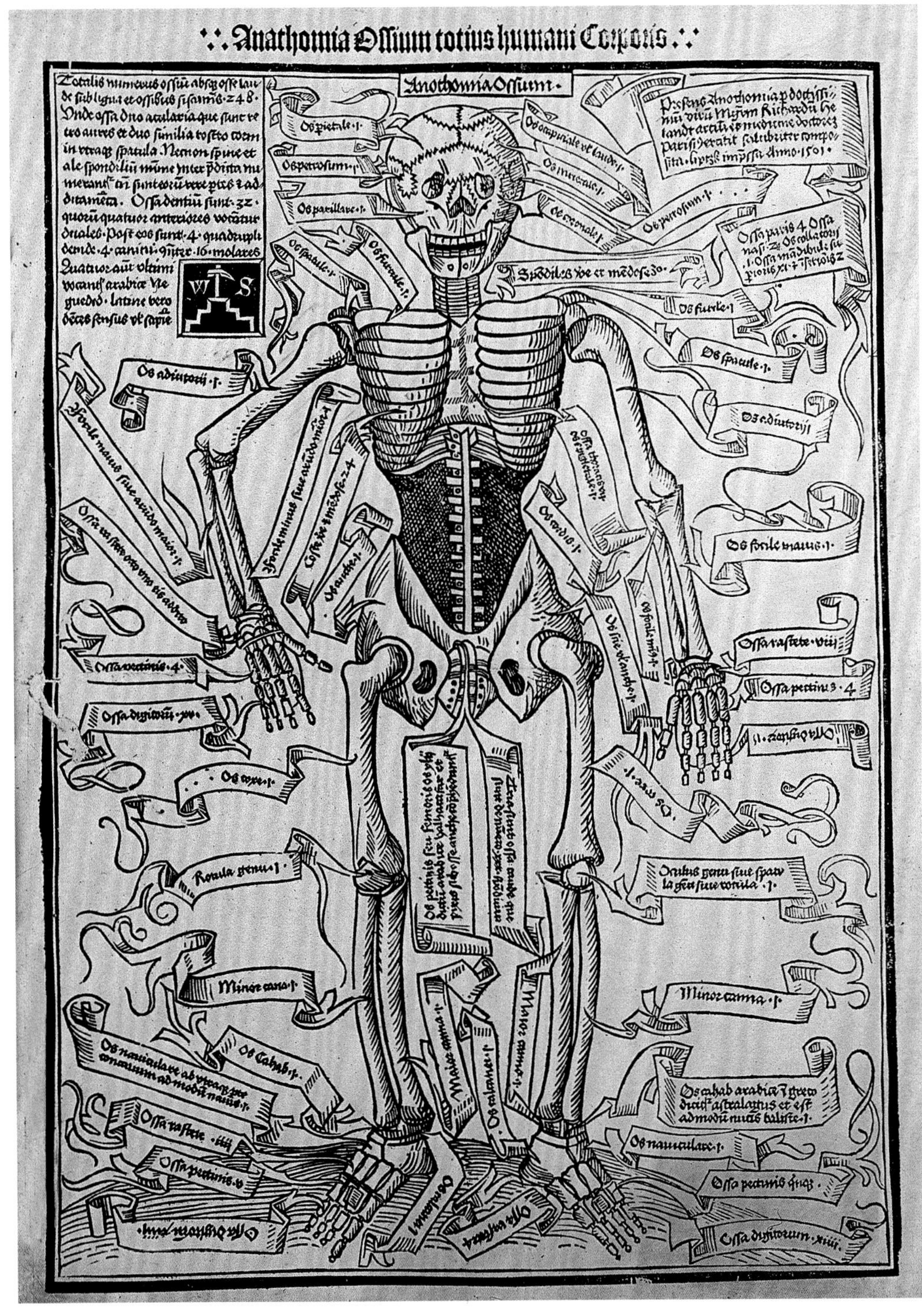

这幅木版画最初由纽伦堡（Nuremburg）的里卡多斯·海莱宁（Ricardus Helain）出版于1493年，顶部的字意为“人类全身骨骼”，画中的横幅上写着骨骼的拉丁语名。这幅图的出版时间要早于维萨里那部开创性的解剖图谱，其表现手法简洁而具有象征性，而非准确、写实。

从意象上讲，它化用了此前“勿忘死亡”艺术作品中骷髅的隐喻意义。

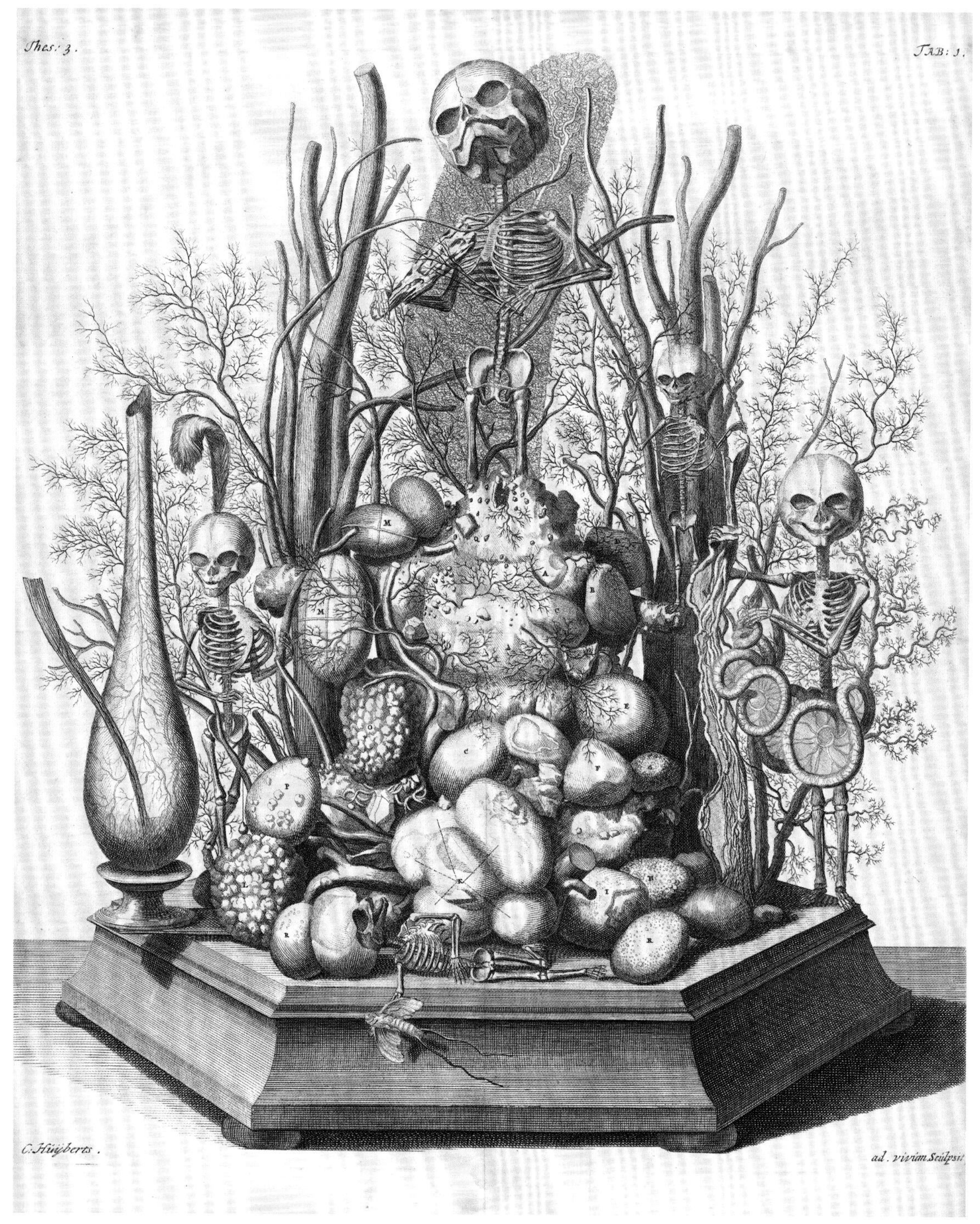

这幅蚀刻版画由科尔内留斯·休伯茨（Cornelius Huyberts）绘制，图中是用胎儿和婴儿的骨架摆出的静物组合，具有“勿忘死亡”的含义：倒在底部的骷髅抓着一只蜉蝣，而蜉蝣正是生命之短暂的常见象征。这一静物组合的原件由荷兰的医生、植物学家兼解剖学家弗雷德里克·勒伊斯（Frederik Ruysch）制作，并收录于他的《解剖百科全书》（*Thesaurus Anatomicus*, 1701—1716年）中。勒伊斯在阿姆斯特丹的家中开了一个公共博物馆，其中展示的许多创新性艺术品都体现了科学与宗教的交汇。他的第一套藏品被俄罗斯沙皇彼得大帝买走。目前，学界认为他制作的静物组合均未能留存至今。

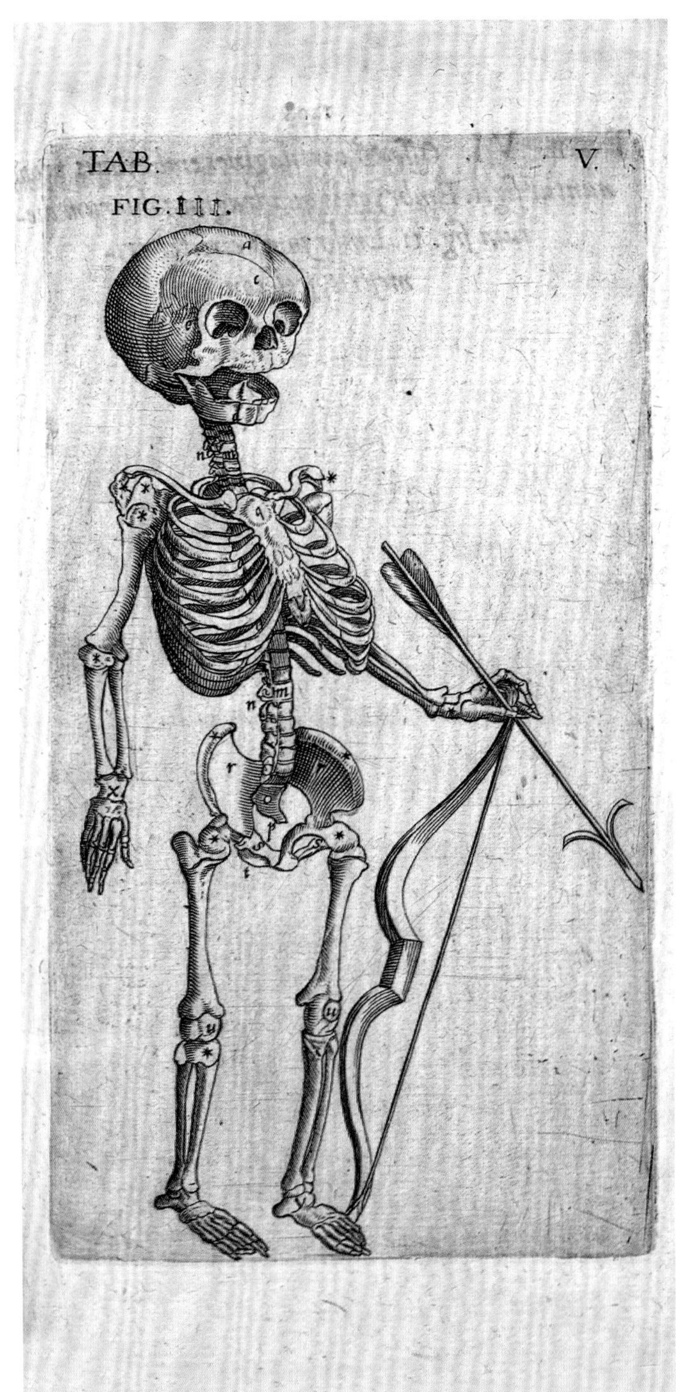

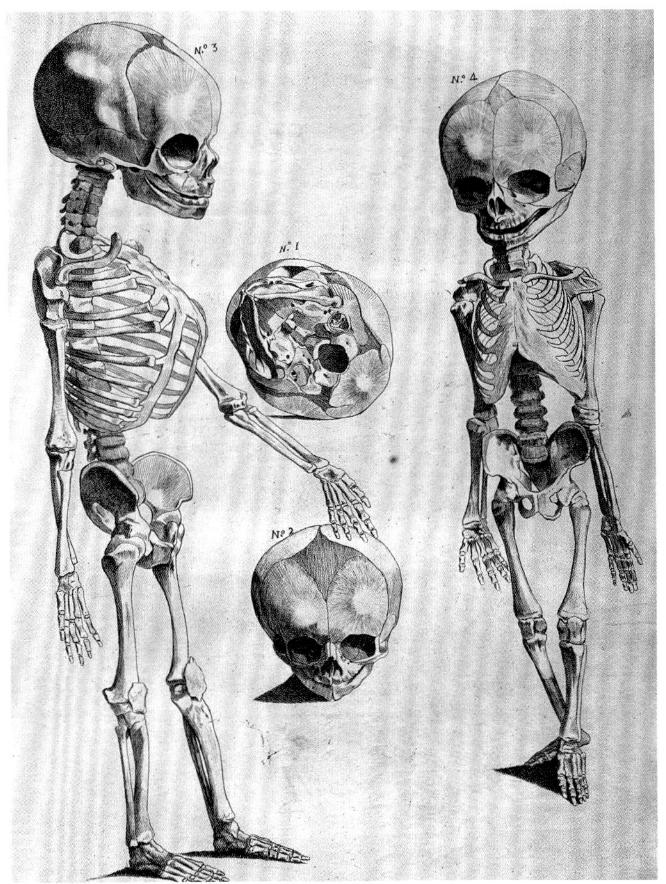

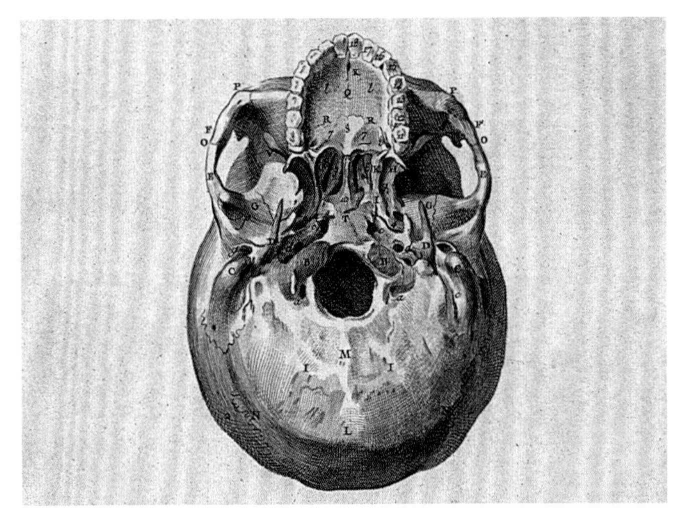

↑（本页左图）拿着弓与箭的儿童骷髅，选自卡斯帕·鲍欣和特奥多尔·德布里出版的《解剖剧场》(1605年)。一些学者认为这个形象是丘比特的阴惨化身，他心血来潮的爱恋以幼儿的早夭告终，也为解剖学研究奠定了基础。

↗（本页右上图）这幅蚀刻版画可能出自法国画家雅克·加默兰1779年出版的《骨骼与肌肉图谱》，这本书的目标受众是艺术和解剖学的学生。作者亲自进行解剖，并完成了这些插图。

↓（本页右下图）这幅雕版画描绘的是颅底，其作者是罗伯特·贝纳德（Robert Bénard），选自丹尼斯·狄德罗和J.勒龙·达朗贝尔的《百科全书，或科学、艺术和工艺详解词典》(1751—1752年)。这部颠覆性、革命性的百科全书涵盖了神学、艺术和科学，其中也包括解剖学。

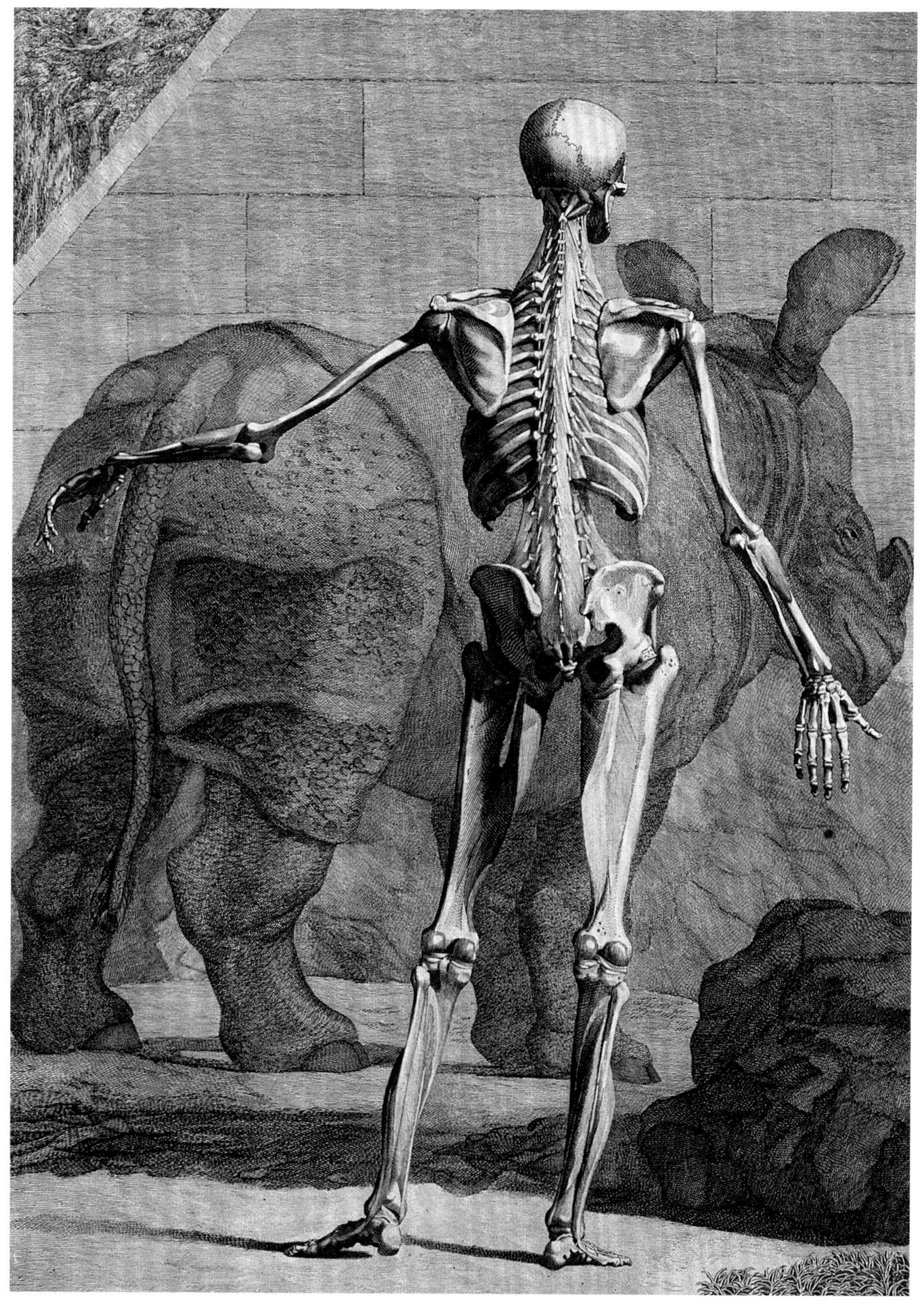

这幅线雕画的作者是荷兰画家扬·万达拉尔，选自伯恩哈德·西格弗里德·阿尔比努斯的《人体骨骼与肌肉图鉴》。图中背对观众的无皮者展示了骨骼和深层肌肉，他面前是当时有名的犀牛克拉拉（Clara）。克拉拉在欧洲巡回展览了17年，于1741年来到了阿姆斯特丹。那个年代的人们很难见到异域生物，这种巡回展就是为数不多的机会之一。阿尔比努斯在书中解释了画中包括克拉拉的原因："由于这头野兽十分罕见，我认为跟我设想的背景装饰品相比，它的形象会更讨人喜欢"。

在网格线的辅助下，此书插图中的解剖结构极其准确，而其新古典主义的风格也十分明晰、美丽，但是一些批评者认为画面的设计太过天马行空。

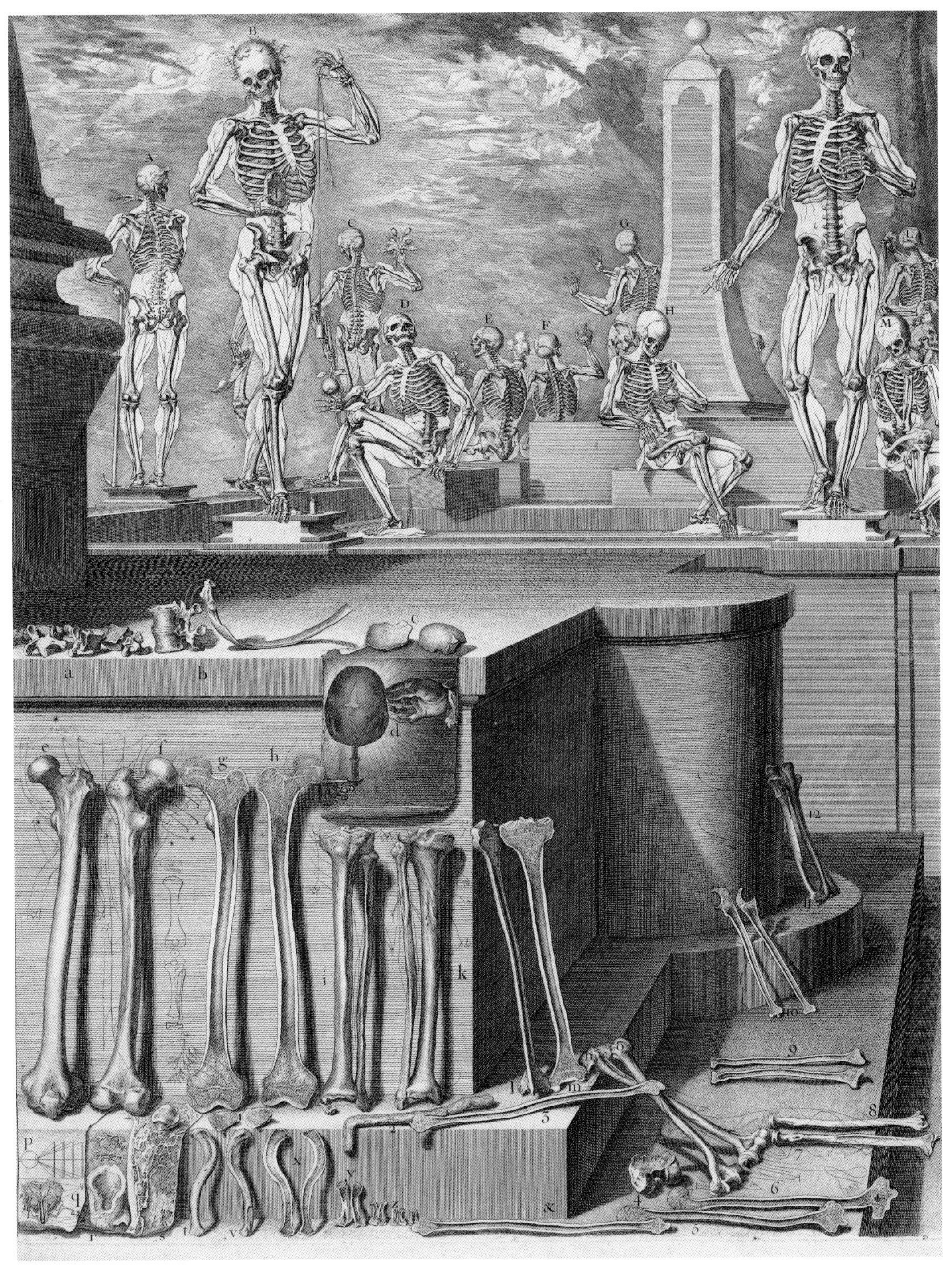

这幅铜版画既体现了科学，也具有隐喻含义。躯体在纪念碑间游走，我们可以清晰地看到它们的骨架，其解剖结构十分精准。前景中也有很多骨骼，其中一些展示了切面，以便观者看清其内部构造。铜版画由西班牙巴伦西亚的画家、雕版师克里索斯托莫·马丁内斯（Crisóstomo Martínez）制作于1680年左右，是一部解剖图谱的插图。他本想用这部未出版的书呈现各个身体部件之间的关系，以及身体的运转方式。此图是他使用高性能的新式显微镜制成的，对印刷技术细节体现能力的要求高于以往任何作品。1688年奥格斯堡同盟战争打响，西班牙帝国、荷兰共和国、奥地利大公国等国家结成联盟，反对法国的扩张。马丁内斯在战争中被流放，1694年去世，直到近50年后的1740年，他的铜版画才重见天日，被印制成图。

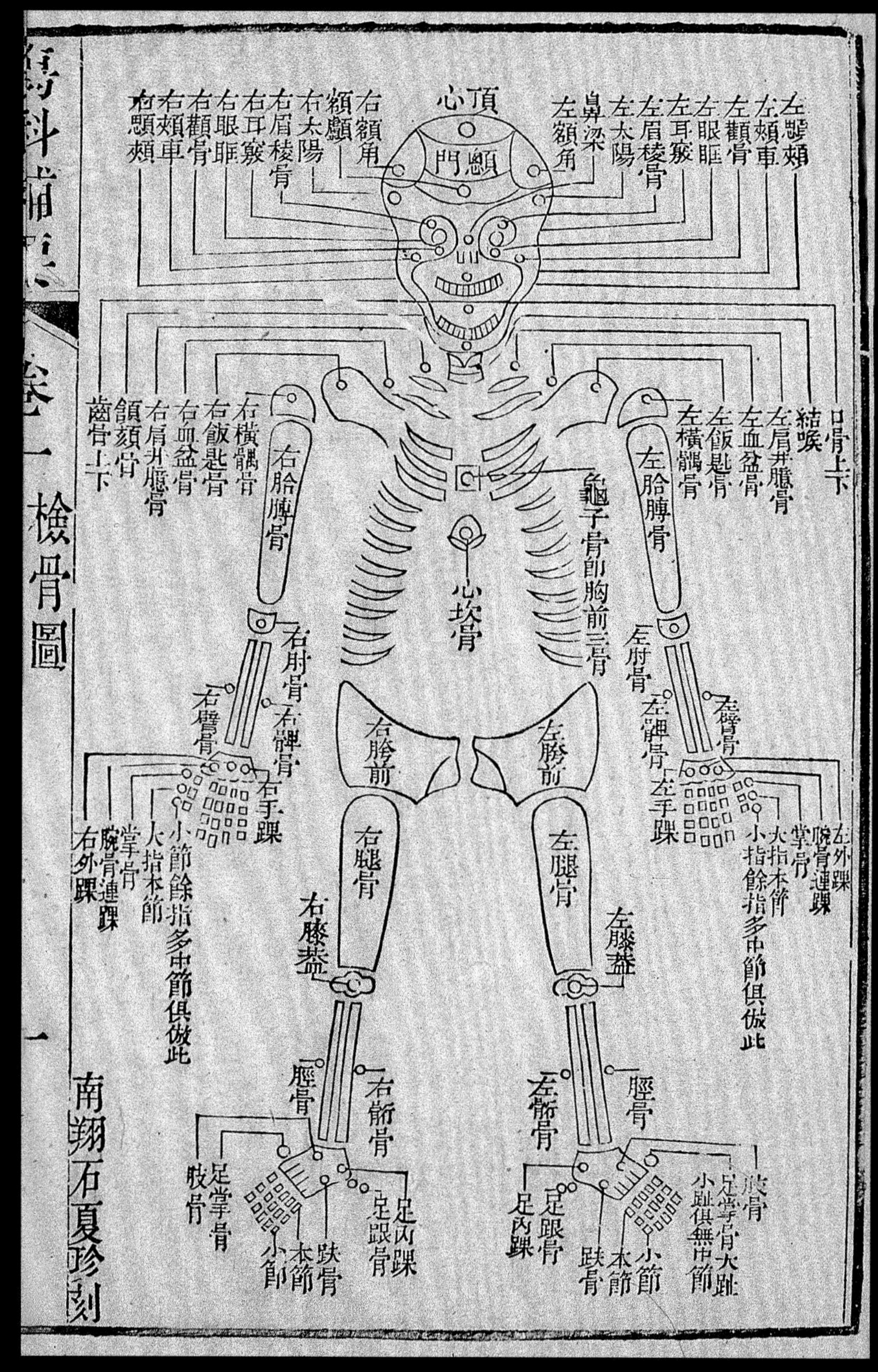

这幅木版画是带有注释的人体骨骼图示，选自清朝钱秀昌《伤科补要》(1818年)。钱秀昌曾经腿部骨折，自那之后便对解剖学产生了兴趣，并跟随治疗他的大夫学习医学，最终自己也开始行医。他在书中写道：“凡人之脱骱断骨，其骨骱包于肉里，外视难明，恐有差误，故照骨图绘明，可辨其骱之形，其骨之状。”在X线被发明之前，他就已经出版了此书，试图提供治疗内伤所需的信息。

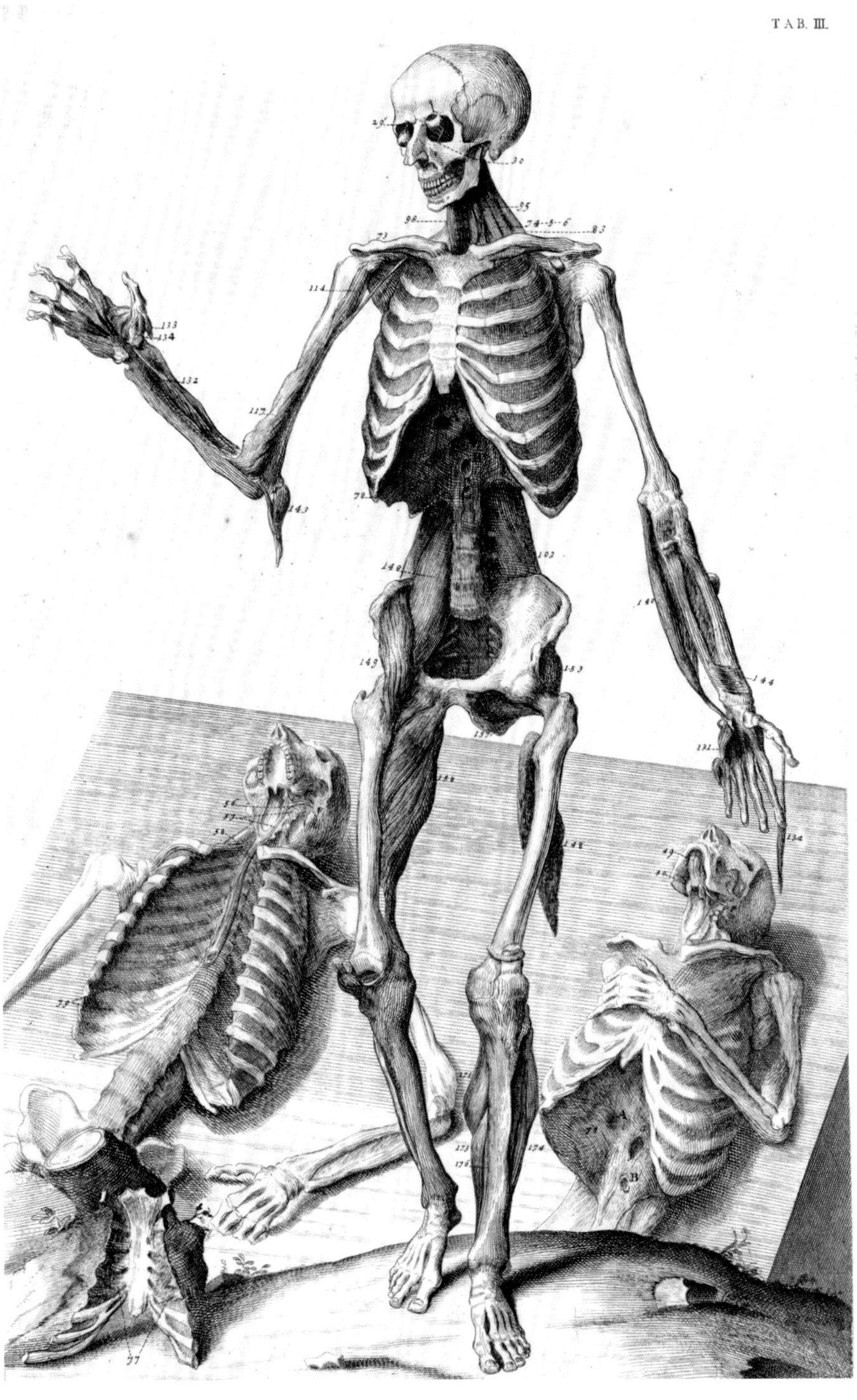

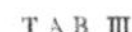

这幅可怖且生动的画作选自威廉·考珀1694年出版的《人体肌肉解剖》。考珀是著名的英国外科医生、解剖学家，也是英国皇家学会的成员。

书中有展示人体解剖不同层次的系列图，此图是其中的第三幅。除了指导性的图示，书中还有些别样的插图——一些精心绘制，以狂欢的尸体、骷髅作为装饰的首字母。

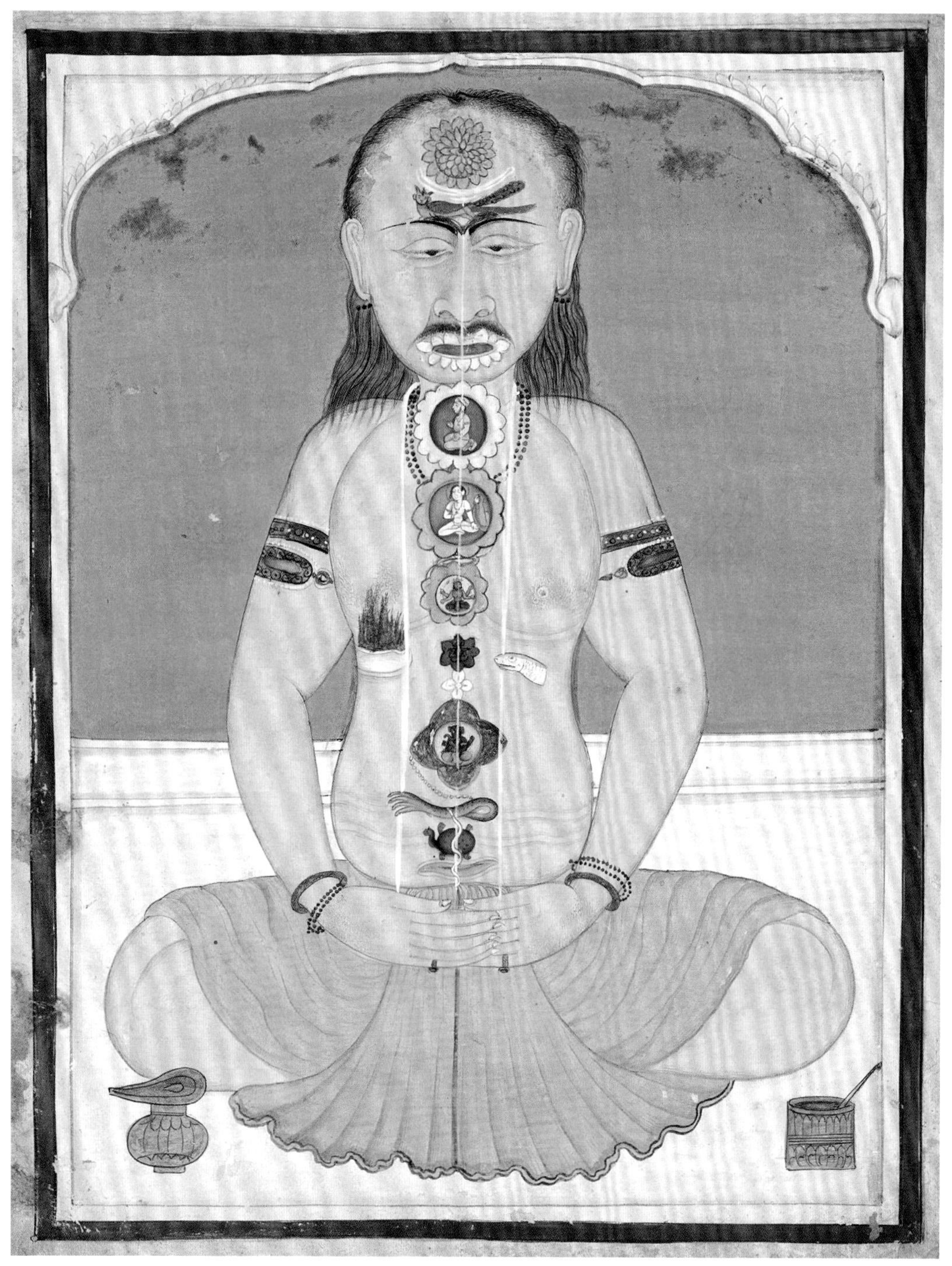

这幅年代不明的画作描绘了正在冥想的男人，为我们提供了理解人体结构的另一途径。在这类文化，尤其是在印度教和密宗佛教中，人们认为身体中存在着能量中枢脉轮（chakras）和军荼利（kundalini）。脉轮是身体内精神力量的核心。军荼利是梵文的“蛇”，是潜藏的女性能量，蛰伏于脊椎底部。可以看到，军荼利的象征从画中人的左胸处探出头来。画中人的行为暗指冥想和某种瑜伽可以激活军荼利，平衡脉轮能量。

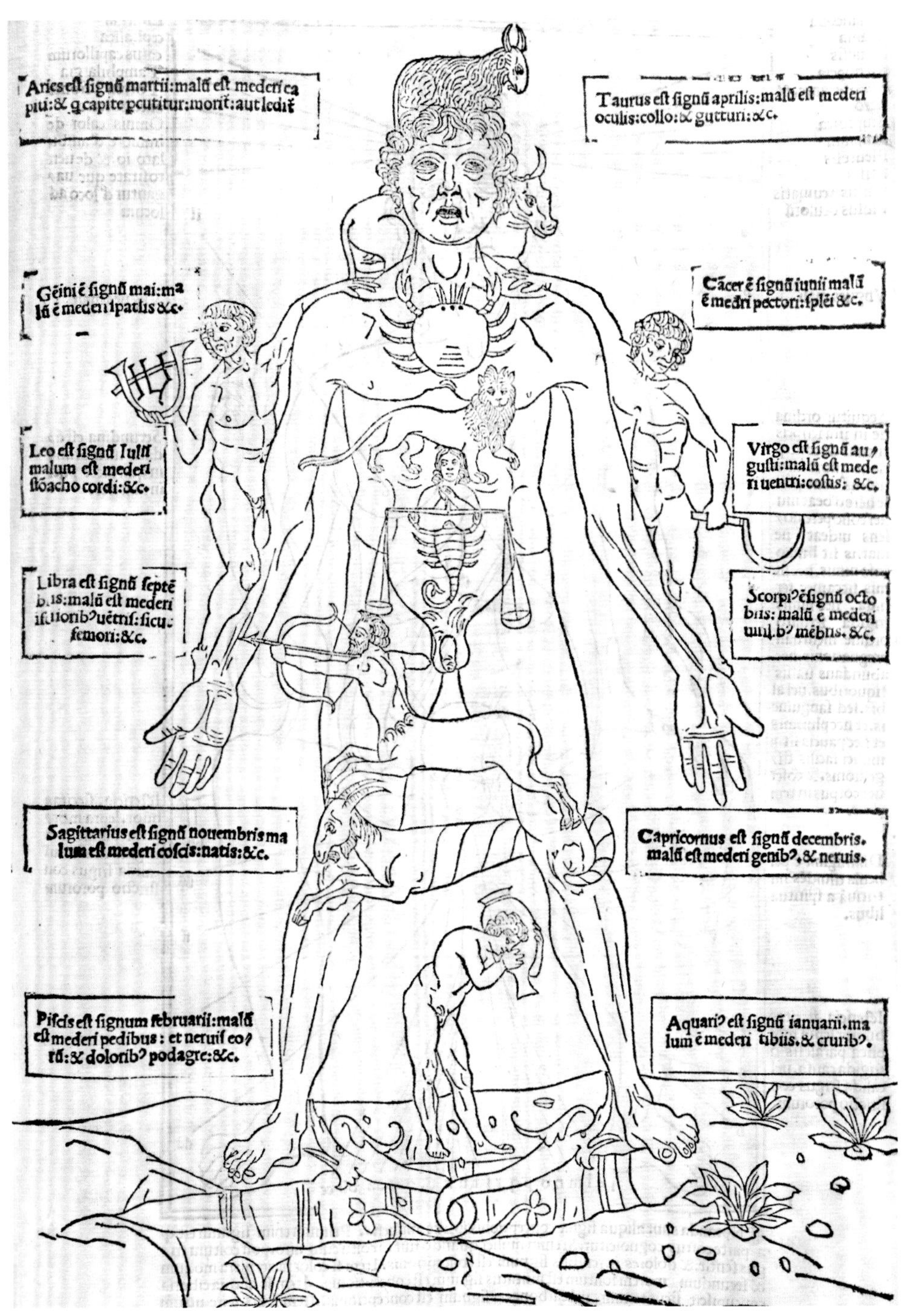

这幅木版画选自约安内斯·德·凯沁1491年出版的《医学百科》，图中是被称为“黄道十二宫人像”（Zodiac man）的形象。这本书是多位作者的作品集，是最先使用古腾堡新式印刷技术的医学图谱之一，书中有第一幅印刷出来的人体解剖图。这部被多次重印的图书结合了文艺复兴的人文主义和较为传统的中世纪世界观，比如上面的这幅常见于中世纪的基督徒祈祷书（Book of Hours）中的图。那时，人们大多相信人体是宇宙的缩影。就像天气影响地球一样，星辰运转也会影响人体。器官和四种体液（黑胆汁、黄胆汁、血液和黏液）也受星象影响。上面这类图示曾被用于安排医学干预的日程，因为人们认为当月亮落在某一星座时，对相应的部位进行手术就会十分危险。

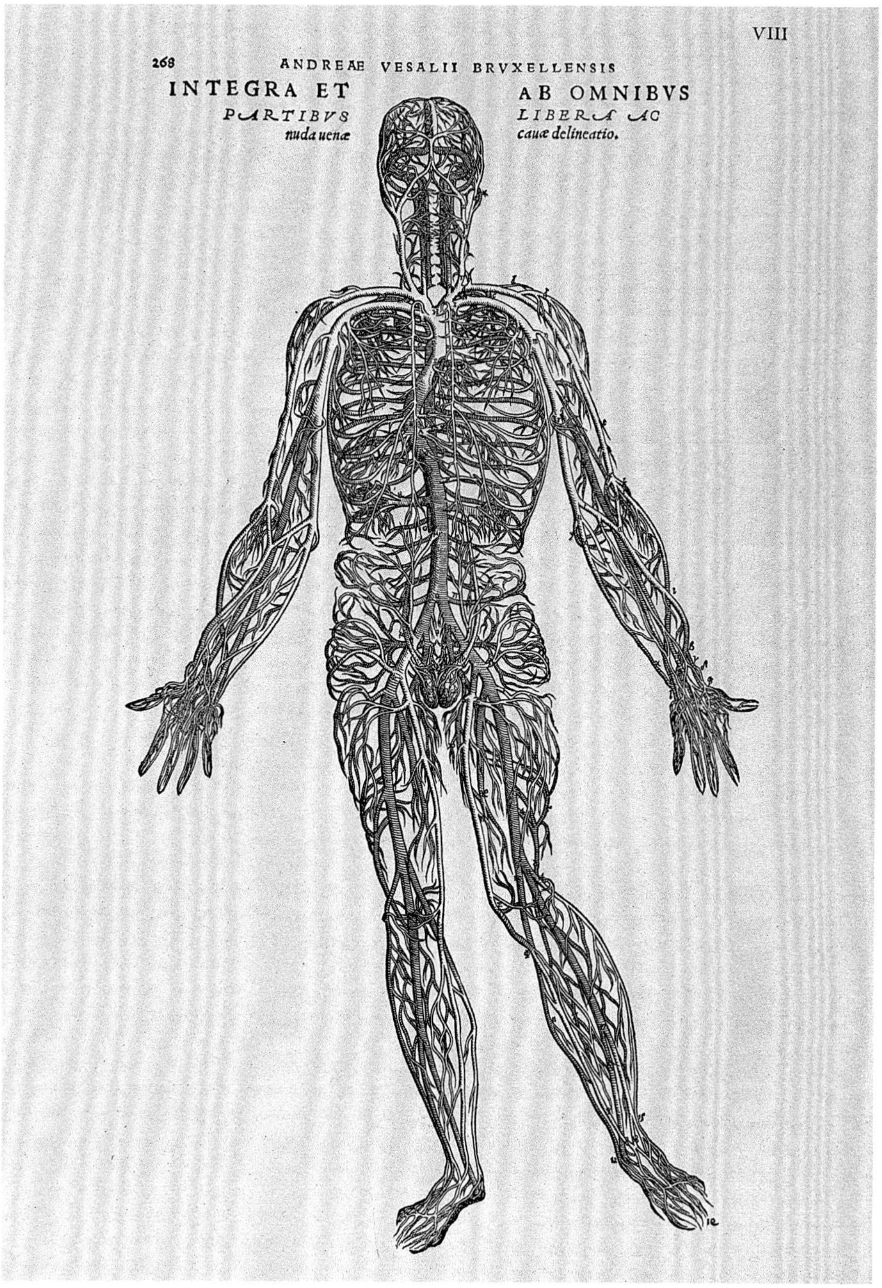

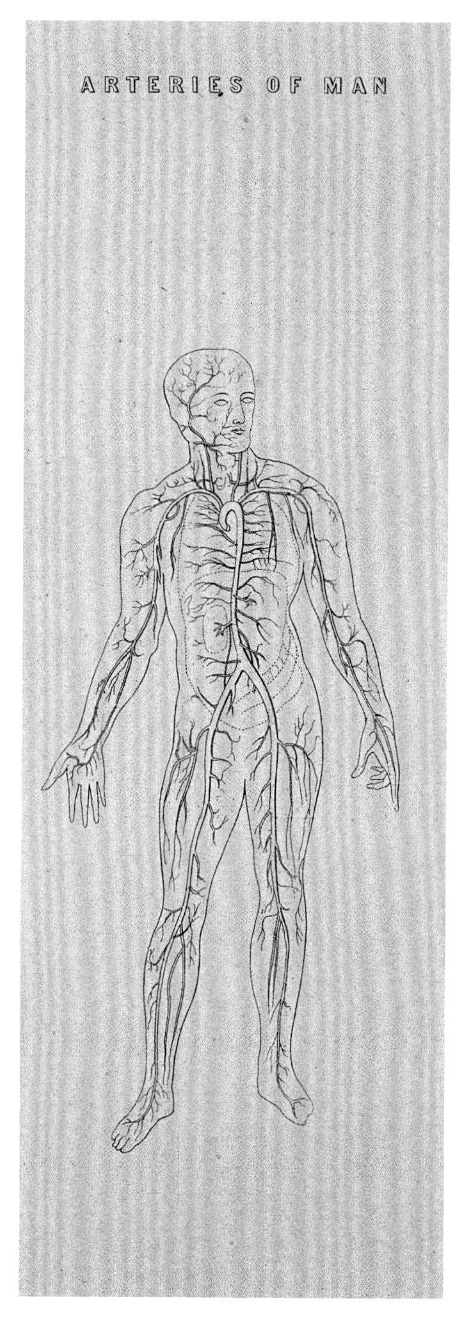

通过这两页，我们可以看到三种不同的人体血管的表现方法，分别来自东方和西方、16世纪到19世纪。

↖（本页左图）木版画，选自安德烈亚斯·维萨里《人体的构造》。

↗（本页右图）线雕画，选自一本1850年左右的英语参考书。

➔18世纪波斯希卡斯塔·纳斯塔里克（Shikasta Nasta'liq）的手稿，展示了血管与内脏。

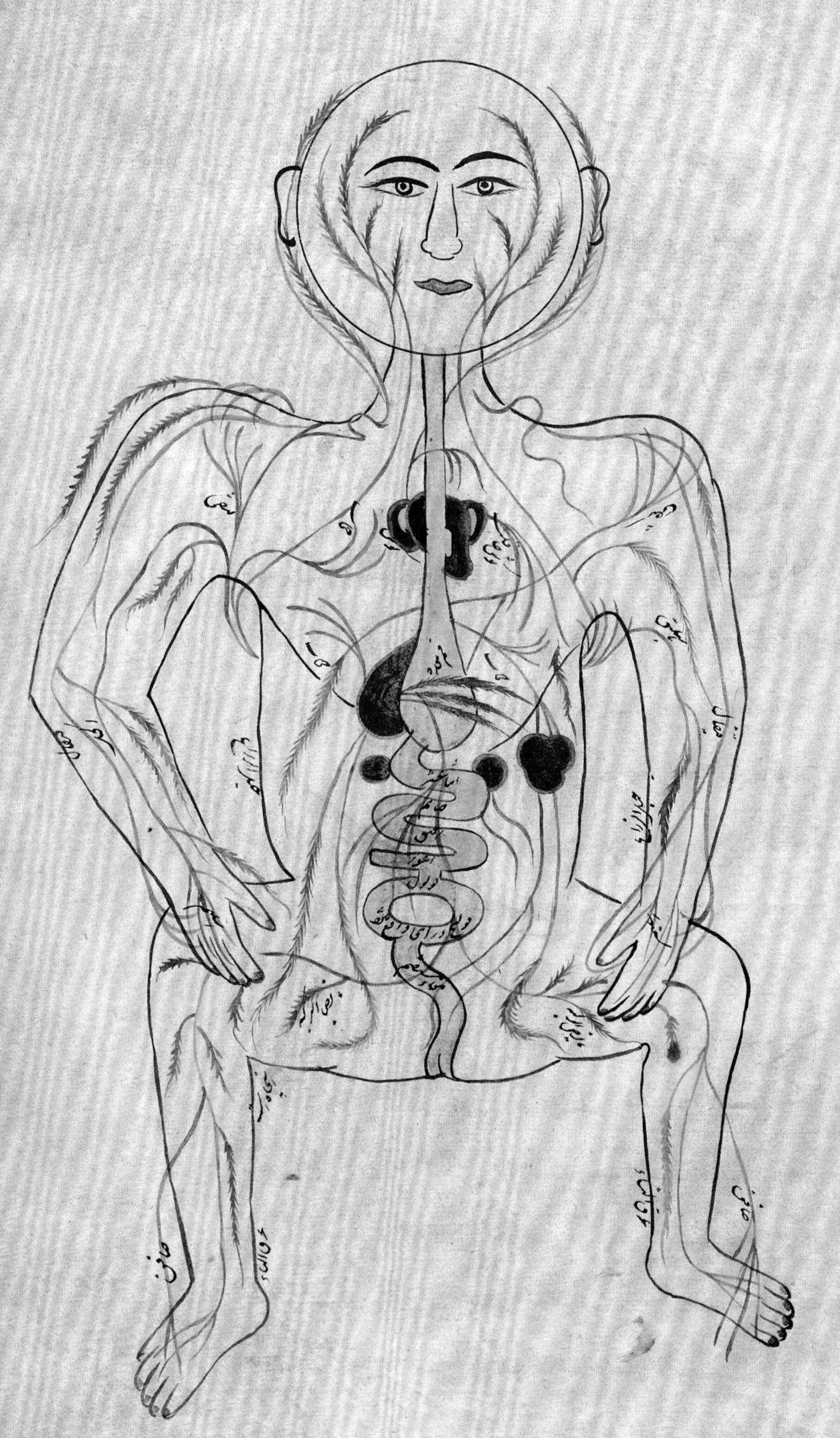

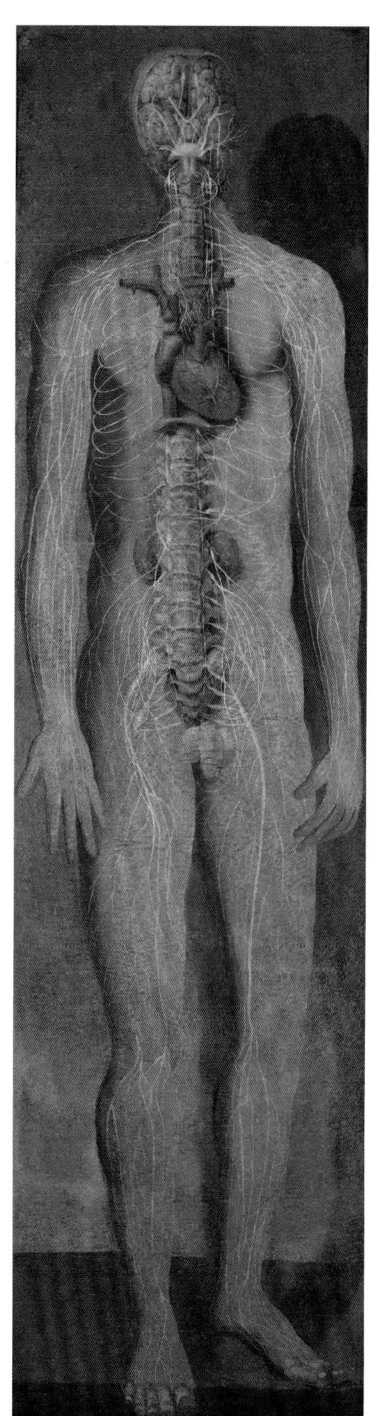

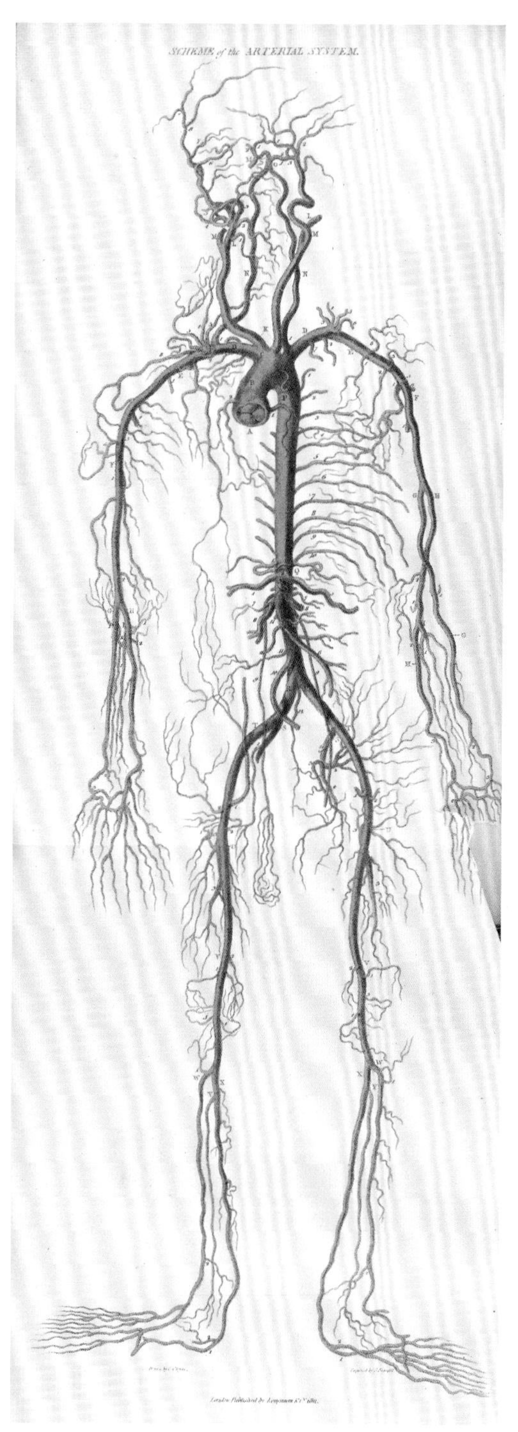

↑这幅幽灵似的诡异画作足有真人大小，作于1765年，作者是画家、业余解剖学家雅克-法比恩·戈蒂尔·达葛蒂。画中的躯体透明，展示着其中的脑、脊柱、神经、肾脏和心脏。

↑托马斯·梅德兰（Thomas Medland）的手工上色雕版画，选自苏格兰外科医生、解剖学家查尔斯·贝尔爵士的著作《动脉雕版画》(1824年)。这幅画是贝尔画作的复制品。他在从医之前学的是艺术，因此可以为自己的书绘制插图原稿。贝尔是自然神学的追随者，这一流行于彼时的理论认为，通过研究自然，尤其是研究上帝最伟大的造物——人类，人们就有可能理解宇宙的神圣秩序。

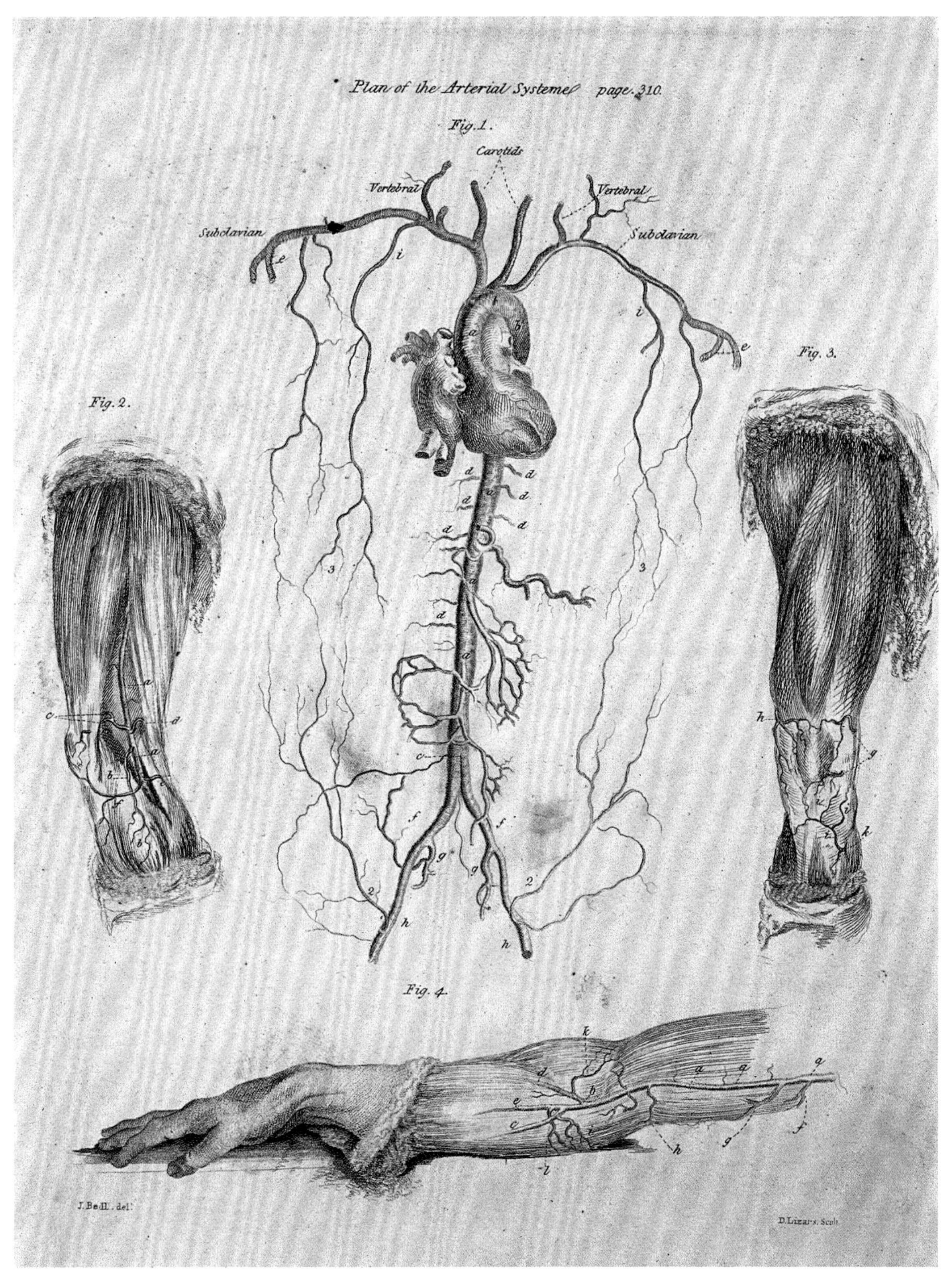

这幅图叫作“动脉系统图解”（Plan of the Arterial Systeme），展示了心脏、动脉，以及手臂、腿部的动脉走向。此图收录于《外科手术原则》（*The Principles of Surgery*，1801—1808年），作者是外科医生、解剖学家约翰·贝尔爵士（Sir John Bell），即查尔斯·贝尔爵士的哥哥。这幅图由丹尼尔·利扎斯（Daniel Lizars）绘制，而其底稿由此书的作者完成。约翰和查尔斯爵士是为数不多的自己绘制插图的解剖学家，所用的参考物常常是刚解剖的尸体。约翰爵士曾说：“只有亲手进行解剖才能学懂解剖学：解剖是学生的第一项，也是最后一项任务。”他的画作也反映了他的思想，其风格去浪漫化、写实、直白，如同真正的尸体。

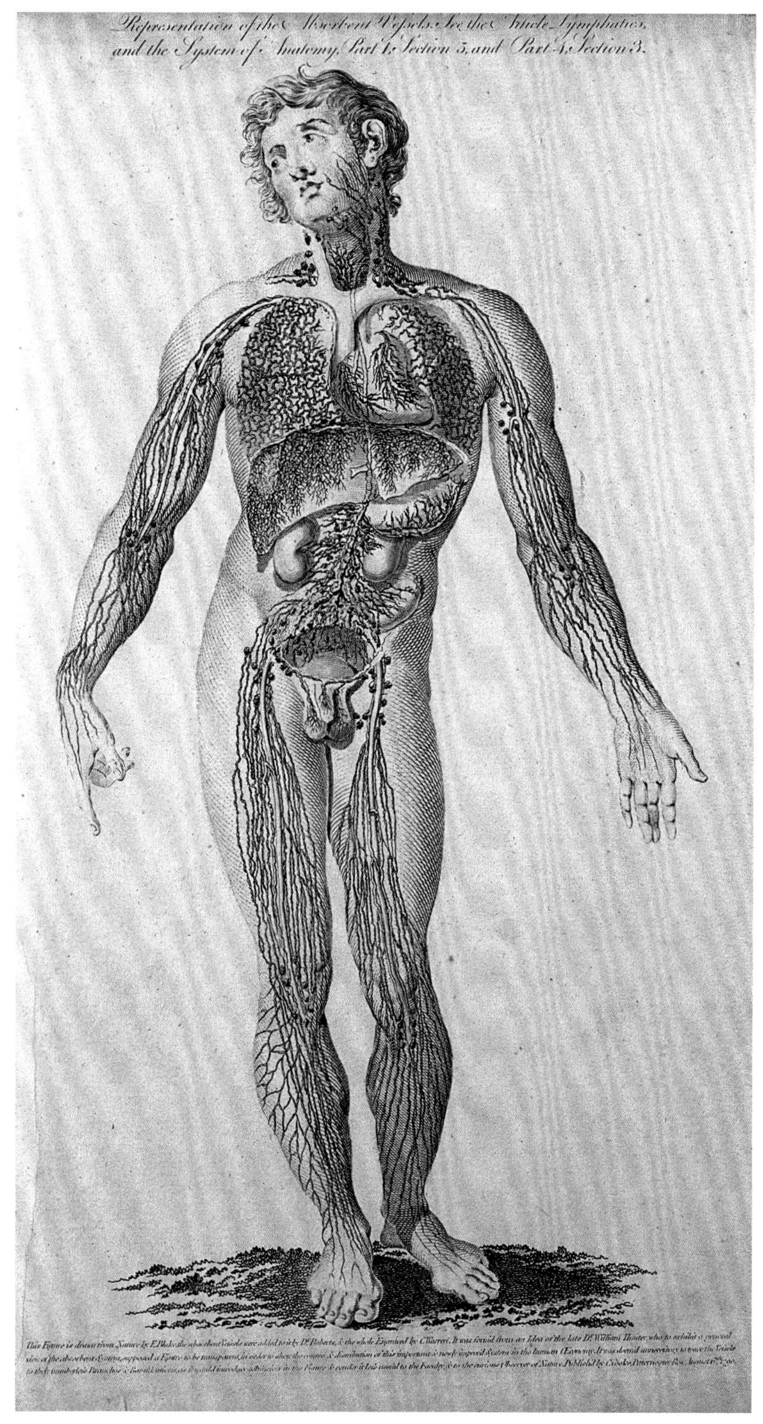

这幅线雕图选自W. H. 霍尔（W. H. Hall）的《新编皇家百科全书，或艺术与科学现代词典全编》(*The New Royal Encyclopaedia; or, Complete Modern Dictionary of Arts and Sciences*、1788—1795年)，图中展示了人类淋巴系统的淋巴管和淋巴结。这幅图被收录于面向大众的百科全书中，一定程度上说明解剖学在当时具有广泛的吸引力。图底部的文字是："……此图来源于已故威廉·亨特医生的构想。为了展示吸收系统的概貌，他设计了透明的人体模型，这一新发现的重要系统之分布在其中清晰可见。有人认为没必要展示管道的无数分支，因为这样会使模型看起来十分混乱，对于从业者和好奇的读者来说并不实用。"所谓"吸收系统"即现在的淋巴系统，是免疫系统的重要组成部分。

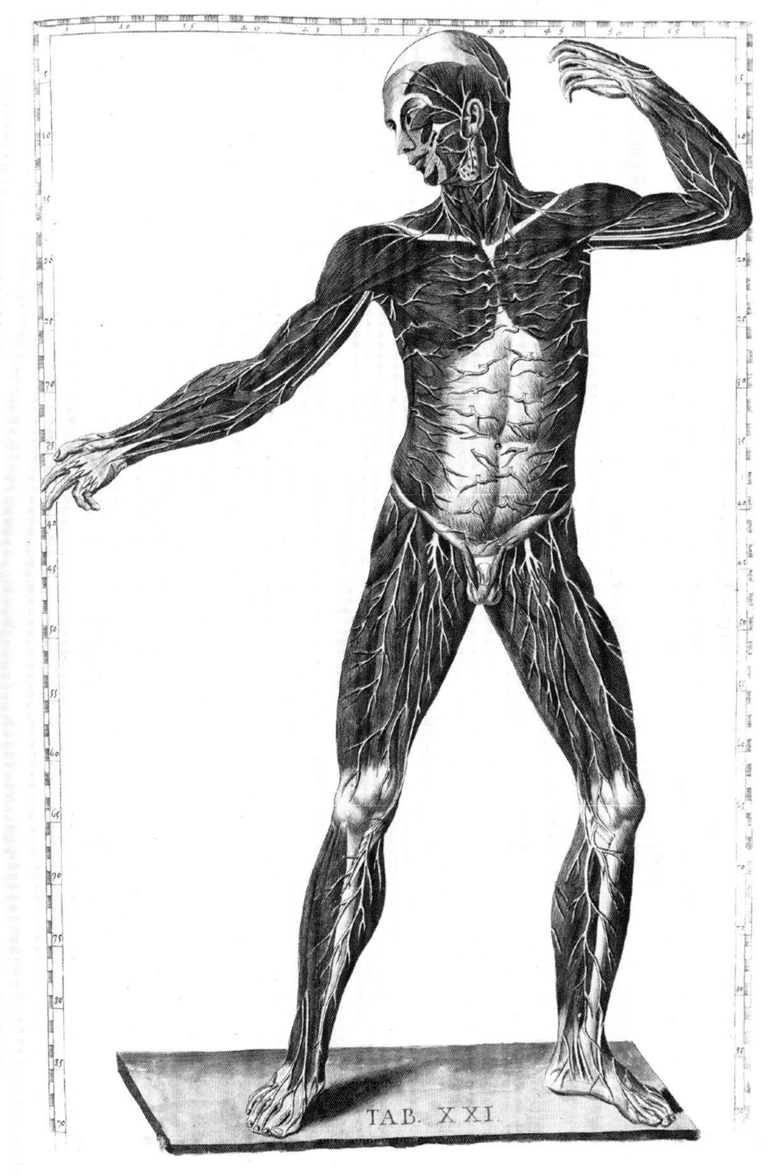

这个栩栩如生的无皮者和第19页的画作一样，都来自《著名人士巴托洛梅奥·埃乌斯塔基的解剖图解》。意大利医生、解剖学家巴托洛梅奥·埃乌斯塔基创作了这些画，但是他死后多年画作才得以出版。这幅手工上色的版本出版于1783年。埃乌斯塔基与维萨里生活在同一时代，后者否定了解剖学的奠基者、2—3世纪的罗马医师盖伦，永远地改变了解剖学；而埃乌斯塔基则仍然相信盖伦，并且进行了许多研究来证明他是正确的。图画周围带编码的边框有助于定位配文中描述的解剖结构。

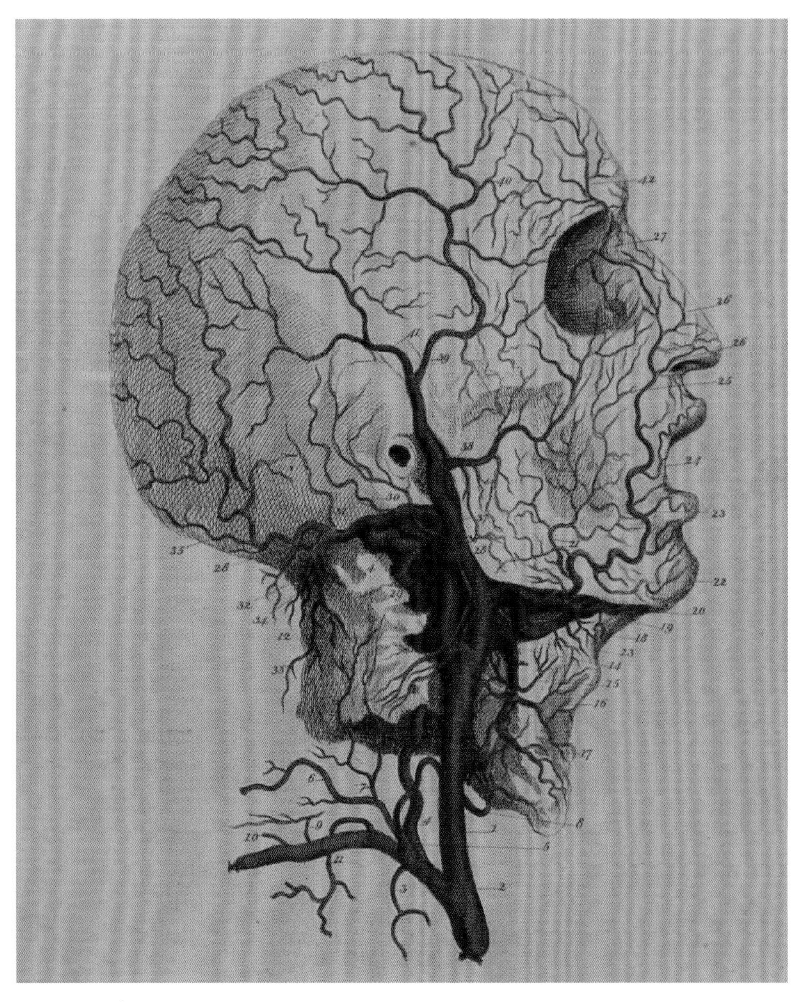

上图是查尔斯·贝尔爵士《动脉雕版画》中的一幅有力的画作。这本书是为外科手术研究所作，意在“让学生得以一览血管大致分布，并将其牢记在心”。这幅手工上色的雕版画由托马斯·梅德兰基于作者的原稿绘制。查尔斯认为，准确易得的图解对解剖研究来说至关重要。他起初学习艺术，后来在哥哥约翰·贝尔爵士的引导下走上了医学的道路。

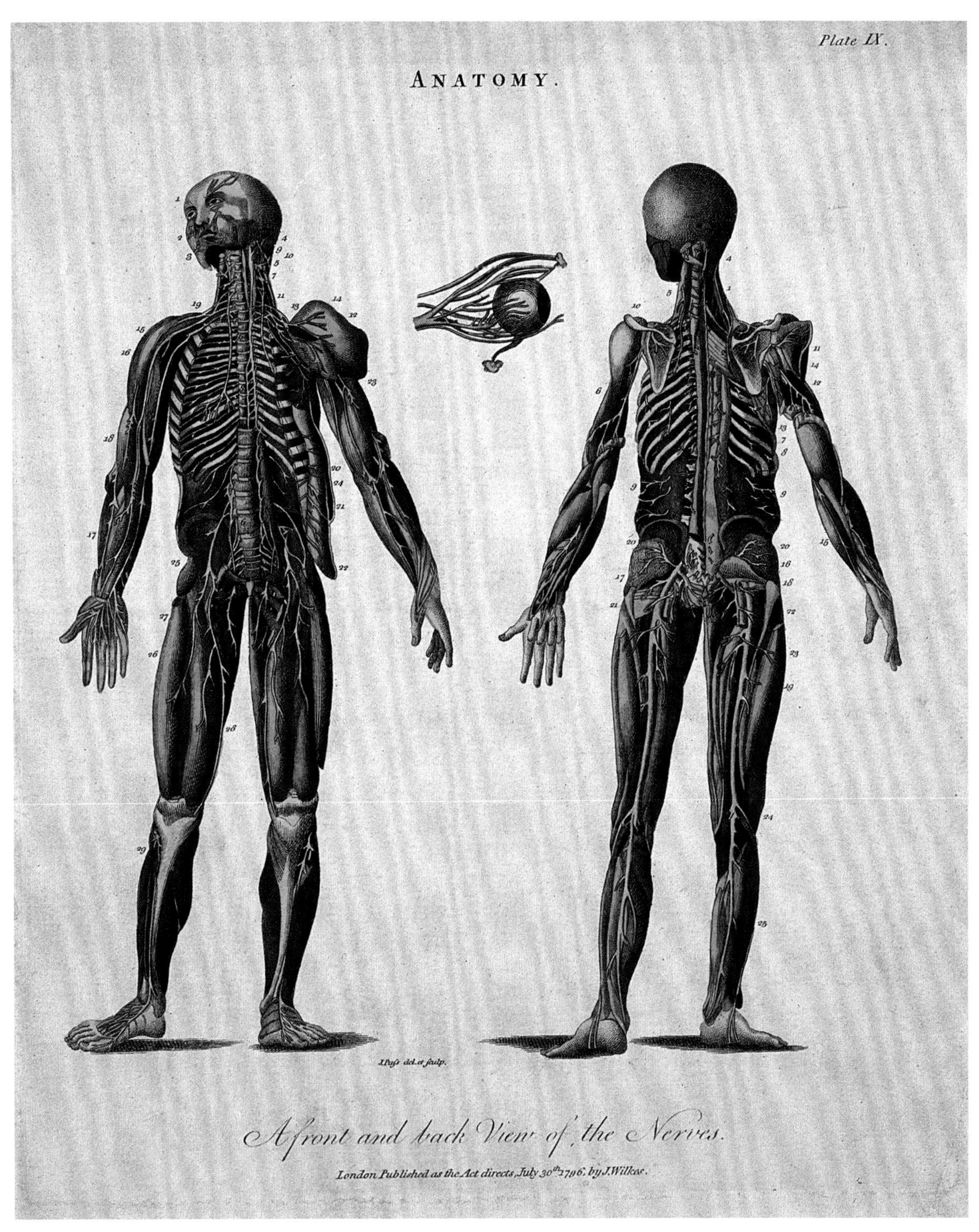

Plate IX.
ANATOMY.
A front and back View of the Nerves.
London Published as the Act directs, July 30th 1796, by J.Wilkes.

这一对彩色的无皮者展示了正面和背面的人体神经系统，以及眼神经的细节图。这幅彩色线雕图由W. 休森（W. Hewson）和约翰·帕斯（John Pass）制作，收录于约翰·威尔克斯（John Wilkes）的二十四卷《伦敦百科全书，或艺术、科学与文学通用词典》（*Encyclopaedia Londinensis, or, Universal Dictionary of Arts, Sciences, and Literature*，1810—1829年）。这套百科全书的其他内容如标题所述，包括“机械艺术[①]、人文科学、高等数学、纯文学……选自欧洲、亚洲和美洲杰出文学学会之传记、会刊与公报”。

①机械艺术（mechanical art）指绘画、雕塑等技艺。希腊和罗马时期提出了“自由艺术”（liberal art）的概念，语法、修辞、逻辑、算术、几何、音乐和天文并称“自由七艺”，是自由民应该接受的基本教育，国内也将其译为“人文七科”。而涉及体力和娱乐的技能则被称为“粗俗艺术”，后改称“机械艺术”。（译者注）

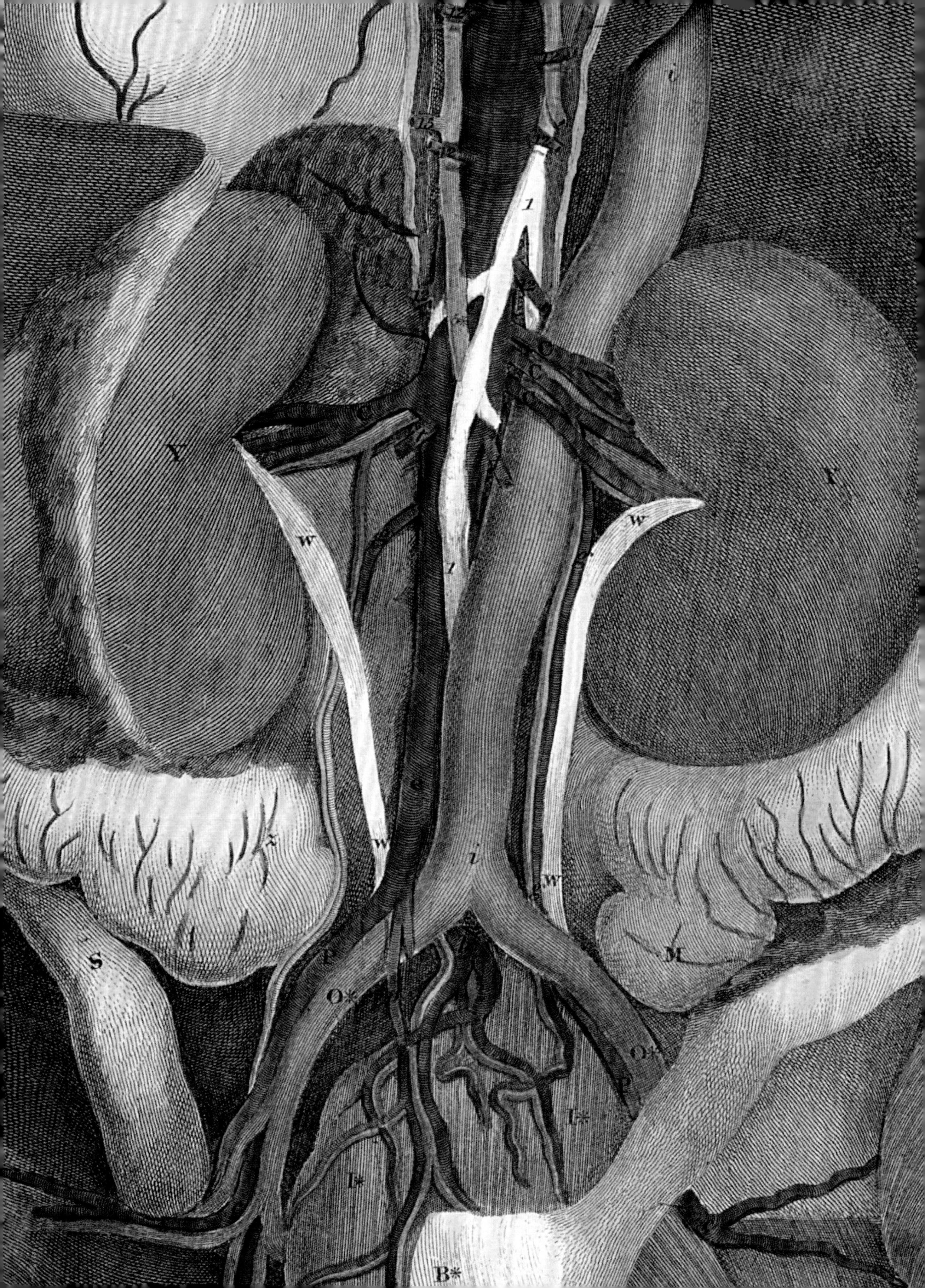

Y
W
W
1
1
W
W
Y
z
S
P
O*
M
O*
P
I*
I*
B*

到了18、19世纪，私立医学院校需要极多尸体以供教学使用，死刑犯供不应求。这一矛盾催生了“复活使者”（resurrection men），即从坟地里窃取尸体的盗尸人。有些时候他们甚至会选择谋杀，比如1828年的威廉·伯克和威廉·黑尔。民众的愤怒迫使政府出台了一系列法律法规，认定解剖无名尸和贫民尸体为合法行为。

解剖不仅是医学的训练，也象征了对自然奥秘的探索与发现。因此，人们有时也会认为它是违法的、狂妄的举动，既破坏了传统的丧葬习俗，也进入了人类可能本不应该进入的领域。不可否认的是，解剖是医生获取知识的途径，或许也是成为医学专家所必需的黑暗仪式。

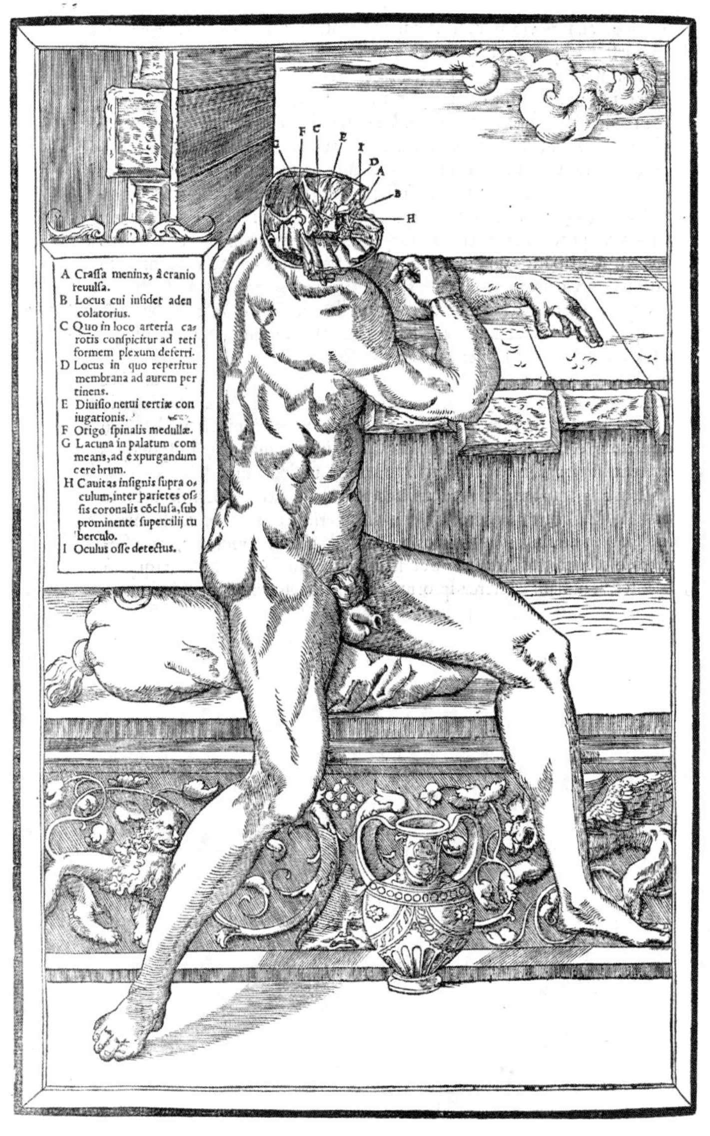

A Craſſa meninx, â cranio reuulſa.
B Locus cui inſidet aden colatorius.
C Quo in loco arteria caꝛ rotis conſpicitur ad reti formem plexum deferri.
D Locus in quo reperitur membrana ad aurem per tinens.
E Diuiſio nerui tertiæ con iugationis.
F Origo ſpinalis medullæ.
G Lacuna in palatum com means, ad expurgandum cerebrum.
H Cauitas inſignis ſupra oꝛ culum, inter parietes oſꝛ ſis coronalis cõcluſa, ſub prominente ſupercilij tu berculo.
I Oculus oſſe detectus.
A
B
C
D
E
F
H
I

此图出自查理·艾蒂安的《局部人体解剖》(1545年)，展示了脑的横截面。艾蒂安在巴黎出生，以其拉丁名“卡罗勒斯·斯特凡努斯”(Carolus Stephanus)为人所知。他在16世纪30年代与外科医生、解剖学家兼艺术家艾提安·德·拉·里维埃合作完成本书。不幸的是，二人因本书产生了法律纠纷，原定1539年出版的本书不得不推迟出版。如果这本书能够按照原计划发行，它就会早过艾蒂安的同学维萨里出版的《人体的构造》。

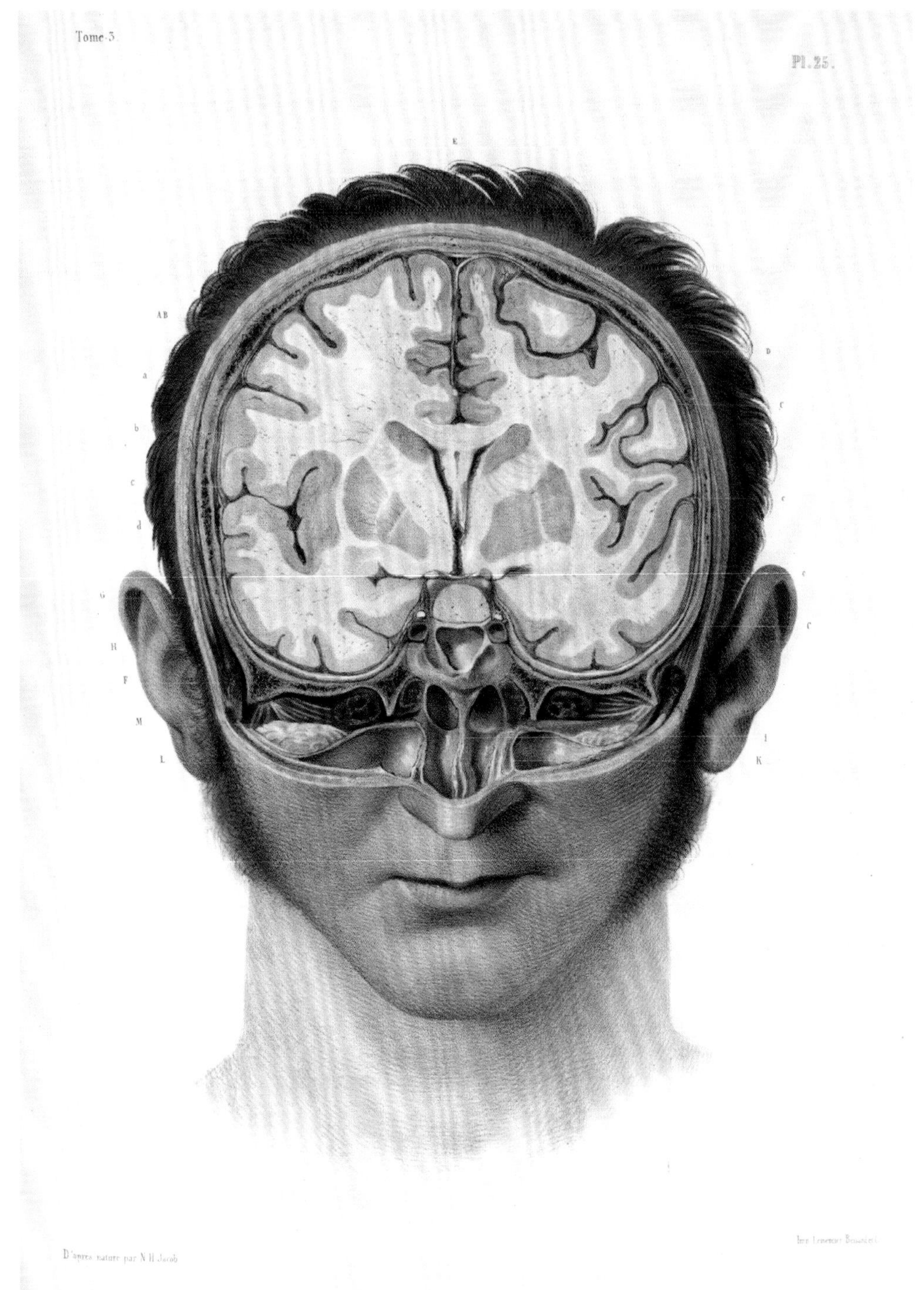

这幅由尼古拉斯-亨利·雅各布（Nicolas-Henri Jacob）创作的石版画展示了人脑的冠状面结构。它被收录于让-巴普蒂斯特·马克·布尔热里的《人体解剖及外科手术总纲，附N-H. 雅各布的写实彩色石版画》(1831—1854年)。法国医生、解剖学家布尔热里从1830年开始这套书的写作，后世将之视为极精美且极豪华的解剖图谱之一。这套意义重大的作品在他死后才完成，其中包含了超过七百幅由雅各布上色的插图，雅各布是著名新古典主义画家雅克-路易·大卫的弟子。现在我们认为大脑是意识的载体，但是在从前，人们认为意识存在于心或肝之中。

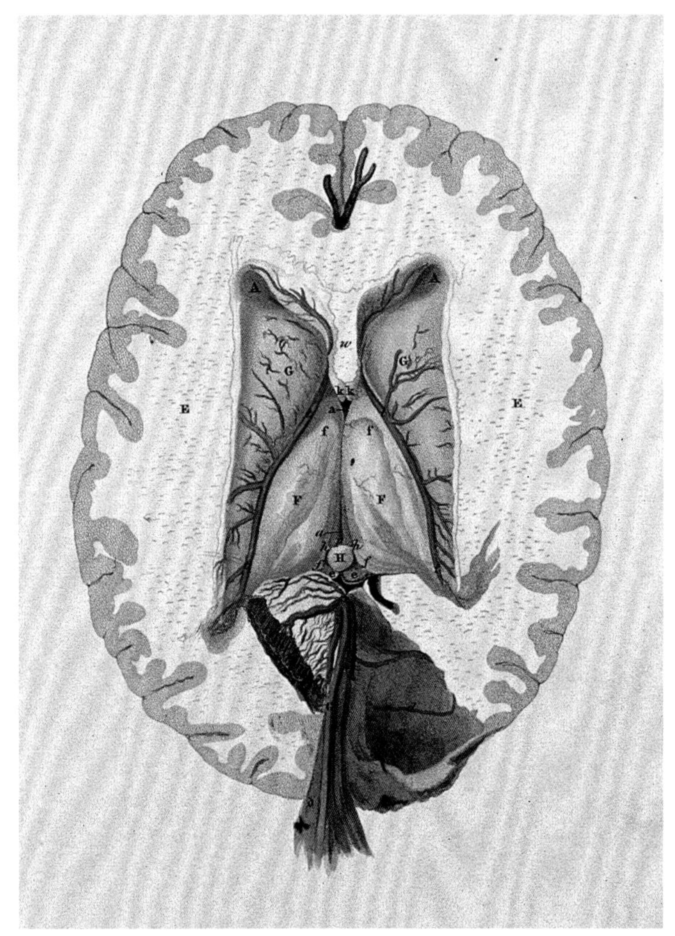

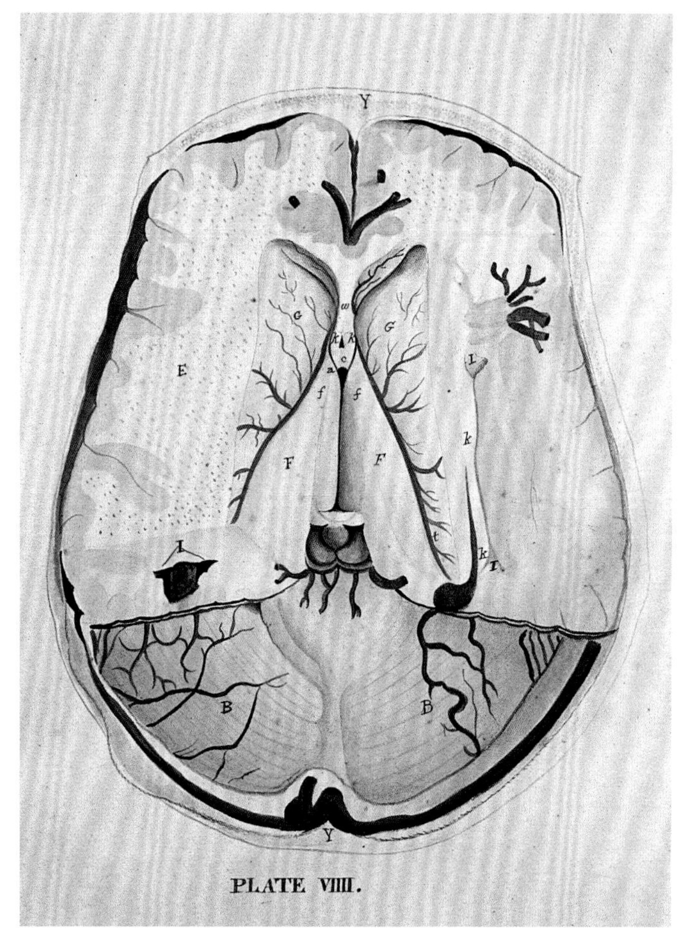

PLATE VIIII.

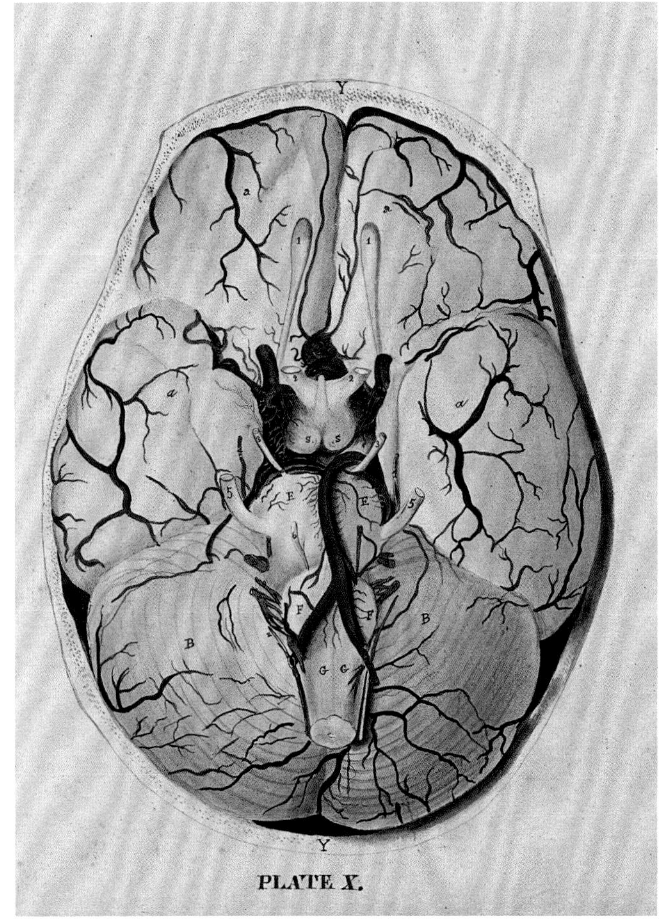

PLATE X.

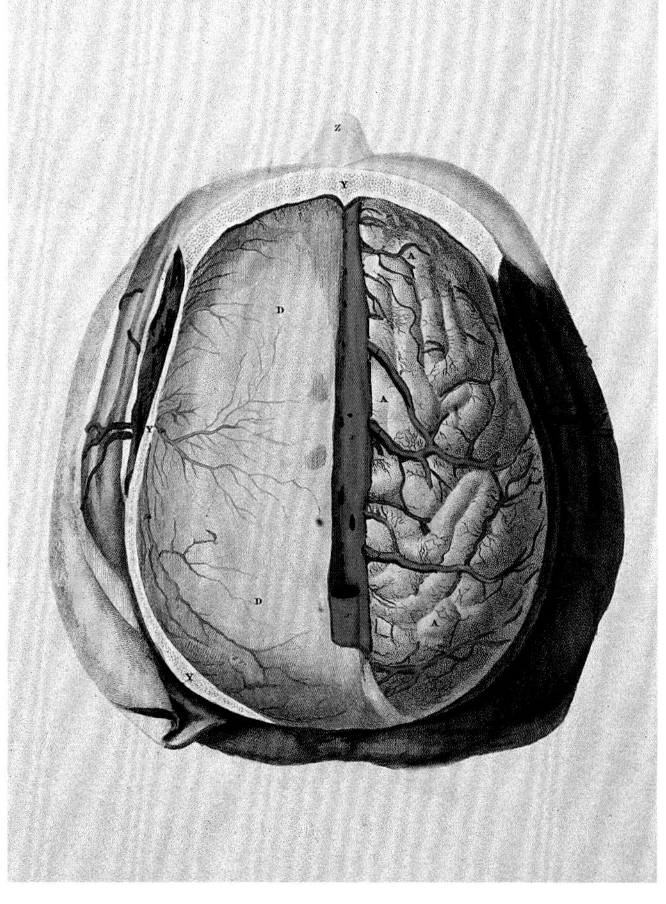

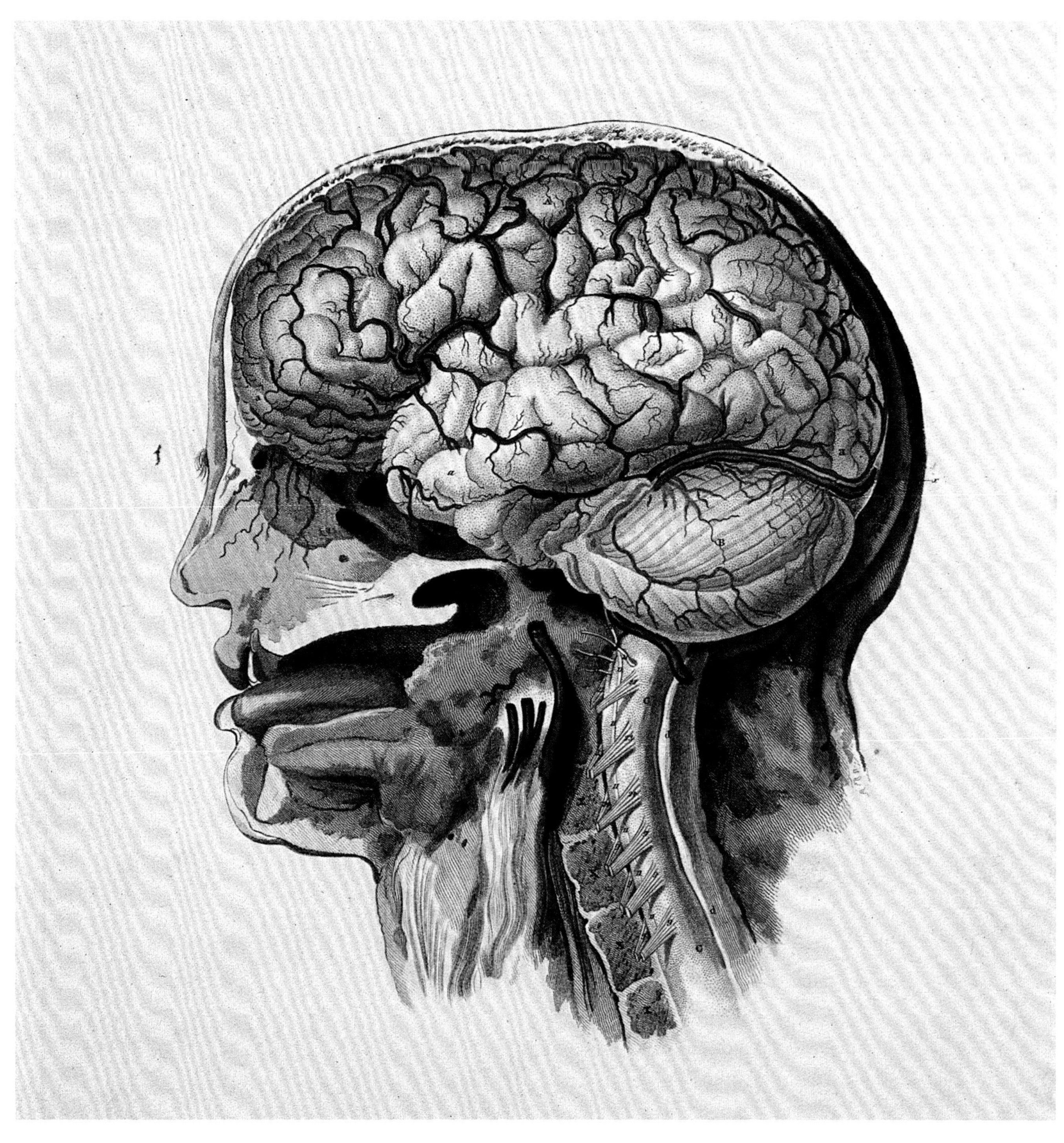

↑上图展示了头颈部矢状面结构，脑的侧面观也包含其中。

←对页的水彩上色线雕画展示了不同解剖层次上的人脑结构，画作均选自《人体解剖系统图解与生理、病理和手术发现》（1822—1826年），作者为苏格兰解剖学家、外科医生约翰·利扎斯。右下角图中是大脑顶部，左半球由硬脑膜覆盖（硬脑膜即包裹脑的硬质膜），而右半球则裸露着，展示表面的沟回（即大脑上的褶和嵴）。18世纪之前，人们认为沟回排布是随机的，因此从未仔细研究过它的构造与功能。这本书并不是此领域的开拓性作品，但因其画面美丽雅致而备受赞誉。为此书绘制蚀刻版画的画家是作者的哥哥威廉·霍姆·利扎斯（William Home Lizars），他最著名的作品是与詹姆斯·奥杜邦（James Audubon）合作完成的《美国鸟类》（*The Birds of America*，1827—1838年）。

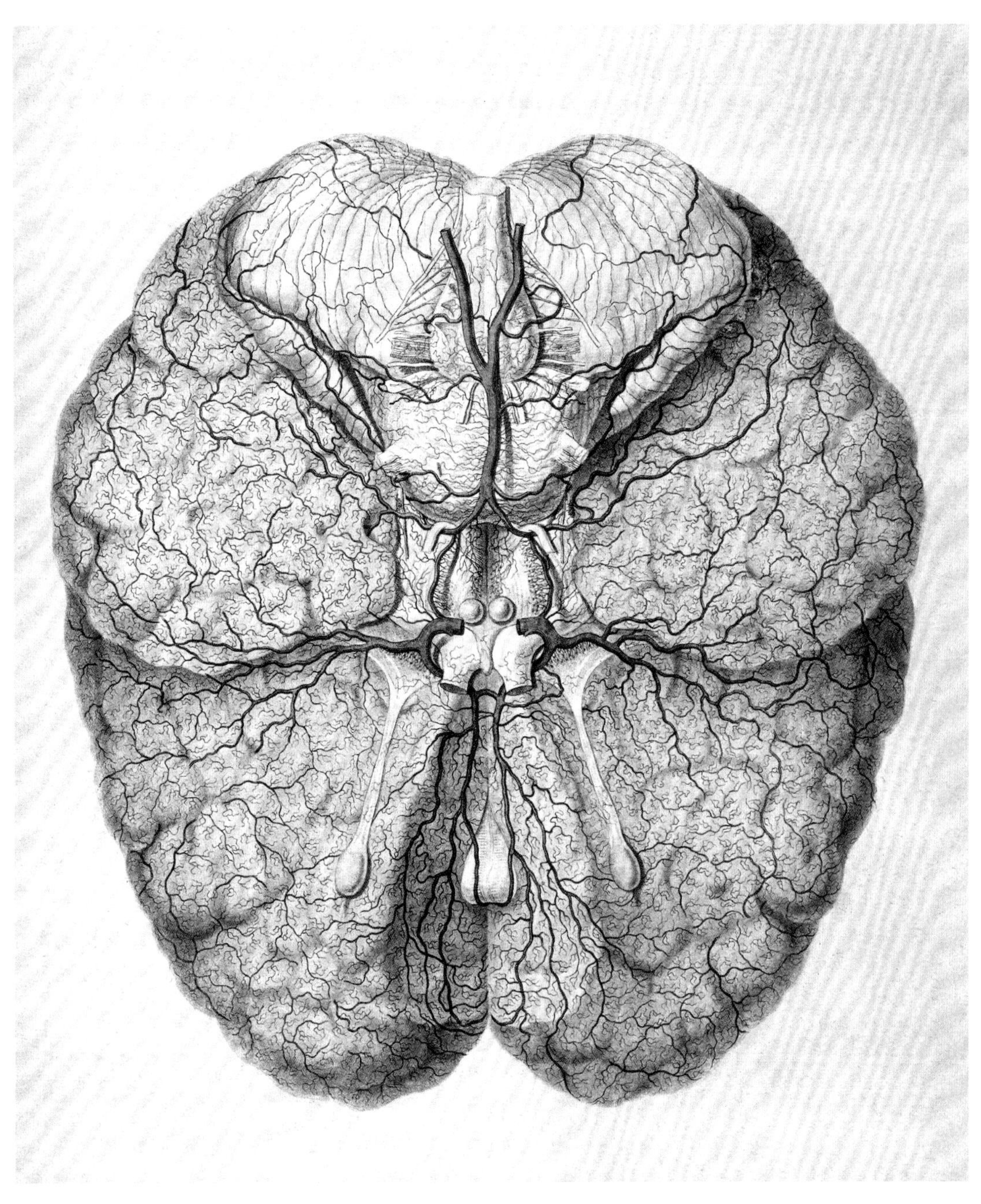

↑这幅精巧的彩色雕版画展示了人类的大脑底部，选自费利什·维克·达齐尔（Félix Vicq d'Azyr）的《论解剖学与生理学》（*Traité d'anatomie et de physiologie*，1786年）。维克·达齐尔是法国著名的解剖学家，也是玛丽-安托瓦内特王后（Queen Marie-Antoinette）的医生。他在脑研究中取得了伟大的成就：率先采用了冠状面解剖（即沿左右方向将人脑切开呈前后两面），还发明了使用酒精固化大脑的方法，以便更好地进行分解。论解剖学中的插图由法国的知名雕版师亚历山大·布里索（Alexandre Briceau）绘制，而作者向他的毅力、技巧和“忍受恶臭的耐力”致谢。维克·达齐尔本想完成一套包含所有动物的图解，最终以人类作终结，但是1789—1799年间的法国大革命使他的计划最终流产。

→这幅点刻版画展示了脑和脊神经的整体观，周围是不同解剖层次的大脑和小脑。作者是施梅尔茨（Schmeltz），作于1830年左右。

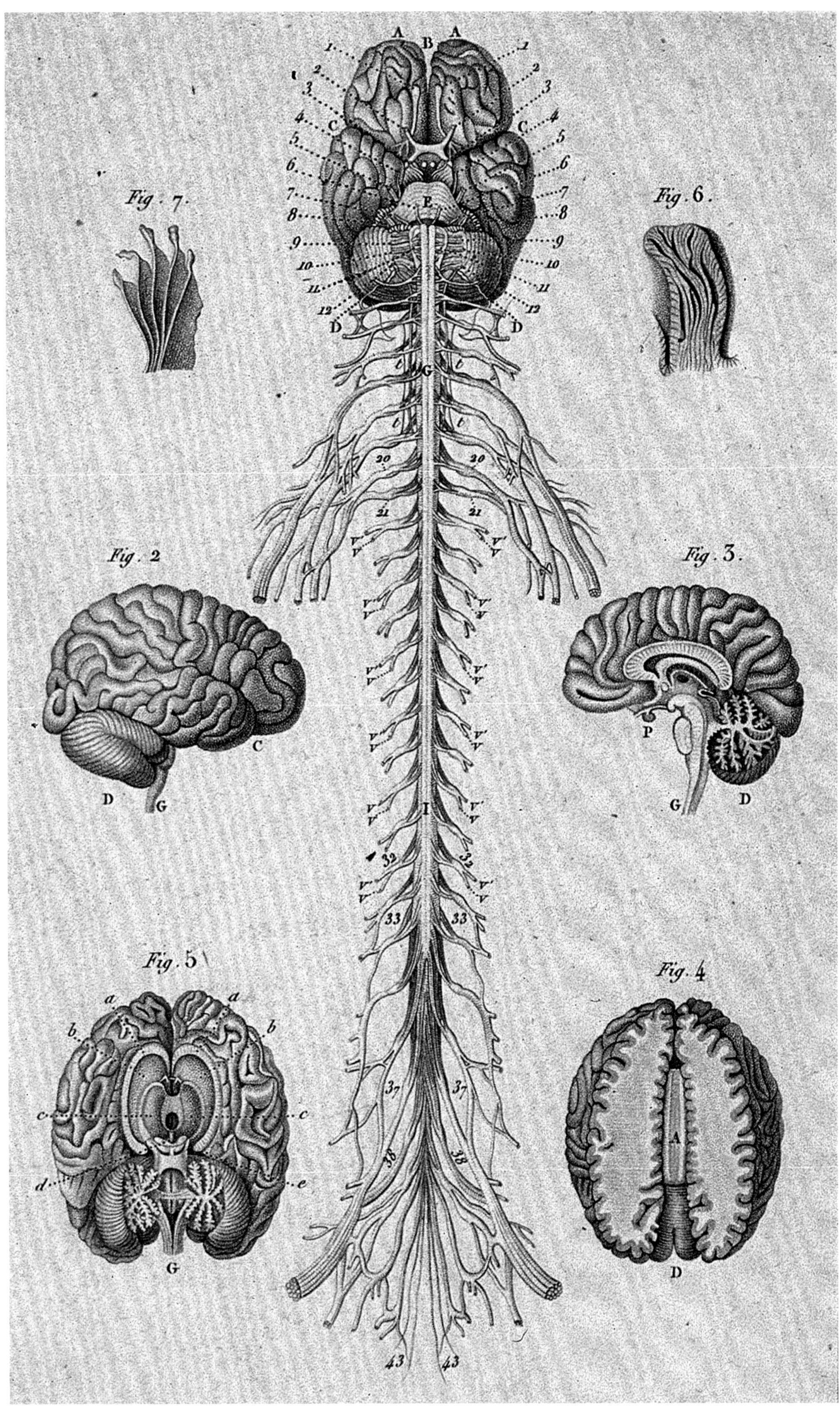
Fig. 7
Fig. 6
Fig. 2
Fig. 3
Fig. 5
Fig. 4

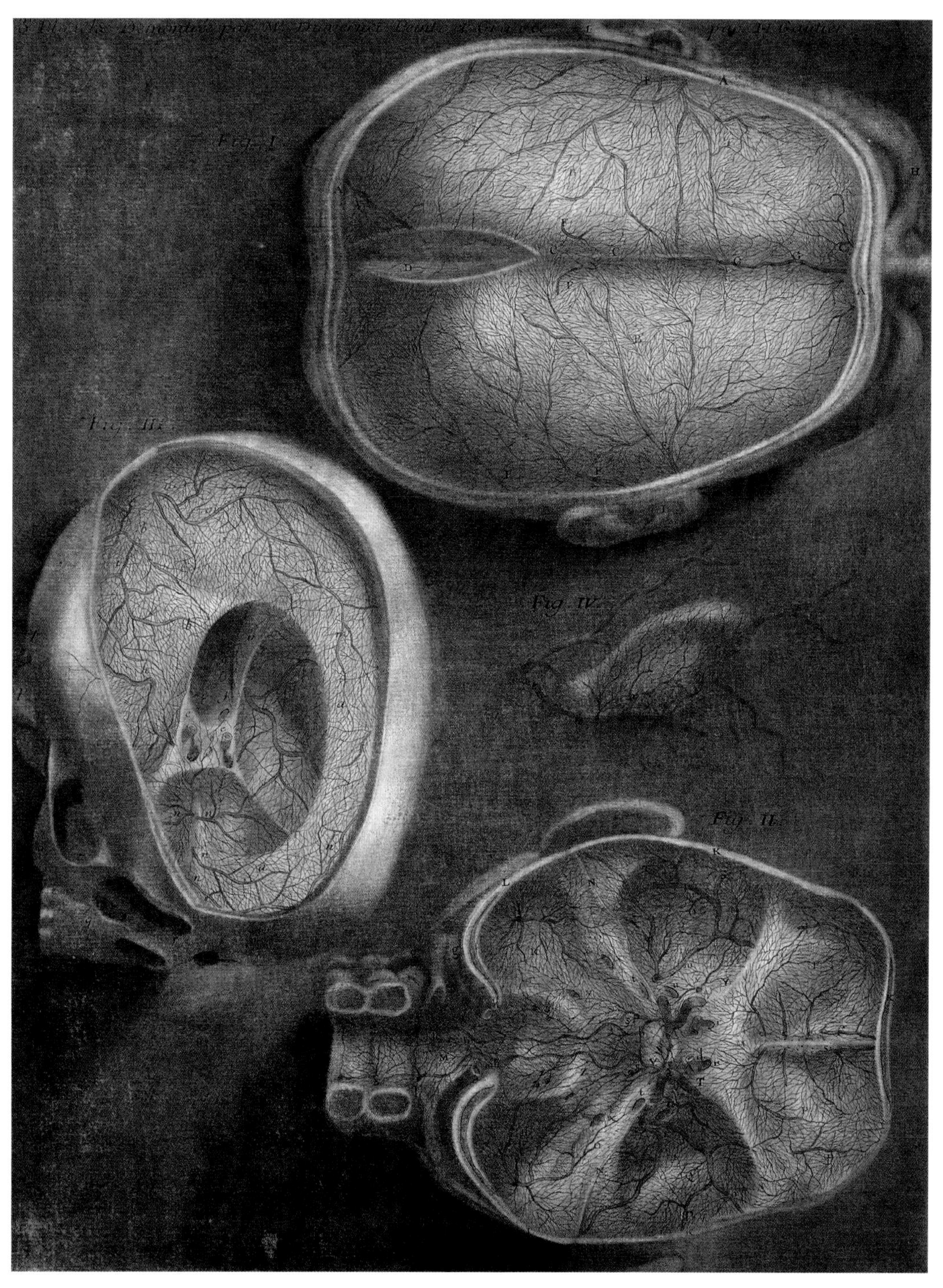

这两页上神秘而浪漫，甚至有些超现实的美柔汀版画均是参照真实解剖结果绘制而成的，作者是雅克-法比恩·戈蒂尔·达葛蒂，选自约瑟夫·吉夏尔·迪韦尔内的《头部解剖学（附图）》（1748年）。戈蒂尔·达葛蒂画过很多不同的主题，但他对自然科学尤其感兴趣，也因其艺术而独特的解剖学研究被人们铭记至今。此外，他还创建了法国第一本插图科学期刊。

↑展示脑血管的解剖。

→两个被解剖后的人头，其中一个的颅盖被打开了。

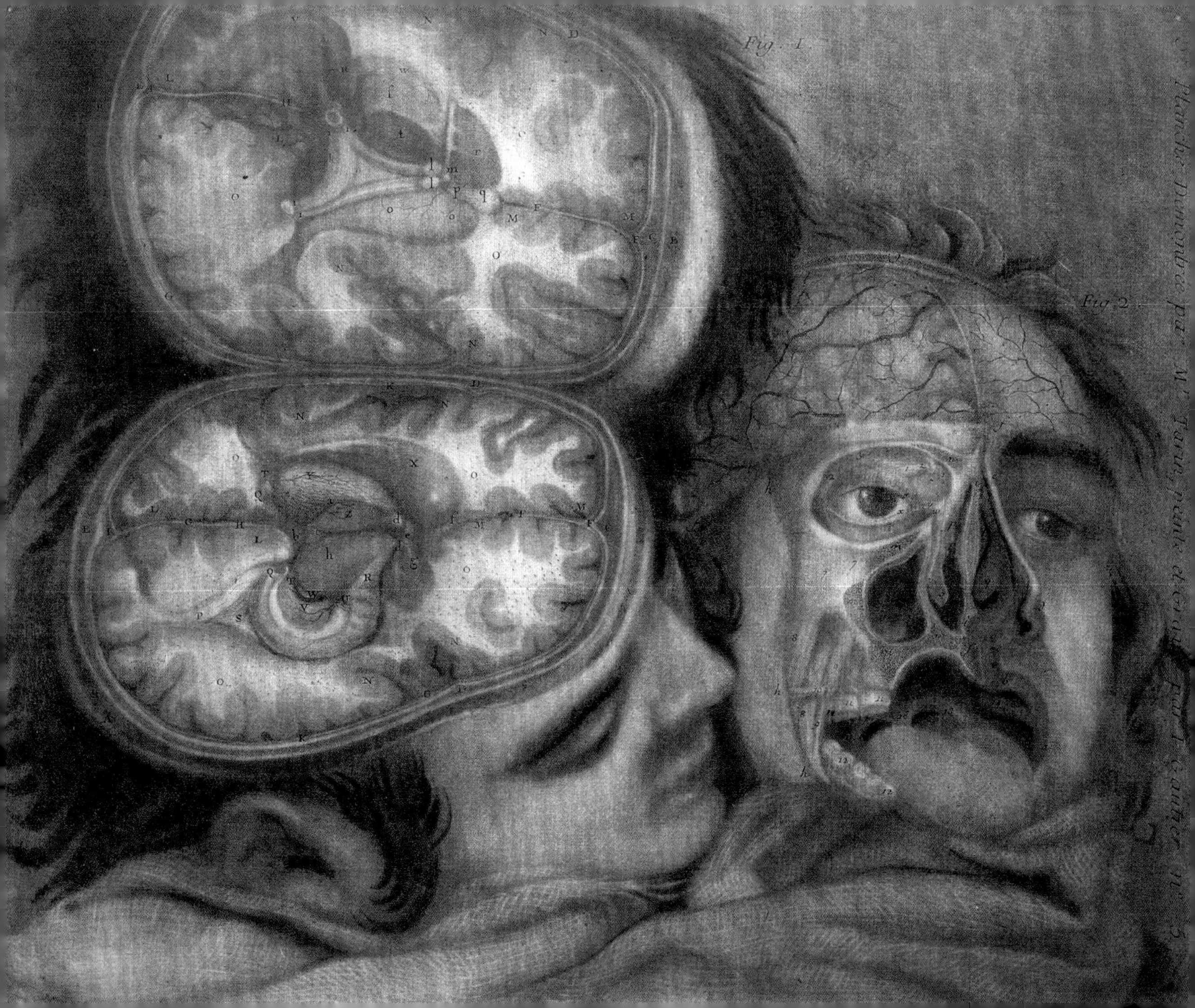
Fig. I
Fig. 2
Planche Démontrée par Mr Tarin, peinte et Gravée par J. Gautier no. 5

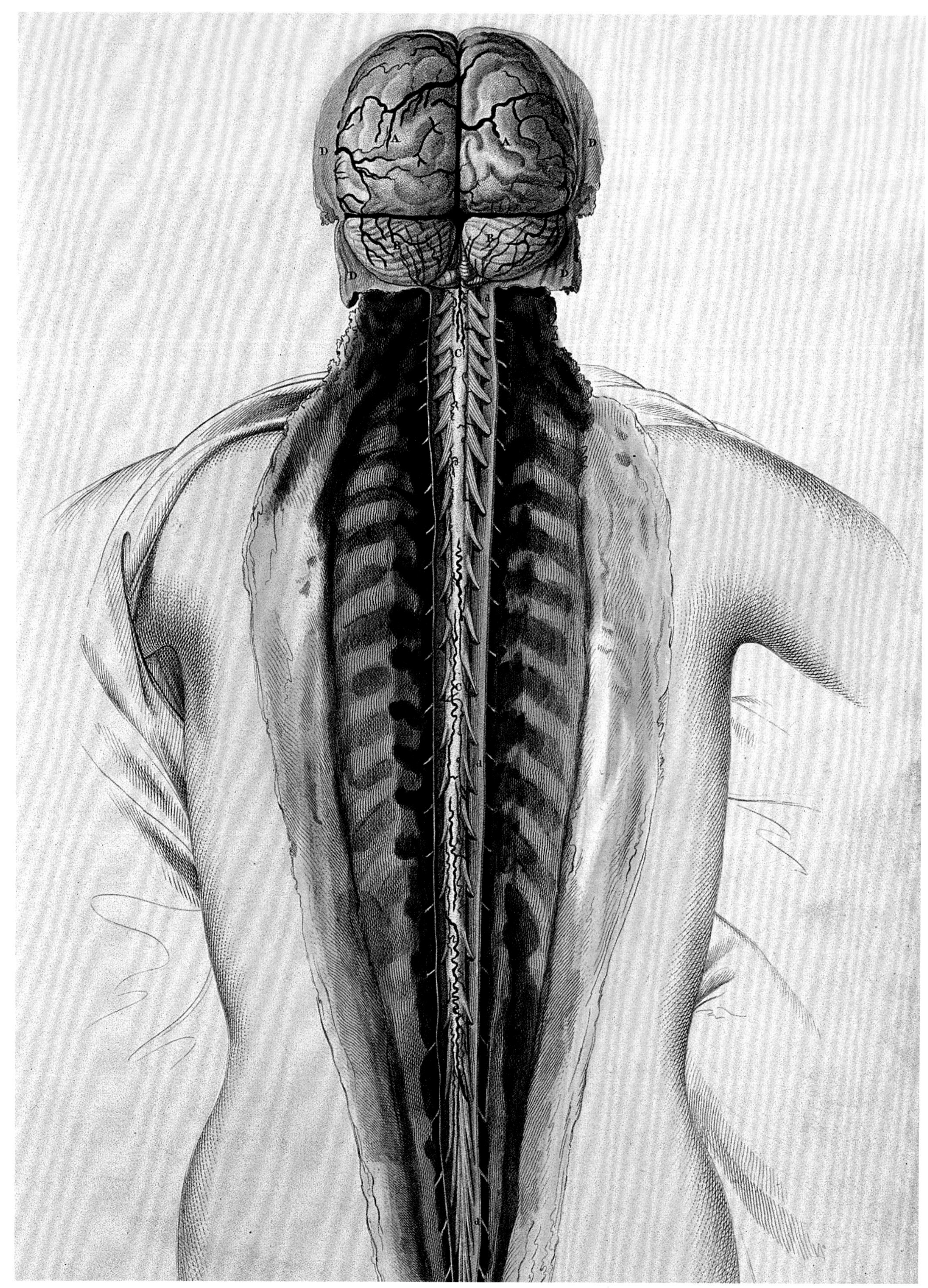

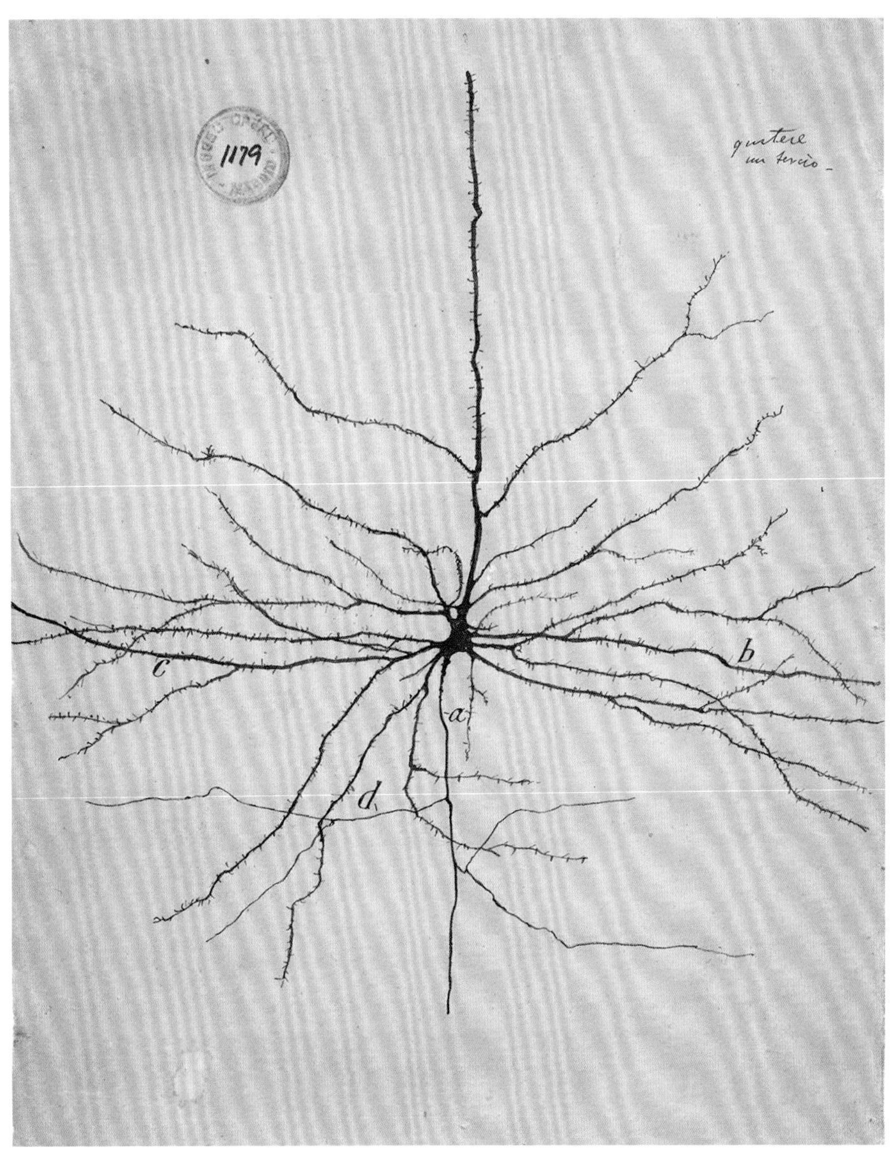

← 这幅手工上色的线雕画是威廉·霍姆·利扎斯为弟弟约翰·利扎斯的《人体解剖系统图解与生理、病理和手术发现》(1822—1826年）所作。雕版师先在铜版上制好版，然后用酸去除背景，留下浮雕一般的阳像。画中人体的皮肤、肌肉沿后正中线翻开，暴露其脑和脊髓。

↑这幅可爱的手绘图展示的是大脑锥体细胞。锥体细胞存在于大脑皮质，即大脑最外围的薄层。此图的作者是西班牙组织学家、“现代神经系统科学之父”圣地亚哥·拉蒙·卡哈尔（Santiago Ramón y Cajal），作于1904年。卡哈尔一度决心成为画家，但被身为解剖学家的父亲说服，最后进入医学院学习。经过仔细的显微镜观察，他创作了几百幅复杂而精细的图画为论文配图，其中就包括这一幅。1906年，他和意大利医生、病理学家卡米洛·高尔基（Camillo Golgi）一起获得了诺贝尔奖，后者发现了普遍存在于细胞器中、负责蛋白质加工与运输的细胞器，之后它被称为“高尔基体”。

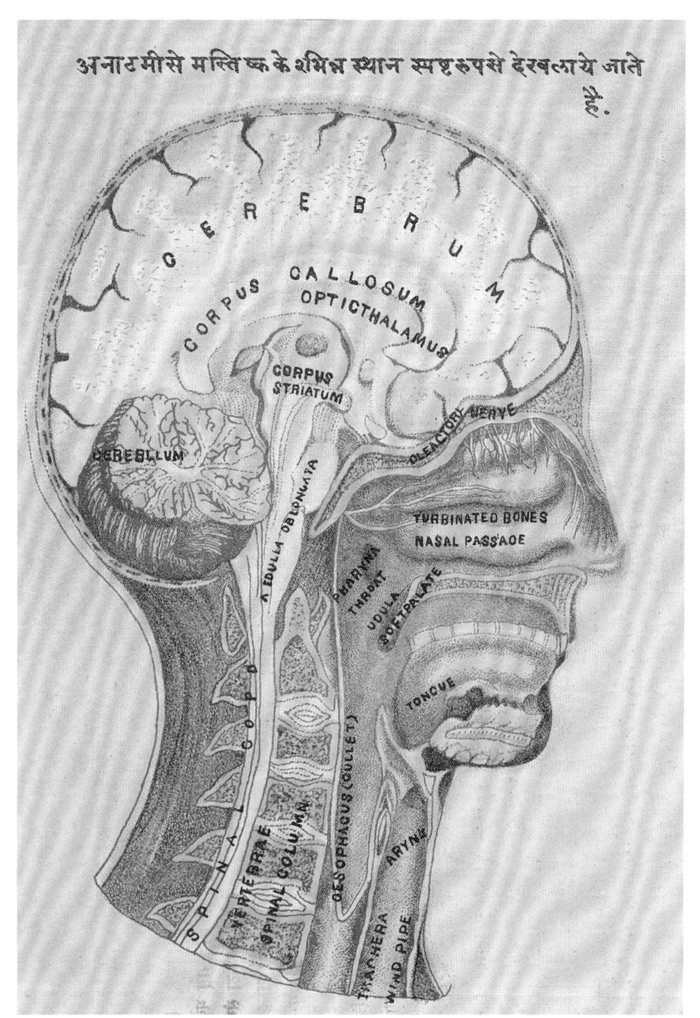

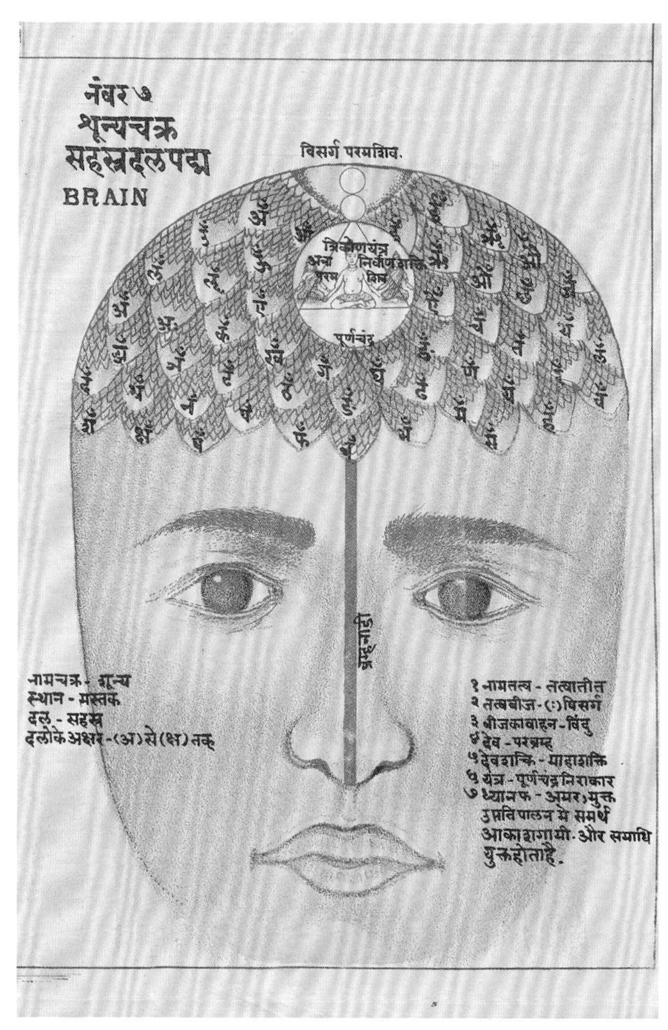

上面的两幅图描绘了脉轮系统。这套彩色版画共有八幅，选自史华米·汉撒华鲁帕（Svami Hamsasvarupa）的《脉轮图解，含人体神经、血管丛图示与瑜伽呼吸控制法的冥想教学》（*Shatchakra niroopana chittra with bhashya and bhasha containing the pictures of the different nerves and plexuses of the human body with their full description showing the easiest method how to practise pranayam by the mental suspension of breath through meditation only*）。这部书出版于20世纪早期，尤为可圈可点的是，其插图将瑜伽思想与传统西方解剖观念结合在一起。

↖第五脉轮（喉轮）位于咽喉部，与表达和交流有关。

↗第七脉轮（sahasrara，顶轮）位于头顶。它象征着最高的精神境界，通常以千瓣莲表示。

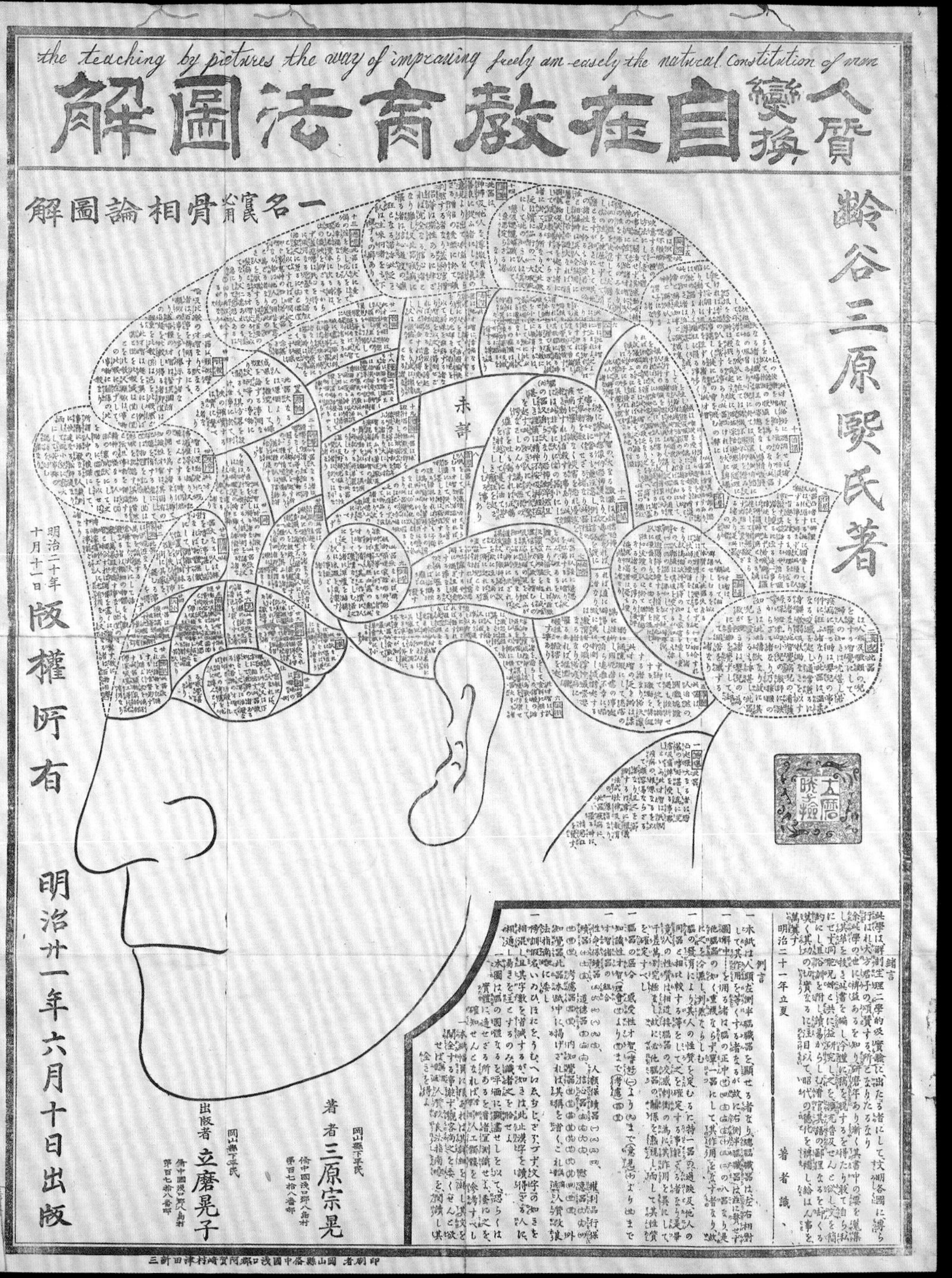

这幅1888年的木版画来自三原宗晃的《自在教育法图解》。图中的脑被分成三十五个小格，每个格都象征着人类的才能，共有四类：思考、理解、抱持意见和具有品位。这一系统可能源自弗兰茨·约瑟夫·加尔在19世纪提出的伪科学“颅相学”，即人脑的各个部分与特定品性相关。颅相学家相信一个人头部的隆起和凹陷就是其性格的地图：脑中发达的部分会更大，不发达的部分会小些，而这些特征表现在颅骨的形状上。

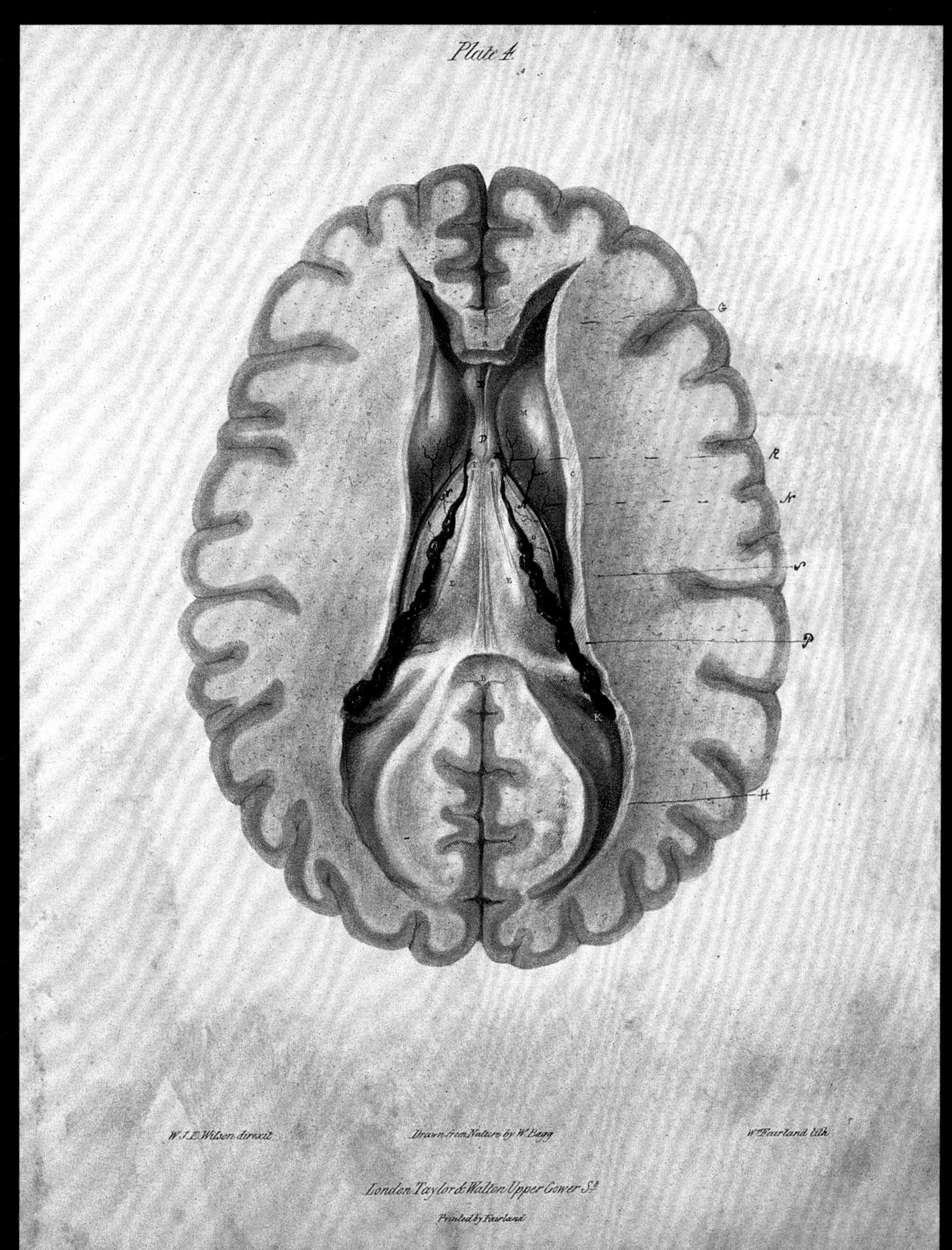

这些彩色石版画选自爱尔兰解剖学家琼斯·奎因和英国外科医生伊拉斯谟·威尔森爵士出版的《人体神经》。这两幅画均是英国画家、雕版师威廉·费尔兰德（William Fairland）所作。他曾与亨利·福塞利（Henry Fuseli）一起学习，后者出生在瑞士，之后移居英国，以其画作《梦魇》（*The Nightmare*，1781年）闻名遐迩。这两页选图的原稿如其上文字所述，“由W. 巴格（W. Bagg）参照实物绘制”。

↑人类大脑的侧脑室。

→脑、脊髓和脊柱横切面图示。

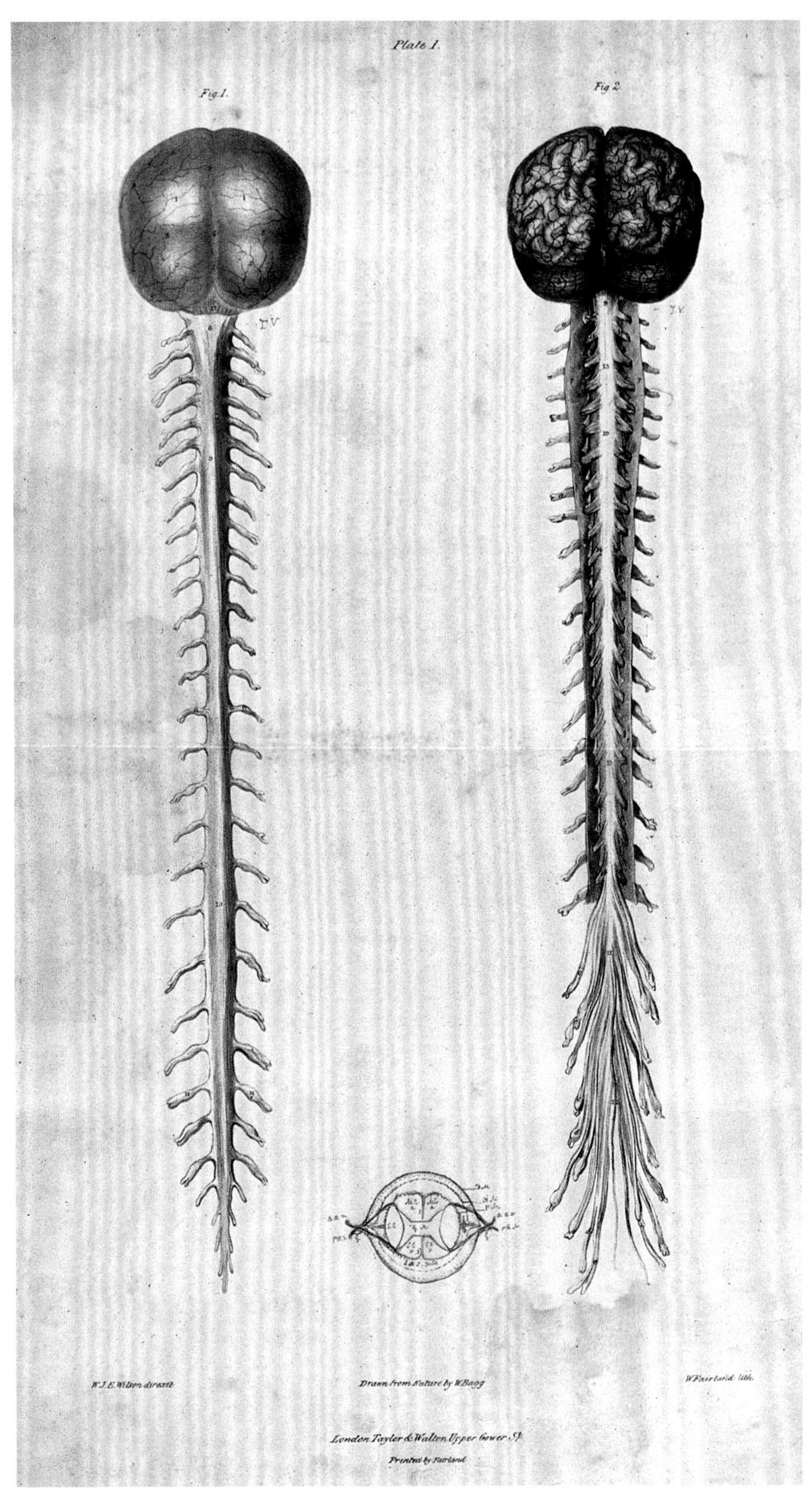
Plate 1.
Fig. 1.
Fig 2
W. J. E. Walton direxit
Drawn from Nature by W. Bagg
W. Fairland lith.
London Taylor & Walton Upper Gower St.
Printed by Fairland

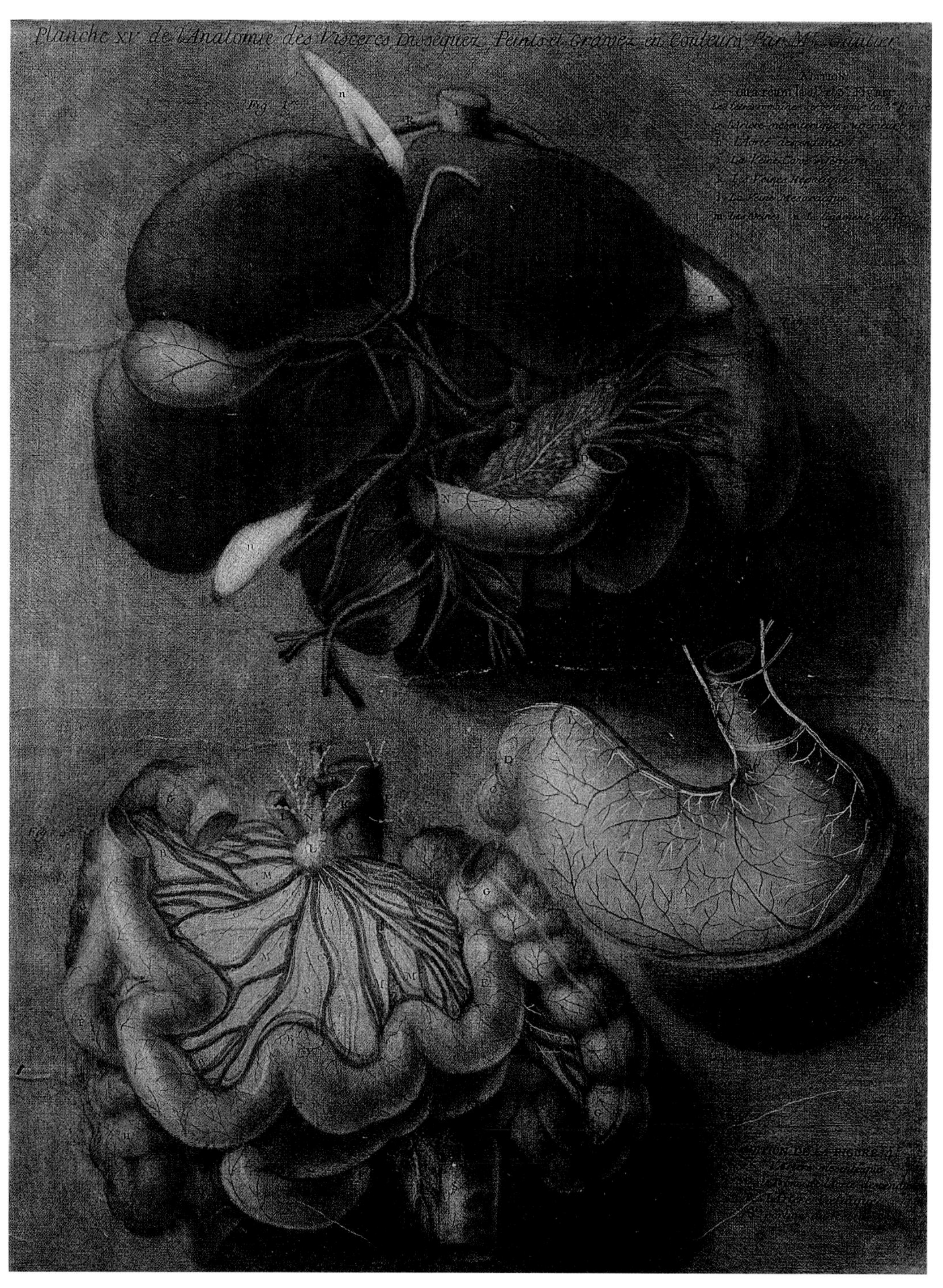

↑消化系统的彩色美柔汀版画，选自雅克-法比恩·戈蒂尔·达葛蒂的《普通解剖学：人体重要器官、神经学、脉管学和骨学》(1752年)。图中包括肠系膜（把肠系在腹壁上的膜）、肠和相连的动静脉。书中大部分配图都由作者和插图画家参照解剖实物绘制。

→这幅可怕的美柔汀版画描绘了一个上半身被部分解剖的男人，我们可以看到他的内脏。幽灵般的透明右臂展示着表层静脉和肱动脉。这幅画选自达葛蒂的《男性与女性生殖器官解剖学》(*Anatomie des parties de la génération de l'homme et de la femme*...，1773年)。

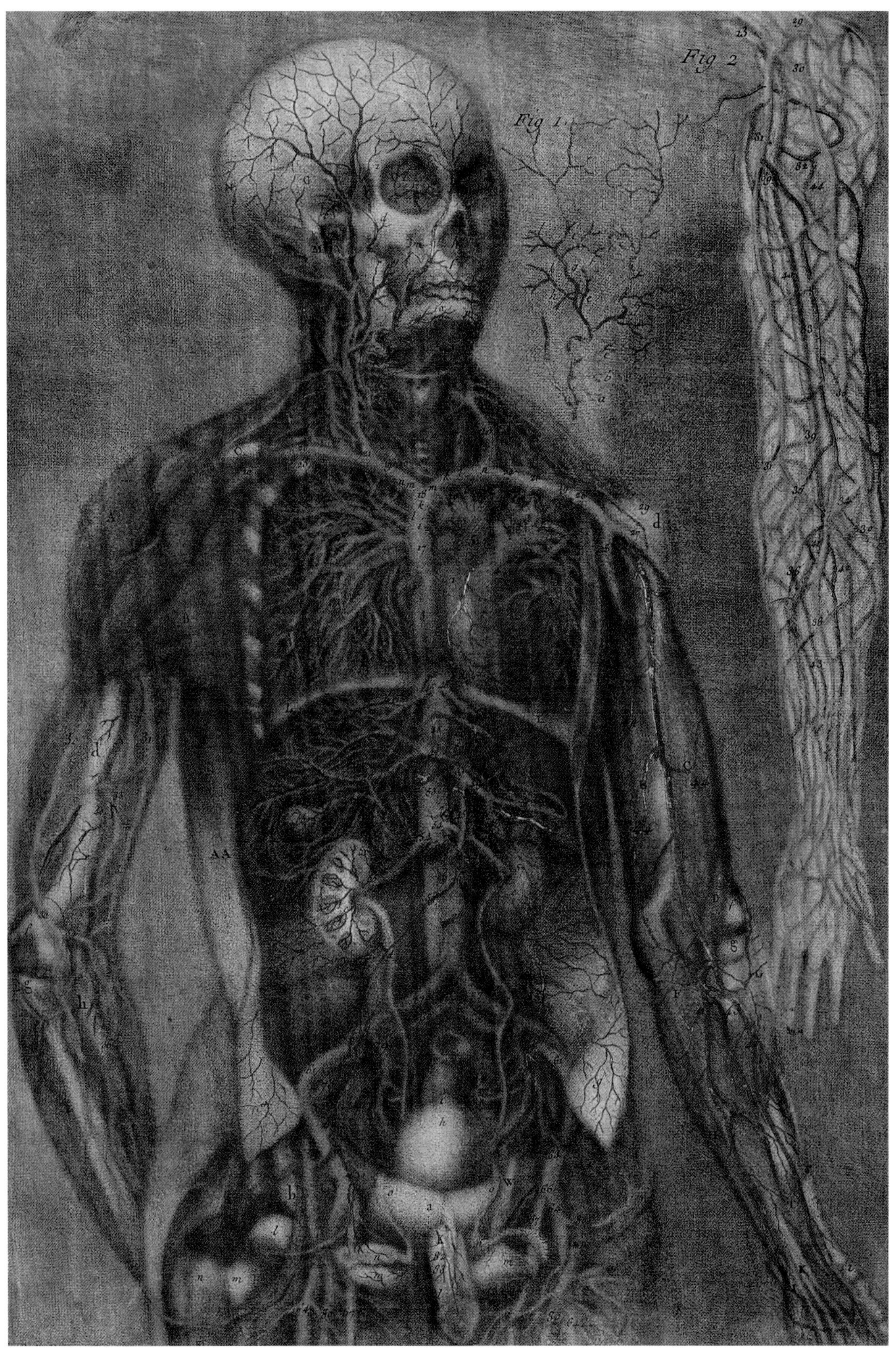
Fig 1.
Fig 2

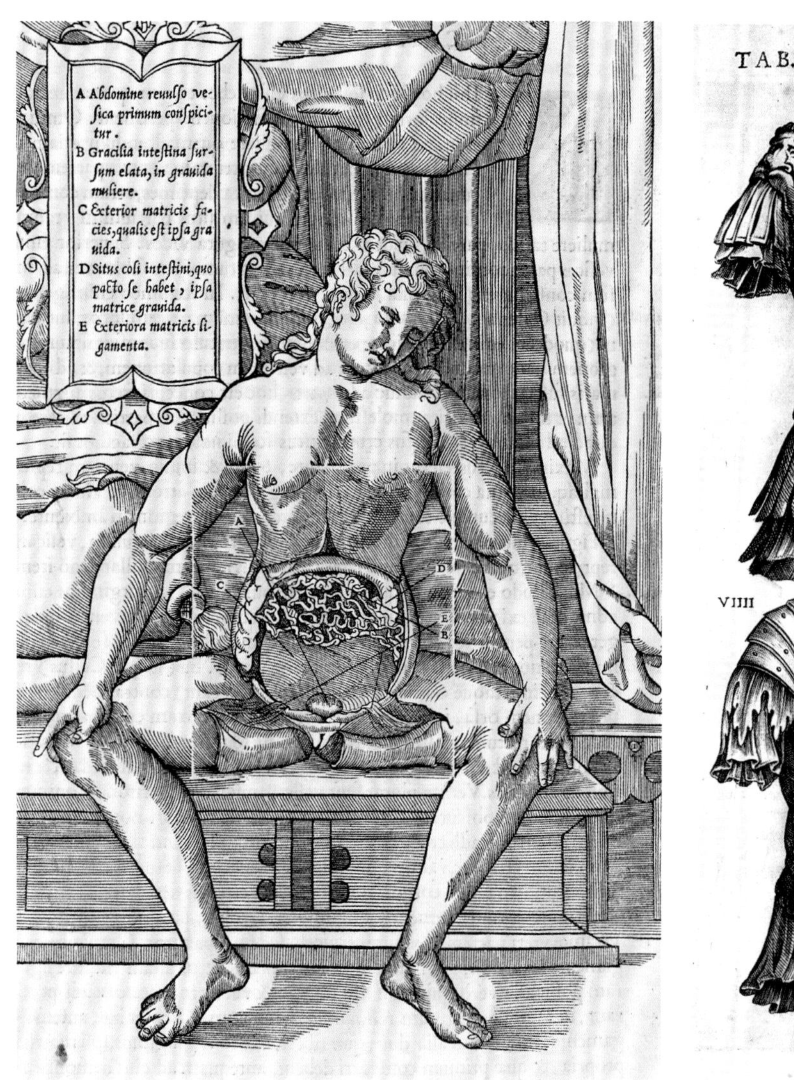

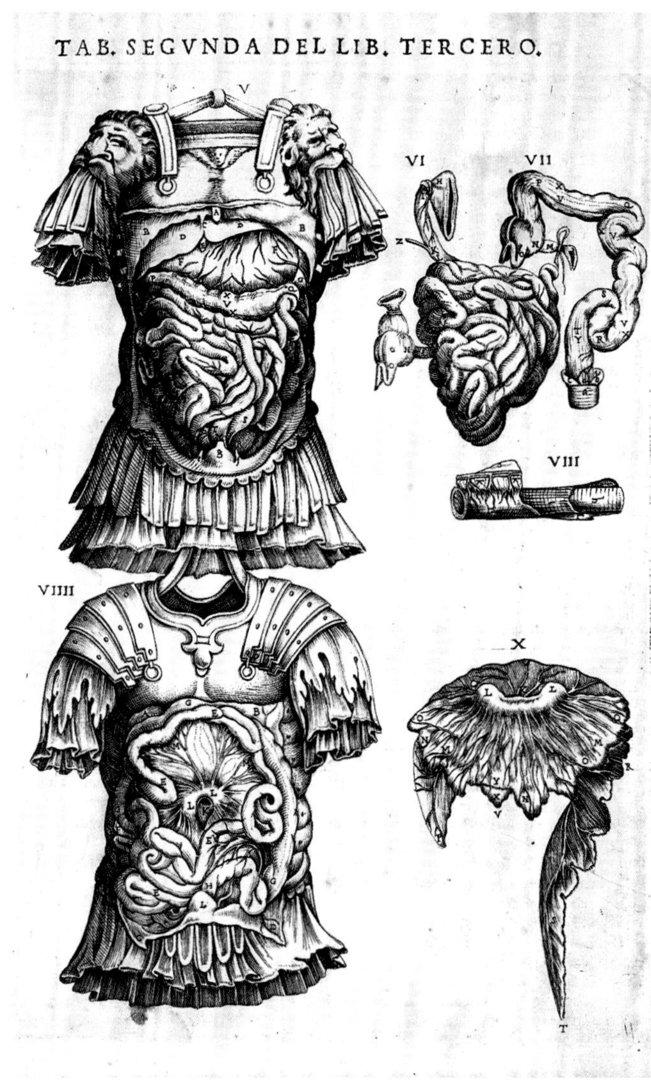

↑这幅木版画展示了女性的腹腔，选自《局部人体解剖》，作者是法国外科医生查理·艾蒂安，又名卡罗勒斯·斯特凡努斯。图中的方框说明艾蒂安为了节省时间和资金，可能使用了其他来源的画作。他原计划在1539年出版此书，但是因为艾提安·德·拉·里维埃起诉他无署名地使用了自己的画作，这一计划只得推迟。

↑这幅画风格明显，细节写实。画中是罗马盔甲之下的肠子，选自瓦尔韦德·哈穆斯科（Valverde de Hamusco）的《人体构成详解》(*Historia de la composicion del cuerpo humano*，1556年)。

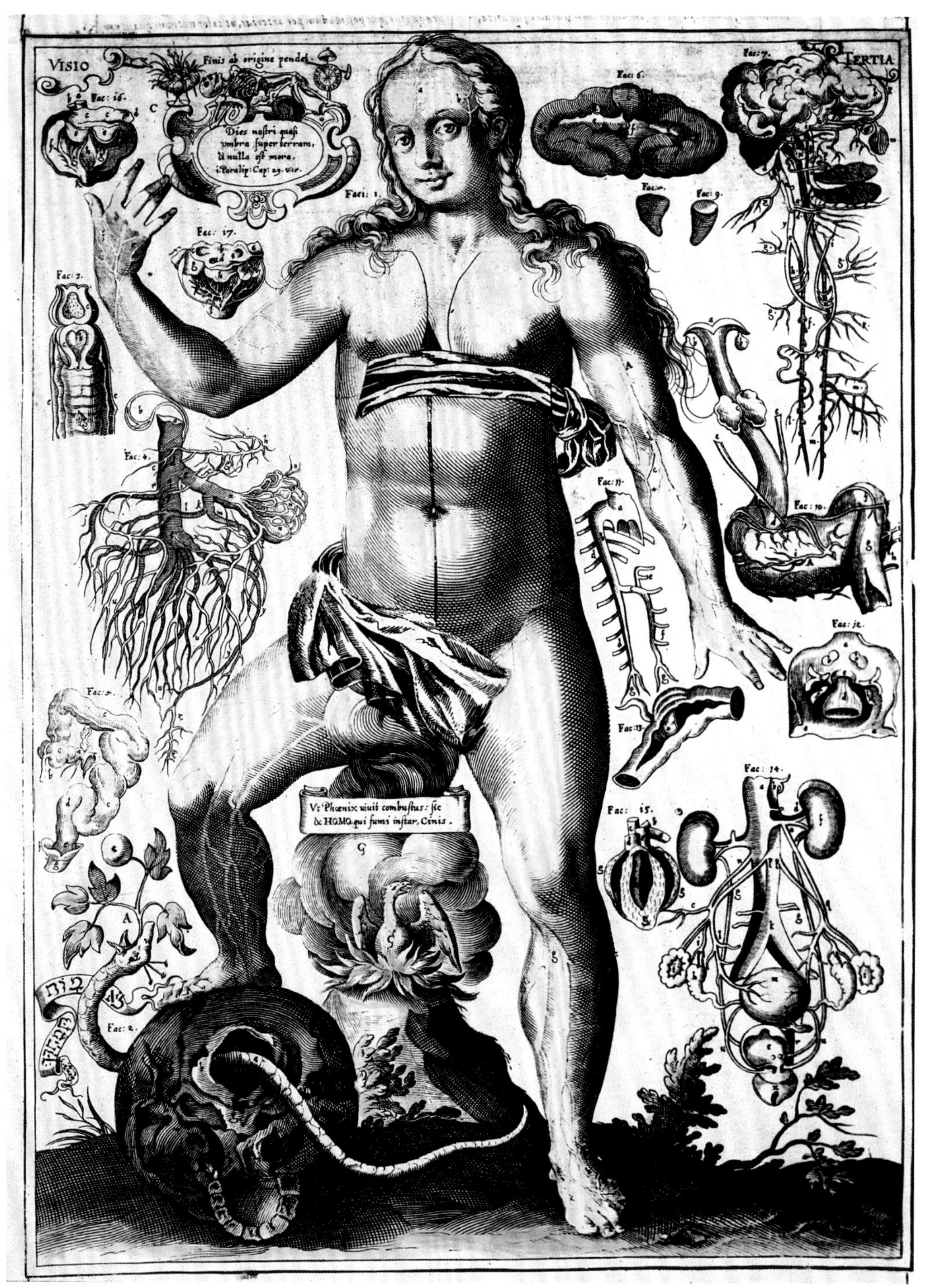

这幅雕版画中画的是夏娃，希伯来圣经《创世纪》记载的世上第一个女性。她的一只脚踩在头骨上，一条蛇从中蜿蜒爬出，口中衔着智慧之树的嫩枝。这幅综合了唯物论、神学和解剖学的画作选自德国医生约翰·雷梅林的《新版微观宇宙之镜，铜版画插图，附说明性描述与表格》(1613年)。这部书是一种“揭卡书”(flap book)：书页上的部分纸卡可以拿掉，让读者能够亲自“解剖”人体。它结合了解剖学意象、炼金术符号和神秘主义象征，也强烈地传递着基督新教道德观。早期的解剖学绘画经常使用亚当和夏娃的形象，因为他们是上帝依照自己的形象所造，代表了人类堕落之前没有疾病与死亡的理想化人体。揭卡书的目标受众是通俗民众，它们的吸引力部分在于揭卡的过程与脱衣舞有些相似，尤其是涉及性器官时。

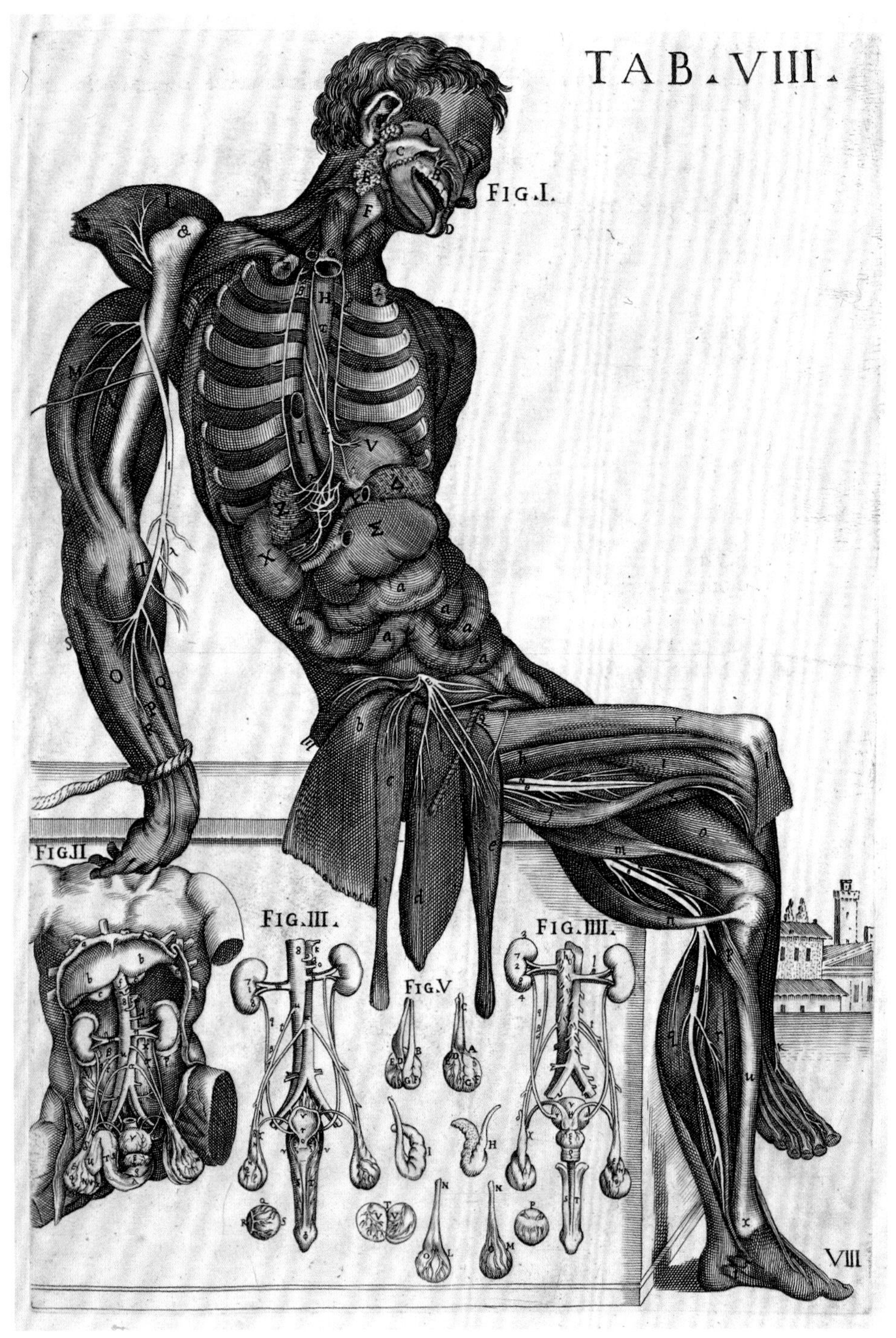

图中被部分解剖的男性坐在一个台子上，下方装饰有人体器官。这幅画选自《解剖图解》(*Tabulae Anatomicae*，1741年)，插图的作者是巴洛克鼎盛时期的意大利画家、建筑师彼得罗·贝雷蒂尼·达·科尔托纳（Pietro Berrettini da Cortona），在他去世70年后，此书才得以出版。科尔托纳与著名雕塑家洛伦佐·贝尔尼尼（Lorenzo Bernini）生活在同一时代，不过科尔托纳在自己的领域也十分出众：他为佛罗伦萨的彼提宫（Pitti Palace）等赫赫有名的建筑绘制了湿壁画。图中标注着Fig.II的元素，似乎受到了维萨里《人体的构造》中插图的影响，展示了男性体内的泌尿生殖系统。

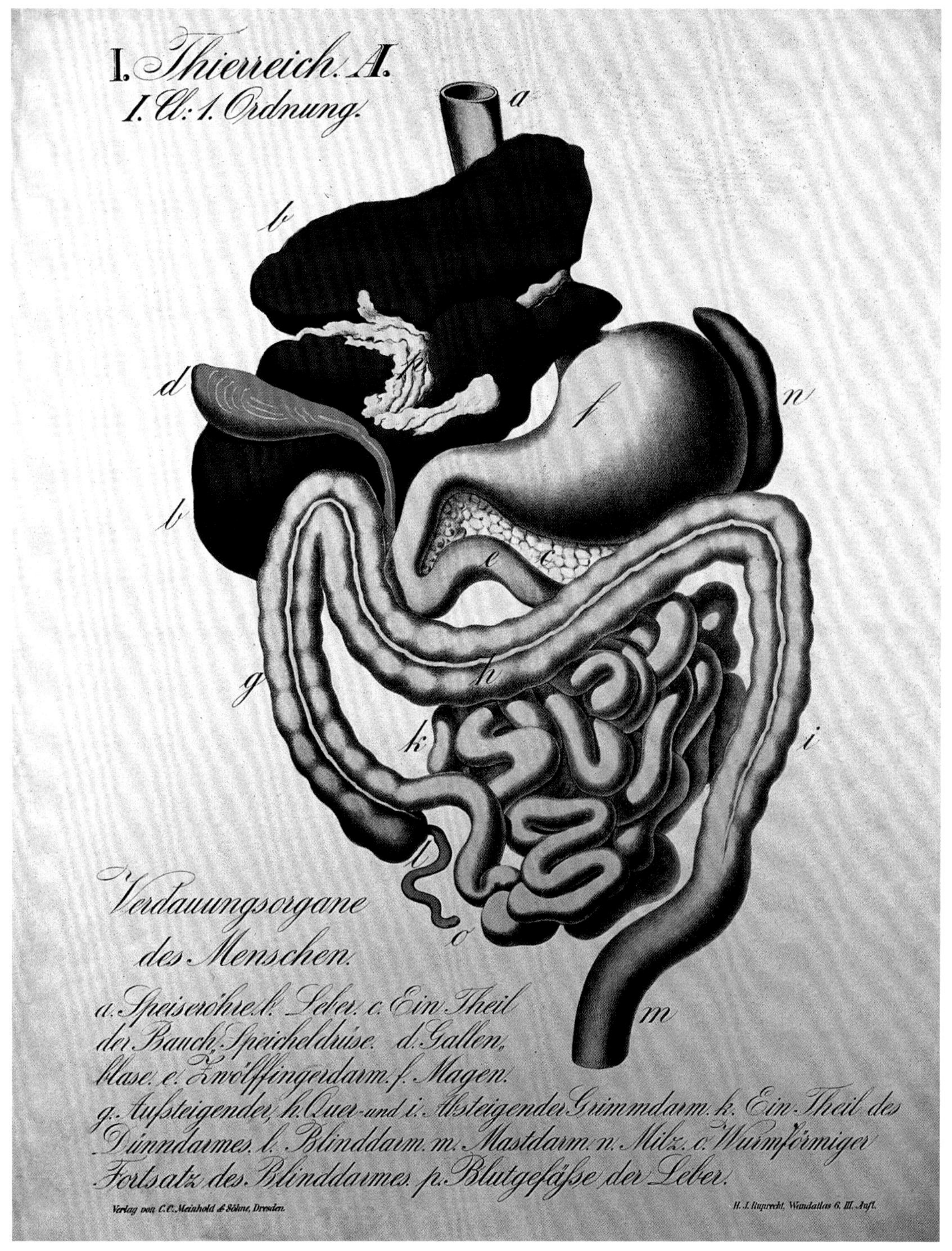

这幅彩色石版画选自H. J. 鲁普雷希特（H. J. Ruprecht）的《三大领域自然历史教学图解》（*Wandatlas für den Unterricht in der Naturgeschichte alle drei Reiche*，1872年）。图中展示了大部分消化系统，包括食管、肝脏、胃、十二指肠、结肠和胰脏。十二指肠是小肠起始的一段，胰脏是向十二指肠分泌激素和消化酶的腺体，二者之间的关系常被解剖学家描述为“浪漫的”“性感的”，因为它们看起来像是在拥抱。

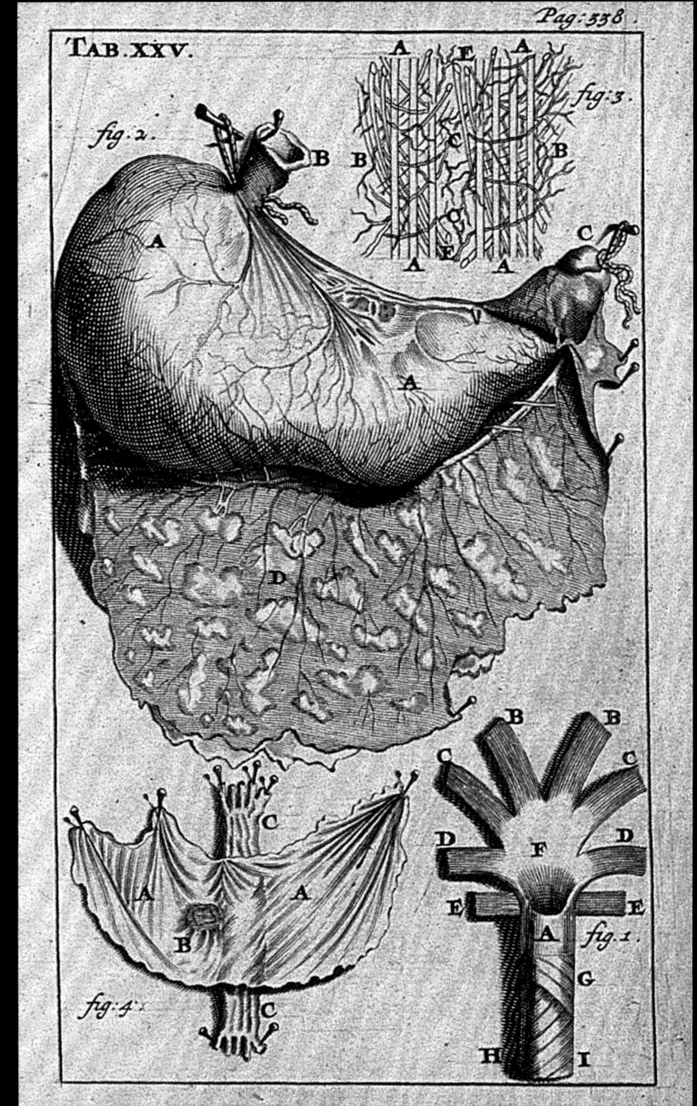

这幅雕版画选自荷兰医生斯泰芬·布兰卡特（Steven Blankaart）的《新修订版解剖学，或人体解剖》(*De nieuw hervormde anatomie ofte ontleding des menschen lichaams*，1686年)，画上有胃（fig.2）、腹膜（fig.3和fig.4，后者是错误的）和食管（fig.1）。这部书使用了许多先前已经发表过的插图，并且未标注作者姓名，这一行为在当时并不罕见。这幅画复制自赫拉德·德·莱雷斯为戈瓦德·比卢《人体解剖学》所绘制的一幅铜版画。布兰卡特不仅是医生，也是一名化学医学家（iatrochemist），即从化学角度研究药物、人体和疾病的学者。这一研究分支来源于化学的前身——炼金术，在16、17世纪曾一度盛行于尼德兰王国。炼金术的目标之一是发现长生不老药，即能够治愈百病，令人永生、青春永驻的灵丹妙药。

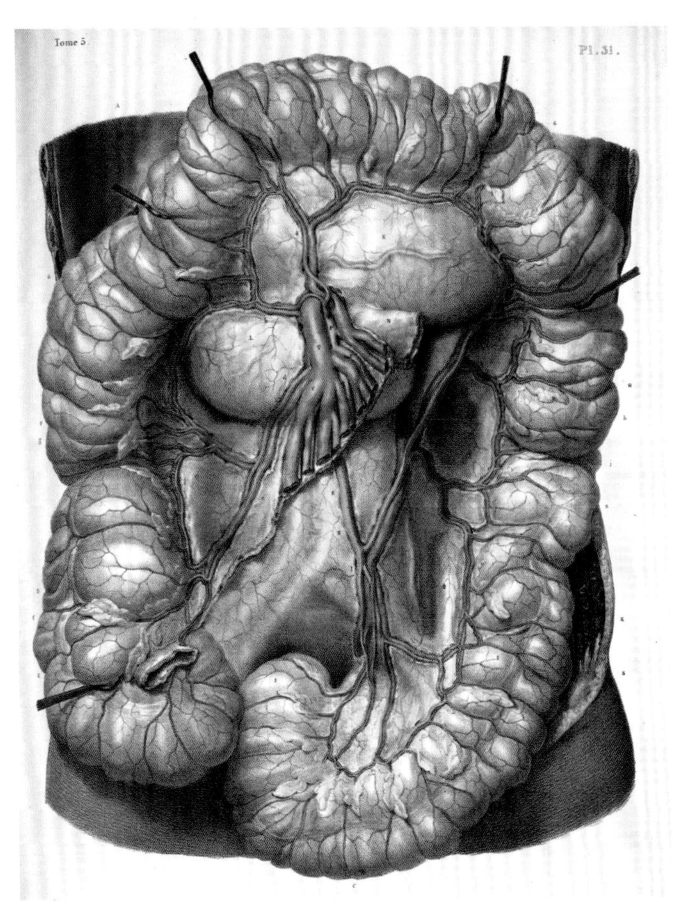

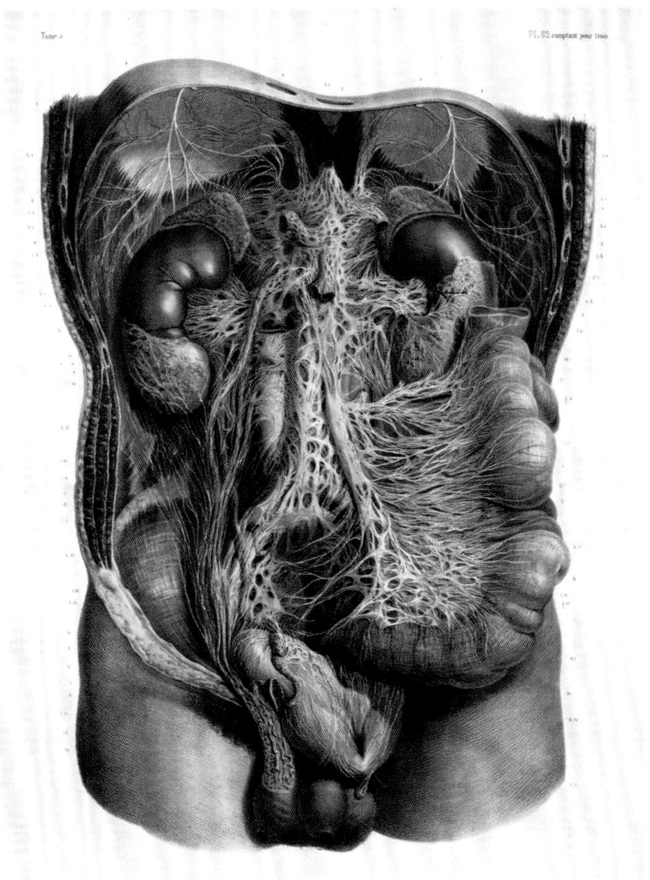

这两幅彩色石版画细节丰富，十分美丽。它们依照尼古拉斯-亨利·雅各布的画作制成，选自让-巴普蒂斯特·马克·布尔热里的《人体解剖及外科手术总纲，附N-H. 雅各布的写实彩色石版画》(1831—1854年)。这套书共有八卷，被视为解剖绘画彩色石版印刷的巅峰之作。两幅图都描绘了男性腹腔，左图中绕腹部一周的是结肠，浮凸于红蓝血管之上的白色结构是神经和淋巴。右图是同一具躯体更深层的解剖结构，顶部如同穹顶的结构是膈肌，即分隔胸腔与腹腔的肌肉。在它下面，可以看到两边的肾脏和肾上腺。

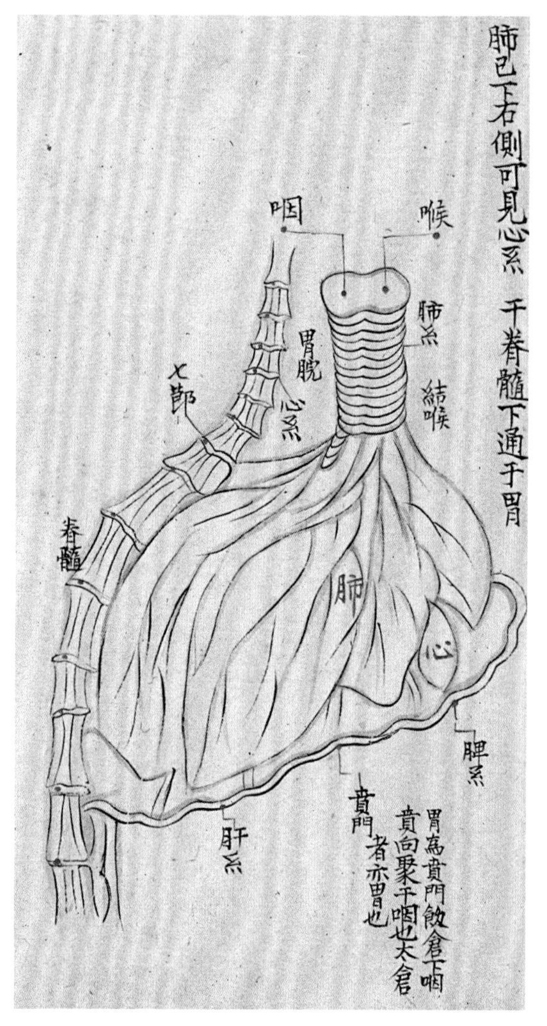

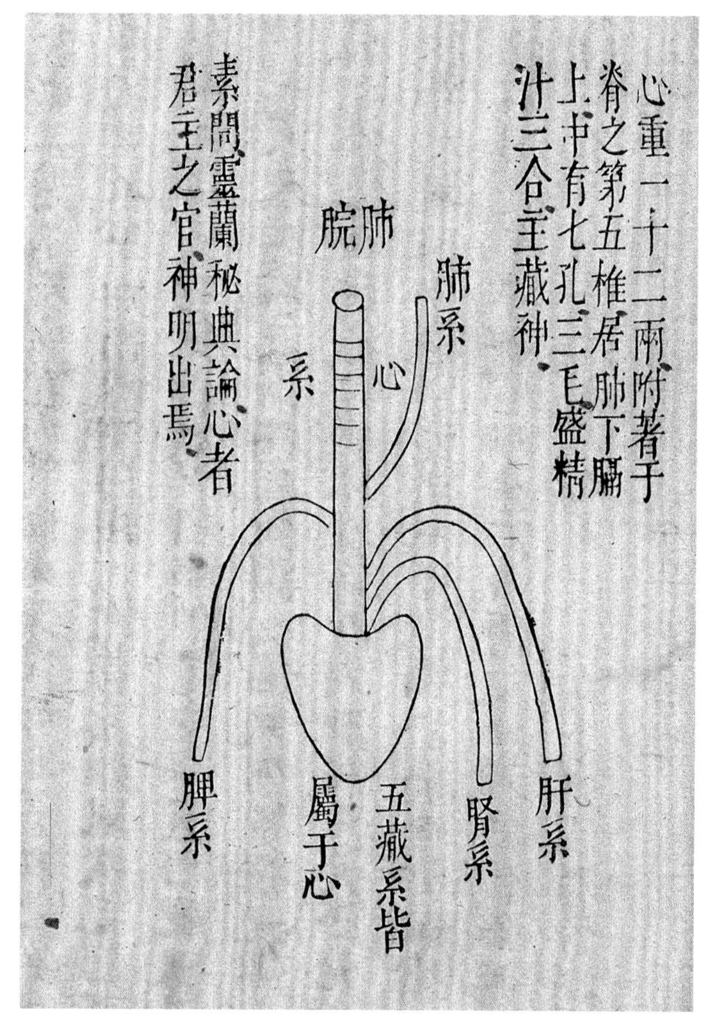

↑左边这幅墨水画出自清朝（1644—1911年）的一部手稿，展示了《黄帝内经》（公元前300年）中的概念：心上连肺脏，下连肾脏。这一概念说明中国传统医学反映着道教的世界观，即健康长寿的关键在于顺应“道”，也就是宇宙的自然规律。人应平衡阴（阴柔的、被动的、接受的，与土、黑暗和寒冷相关）与阳（阳刚的、创造的，与天、热量和光明相关），同时也要考虑金、木、水、火、土五行元素对器官的影响。

↑右边这幅木版画描绘了心的形状和位置，出自明代（1368—1644年）王思义的《三才图会：身体》。人们认为心主血脉、主神明（即意识、思维、记忆和思想）；每种器官都与某种情绪有关，与心相对应的情绪是喜。

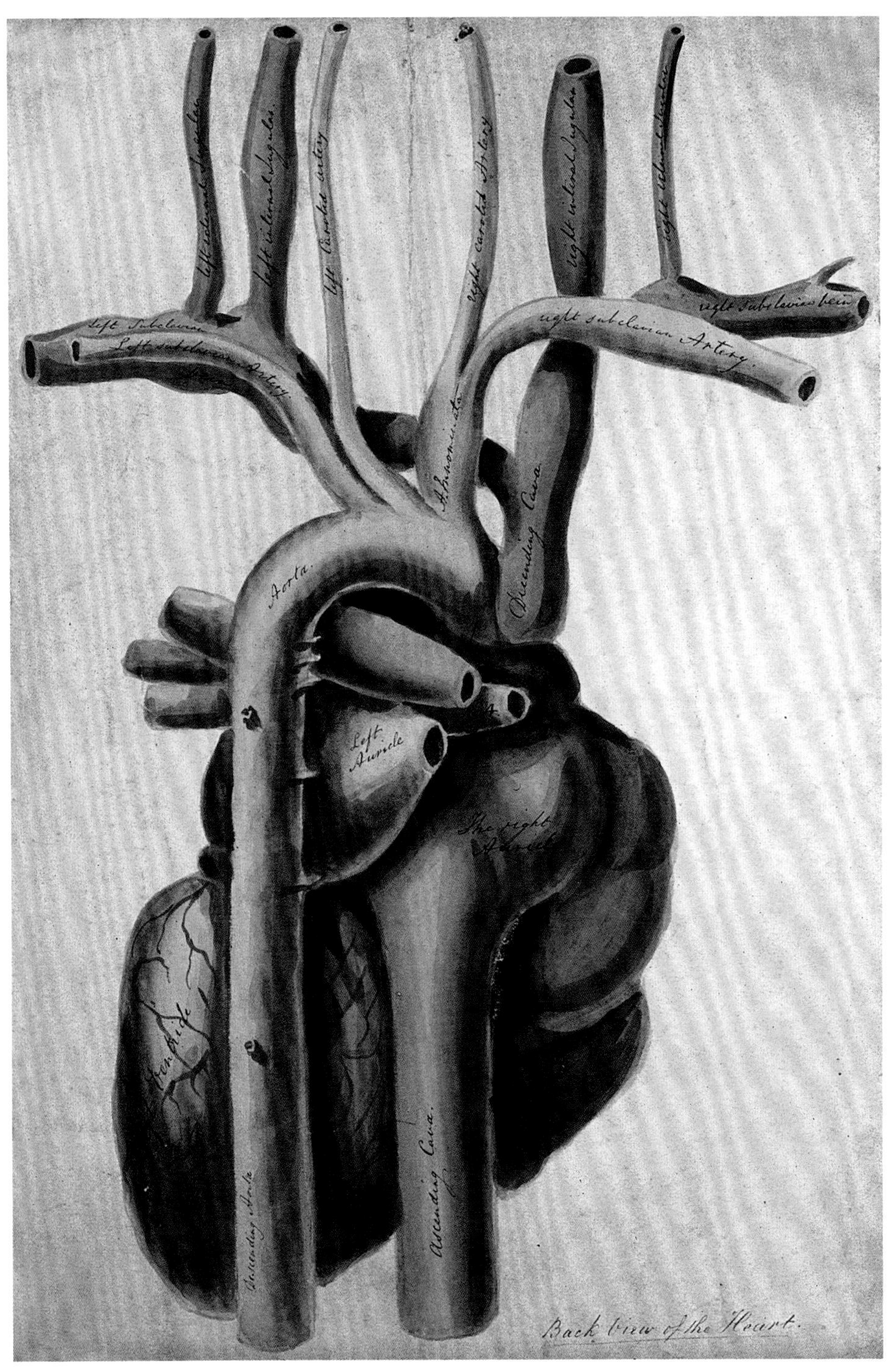

这幅水彩画展示了心脏的后面观，作者是不知名的画家，大概作于19世纪。图上明确地标出了从心脏向下的降主动脉（左侧红色）和从下方回到心脏的下腔静脉（右侧蓝色）。在上方可以看到主动脉弓分出的三个分支，它们将血液运输到上肢和头颈部。这幅画作对心脏的描绘较为复杂而精确，说明作者并非单纯地照着尸体临摹，它可能是作者为了绘制解剖教科书插图而做的准备性研究。

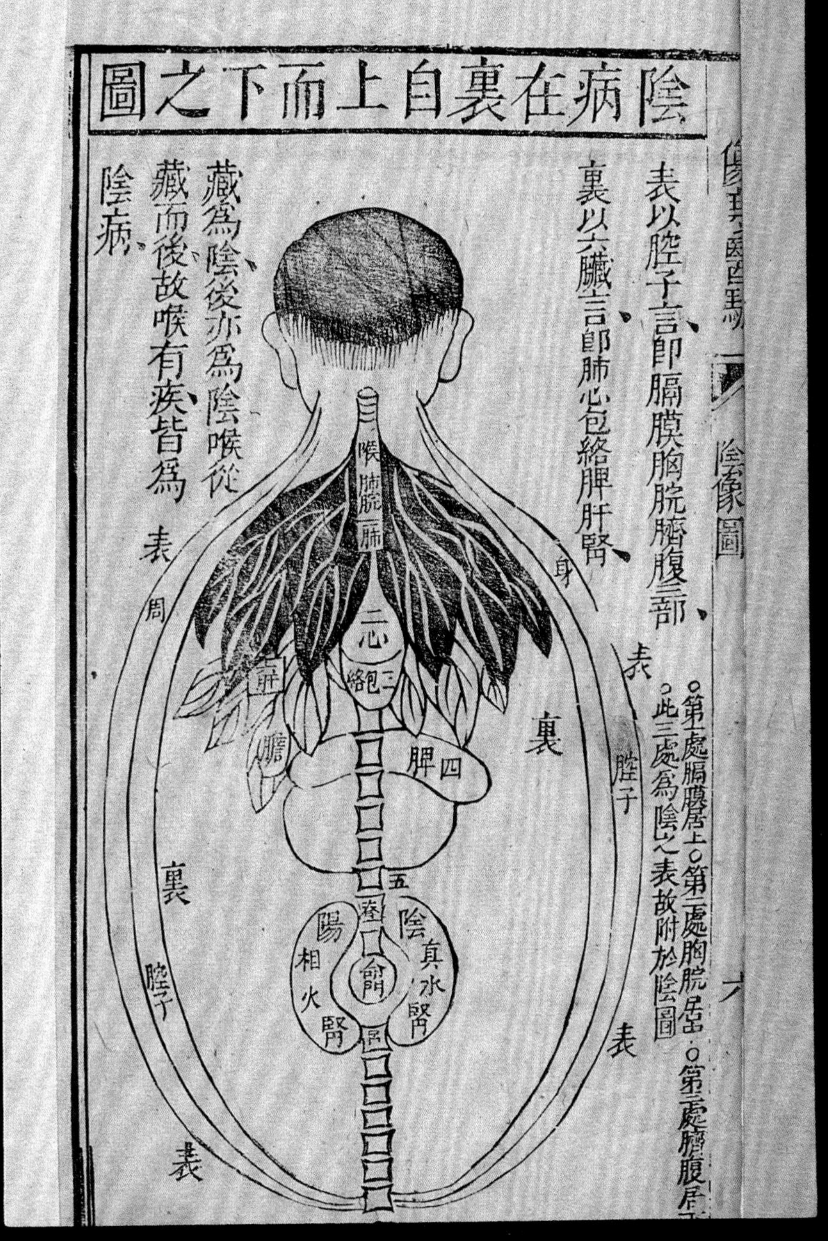

1738年的中国木版画，图中是“阴”在身体内部自上而下的传递。图中文字是传统中医里人体结构的名称。在这一系统中，阴病与“脏”相关，即心、肝、脾、肺、肾。心为五脏六腑之大主，各器官相互独立、协同合作，维持人体的重要生理功能。

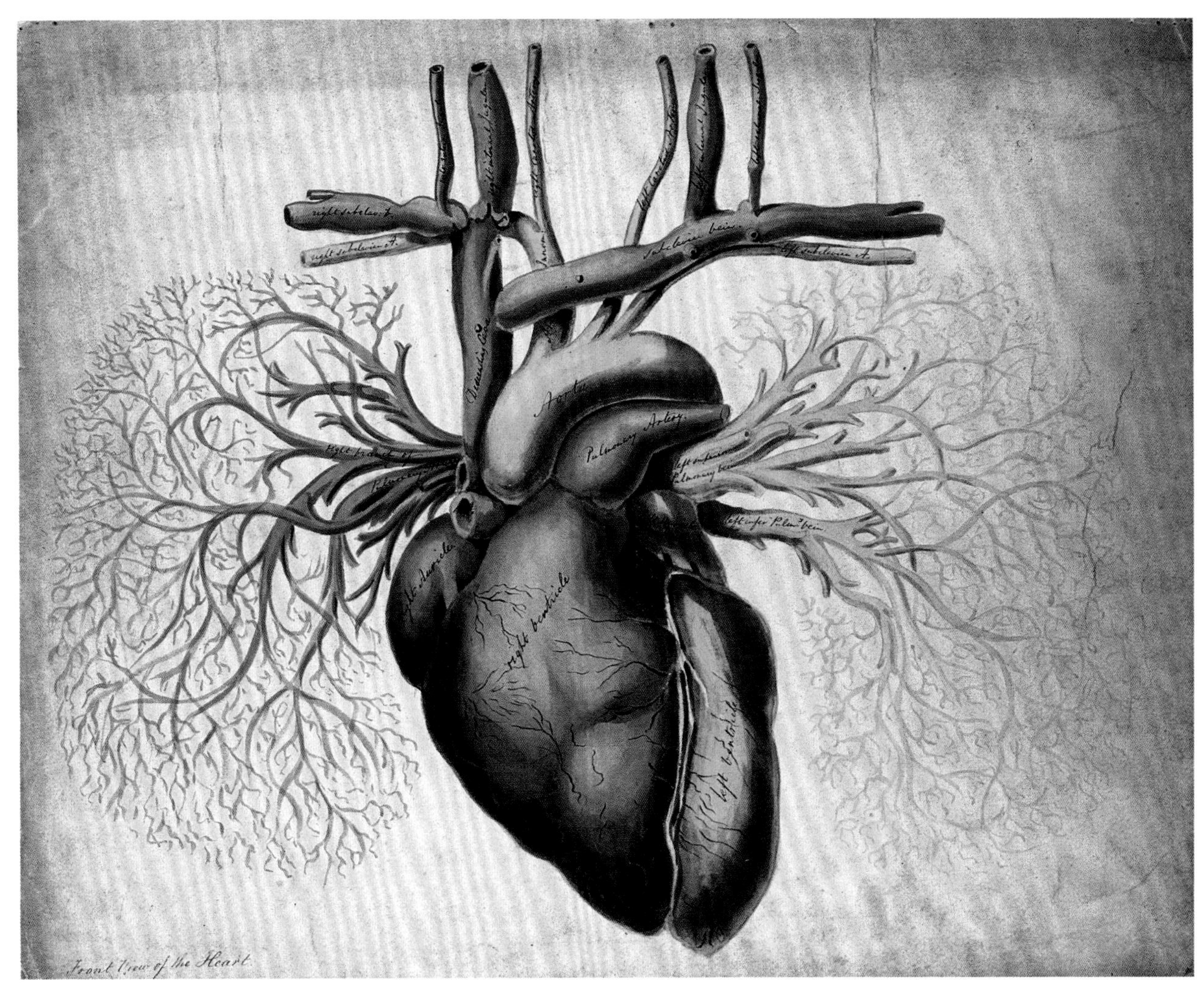

此图的作者不明，年代大致在19世纪，可能与前一页画作的作者是同一个人。这幅水彩画展示了心脏的前面观，包括相连的动静脉，作者用墨水标出了各个血管和心脏分区的名称。现在我们认为心脏是爱和情感的象征，但是在古代的埃及、希腊和罗马等地，人们认为心脏是意识、意志和道德的核心。直到17世纪人们确认脑才是意识的中心时，这一错误认知才得到纠正。

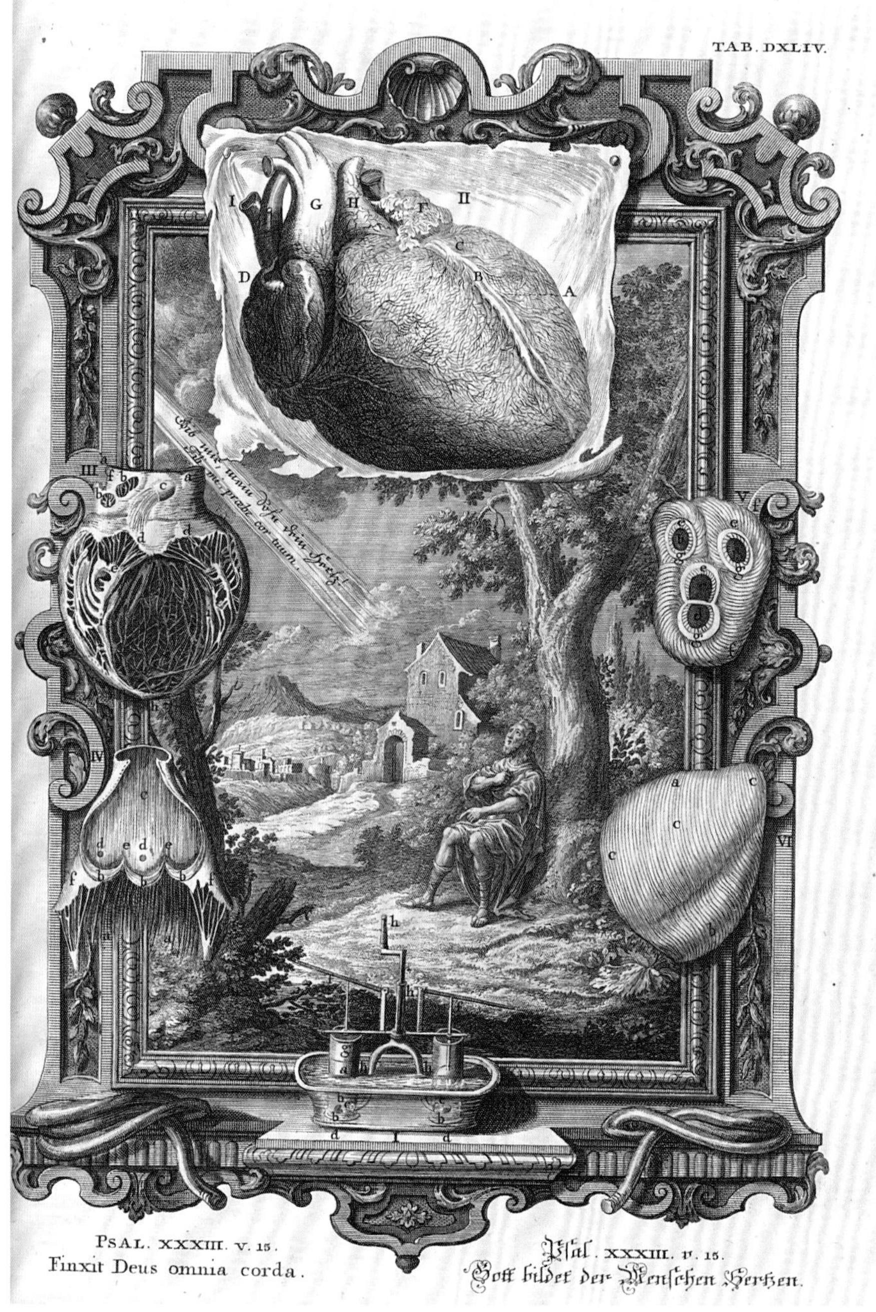

这幅画作把心脏描绘为泵，选自约翰·梅尔希奥·福斯利为约翰内斯·雅各布·舒赫泽尔《神圣医学》(1731—1735年）所作的几百幅铜版画。《神圣医学》把圣经作为探索世界的框架，画作对应着圣经《诗篇》33:15，即图中引用的“他是那造成他们众人心的，留意他们一切作为的”，而图中的拉丁语意为“上帝创造每一颗心脏”。图中巴洛克风格的精美画框上装饰着完整或剖开的结构正确的心脏，而画中画则展示了更加象征性的、圣经式的心脏。

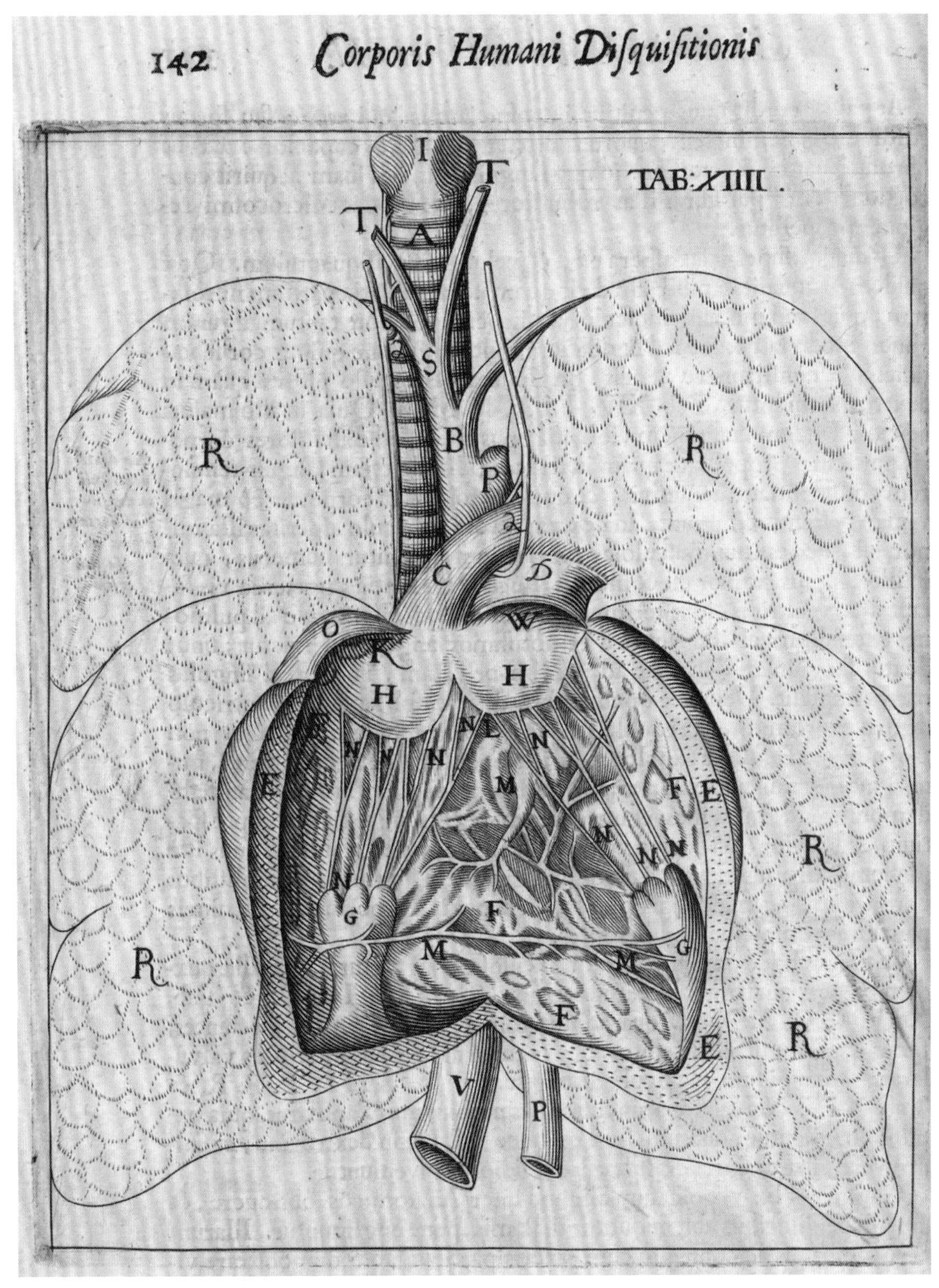

这幅铜版画选自英国外科医生纳撒尼尔·海默尔（Nathaniel Highmore）的《人体解剖研究》(*Corporis humani disquisitio anatomica*，1651年)。此书被献给英国医生威廉·哈维，他在23年之前发表了血液循环学说的突破性著作《心血运动论》(1628年)。海默尔认同哈维的观点：心脏与人体的关系反映着作为微观宇宙的人体与宏观宇宙的关系。这是自然哲学的核心原则，而在自然科学得到发展之前，人们就是靠自然哲学来理解宇宙的。海默尔的书是第一部支持哈维理论的解剖学著作，明确表示了血液呈环形流经心脏，心脏则起着引擎的功能。

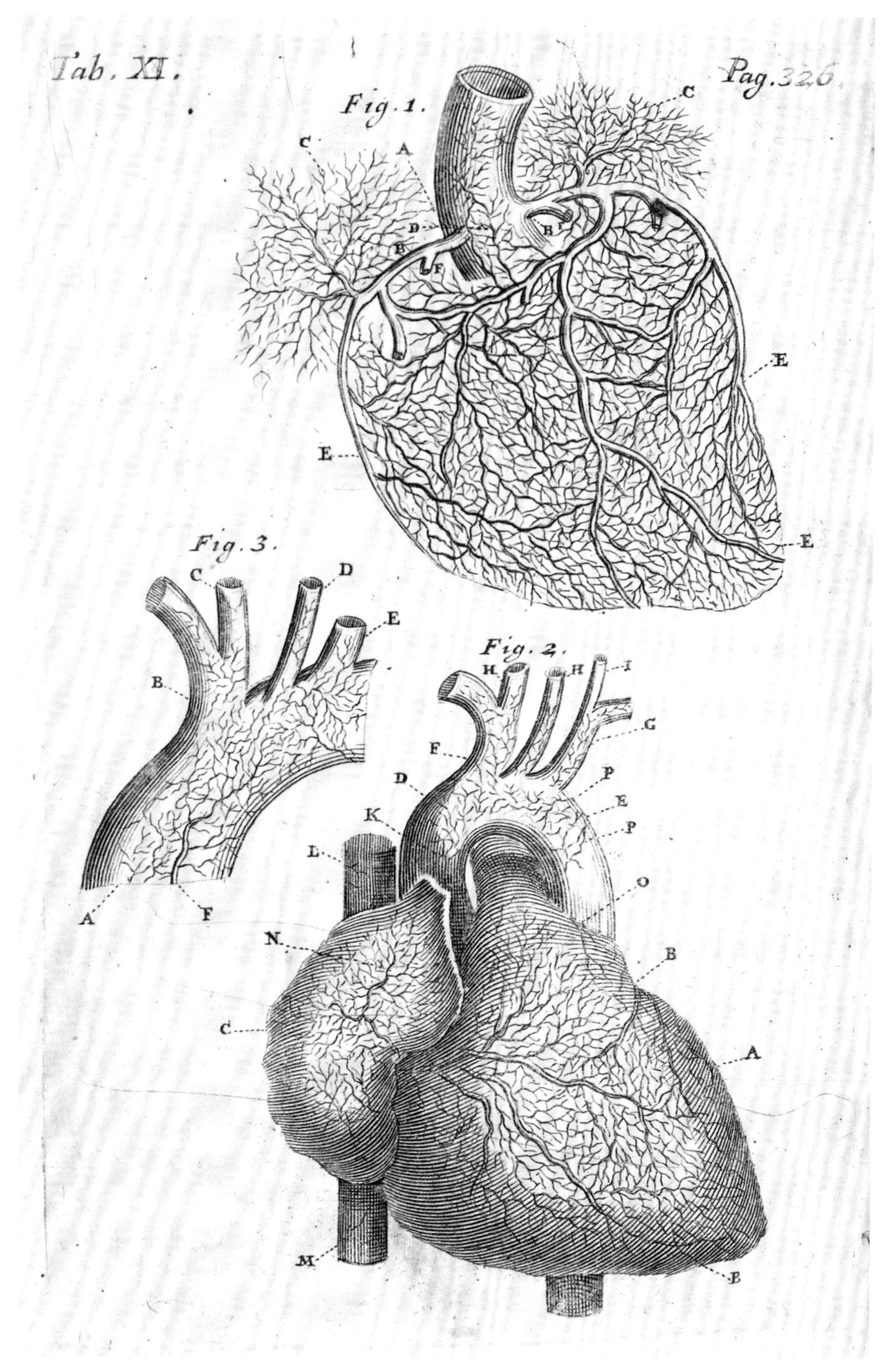

↑选自托马斯·吉布森（Thomas Gibson）的《人体解剖概要》（*The Anatomy of Humane Bodies Epitomized*，1703年），图中的Fig.1是在主动脉瓣上方分支而出的升主动脉和两条冠状动脉；Fig.2也是冠状动脉及其分支，不过更多地关注了血管滋养管（vasa vasorum），即为主动脉等大血管提供营养的血管网。

→一幅由查尔斯·贝尔爵士所作的彩色蚀刻版画，展示了心脏的前面观和后面观。Fig.I是前面观，其中突出强调了静脉系统。Fig.II是心脏的后面观，展示了肺静脉在肺内的分支。

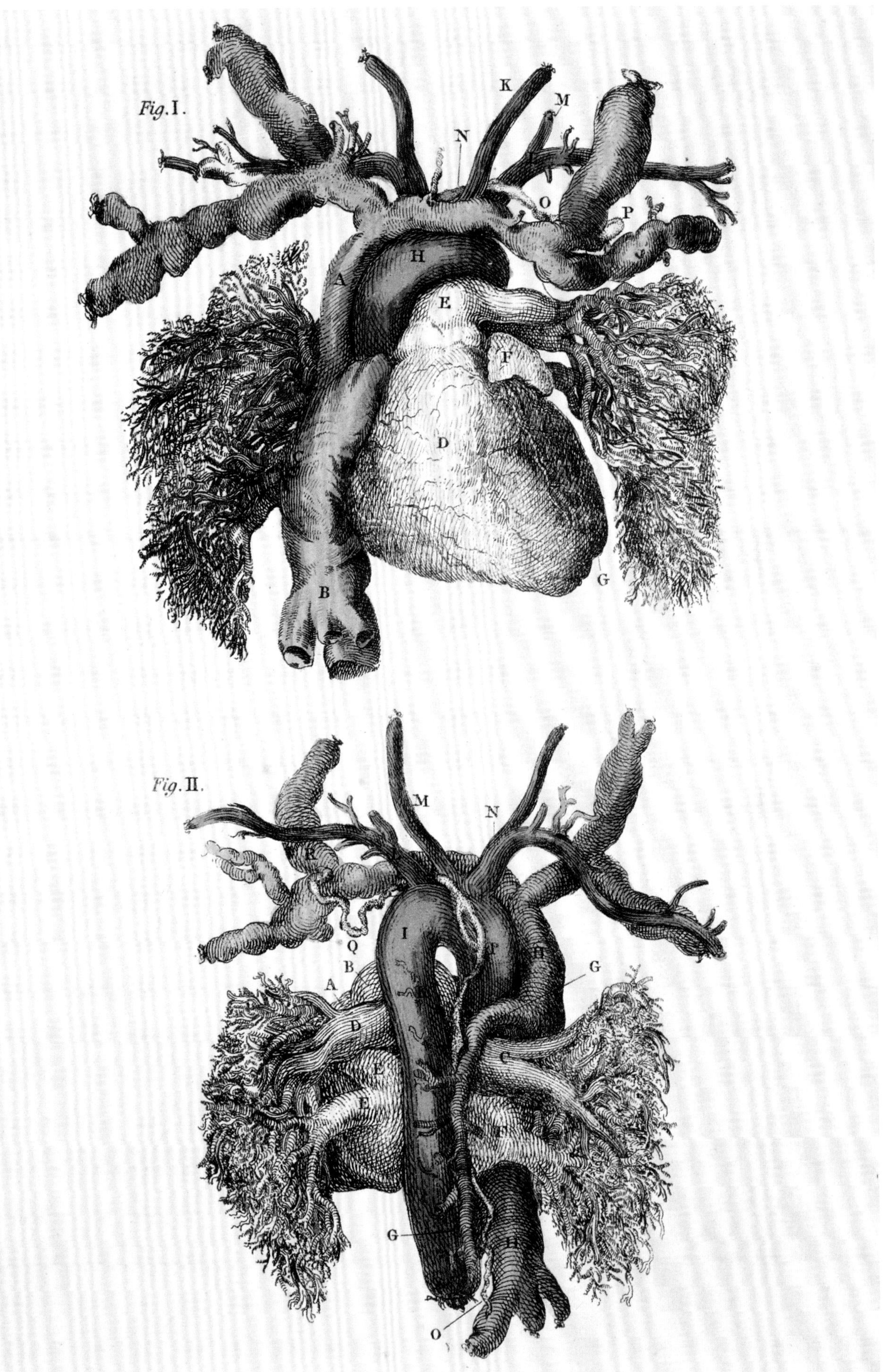
Fig. I.
K
M
N
O
P
H
A
E
F
D
B
G
Fig. II.
M
N
R
I
Q
B
A
D
E
E
G
G
H
O

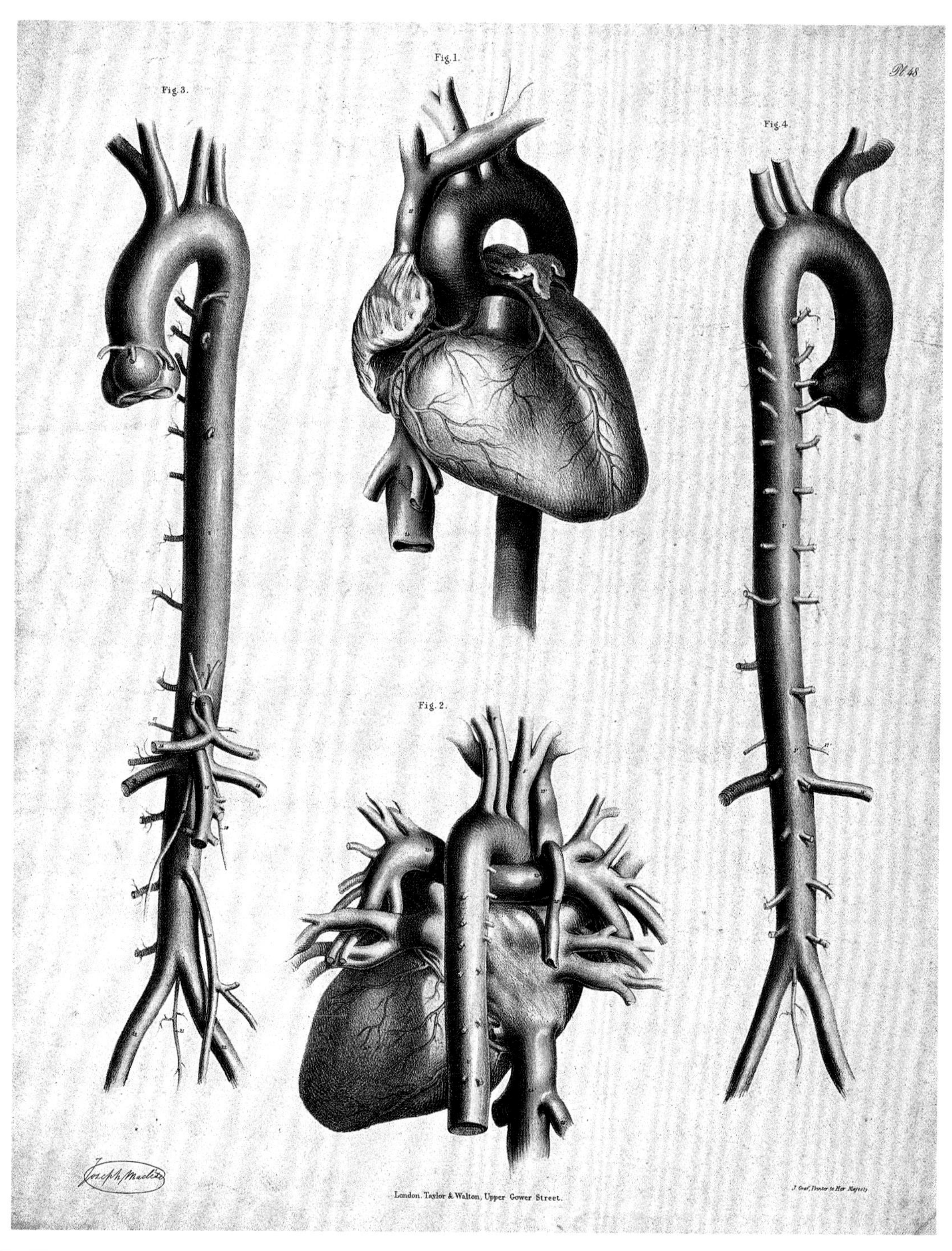

这些彩色石版画的作者是约瑟夫·麦克利斯，收录于理查德·奎因的《人体脉管解剖学：病理和手术应用，附石版画插图》(1844年)。

↑上图的Fig.1和Fig.2展示了心脏的前面观和后面观。后面观描绘了几条大静脉之间的关系，细节十分精美。Fig.3和Fig.4展示了主动脉和动脉瓣。

➔在对页图中，我们可以看到主动脉弓上动脉分支的十三种变异。

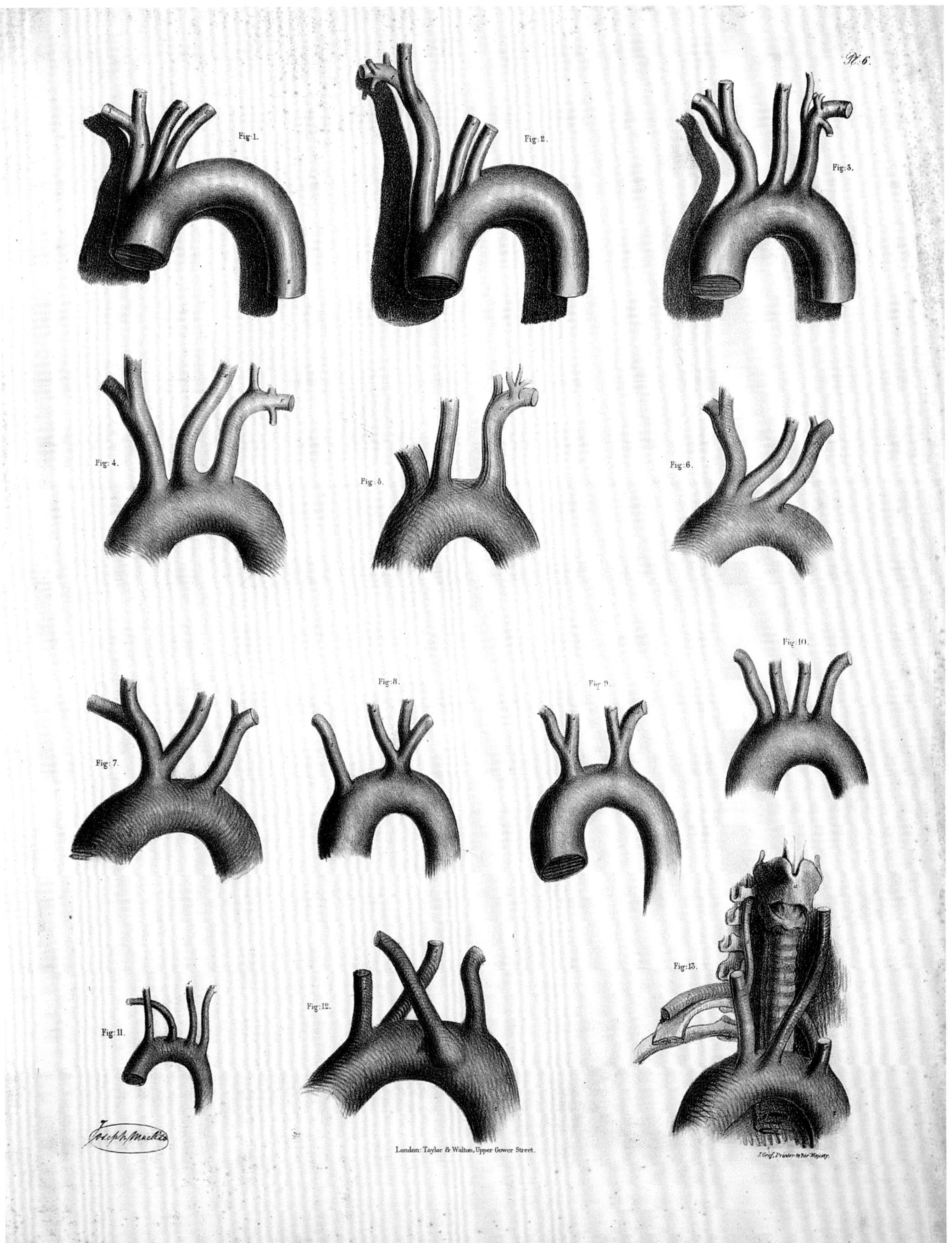
Pl. 6.
Fig. 1.
Fig. 2.
Fig. 3.
Fig. 4.
Fig. 5.
Fig. 6.
Fig. 7.
Fig. 8.
Fig. 9.
Fig. 10.
Fig. 11.
Fig. 12.
Fig. 13.
Joseph Maclise
London: Taylor & Walton, Upper Gower Street.
J. Graf, Printer to her Majesty.

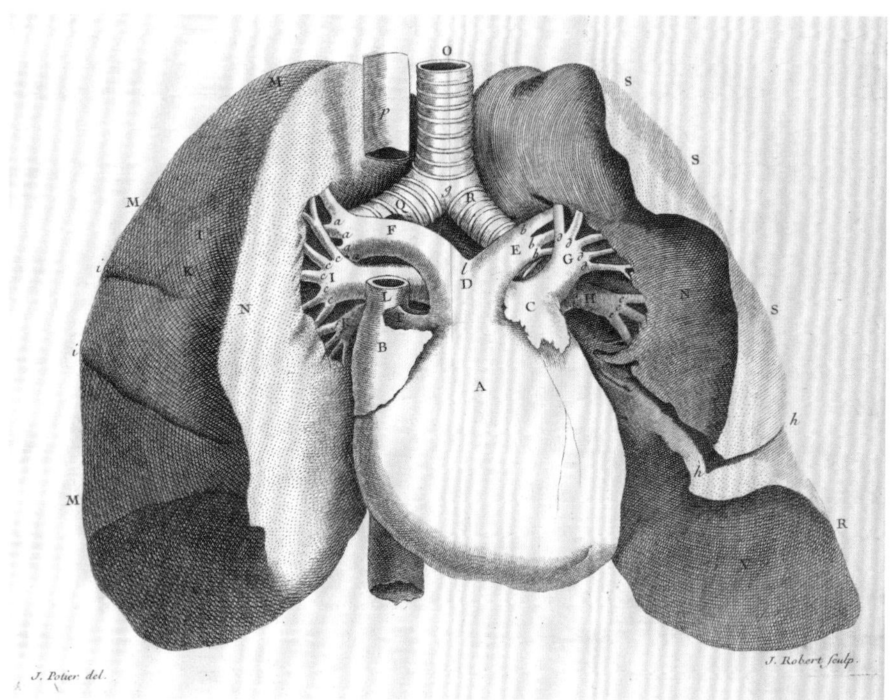

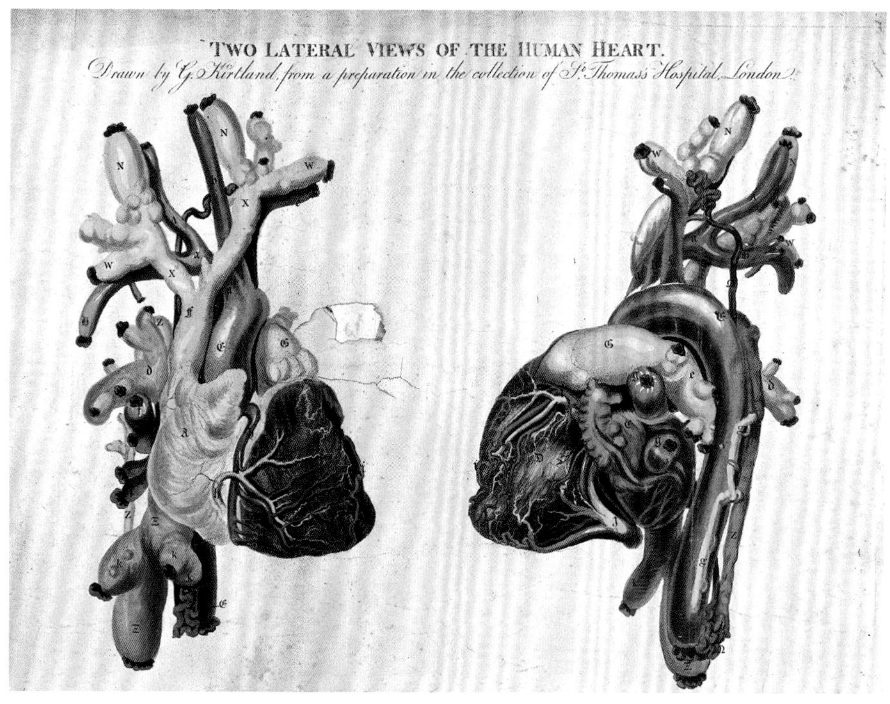

↑第一幅图中是心脏、肺和动静脉，选自法国医生让-巴普蒂斯特·德·塞纳克（Jean-Baptiste de Sénac）的《论心脏结构、功能与疾病》（*Traité de la structure du coeur, de son action, et de ses maladies*，1749年）。这部书的内容大多来源于作者自己进行的尸检。或许是由于这部书的成功，塞纳克后来成了国王路易十五的私人医生。

↓第二幅图的作者是乔治·柯特兰（George Kirtland），出版于1806年。这幅彩色雕版画展示了心脏的两个侧面观，作为参考的心脏标本来自伦敦的圣托马斯医院。

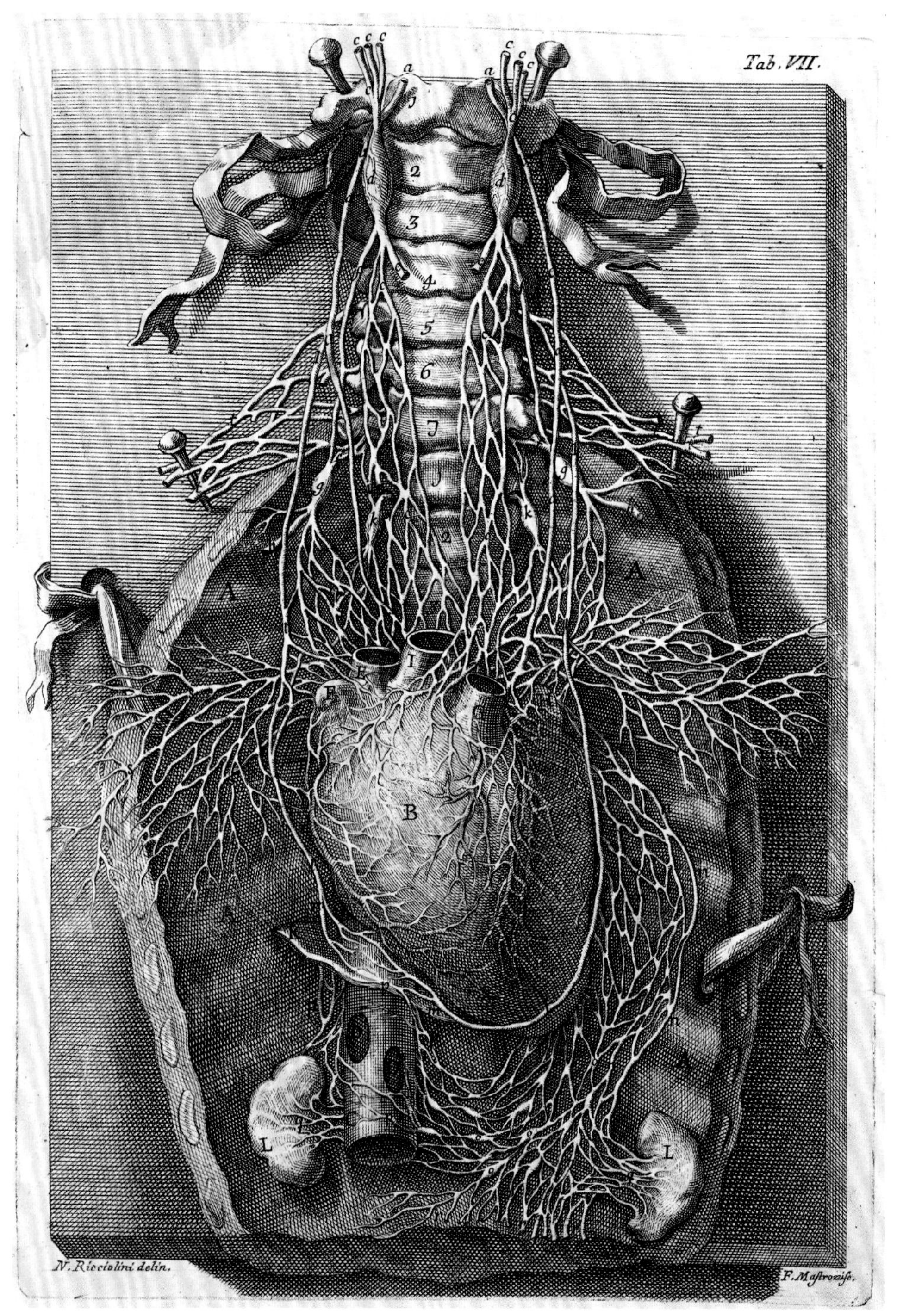

这幅惊人的雕版画展示了心脏及与其相连的神经。此图选自《论心脏运动与动脉瘤》(*De motu cordis et aneurysmatibus*，1728年)，作者是意大利医生、解剖学家乔瓦尼·马里亚·兰奇西（Giovanni Maria Lancisi)。这部书十分引人注目，不仅因为里面有华丽庄重的插图（注意把标本系在背板上的绸带)，也因为书中有对心血管梅毒的第一次临床描述。兰奇西是当时的重要人物：他是教宗英诺森十二世和克莱门特十一世的私人医生。

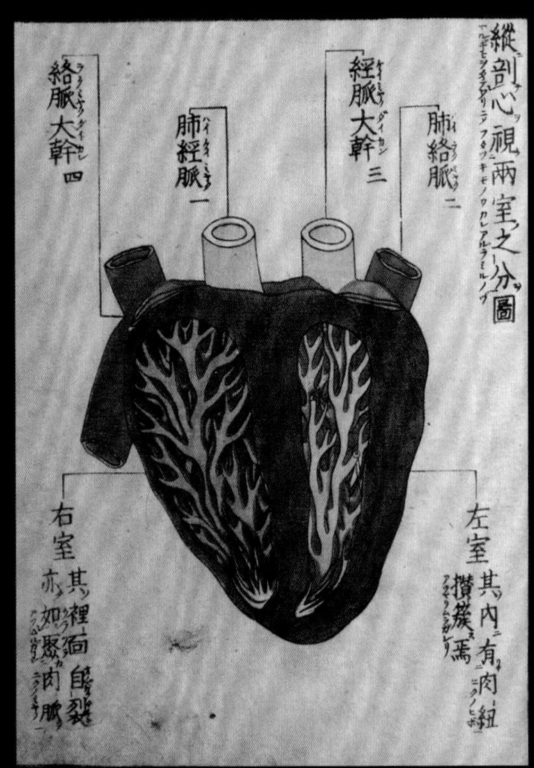

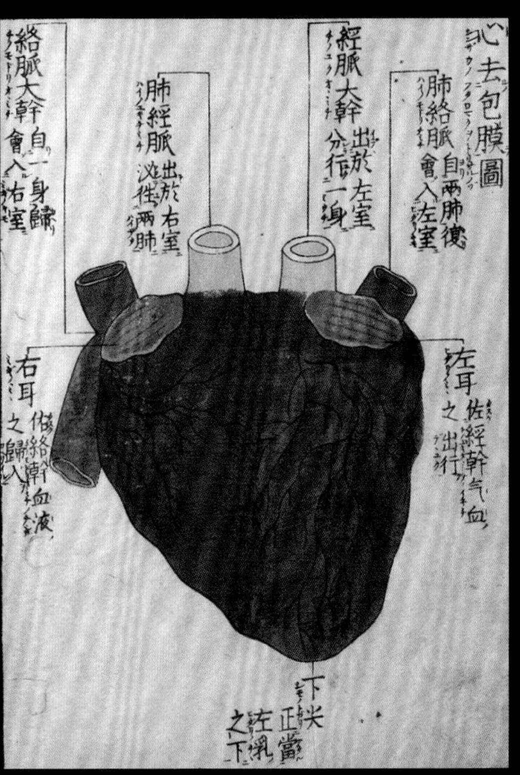

↑这两幅彩色木版画来自日本三谷朴的《解体发蒙》(1813年)。这部书记录了18世纪晚期到19世纪早期京都的三次人体解剖，从西方医学和传统中医的角度对其进行分析。几百年中，日本也遵从着传统中医的理论，但是从18世纪晚期开始，日本政府大力倡导引进学习西方医学。《解体发蒙》是日本第一部基于解剖和观察的、全面而系统的解剖书，也是第一部使用大量彩色插图的解剖书。

→这幅彩色石版画展示了打开的胸腔，动脉用红色标出。此图的作者是雅各布·威廉·鲁（Jakob Wilhelm Roux），收录于德国医生弗里德里克·蒂德曼（Friedrich Tiedemann）所著的《人体动脉图示》(*Tabulae arteriarum corporis humani*，1822年)。

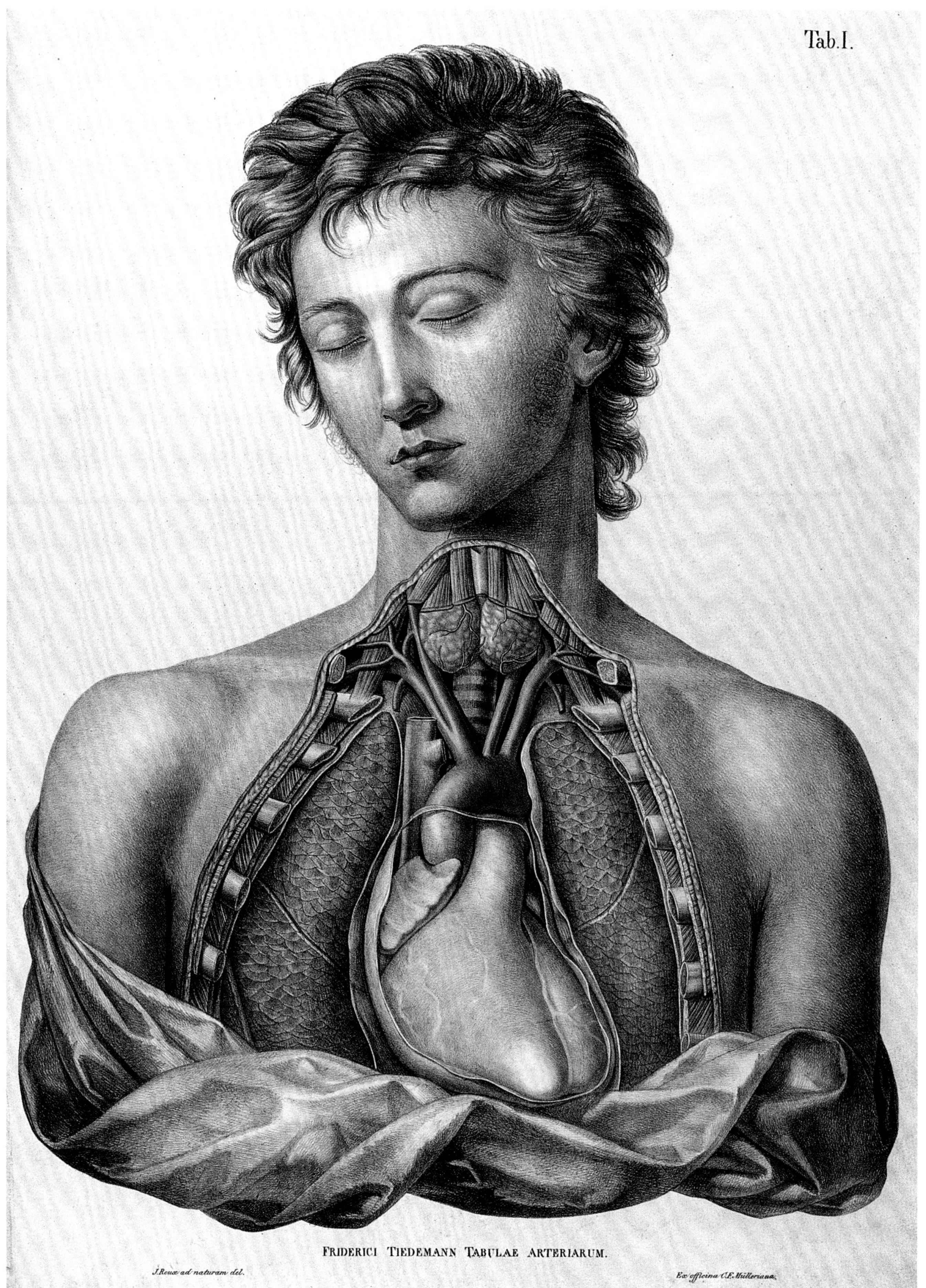
Tab.I.
FRIDERICI TIEDEMANN TABULAE ARTERIARUM.
J. Roux ad naturam del.
Ex officina C.F. Mülleriana.

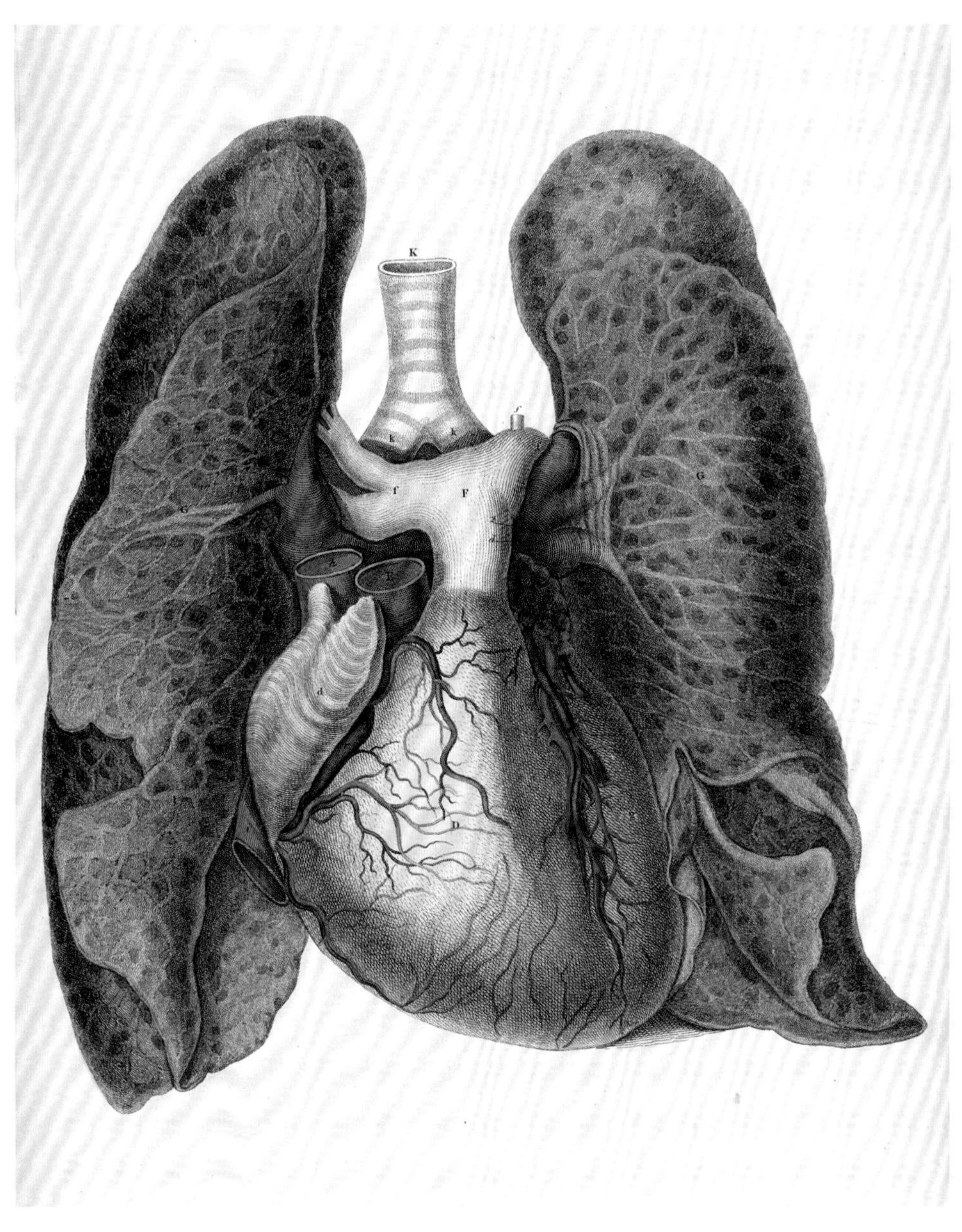

↑威廉·霍姆·利扎斯为弟弟约翰·利扎斯的《人体解剖系统图解与生理、病理和手术发现》绘制的彩色铜版画，图中有心脏、两肺、气管、主动脉、上下腔静脉、肺静脉、冠状动脉和静脉。

➔《人体解剖系统图解与生理、病理和手术发现》中的另一幅插图，展示了打开的胸腔、腹腔和盆腔。书中的所有插图都是手工水彩上色的铜版画。约翰·利扎斯师从解剖学家约翰·贝尔爵士，之后也自己教授解剖学。他最知名的学生是查尔斯·达尔文。利扎斯的书起初由他父亲的出版与制版公司分成几部出版。

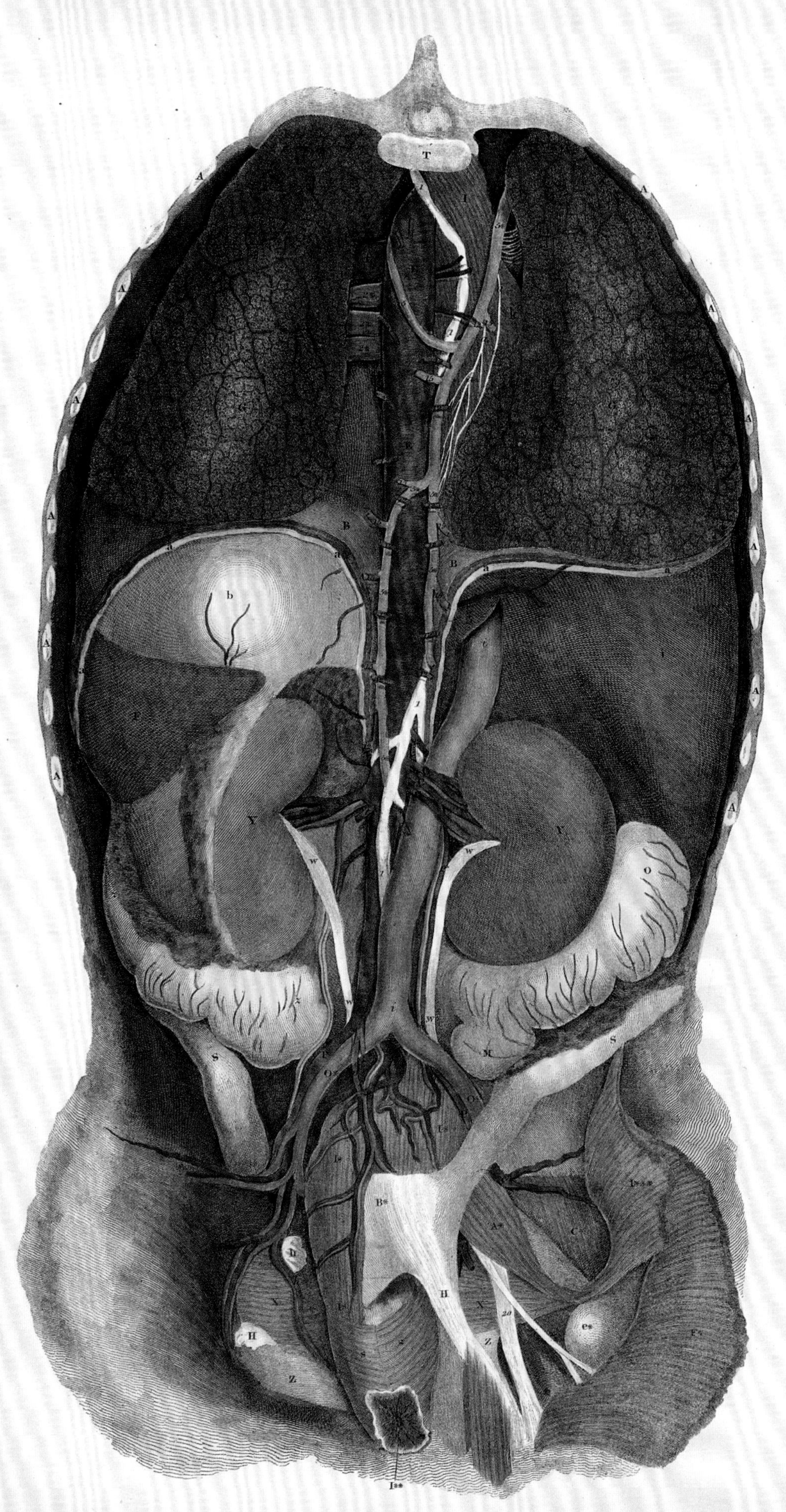
T
A
B
a
b
Y
W
O
S
M
H
X
Z
C
e*
I**

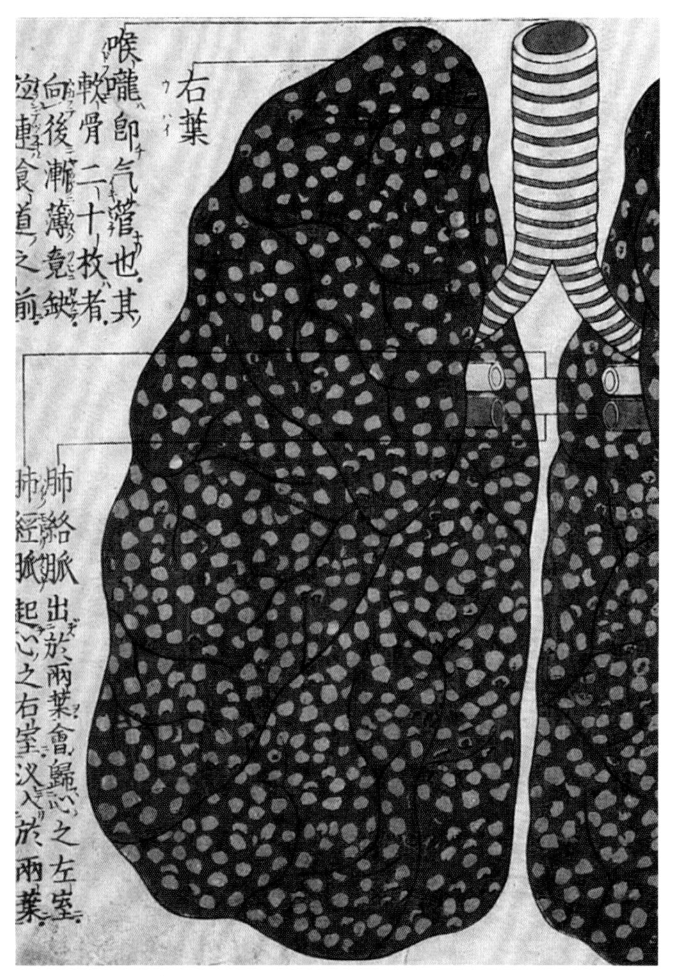

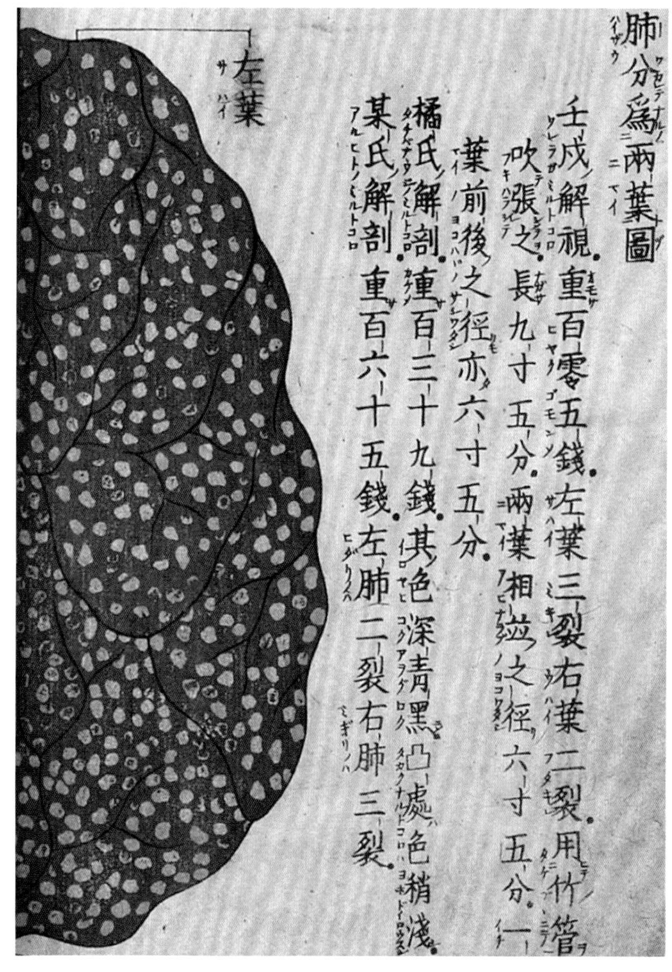

这幅图也来自三谷朴的《解体发蒙》，图中是左右两肺。作者写作此书的目的是让读者接受西方解剖学与生理学比传统中医的日本医学更加优秀。如西方的解剖论著一样，三谷朴书中的插图也是依照真实解剖结果绘制而成的。在日本出版的第一部西式解剖书是《解体新书》（1774年），由著名医者杉田玄白译自荷兰约翰·亚当·库尔姆斯（Johann Adam Kulmus）的《解剖图解》（*Anatomischen Tabellen*，1722年）。

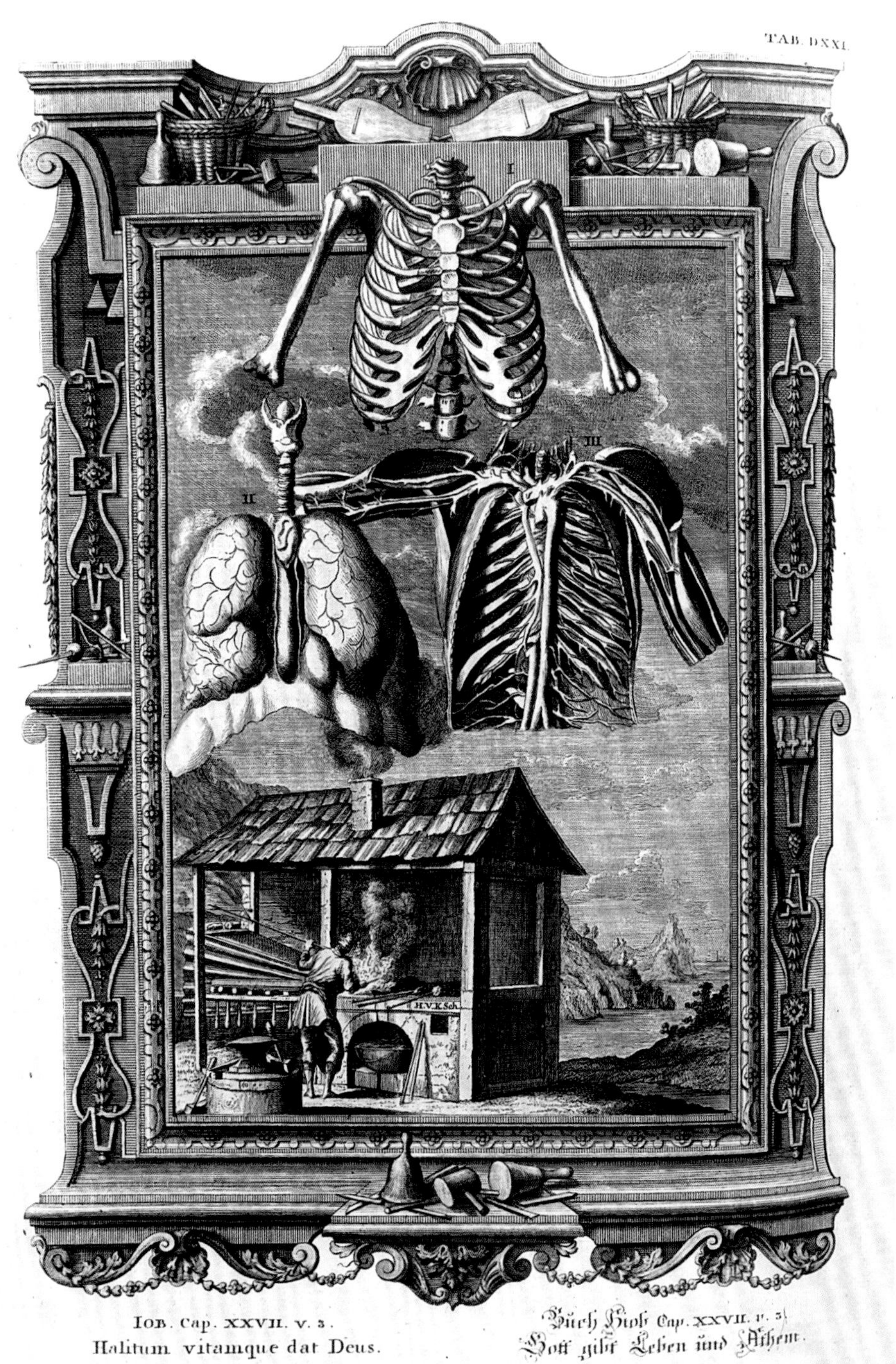

这幅图探讨了呼吸的本质和机制，选自约翰内斯·雅各布·舒赫泽尔的《神圣医学》(1731—1735年)。图中左下角引用了圣经《约伯记》27:3——“我的生命尚在我里面，神所赐呼吸之气仍在我的鼻孔内”，而其下的拉丁语意为“上帝赐予生命和呼吸”。在神学和科学的交汇中，我们可以看到对于呼吸的自然主义分析（图中的肋骨、胸腔和肺脏），也可以看到隐喻性的概念（画框最上方的风箱和画中画里的锻造工）。这幅自然神学之作将自然与人体看作上帝造物的证据，把探究自然世界当作理解上帝的途径。

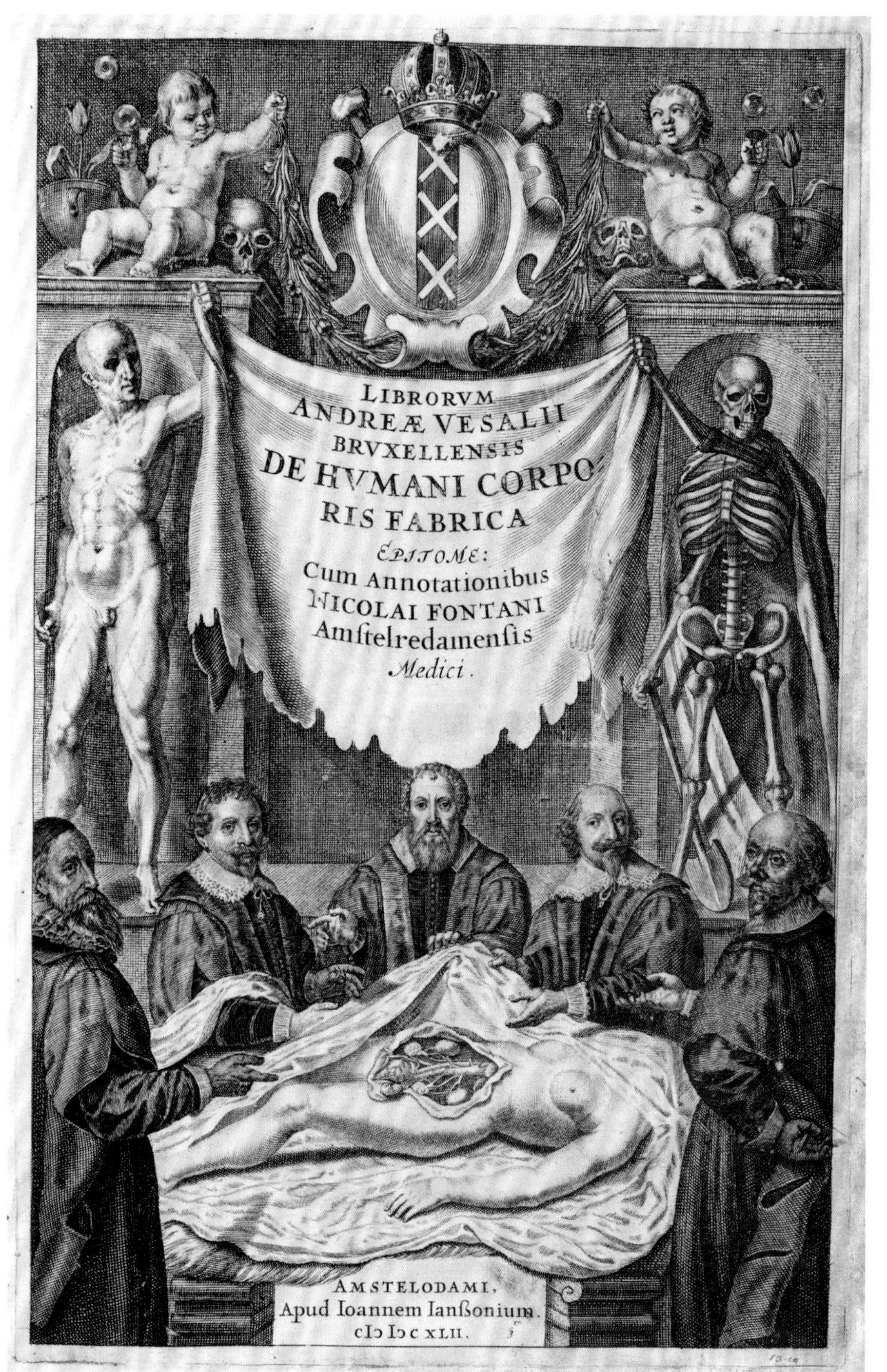

←此图出自安德烈亚斯·维萨里的《概略》(*Epitome*)，展示了正在操作中的解剖学家。一架骷髅和一具被剥了皮的尸体俯视着他们，二者共举一条写着书名的横幅，这条横幅很有可能就是后者的皮做成的。这部书出版于阿姆斯特丹，因此上方有城市的纹章。

这两张17世纪解剖论著的标题页使我们回忆起一切解剖知识的来源：被分解的尸体。几百年中，绝大多数用于解剖的尸体都是死刑犯的尸体，这为解剖添上了一层道德意义：尽管罪犯因其罪行被处死，但是人们从他们的身体中学到了知识，因此他们也在某种程度上得到了救赎。从16世纪开始，解剖过程常在“解剖剧场”中向公众收费展示，有时甚至被当作狂欢节的活动。

→此图出自小让·里奥兰(Jean Riolan the Younger)的《解剖与病理指南》(*Encheiridium anatomicum et pathologicum*，1649年)。俯瞰解剖台的是希腊神话中的健康女神许革亚(Hygieia)和医神阿斯克勒庇俄斯(Asclepius)。

解剖过程

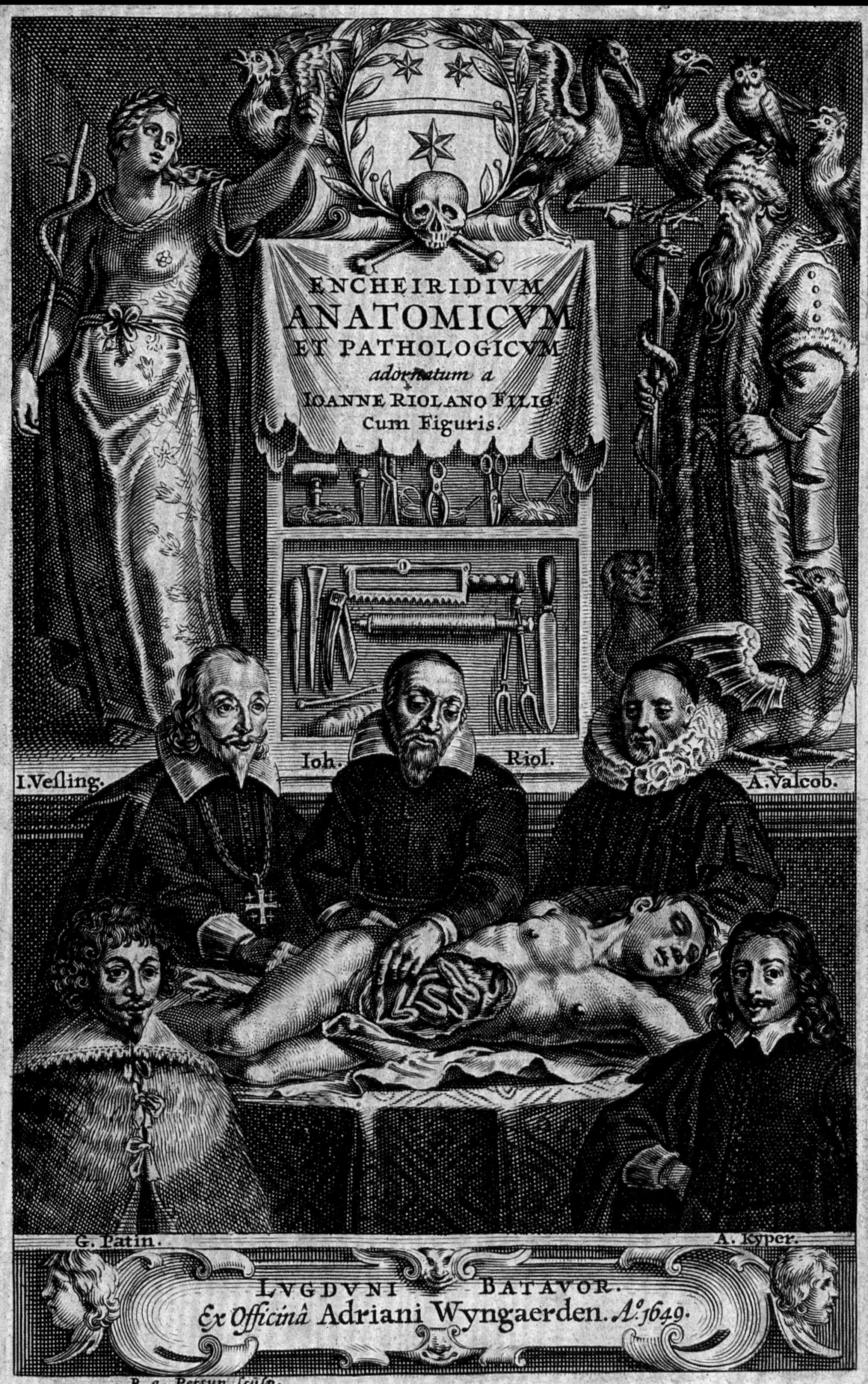
ENCHEIRIDIVM
ANATOMICVM
ET PATHOLOGICVM
adornatum a
IOANNE RIOLANO FILIO
Cum Figuris.
I.Vesling.
Ioh.
Riol.
A.Valcob.
G. Patin.
A. Kyper.
LVGDVNI BATAVOR.
Ex Officinâ Adriani Wyngaerden. A°. 1649.
R.a. Persyn sculp.

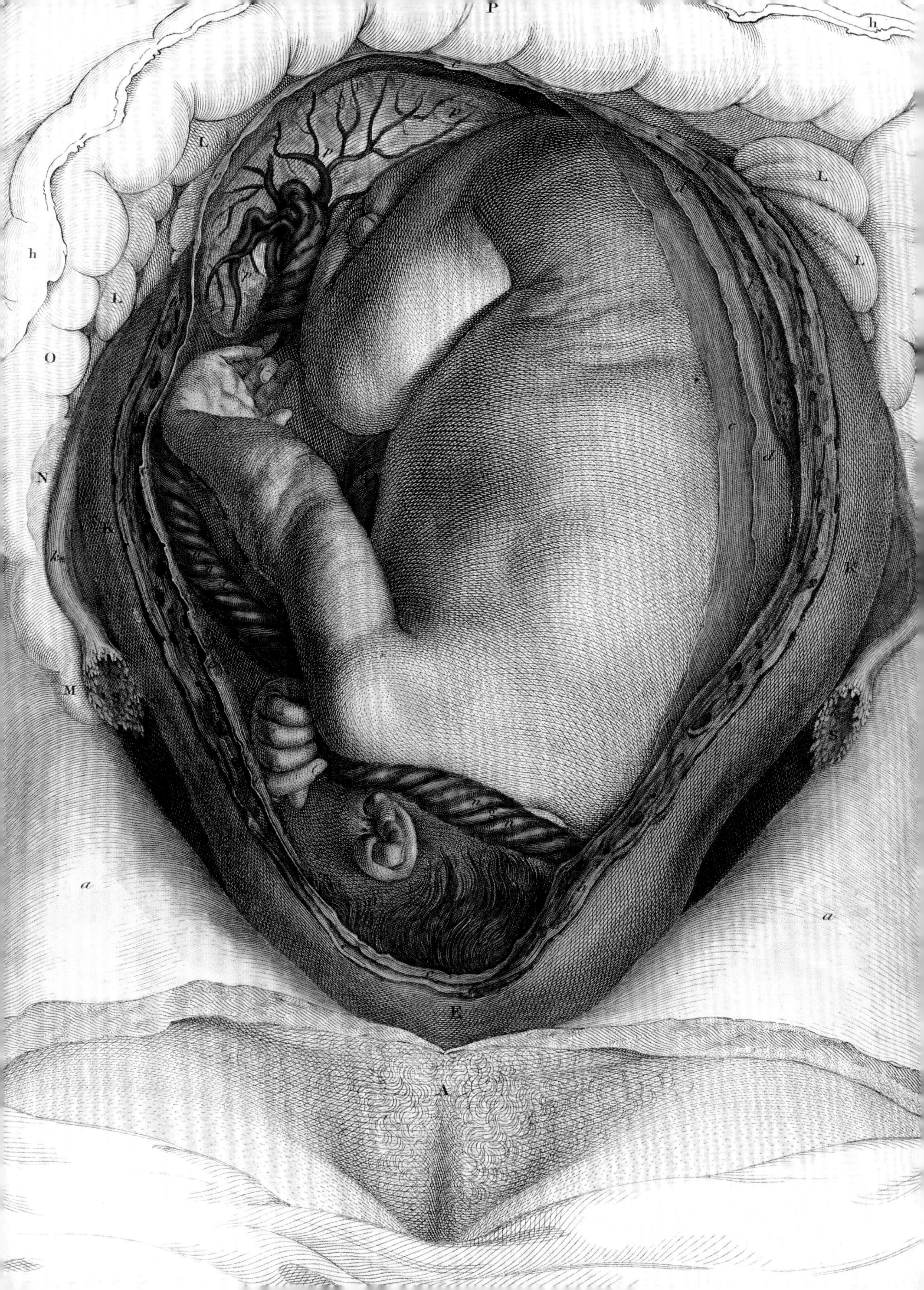

P
h
L
L
L
h
L
L
O
N
K
c
d
K
M
S
S
a
a
E
A

孕育新生

在几个世纪中，妊娠和生产都被看作神圣的未解之谜。在农耕文明中，生命的延续直接依赖于生产力水平——农作物如此，人也是如此。许多宗教和神话都神化了性能力和生殖。即使在基督教兴起之后，人们仍然相信怀孕和胎儿在子宫中的发育是上帝给予的最为神秘而惊人的奇迹。在古代，女性生殖器的形象常被用作生产力的象征，或者被当成女神崇拜的对象。而勃起的男性生殖器则象征着创造力，常被用于装饰护身符。

从公元前4世纪到公元16世纪，人们一直认为女性的身体是有缺陷的，因为上帝创造亚当之后，仅用亚当的一根肋骨就造出了夏娃。因此，男性的解剖结构被认定是正常、标准的。一般来说，只有解剖书中会描绘女性的身体，目的是阐明它与男性身体的不同之处，即怀孕、分娩和哺育婴儿的能力。女性的尸体极为少见，尤其是孕妇的尸体，因此子宫及其与胎儿的关系到了18世纪才得到研究。

胚胎发育过程、男性和女性在生殖中的作用等问题始终未有定论，直至进入19世纪。在这时，观看裸体的行为被法规严格地约束着。涉及裸体的艺术和解剖人体的科学则将这一行为变得圣洁，推动了此类行为的合法化。不过，容许的界线总是模糊的，下文展示的一些图画在出版时就曾被斥为淫秽物品。

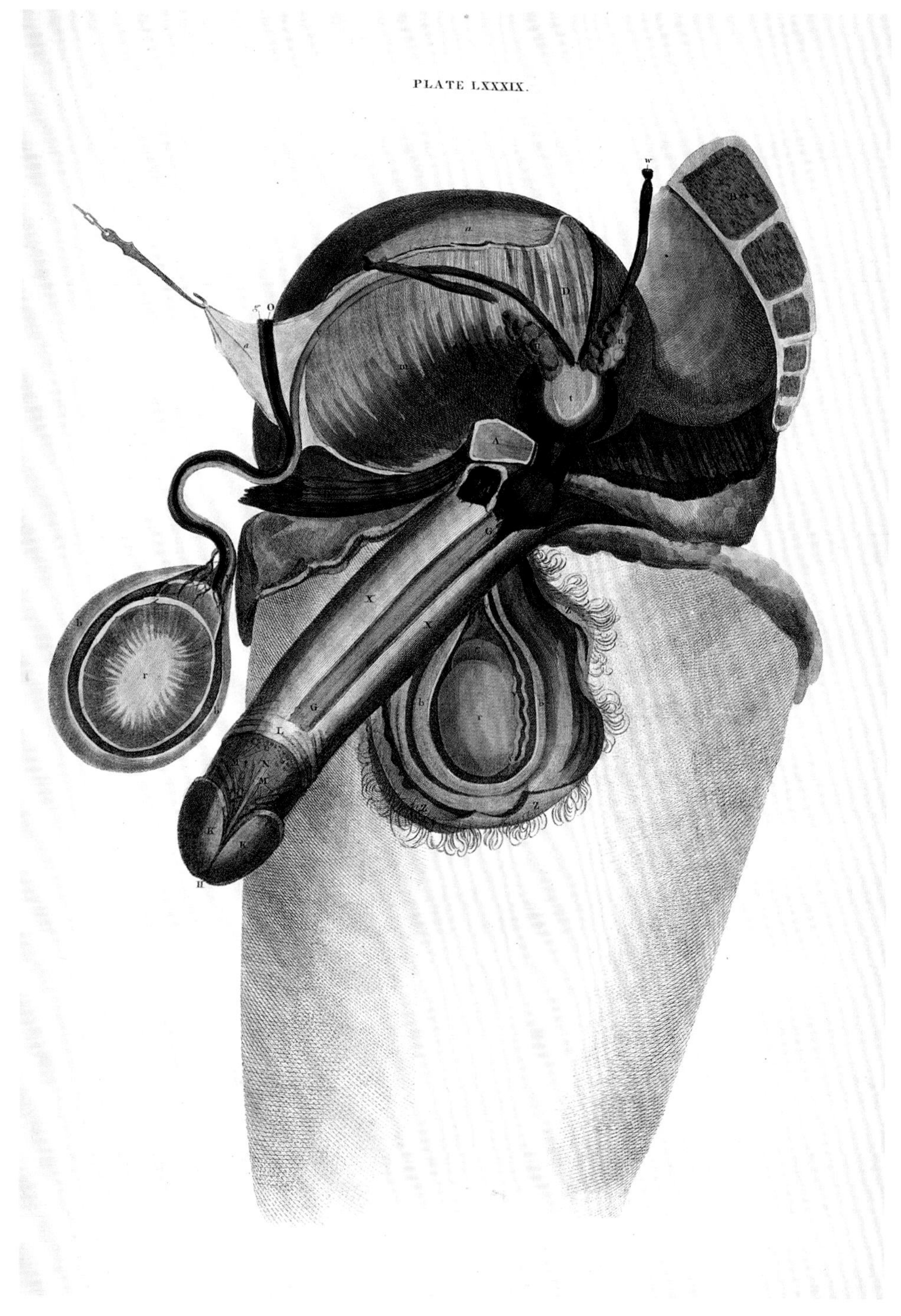

这幅是男性泌尿生殖系统的手工上色雕版画，展示了盆腔的矢状面（即沿人体中线切开，呈现左右两面）。此图是威廉·霍姆·利扎斯为其弟弟约翰·利扎斯的《人体解剖系统图解与生理、病理和手术发现》（1822—1826年）所作。这幅画非常简略，让人想起从前的宗教和神话中象征着创造力、生命力和生产力的勃起男性生殖器官。在古罗马，人们把勃起阴茎的小雕像当成护身符使用。在文艺复兴之前，科学家都未曾正式研究过阴茎。直到17世纪末，艺术家才开始准确地绘制生殖器官的解剖图。

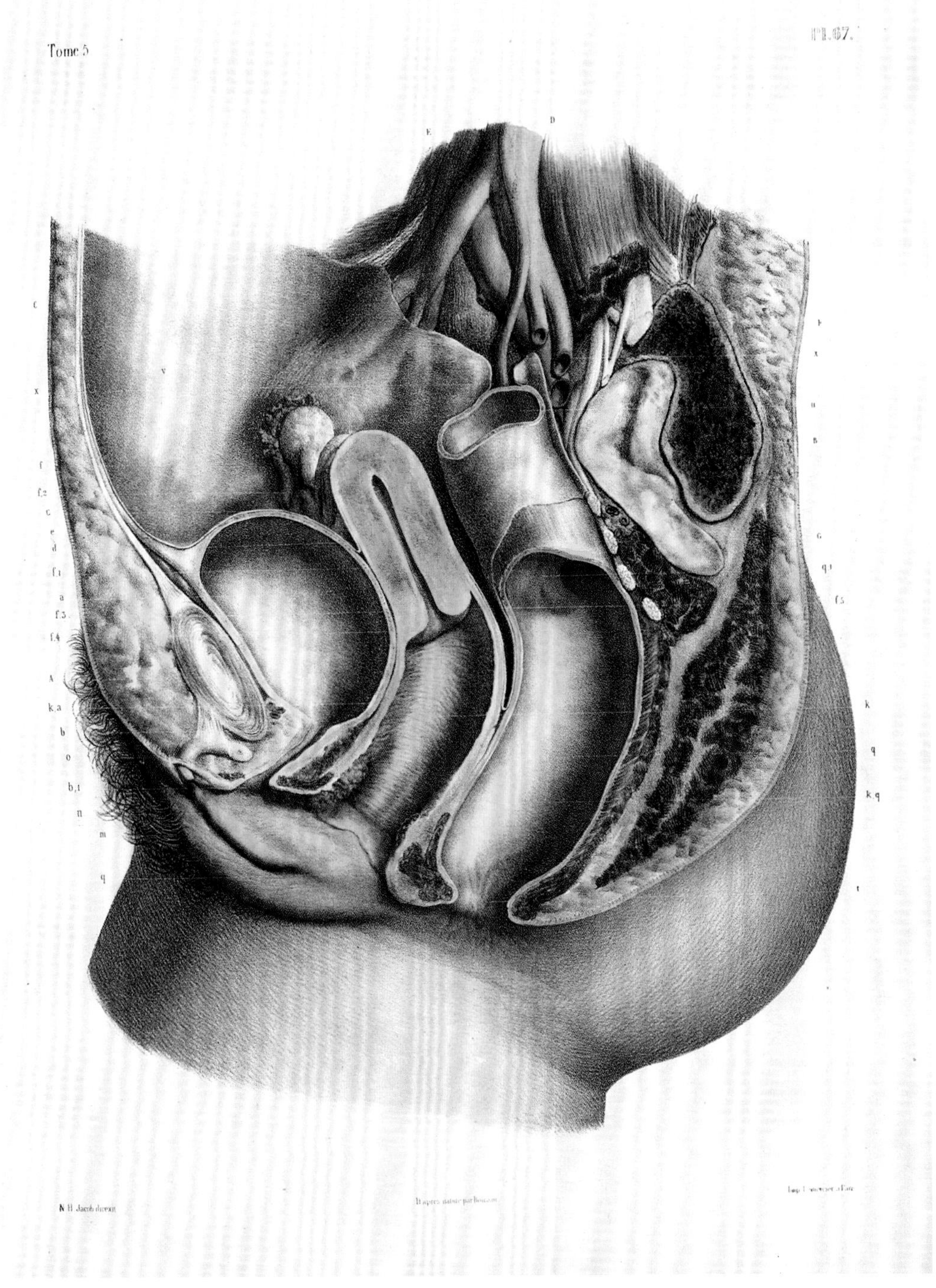

这幅彩色石版画展示了女性盆腔中的泌尿生殖系统。法国画家尼古拉斯-亨利·雅各布为让-巴普蒂斯特·马克·布尔热里的《人体解剖及外科手术总纲，附N-H. 雅各布的写实彩色石版画》创作了此画。在解剖图谱中，绝大部分插图描绘的都是“标准”的男性身体，除非需要展示女性独有的解剖结构（即乳房和生殖器官），不然女性身体的图示基本不会被图谱收录。那时候人们认为女性身体仅仅是男性身体的缺陷版本，这一观点至少可以追溯至公元前4世纪的亚里士多德（Aristotle）。

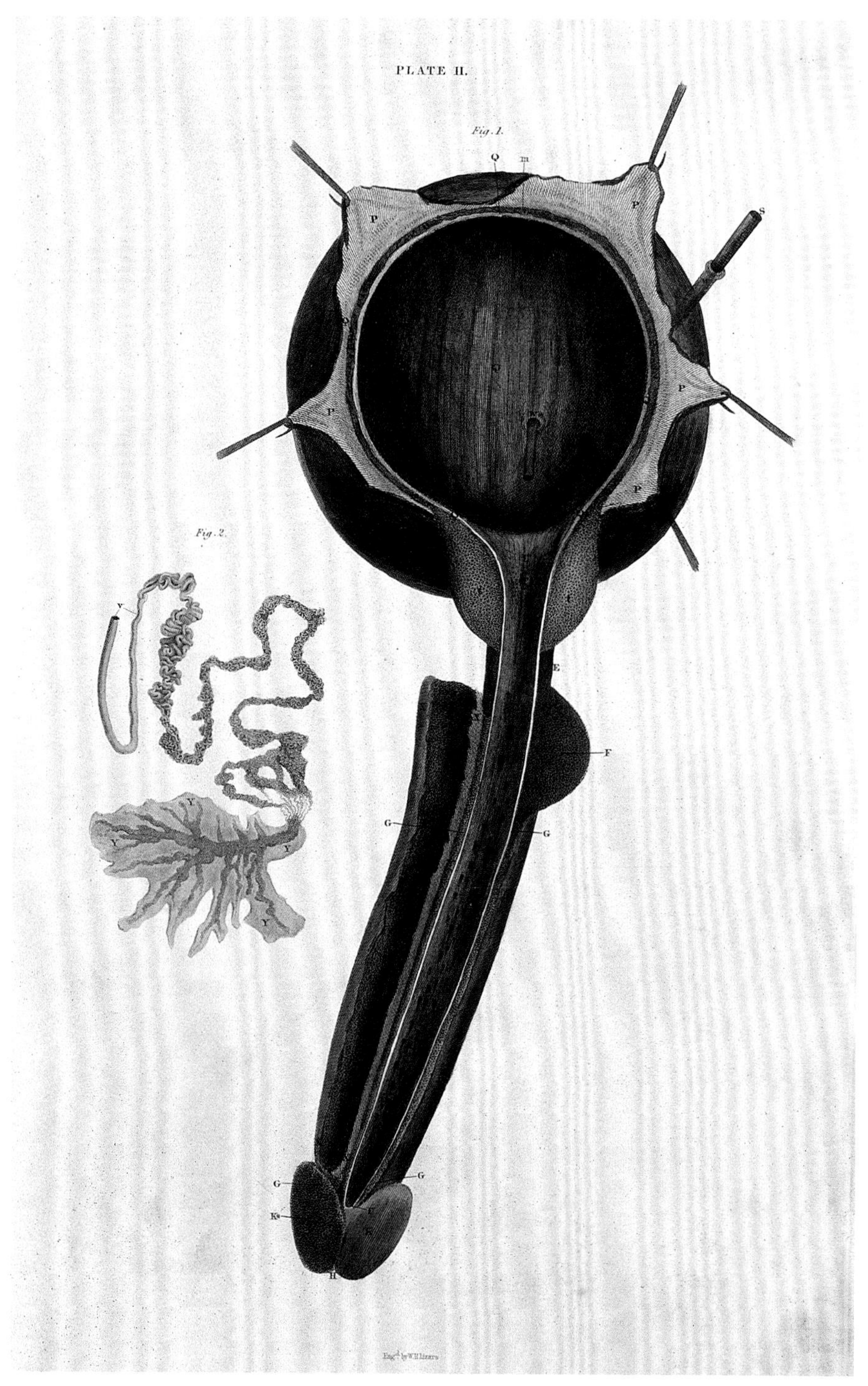

这两幅图也选自约翰·利扎斯的《人体解剖系统图解与生理、病理和手术发现》，而且都是威廉·霍姆·利扎斯所作的手工上色线雕画。

↑图中是男性生殖器官。最上方的膀胱被打开，以便看到内部；下方的阴茎横切面展示着尿道（urethra）。左边的小图是附睾（epididymis）和曲细精管（seminiferous tubules）。附睾是睾丸后面的管道；曲细精管在睾丸里，是精细胞发育的地方。

➔这幅精巧且风格别致的插图展示了男性被剖开的躯干，其中有淋巴系统（1—16），阑尾（29），小肠（K），心脏（D），肝（I），胆囊（e），结肠（O），阴茎（X）和睾丸（r）。

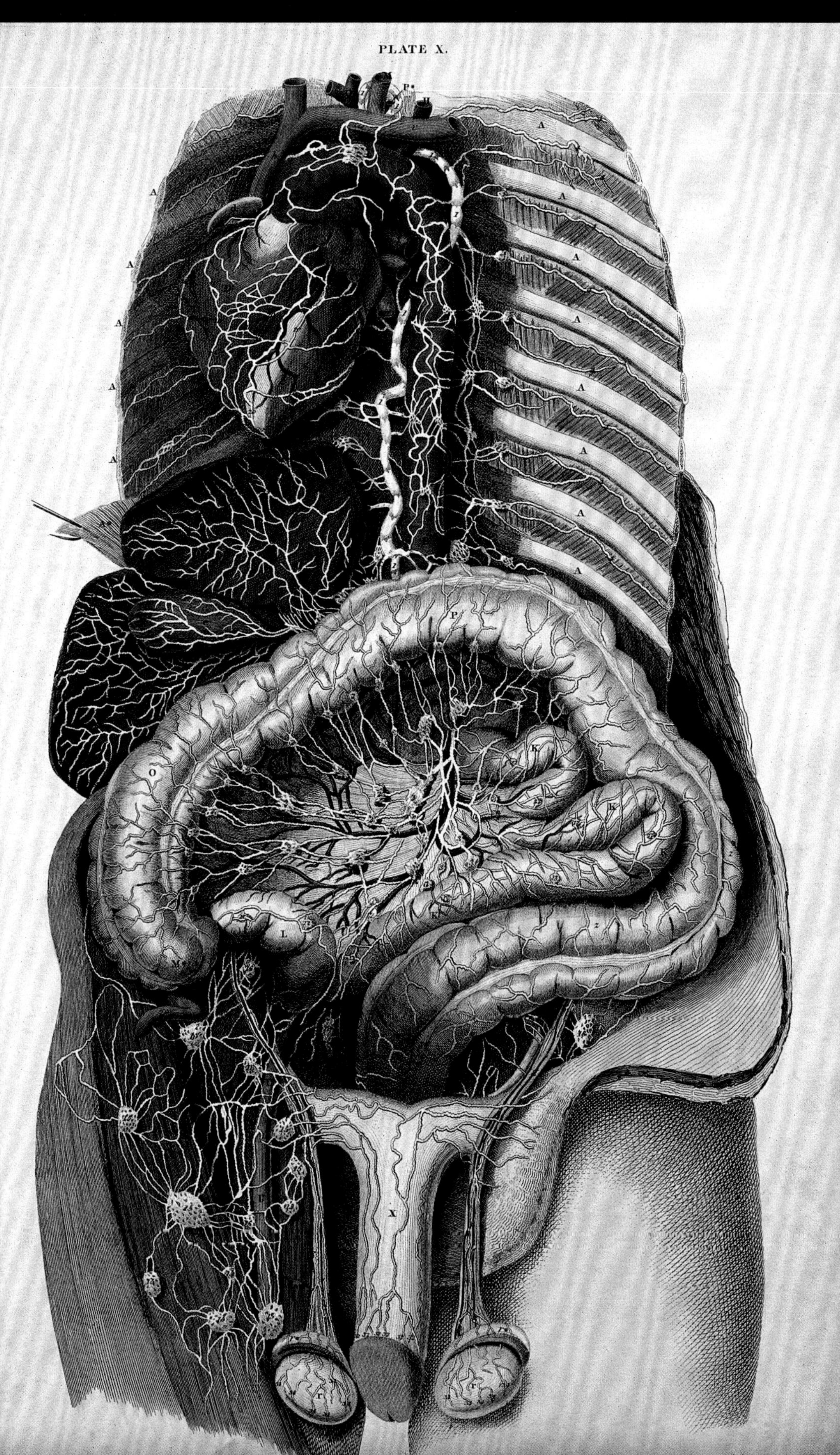
PLATE X.

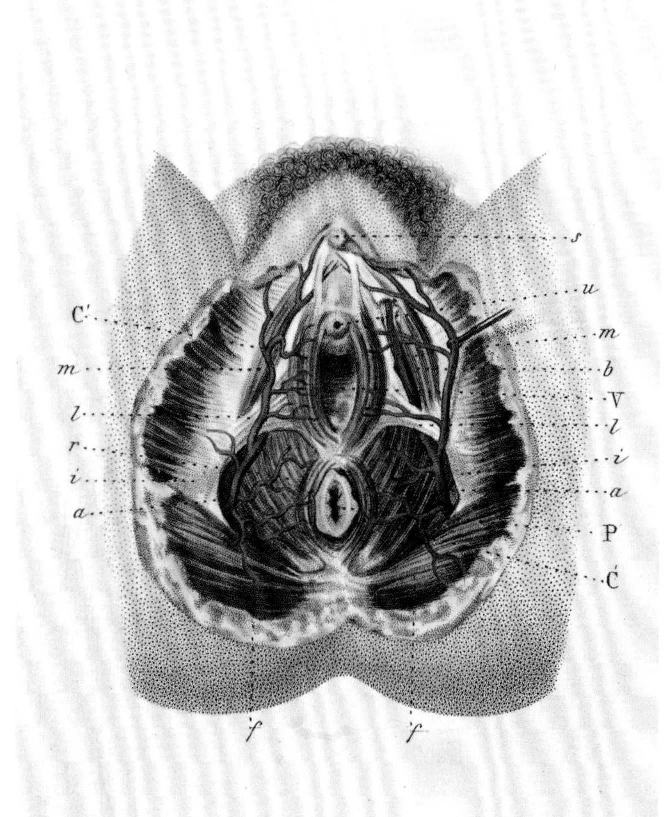

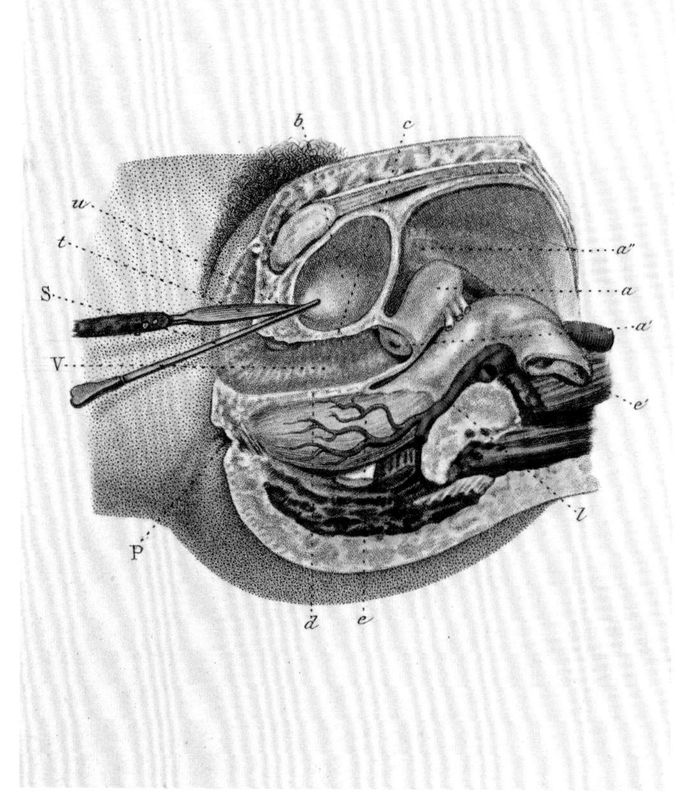

这里的两幅图展示了女性生殖系统，选自法国生理学家克劳德·伯尔纳（Claude Bernard）的《手术解剖学精确图解》（*Précis iconographique de médecine opératoire et d'anatomie chirurgicale*，1848年）。左图是女性盆底肌的下面观，右图是女性盆腔的矢状面，这一切面常被用来指导术中器械的放置规则。伯尔纳在医学领域是一个重要人物，他的诸多工作使得医学更加科学、客观。他支持动物活体解剖，而这一备受争论的方法帮助他获得了许多新发现。他的妻子最终和他离婚，成了一名反活体解剖的社会活动者。不过，伯尔纳仍然是法国第一位获得国葬待遇的科学家。

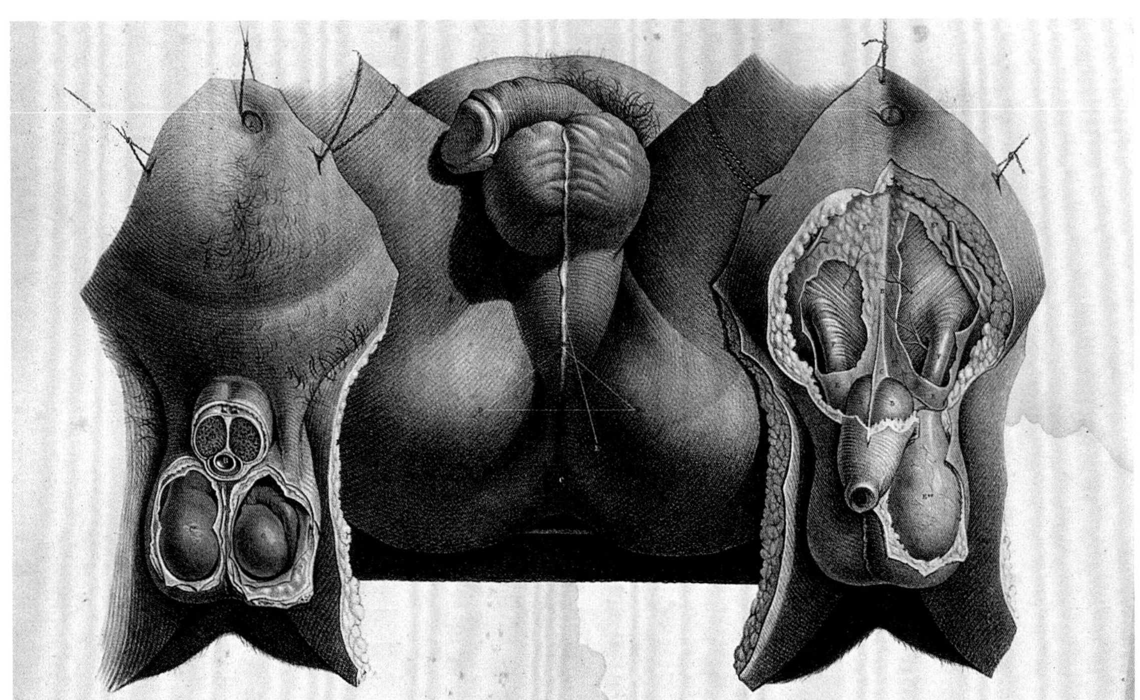

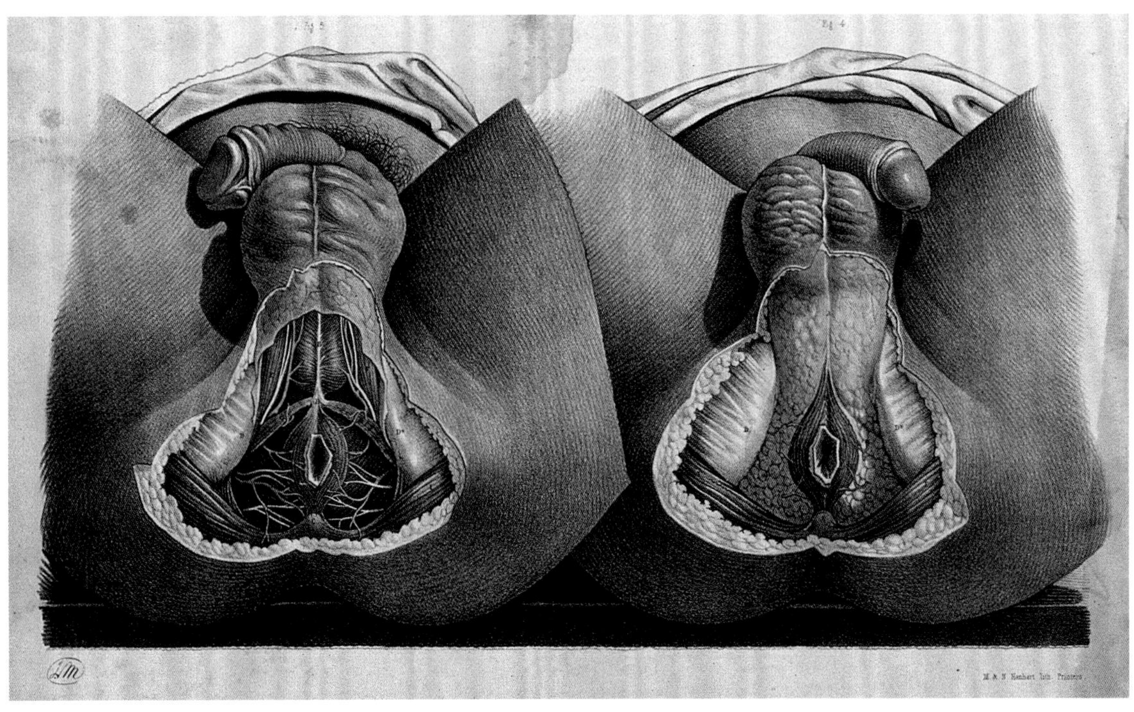

这两幅手工上色的石版画展示了男性的会阴部（阴囊到肛门之间的区域）、阴囊、阴茎和肛门，选自约瑟夫·麦克利斯的《外科解剖学》(1851年)。这位爱尔兰的解剖学家、画家依照自己的解剖结果绘制了这些画作，他所使用的尸体属于犯人、穷人和客死异乡的外国人。麦克利斯用白人和黑人的尸体展示正常的解剖结构，并因此远近闻名。人们对这一举动褒贬不一，因为当时黑人的尸体通常被用来展示假想中的生物学差异，以证明白人种族的优越性。在那时的美国，奴隶制还是合法的，因此这部书在美国出版时去掉了描绘黑人尸体的插图。

麦克利斯画作中的躯体庄重而美丽，人们常将他的画作与其哥哥的作品比较——他的哥哥名叫丹尼尔·麦克利斯（Daniel Maclise），是著名的美术家。

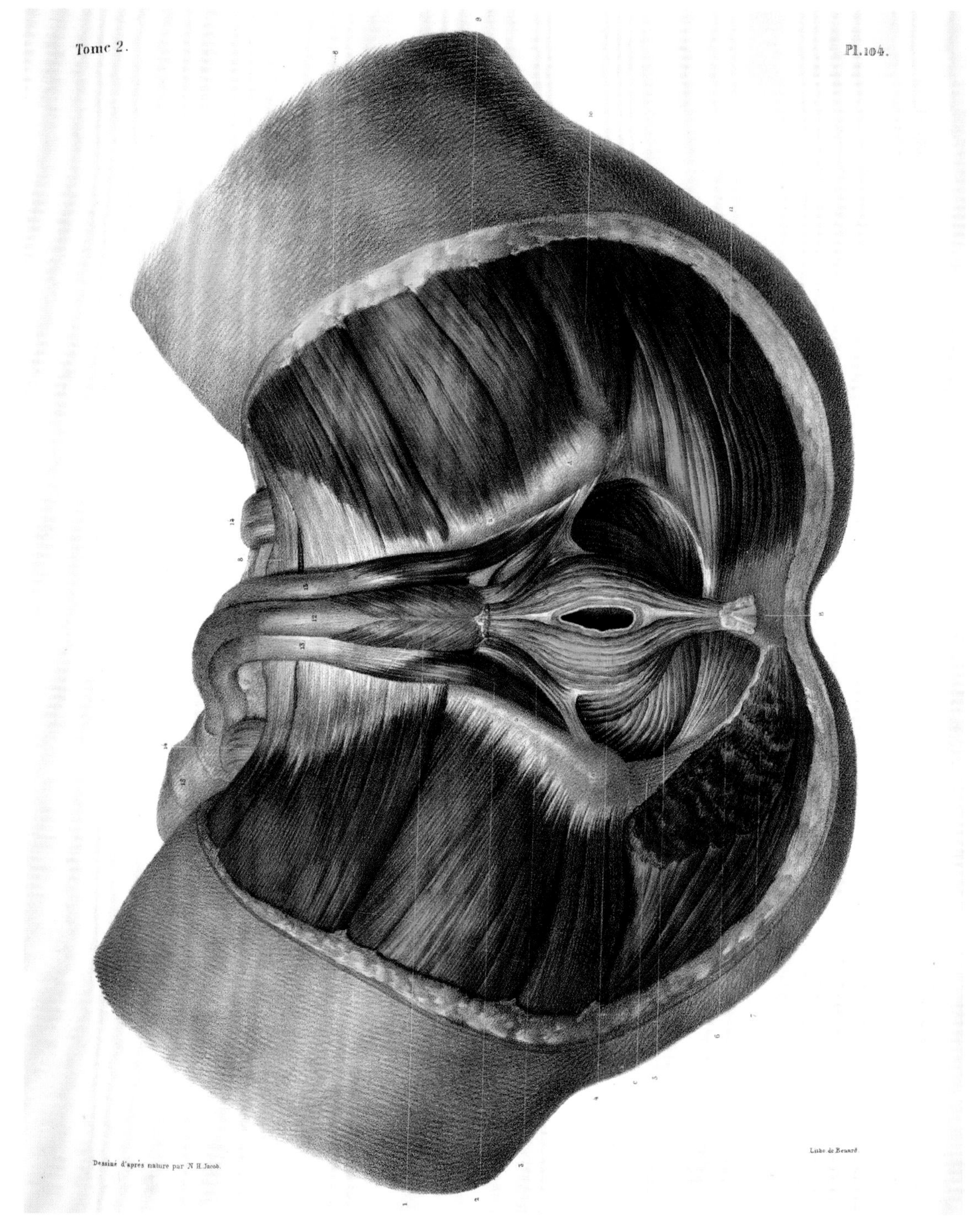

这幅美丽且细节丰富的石版画由尼古拉斯-亨利·雅各布所作，展示了男性会阴部的表层解剖结构，收录于让-巴普蒂斯特·马克·布尔热里的《人体解剖及外科手术总纲，附N-H. 雅各布的写实彩色石版画》。图中的阴囊已经被移除，我们可以看到一系列肌肉，包括盆底肌、大腿内收肌和臀肌。

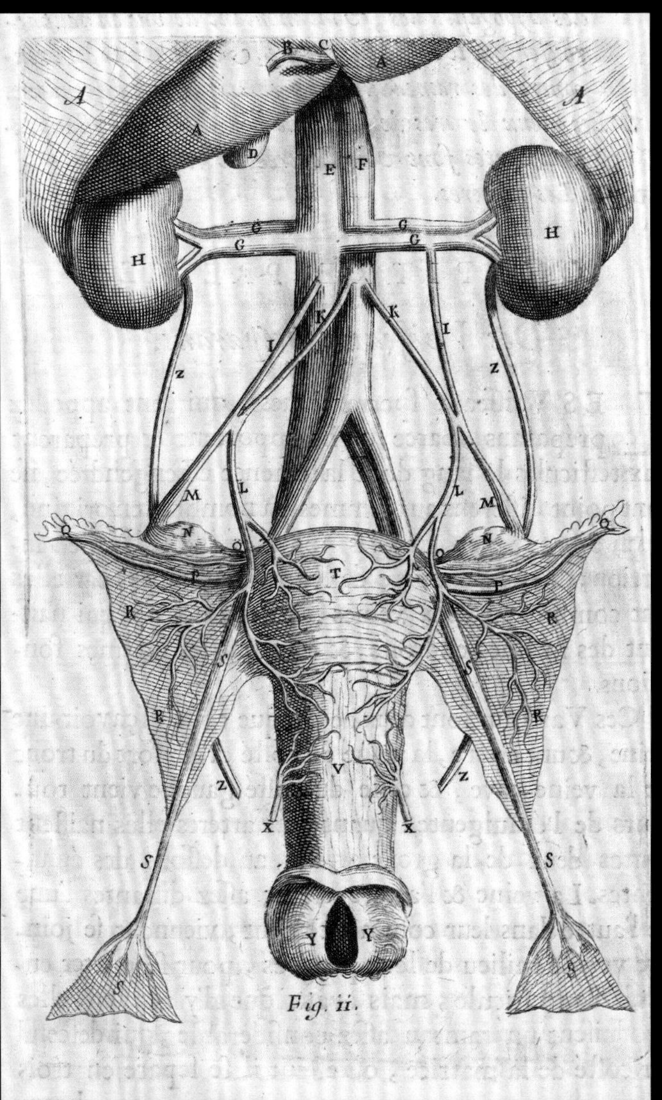

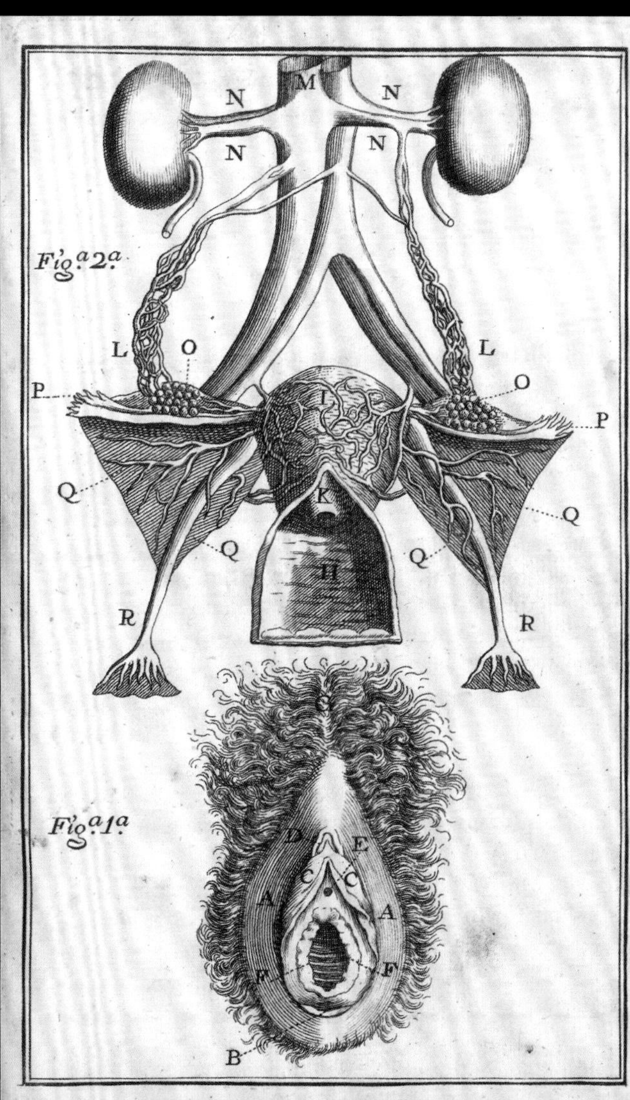

↑女性肾脏、阴道等器官的图示，选自法国外科医生弗朗索瓦·莫里索（François Mauriceau）的《孕妇与产后妇女疾病》（*Des Maladies des femmes grosses et accouchées*，1668年），书的内容还包括预产妇的解剖描述。这部书的重要意义在于推动产科学成为一门独立学科。在书中，莫里索呼吁女性生产时不应采取传统的坐姿，而应改为仰卧位，这一体位后来被称为法式体位

↑这张图示展示了女性生殖器官，重点描绘了卵巢、肾脏、子宫的血液供应。此图的作者是安东尼奥·庞斯（Antonio Ponz），选自西班牙外科医生何塞·文图拉·帕斯托尔（José Ventura Pastor）的《产科手术规范》（*Preceptos generales sobre las operaciones de los partos*，1789年）。

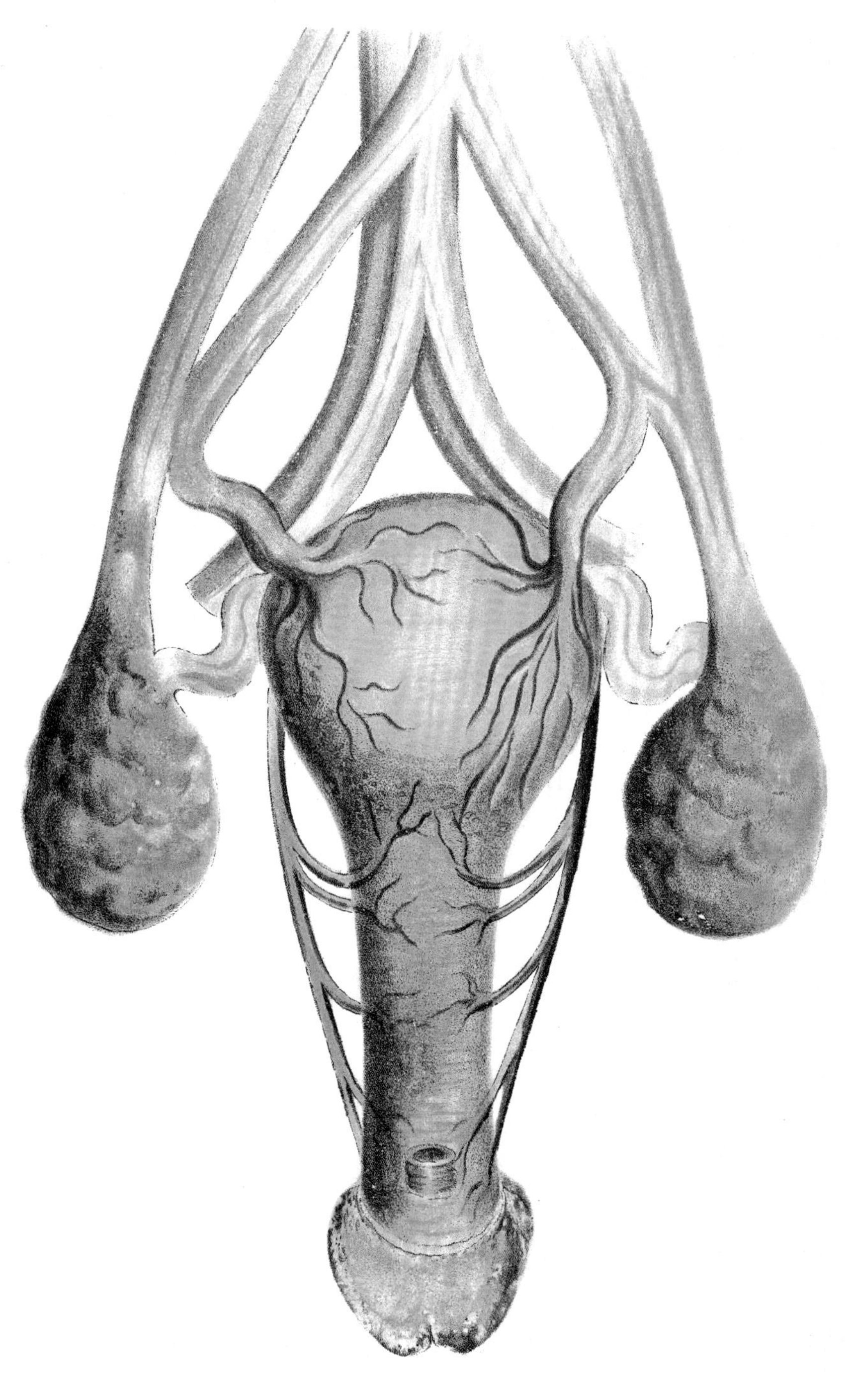

↑这幅别具风格的画作出自弗里茨·温德勒（Fritz Weindler）的《妇产科学解剖绘画史》（*Geschichte der gynäkologischanatomischen Abbildung*，1908年），图中展示了卵巢（远大于真实比例）、腹主动脉和髂动脉、下腔静脉和髂静脉。图中的膀胱被移除，以便更好地看清阴道。在下部有一部分尿道。

→这是一系列男性泌尿生殖道的解剖图，选自让-巴普蒂斯特·马克·布尔热里的《人体解剖及外科手术总纲，附N-H. 雅各布的写实彩色石版画》。最上方的Fig.1是阴茎、膀胱和睾丸的后面观，可以看到暴露的尿道前列腺部。中间的Fig.3展示了阴茎的底面及其与骨盆的连接。最下方的Fig.2是阴茎、膀胱和睾丸的正面观。Fig.5是阴茎的切面，红色部分为阴茎海绵体，下部的尿道海绵体已经被移除。

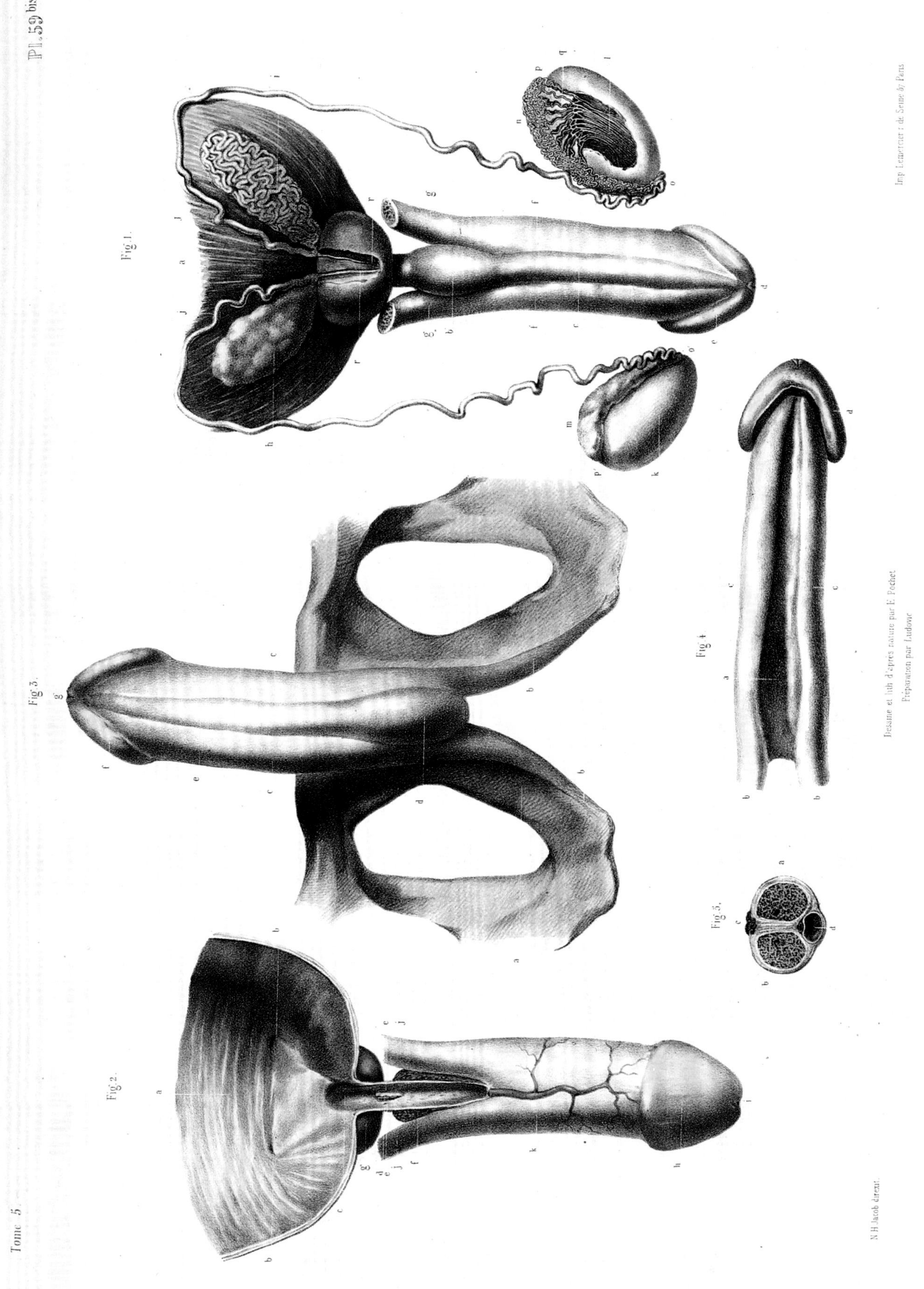
Pl.59 bis
Tome 5
Fig.1.
Fig.2.
Fig.3.
Fig.4
Fig.5.
Dessiné et lith. d'après nature par E. Pochet
Préparation par Ludovic
N.H.Jacob direxit.
Imp. Lemercier r. de Seine 57 Paris

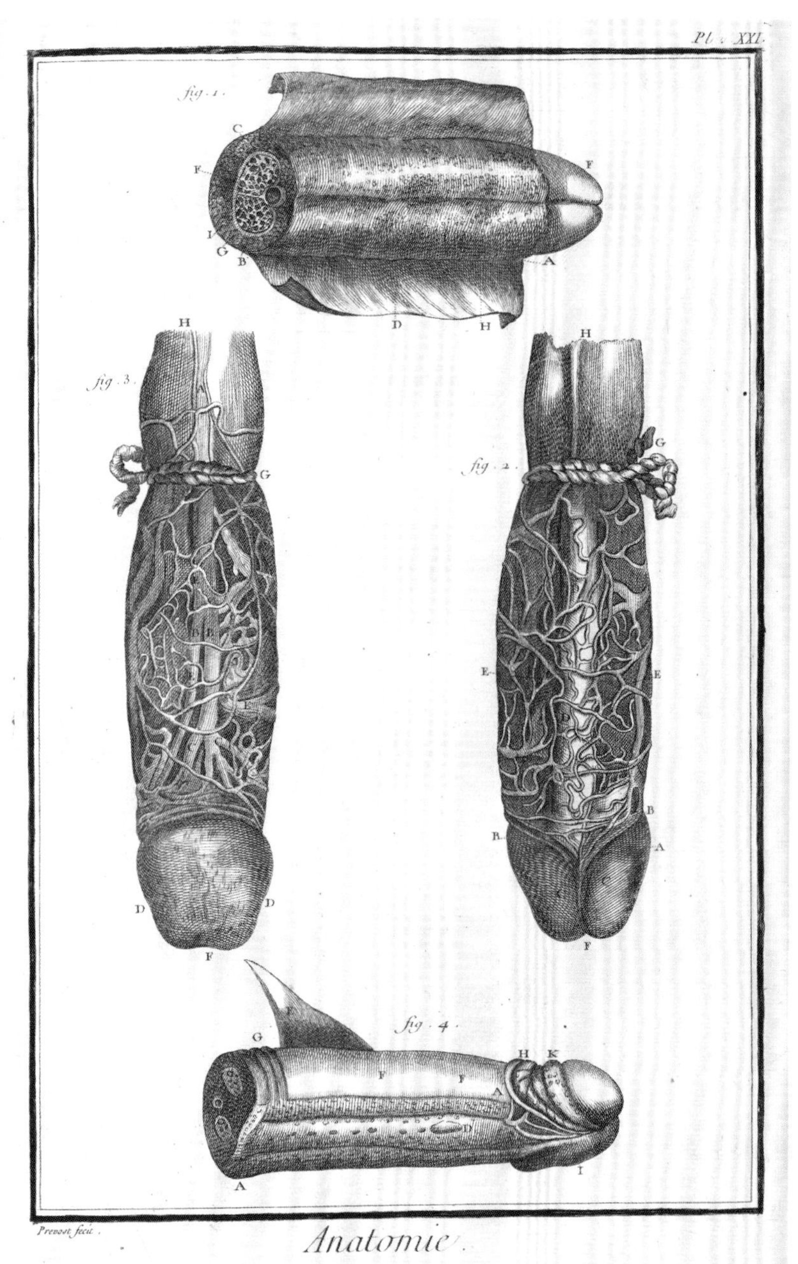

这幅男性生殖器官铜版画的作者是罗贝尔·贝纳德，选自丹尼斯·狄德罗的《百科全书，或科学、艺术和工艺详解词典》（分为多卷出版）。狄德罗是一位哲学家、作家兼艺术批评家，是法国启蒙运动中的杰出人物，这套百科全书是他知名的成就之一。本着启蒙的精神，这套书意图改变人们思考的方式，为人们提供各种世俗知识（当时法国的教育很大程度上受耶稣会控制）。他按照新式树状知识系统将百科全书分为科学、神学和艺术几部分，其中最基础的分支为记忆、哲学和想象。不过，他将神学分类为哲学，引起了广泛的争论。这套百科全书受到了许多攻击和审查。书中对政治和宗教的激进观点作为社会思潮中的一朵浪花，为1789—1799年的法国大革命奠定了基础。

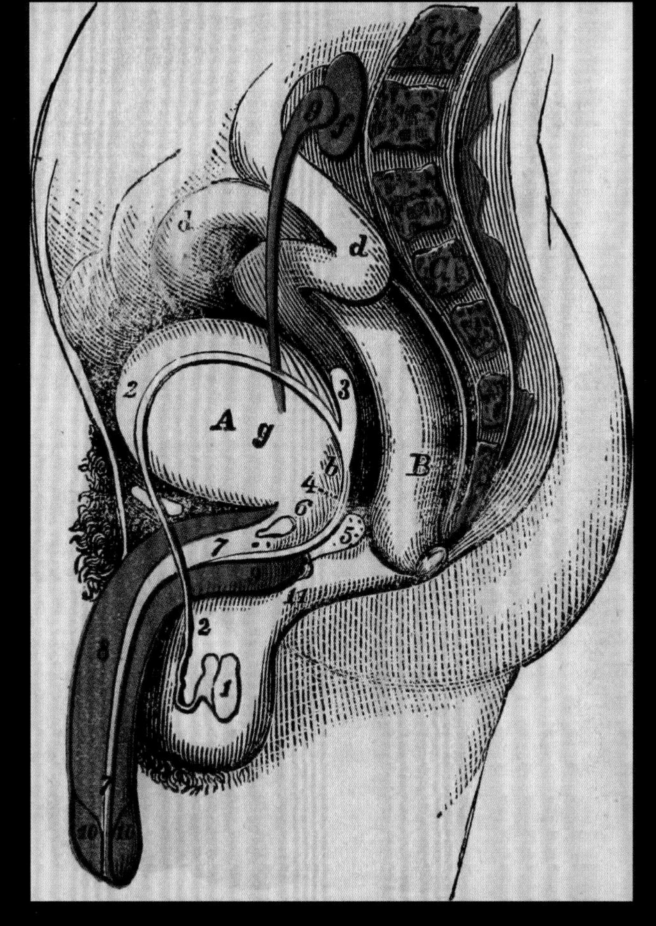

上图是男性腹腔与盆腔的矢状面，选自美国医生、性教育

雷德里克·霍利克1850年出版的《男性生殖器官的健康与

著作之一《婚姻指南》(*The Marriage Guide*，1850年）里，

他坚定地认为性是生命中的重要组成部分，对健康来说必不可

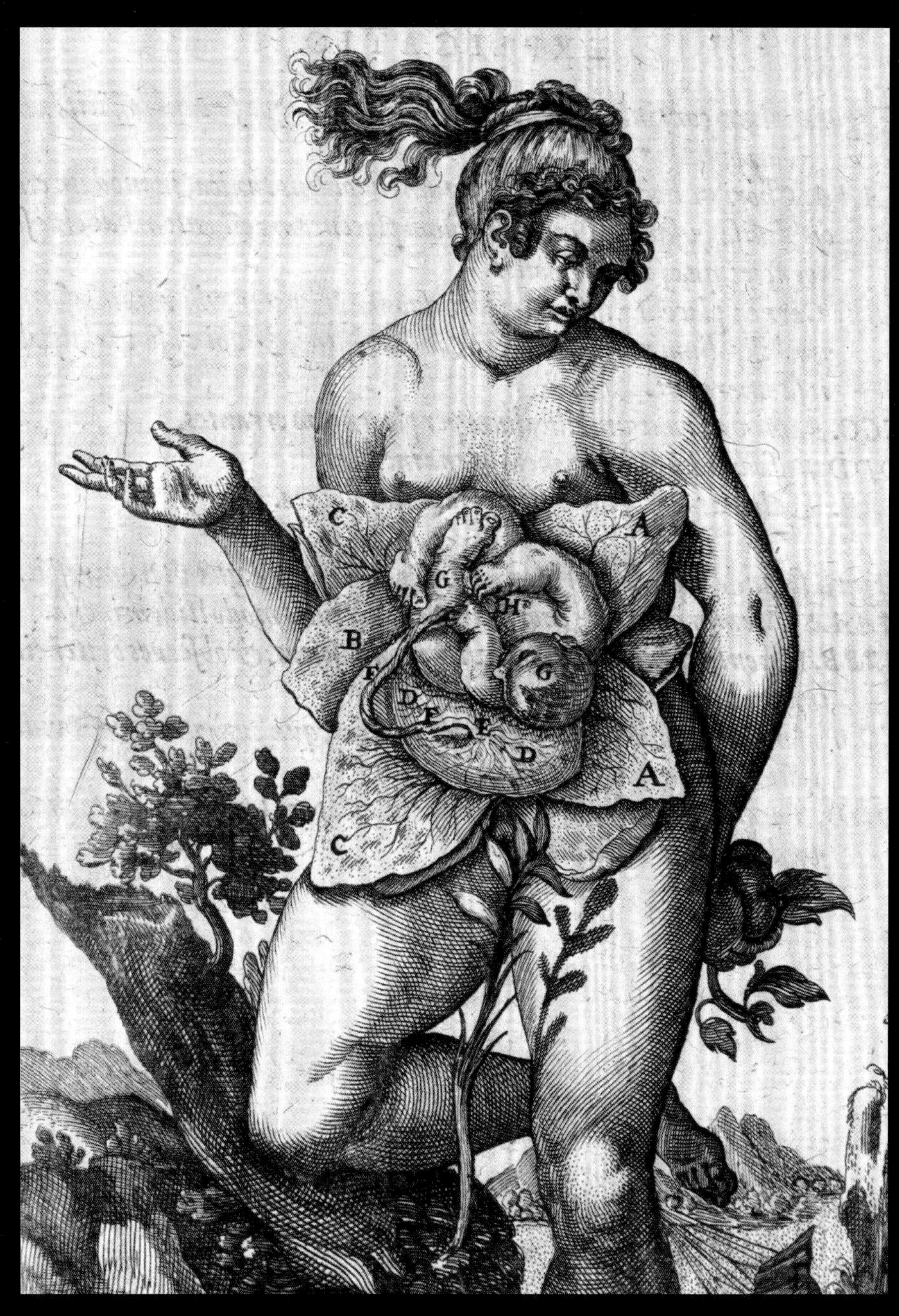

画中孕妇的子宫如花朵一般绽开，露出里面的胎儿。此图的作者是意大利风格主义画家奥多阿尔多·菲亚莱蒂（Odoardo Fialetti），他曾在威尼斯画派著名画家丁托列托（Tintoretto）的画室工作。这幅画选自《论胚胎的发育》(*De formato foetu liber singularis*，1626年)，作者是出生于布鲁塞尔的医生阿德里安·凡·德·施皮格尔（Adriaan van de Spiegel）和意大利医生朱利奥·切萨雷·卡塞里。施皮格尔的女婿利贝拉莱·克雷马（Liberale Crema）在两位作者去世后，把岳父未出版的文稿与卡塞里接受委托完成的画作整理成书，最终出版。图中女性两腿间的茎叶植物诱使观者把打开的子宫看作承托生命果实的花儿，这一意象提醒我们，在当时，人们大多认为怀孕具有宗教意义，怀孕和如植物般成长的胎儿都是上帝所施展的最为惊人且神秘的奇迹。

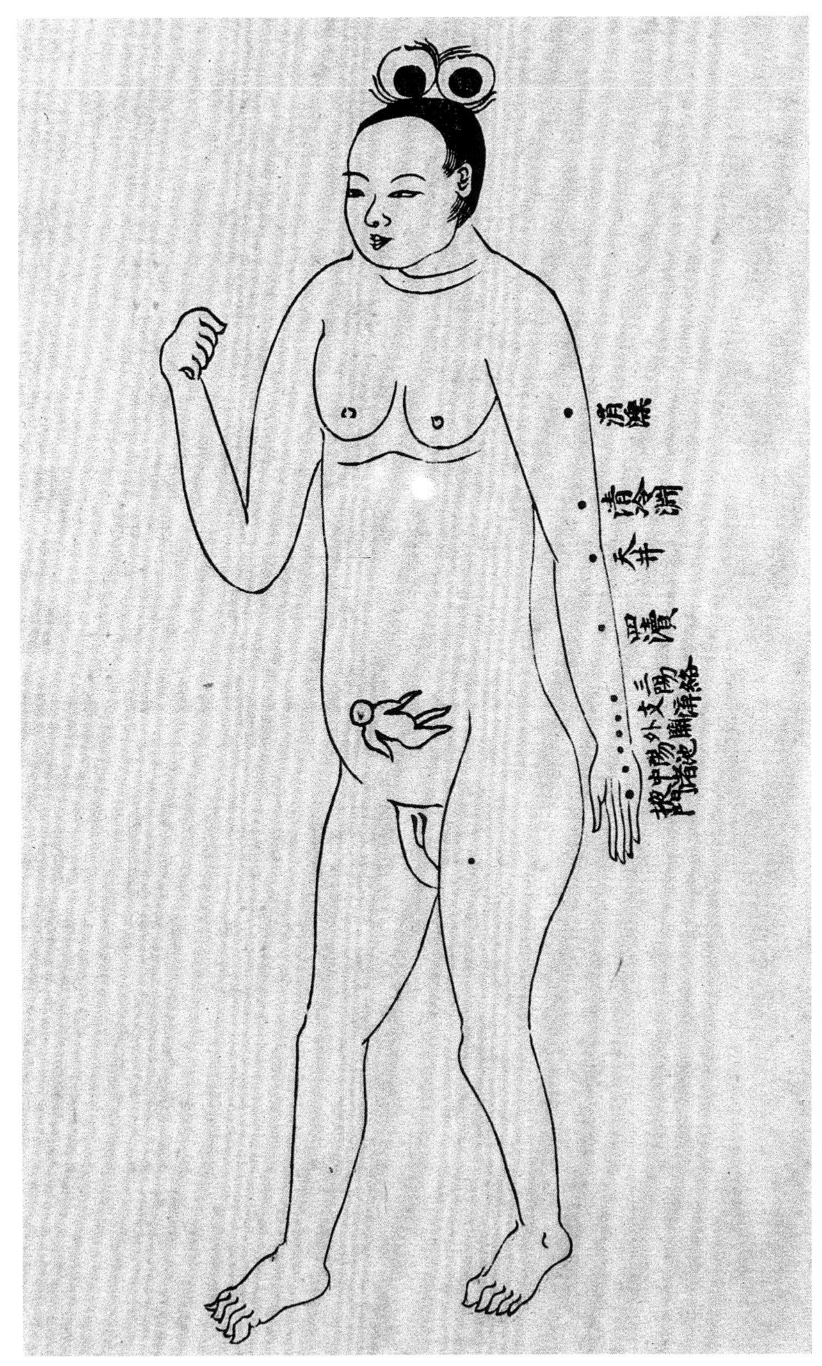

此图选自日本医生丹波康赖的《医心方》，图中标注了怀孕时禁止针灸的穴位。《医心方》出版于公元984年，是日本现存最古老的医书，书中包括针灸、导引法（具有治疗作用的运动）以及饮食和健康方面的指导，部分内容来源于中国巢元方的著作、传统中医的重要典籍《诸病源候论》。图中手臂上标出的穴位在怀孕的第四个月是禁止针灸的，这些穴位有着富于诗意的名字，比如“天井”、“消泺”和“清冷渊”。

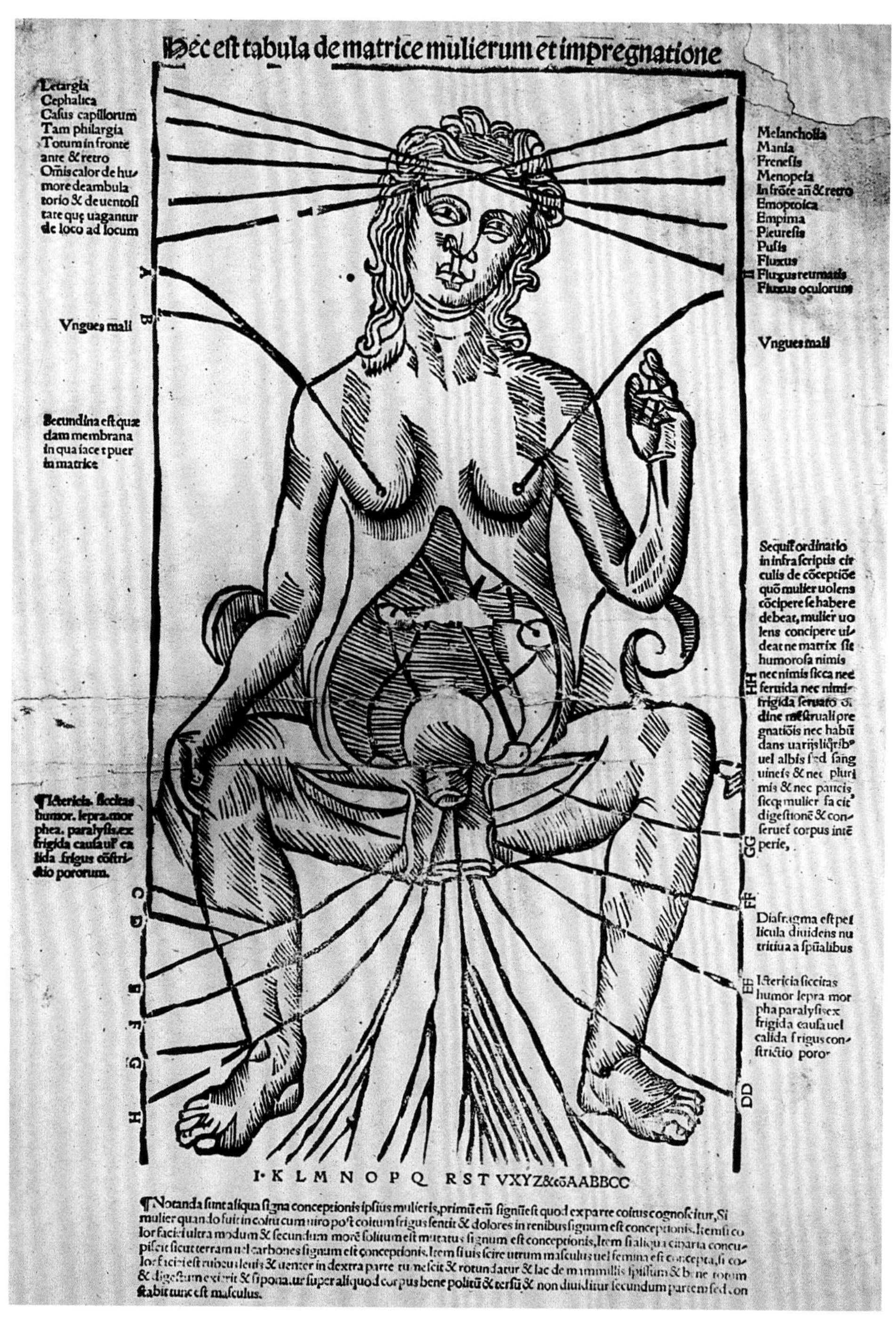

这两幅画都是呈坐姿的孕妇，作者清楚地标明了各个解剖结构的名称。两个孕妇的形象均来自拜占庭和文艺复兴早期的“圣母登基”（*Madonna enthroned*）画作，说明当时的医学尚未揭开孕产的神秘面纱，人们仍以宗教的眼光看待这一现象。

↑16世纪中期的木版画，参考了约安内斯·德·凯沁《医学百科》（1491年）中一幅类似的画作。

➔15世纪中期手稿中的画作。孕妇的阴道中有一个胎儿，体积不大，却长了一副成年人的样子。

litargia
Cephalica
Casus capillorum
Tamphilargia
totum in fronte anterius
Retro dolor capitis
hemicrania de ambulato
tio pedum ventositate q
vagatur de loco ad locum

Melancolia mania
frenesis ...
in fronte anterius et retro
Emptoica
Empimia
pleuresis
tisis
fluxus feminarum
fluxus omnes

Ciragra

Ciragra

Artetica

Sciatica
fistula
spasmus
tortura
podagra
inflatio pedum

Artetica
fistula
Spasmus
Tortura
podagra
inflatio pedum

Sperma
Iliaca passio

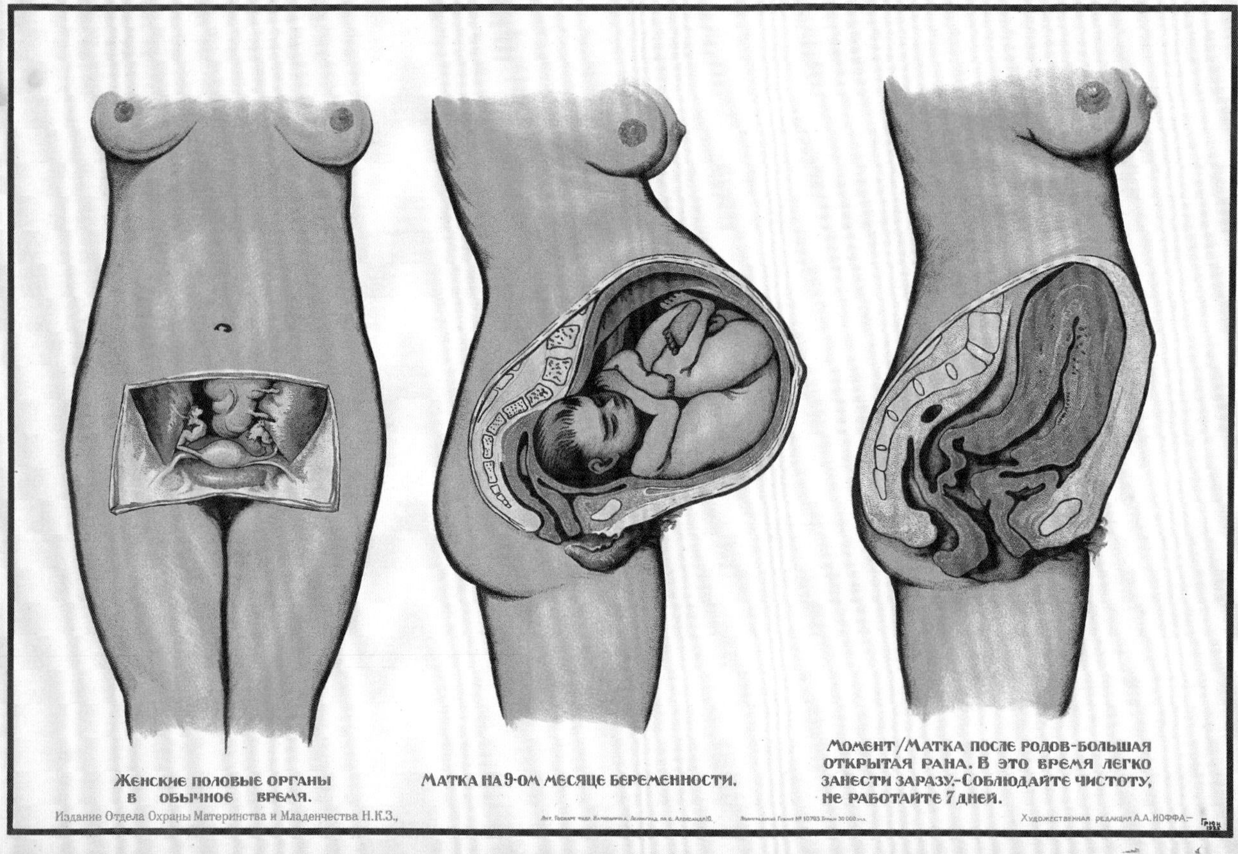

ЧТО ДОЛЖНА ЗНАТЬ
КАЖДАЯ ЖЕНЩИНА·
Женские половые органы
в обычное время.
Матка на 9-ом месяце беременности.
Момент/Матка после родов-большая
открытая рана. В это время легко
занести заразу.-Соблюдайте чистоту,
не работайте 7 дней.
Издание Отдела Охраны Материнства и Младенчества Н.К.З.,
Художественная редакция А.А. Иоффа.-

这幅彩色的石版画海报展示了怀孕前、中、后的女性生殖器官，作者是苏联的O. 格里恩，绘于1925年左右。图中从左到右分别是孕前女性、孕晚期女性和刚刚生产之后腹盆腔的矢状面，这时子宫仍然处于水肿状态，经过几天或几周才会回缩至正常大小。

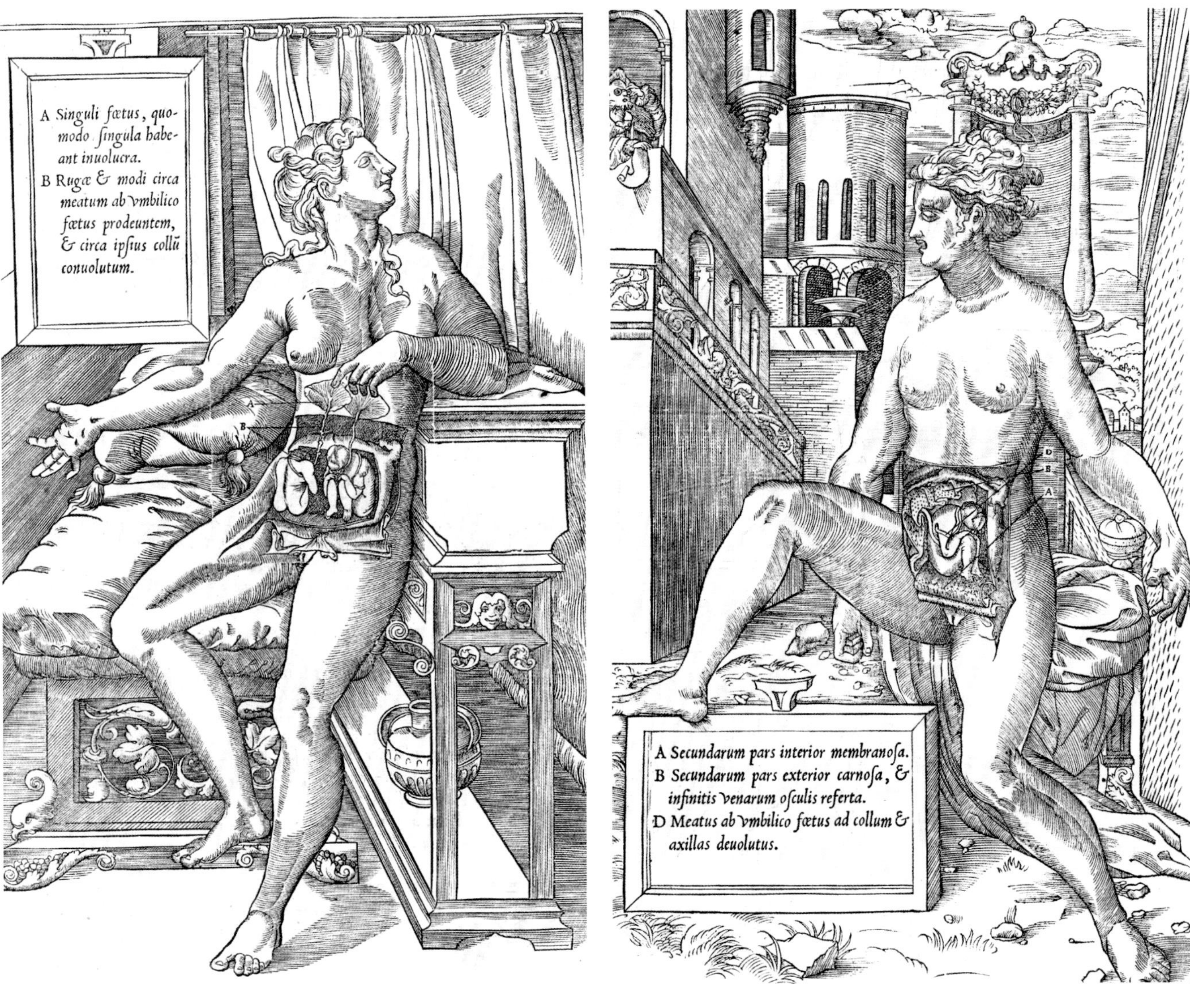

A Singuli fœtus, quomodo singula habeant inuolucra.
B Rugæ & modi circa meatum ab vmbilico fœtus prodeuntem, & circa ipsius collū conuolutum.
A Secundarum pars interior membranosa.
B Secundarum pars exterior carnosa, & infinitis venarum osculis referta.
D Meatus ab vmbilico fœtus ad collum & axillas deuolutus.

↑这两幅图选自查理·艾蒂安的《局部人体解剖》，书中有几幅画作（包括右边这幅）都来自系列作品《神祇之爱》(*Gli amori degli dei*)，作者为佩里诺·德·瓦加（Perino del Vaga）和罗索·菲奥伦蒂诺（Rosso Fiorentino），雕版师是吉安·贾科莫·卡拉利奥（Gian Giacomo Caraglio）。这部作品描述了冥神普鲁托劫走普罗塞尔皮娜并强行将她带入冥府娶亲的故事。

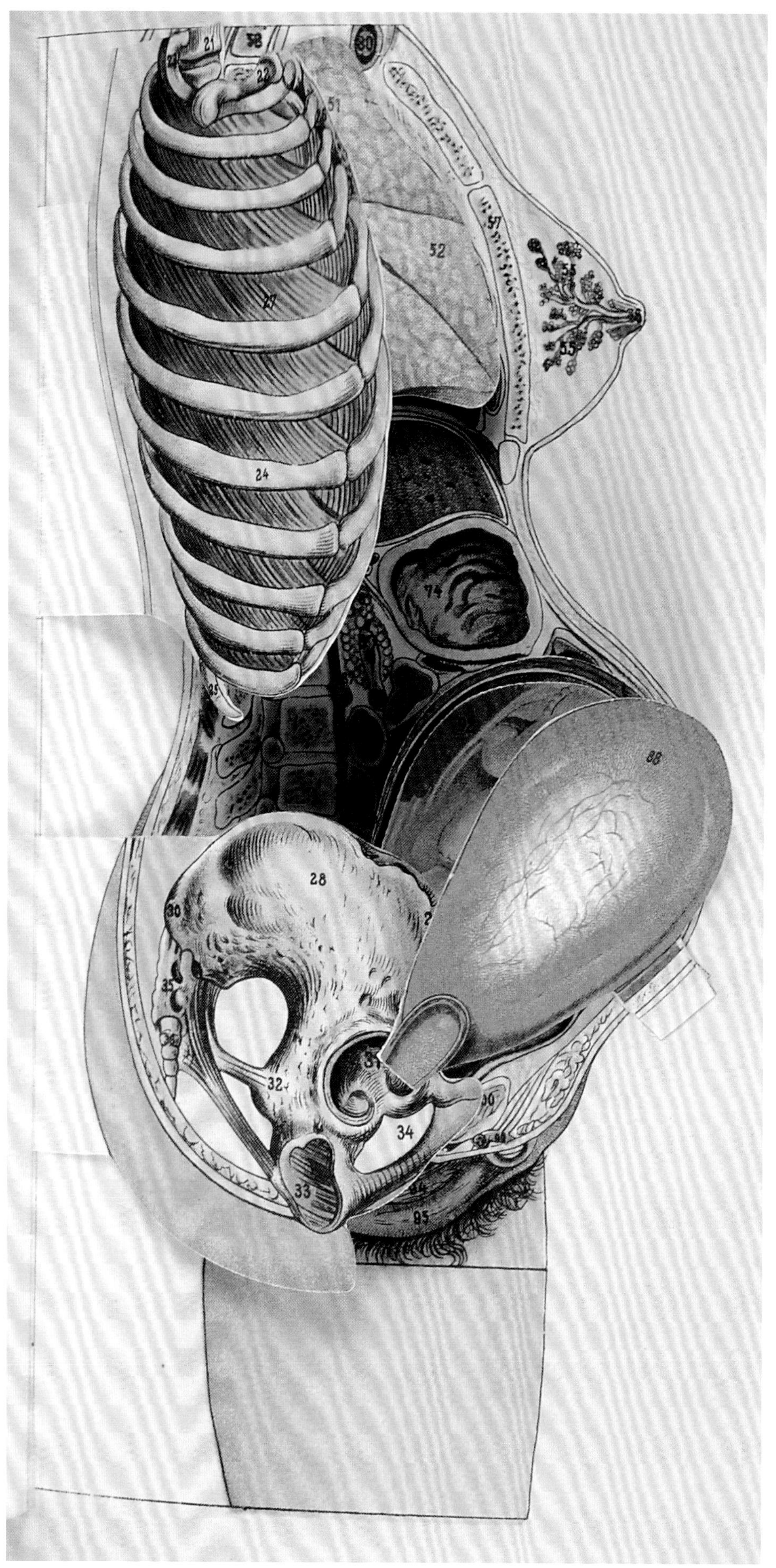
21
58
80
51
57
52
27
24
74
88
28
30
35
32
34
33
95

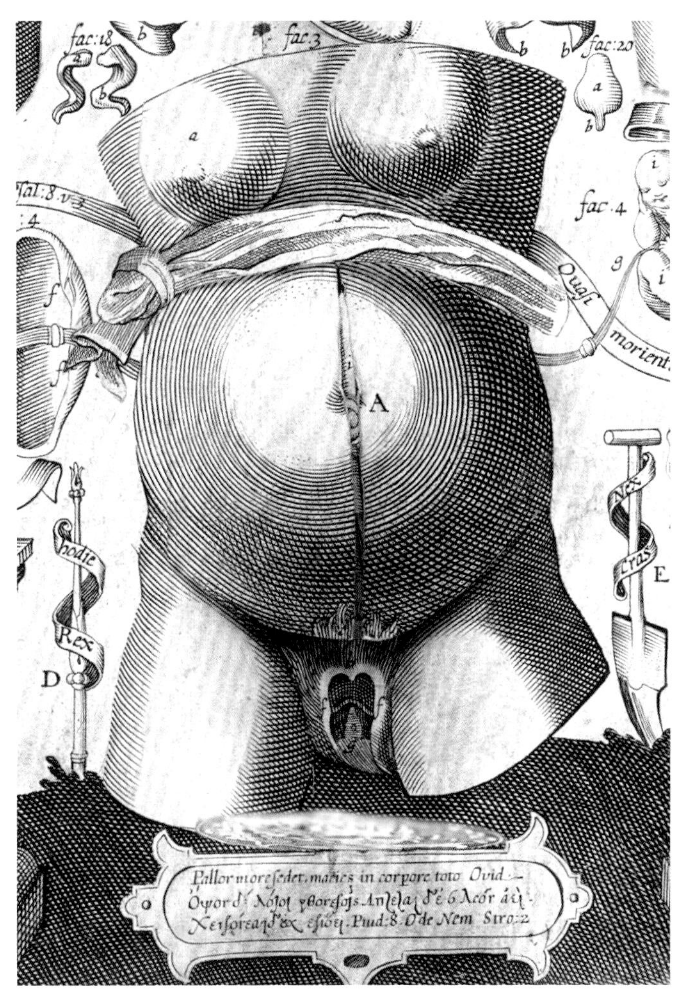

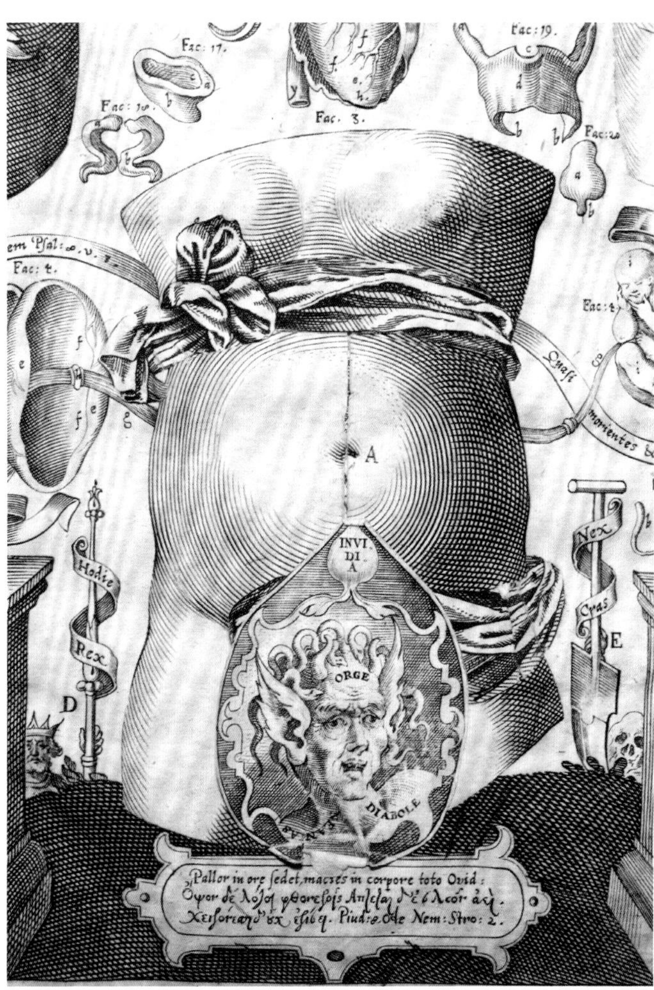

← 这一折叠纸模型选自弗雷德里克·霍利克的《生命起源与生育过程》(*The Origin of Life and Process of Reproduction*，1902年)。在它出版之后，霍利克因传播淫秽物品被起诉。1873年通过的康斯托克法案将寄送“淫秽”材料的行为认定为犯罪，于是在许多年里，包含详细身体描写的书籍均被装在封好的信封中售卖，以便避免法律诉讼。

↑ 可以解剖的夏娃子宫，选自约翰·雷梅林的《新版微观宇宙之镜，铜版画插图，附说明性描述与表格》，这本书最初出版于1613年。右图底部标签上方的模糊纸片上画着恶魔的头，把它翻开才可以看到生殖器。这代表着犹太教和基督教世界中女性与死亡、罪与性之间的联系。这一联系直接来源于圣经《创世纪》中的夏娃形象：她违背了上帝的旨意，在好奇心的驱动下品尝了智慧之树上的果实。因此，亚当与夏娃失去了圣洁，被逐出伊甸园，从此人类中出现了死亡与疾病，其中包括女性生产时的危险和痛苦。

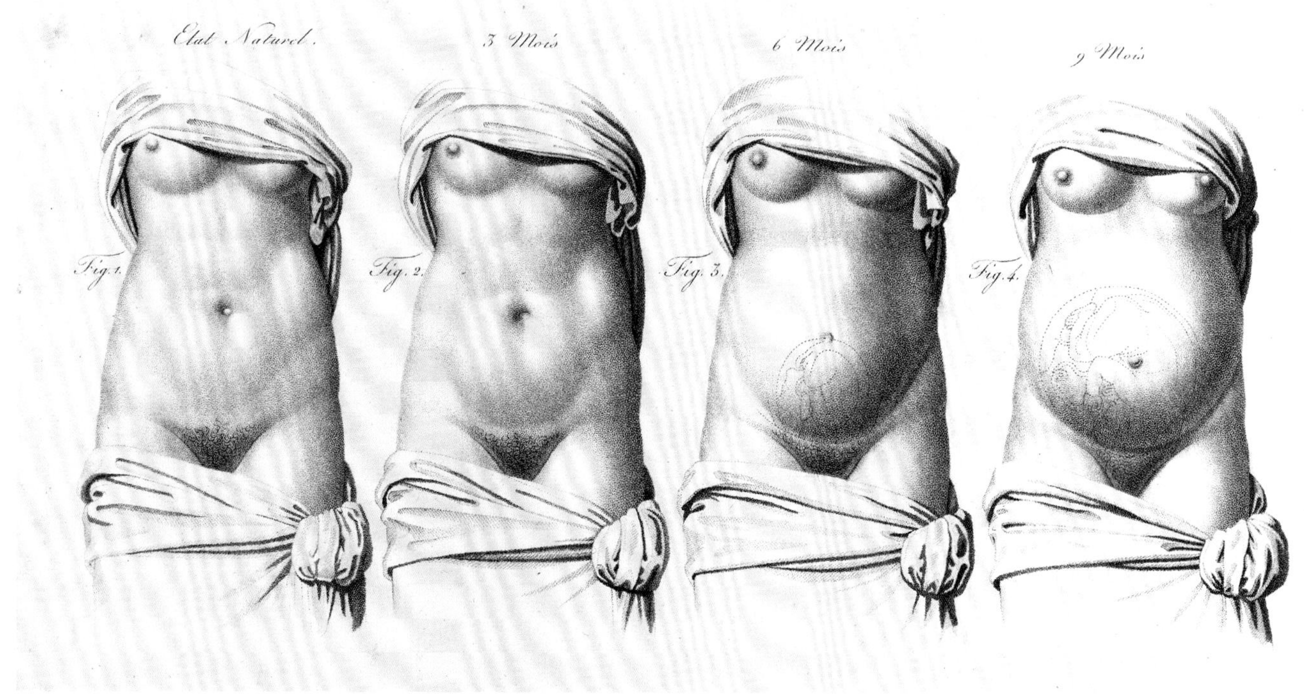

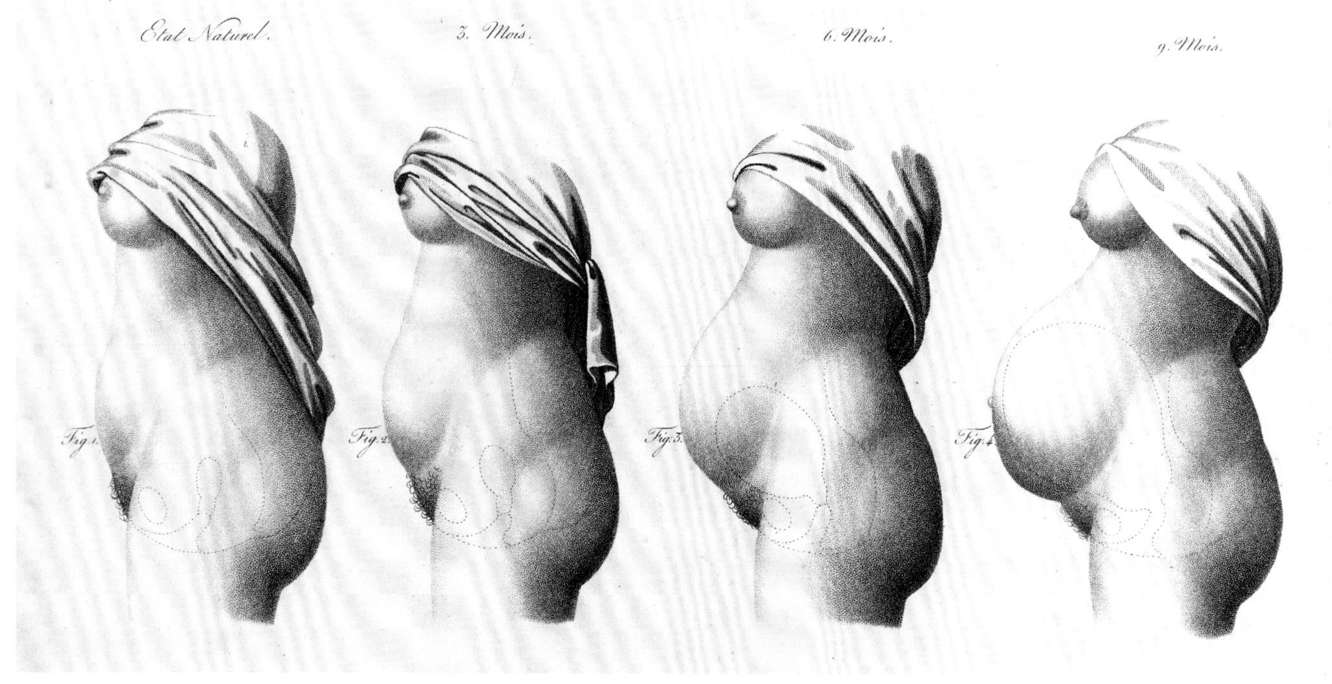

↑这页上的画作来自法国医生雅克-皮埃尔·梅吉尔的《助产学》（*Nouvelles démonstrations d'accouchements*，1822—1827年），此书于1833年出版英文版（*Midwifery*），并获得了广泛赞誉。这些正、侧面图示展示了正常大小的子宫和怀孕三、六、九个月时的子宫。

→此图选自德国解剖学家、生理学家米夏埃尔·皮乌斯·埃德尔（Michael Pius Erdl）的《人类与鸡禽的演化》（*Die Entwickelung des Menschen und des Hühnchens*，1845年）。这部书里满是奇异的图画，包括这幅包裹在羊膜囊中的十二周龄人胚。埃德尔是一名受过培训的画家，可以自己绘制插图的图版。这幅图似乎有种宗教性，正好与他的目的相适应：为“希望通过欣赏他的作品来崇拜造物主之全知、全能与仁慈的人”提供帮助。

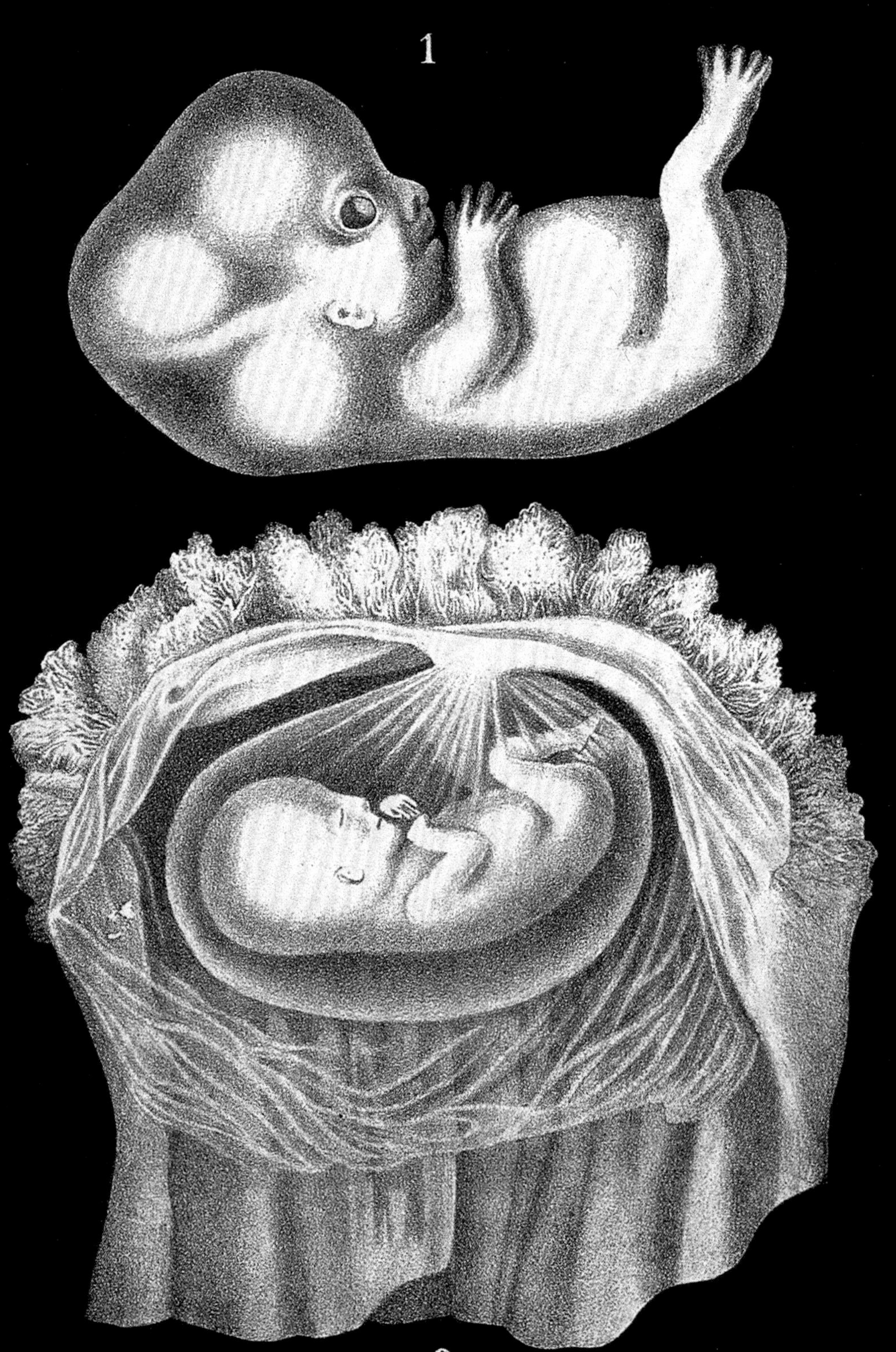
1
2

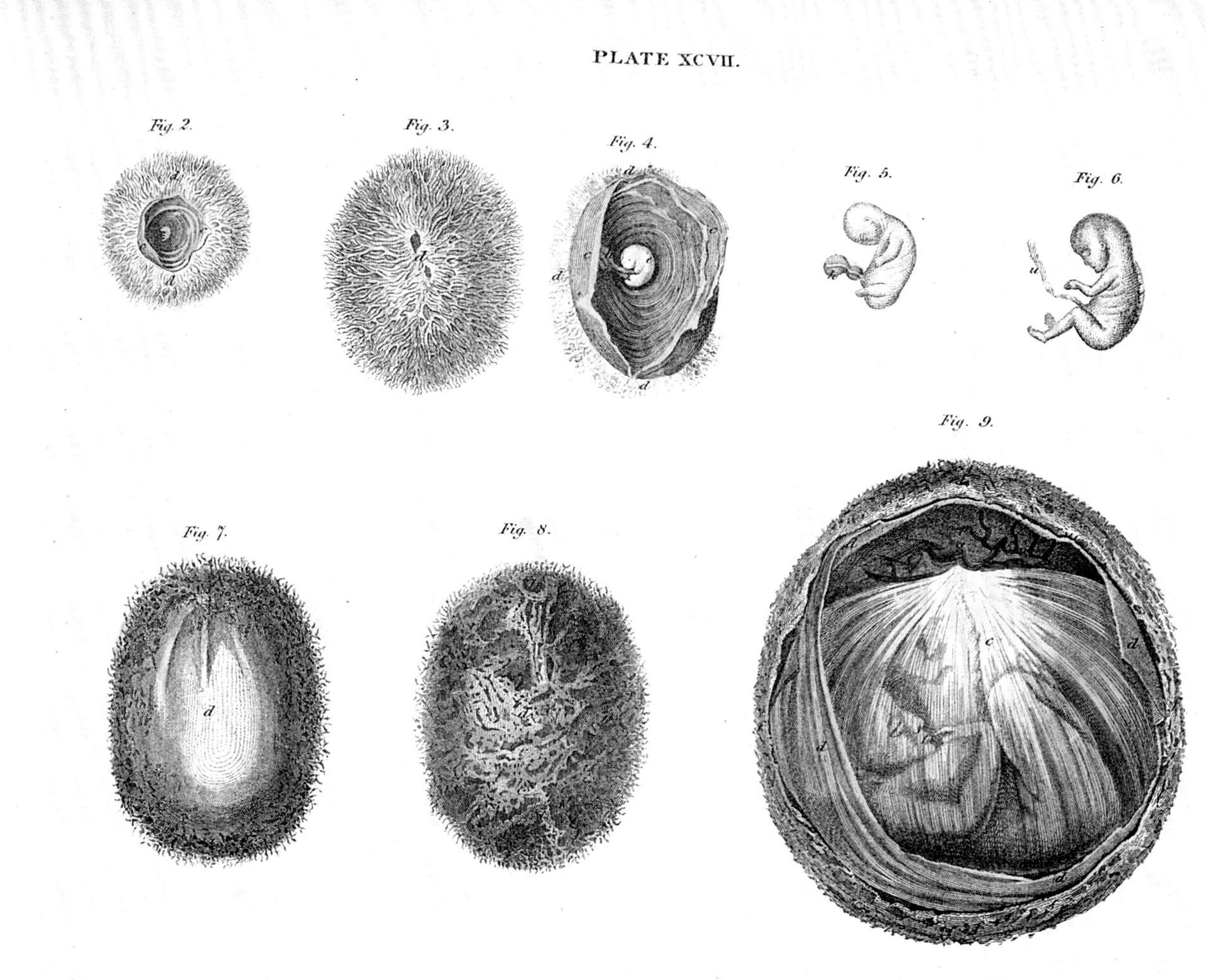

这些手工上色的雕版画展示了胚胎的发育，选自约翰·利扎斯的《人体解剖系统图解与生理、病理和手术发现》。

↑上图是胚胎从三到四周发育至成熟的过程。

→这幅图描绘了子宫中的胎盘，中间连着的是脐带，周围是羊膜囊和子宫壁。

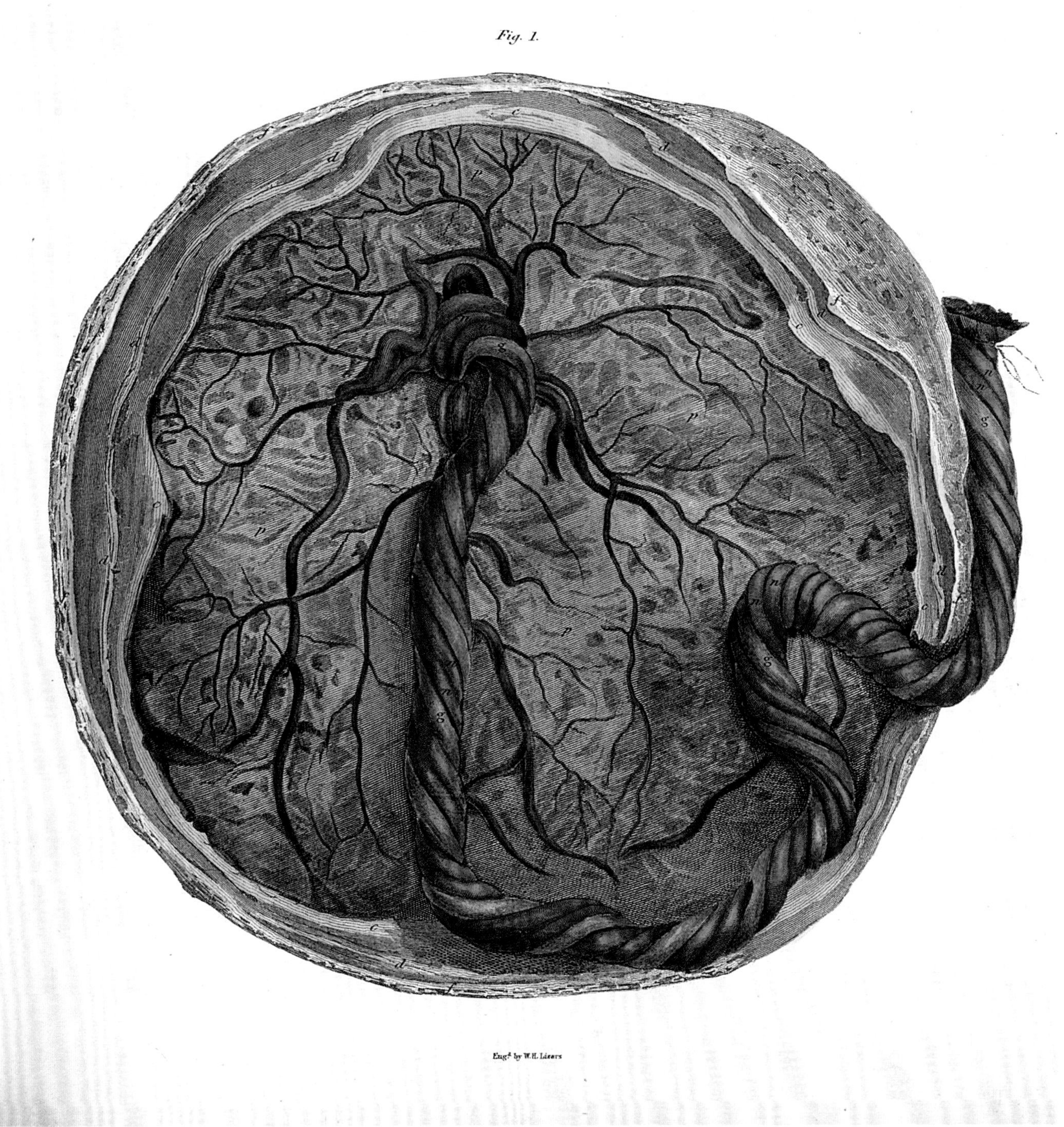
Fig. 1.
Engd by W.H. Lizars

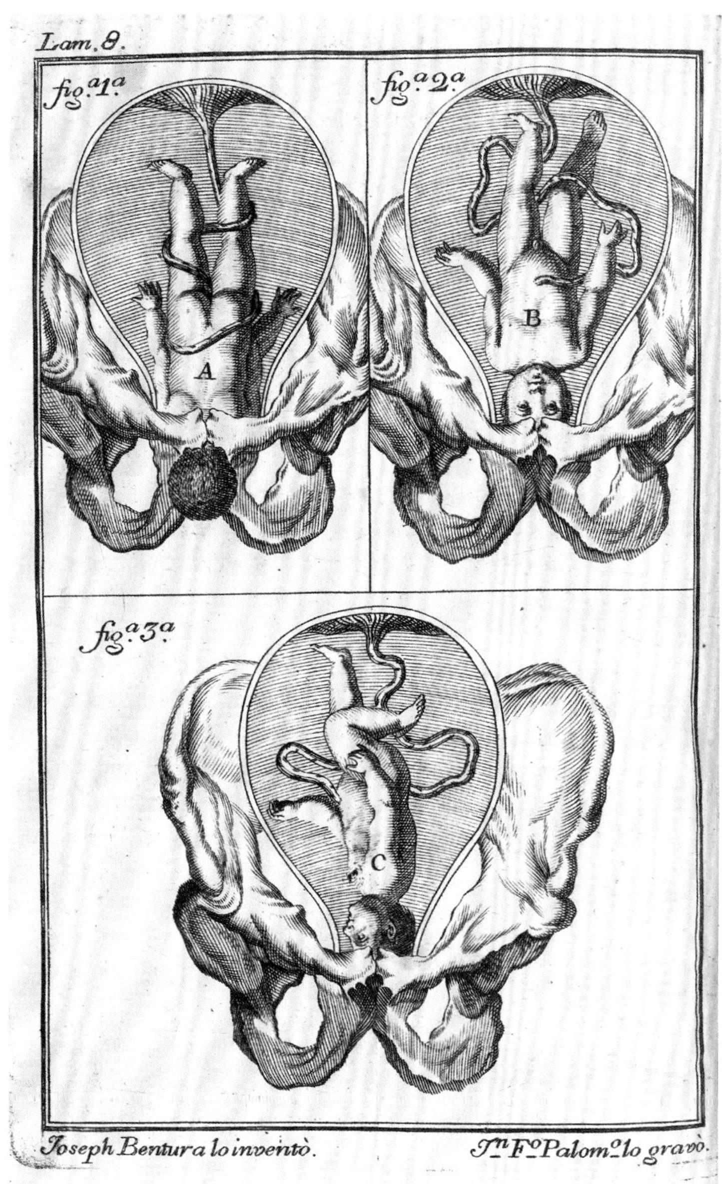

上图中胎儿的头部即将娩出。此图由安东尼奥·庞斯绘制，选自何塞·文图拉·帕斯托尔的《产科手术规范》(1789年)——一部为外科医生和其他医务人员所作的教科书。这幅优雅的图示讲解了分娩时胎儿可能出现的体位，但其中的胎儿被错误地画成了幼童或更大的孩子。在大部分历史中，协助产妇分娩的不是医生，而是助产士。她们的执业资格主要来自自己的生产经验，有些人也会使用草药或其他形式的医疗手段。在18世纪早期，男助产士和医生就已经在积极地与传统助产士竞争了。他们手里有先进的技术，接受过系统的培训，还有诸如此类的指导书，于是他们想把助产学也划进自己的地盘。

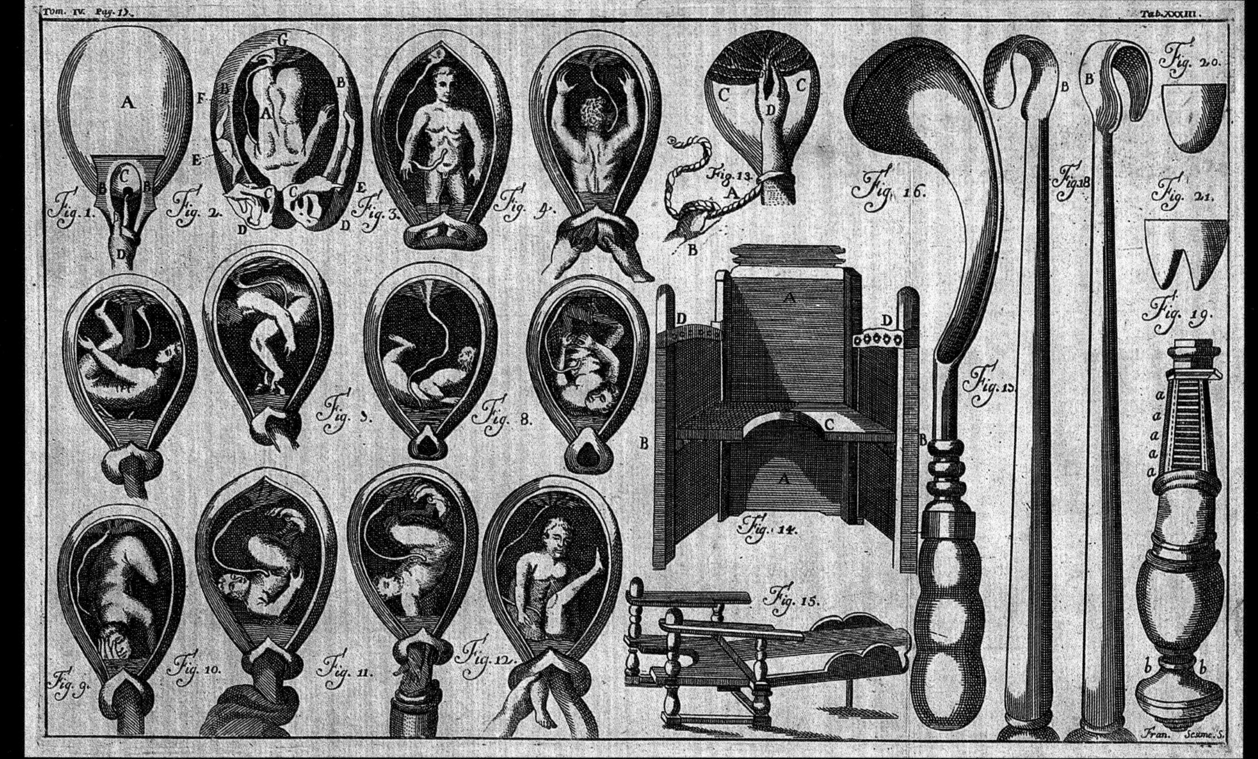

上图的作者是F.塞松（F. Sesone），选自德国解剖学家、外科医生兼植物学家劳伦丘斯·海斯特尔（Laurentius Heister）的《外科手术指导》（*Institutiones chirurgicae*，1731年）。图中展示了分娩时的多种胎儿体位，旁边是分娩椅和产钳等辅助器械。发明于16世纪的产钳是助产技术的巨大飞跃，不过这种器械一直是职业机密，直到17世纪30年代才被公开。此类创新的助产工具帮助医生赢过了传统的助产士。图上的胎儿长相如同成人，令人想起可追溯至16世纪的“雏形人”假说：婴儿是发育完整的微型人类，存在于卵子或者精子之中，在精卵结合后长成正常大小。这一假说曾引起很多争论。

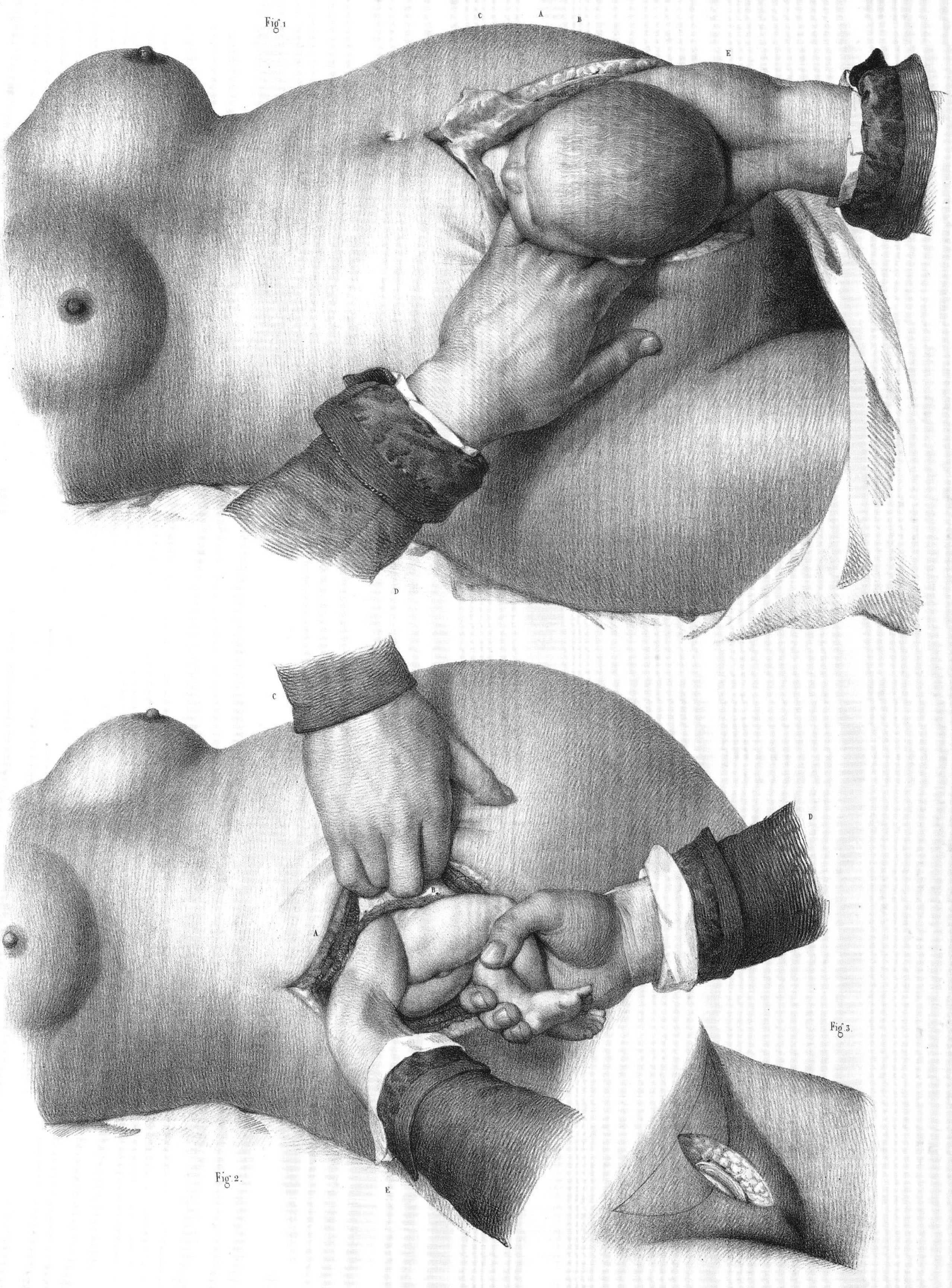
Tome 7.
Pl. 77.
Fig. 1
C
A
B
E
D
C
D
B
A
Fig. 3.
Fig. 2.
E
N.H. Jacob direxit.
d'après nature par Léveillé.
Imp. Lemercier, Benard et Cie.

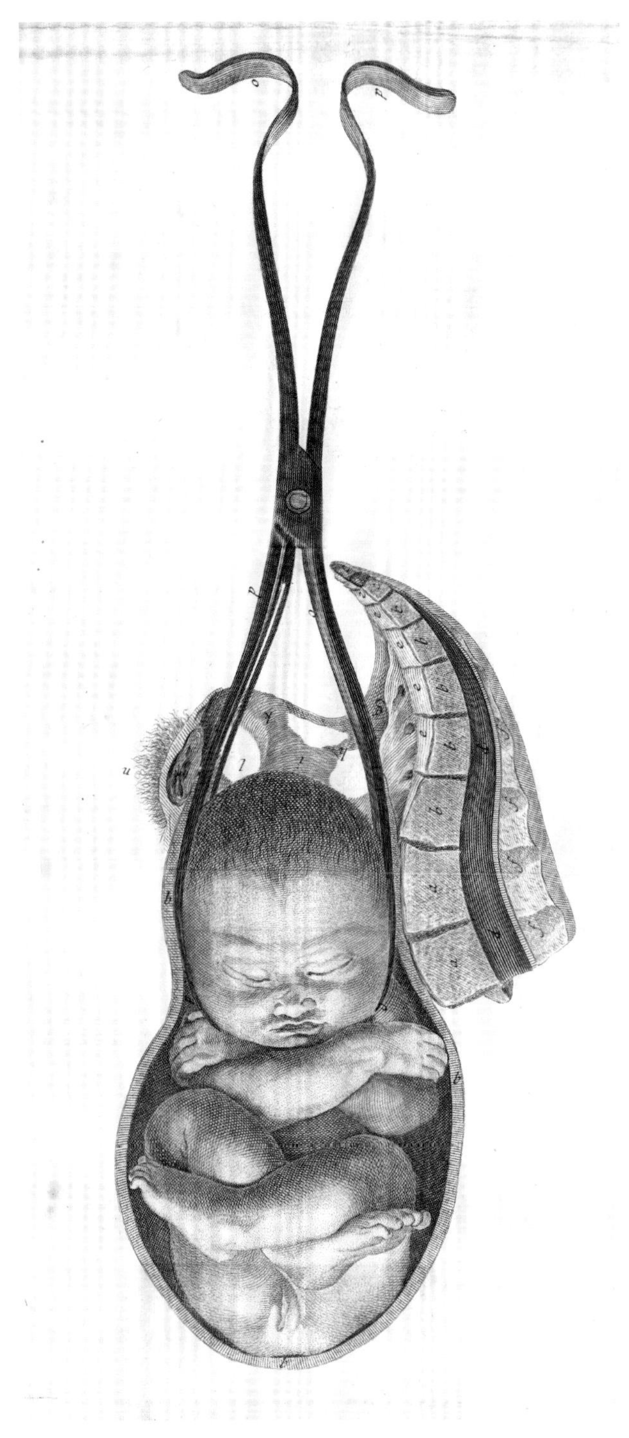

↑上图是产钳辅助分娩的图示，选自法国产科医生让-路易·博德洛克（Jean-Louis Baudelocque）的《分娩技术》（*L'Art des accouchements*，1781年）。此书作者常被人称为“伟大的博德洛克”，他在当时是法国产科学的领头人。

←剖宫产图示，选自让-巴普蒂斯特·马克·布尔热里的《人体解剖及外科手术总纲，附N-H.雅各布的写实彩色石版画》。剖宫产（Caesarean section 或C-section）曾经十分危险，母亲的死亡率极高，只在没有其他选择时才能使用。在子宫和腹壁缝合术得以应用、麻醉术逐渐发展、手术过程更加卫生之后，剖宫产才变得安全了许多。

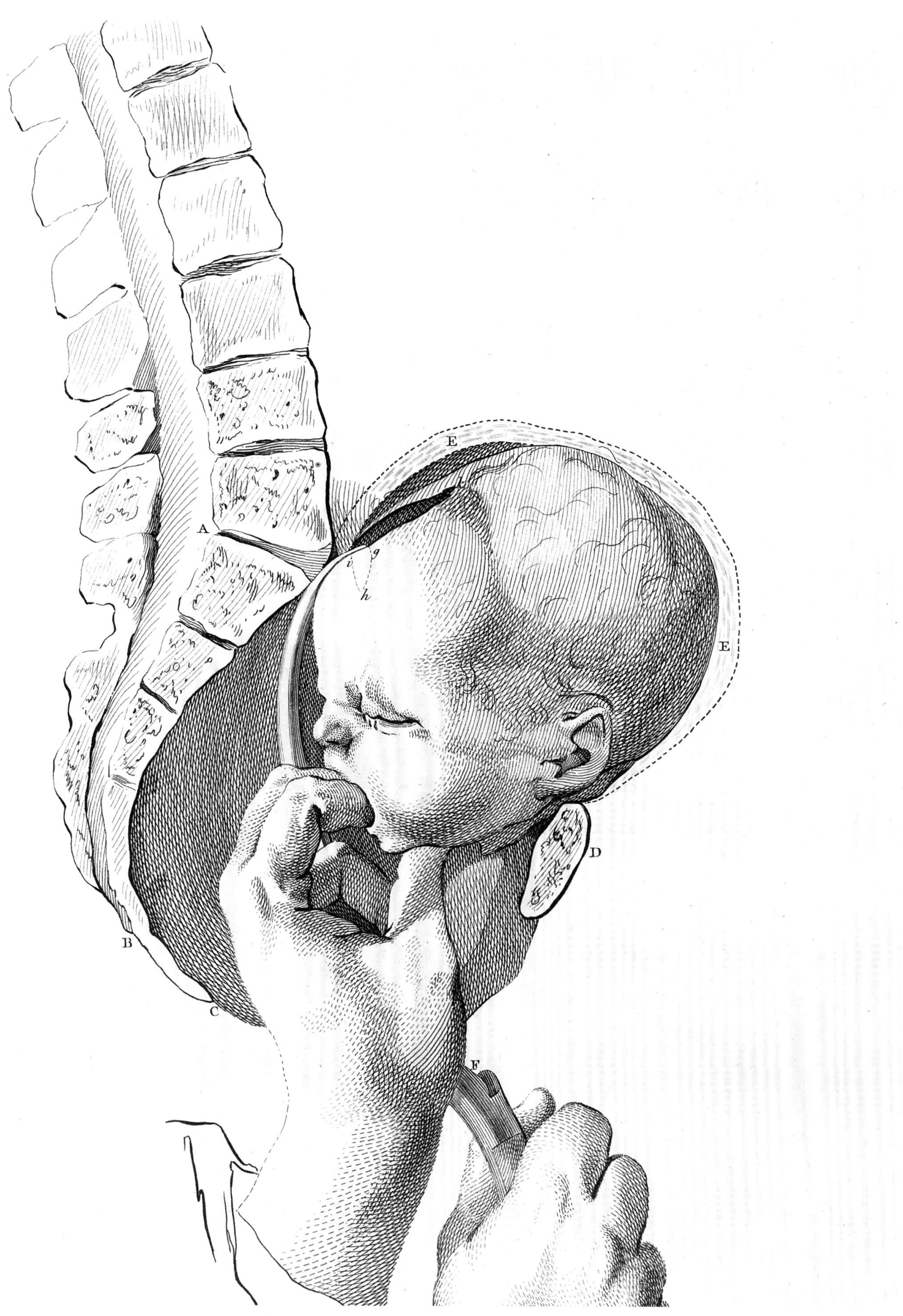
E
E
A
g
i
h
D
B
C
F

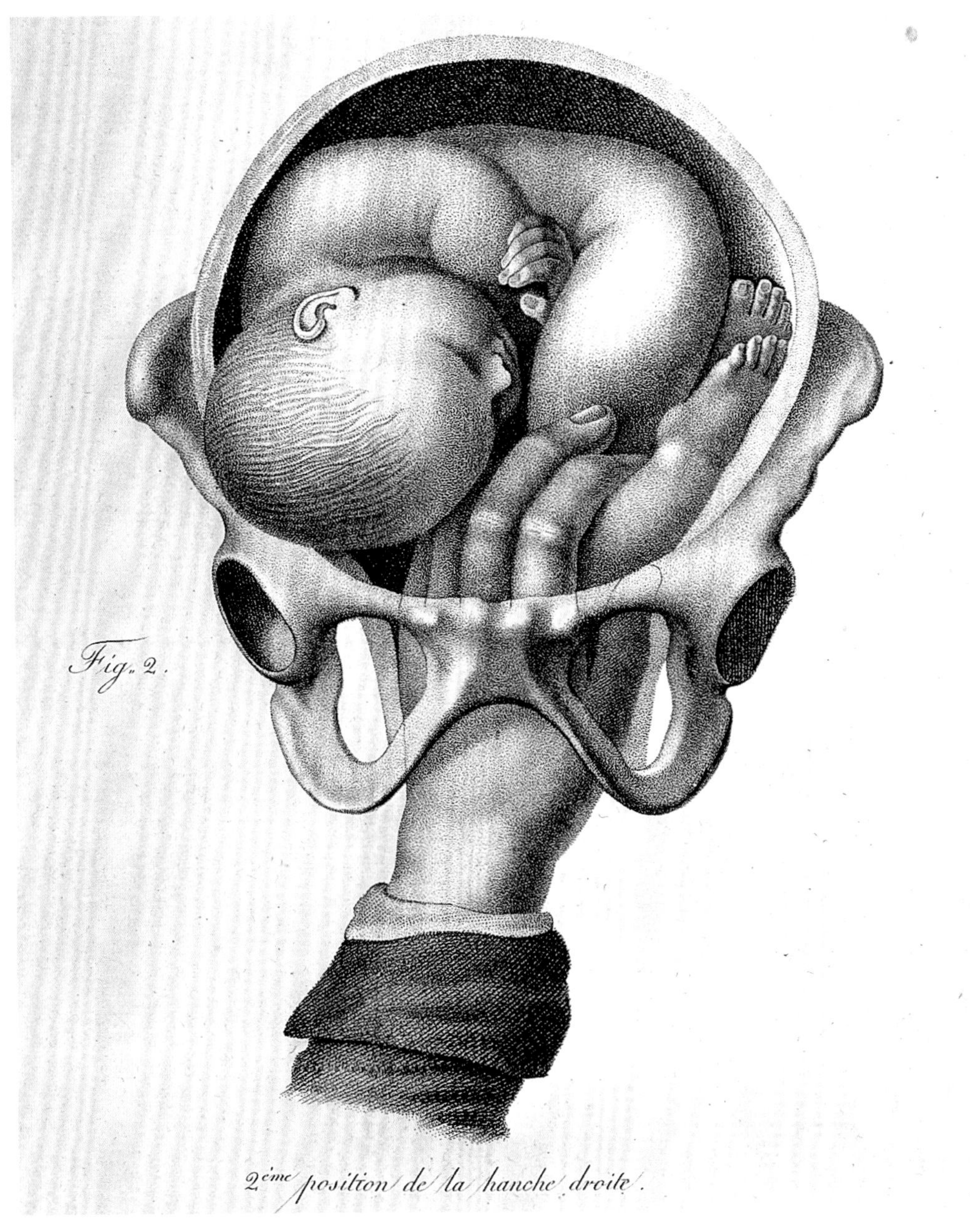

↑上图展示了旋转宫内胎儿，将其调整至良好体位，以便分娩的技术，选自雅克-皮埃尔·梅吉尔医生的《助产学》。

←辅助分娩过程中的盆腔矢状切面图，选自苏格兰产科医生威廉·斯梅利的《解剖图解与助产略谈》(1754年)。斯梅利是当时最杰出、最富有的英国男助产士，也就是取代女助产士的男性医生。图中展示了在胎儿过大或骨盆过小的难产情况下，医生使用一种“弯钩”帮助胎儿娩出的技术。斯梅利制造了自己的产科器械，以“避免婴儿死亡(给他)带来的严重焦虑”。

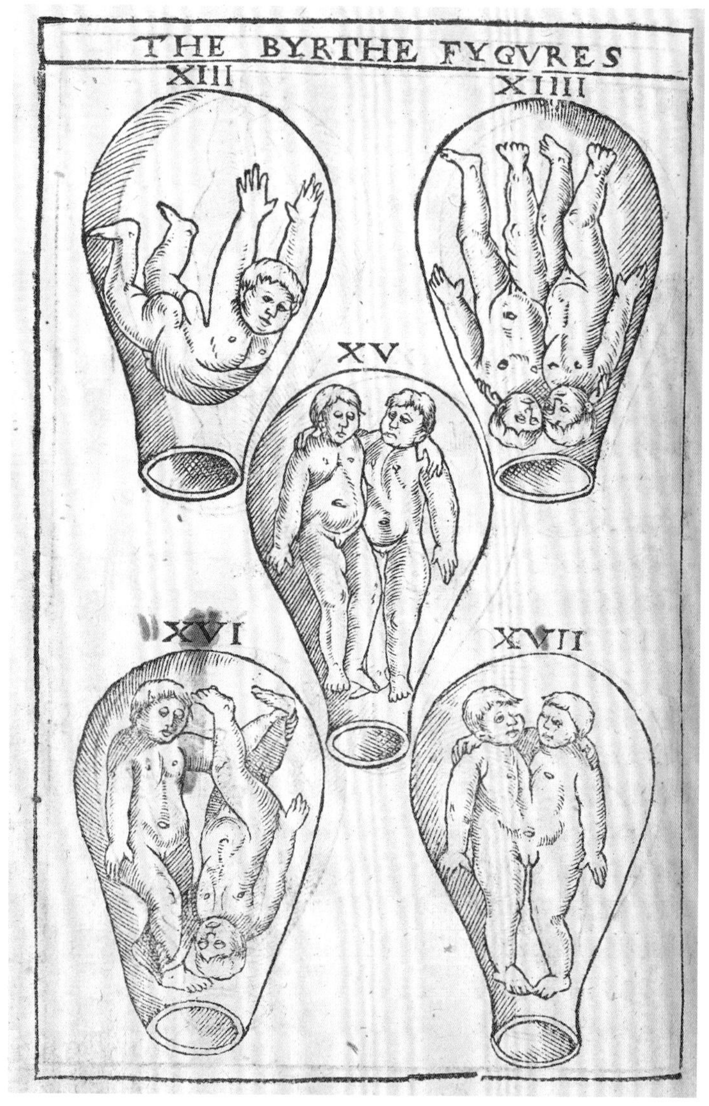

上图展示了各种产前的胎儿体位，其中包括双胞胎，选自16世纪极为重要的英文助产学书籍——《人类的诞生：又名女性之书》(1540年)，此书译自德国医生奥伊夏尔斯·罗斯林（Eucharius Rösslin）的《孕妇与助产士的玫瑰园》(*Der schwangern Frauwen und Hebammen Rosengarten*，1513年)。这部由托马斯·雷纳德译制的第二版英译本大获成功，之后再版了许多次，还被翻译成了多国语言。在这个时代，孕产基本上是女性专属的领域，被当成上帝之伟大奥秘的怀孕与分娩则保持着秘密而神圣的一面，人们似乎不应讨论它，也很少有人把它落于纸面。图中的胎儿看起来更像大一点的儿童。

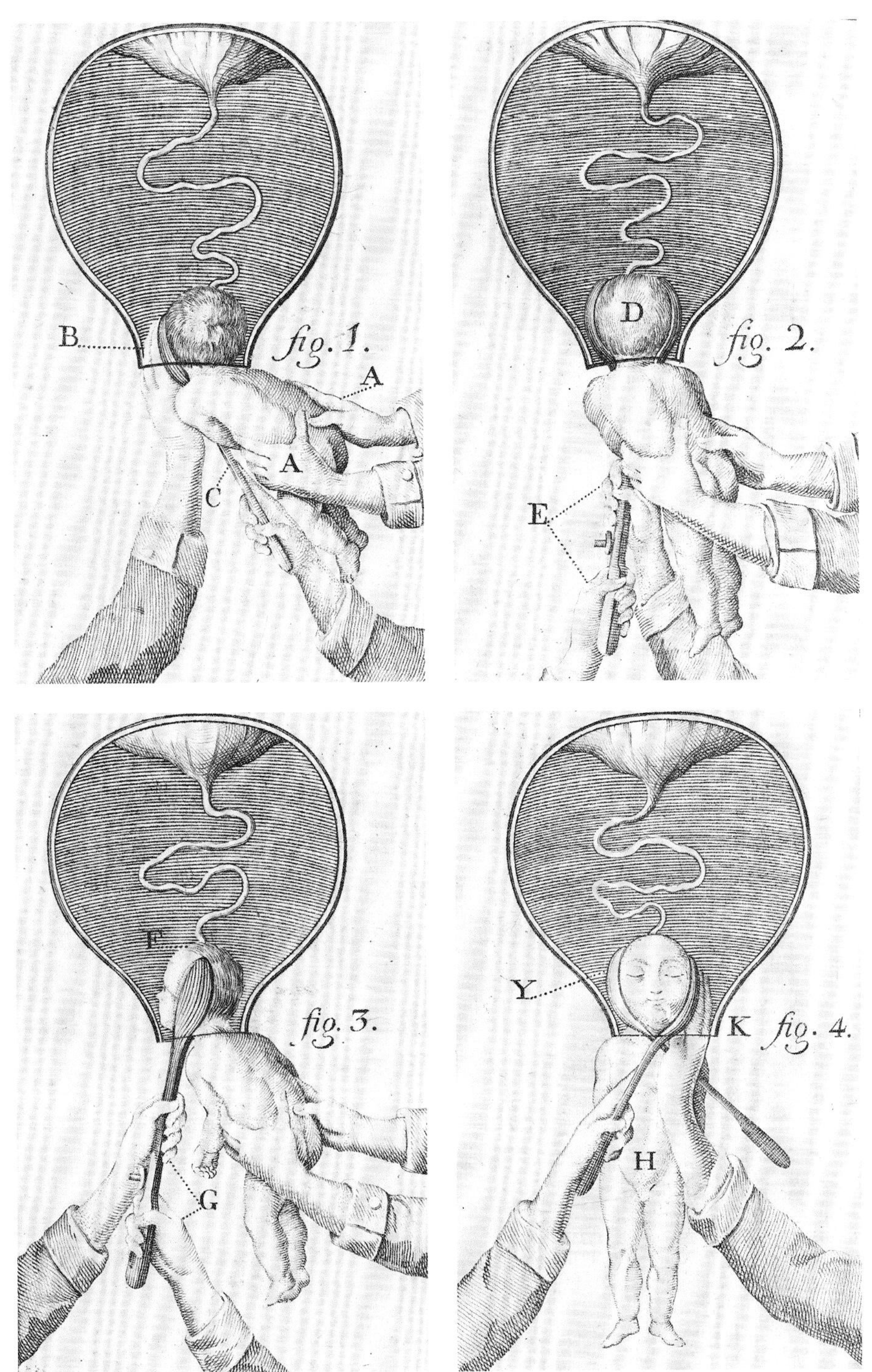

这一系列图示展示了医生使用产钳辅助臀位分娩的过程。臀位分娩即婴儿在子宫内头朝上脚朝下，下半身先娩出。此图选自何塞·文图拉·帕斯托尔的《产科手术规范》。注意医生优雅的袖口：在此书出版时，现代的无菌观念还不存在，直到1850年，匈牙利医生伊格纳茨·塞麦尔维斯才发现了洗手和产妇死亡率之间的关联。但是他没有足以支持这个发现的理论，只提出了“尸体一般的微粒”这种模糊的概念，所以学界并未认真考虑他的观点。19世纪晚期，法国生物学家、化学家路易·巴斯德进行了更加严谨的、受到学界认可的实验，证实了塞麦尔维斯的发现。19世纪70年代，英国外科医生约瑟夫·李斯特在外科手术中使用了石炭酸消毒剂，并推广了这种方法。后人将李斯特尊为“现代无菌手术之父”。

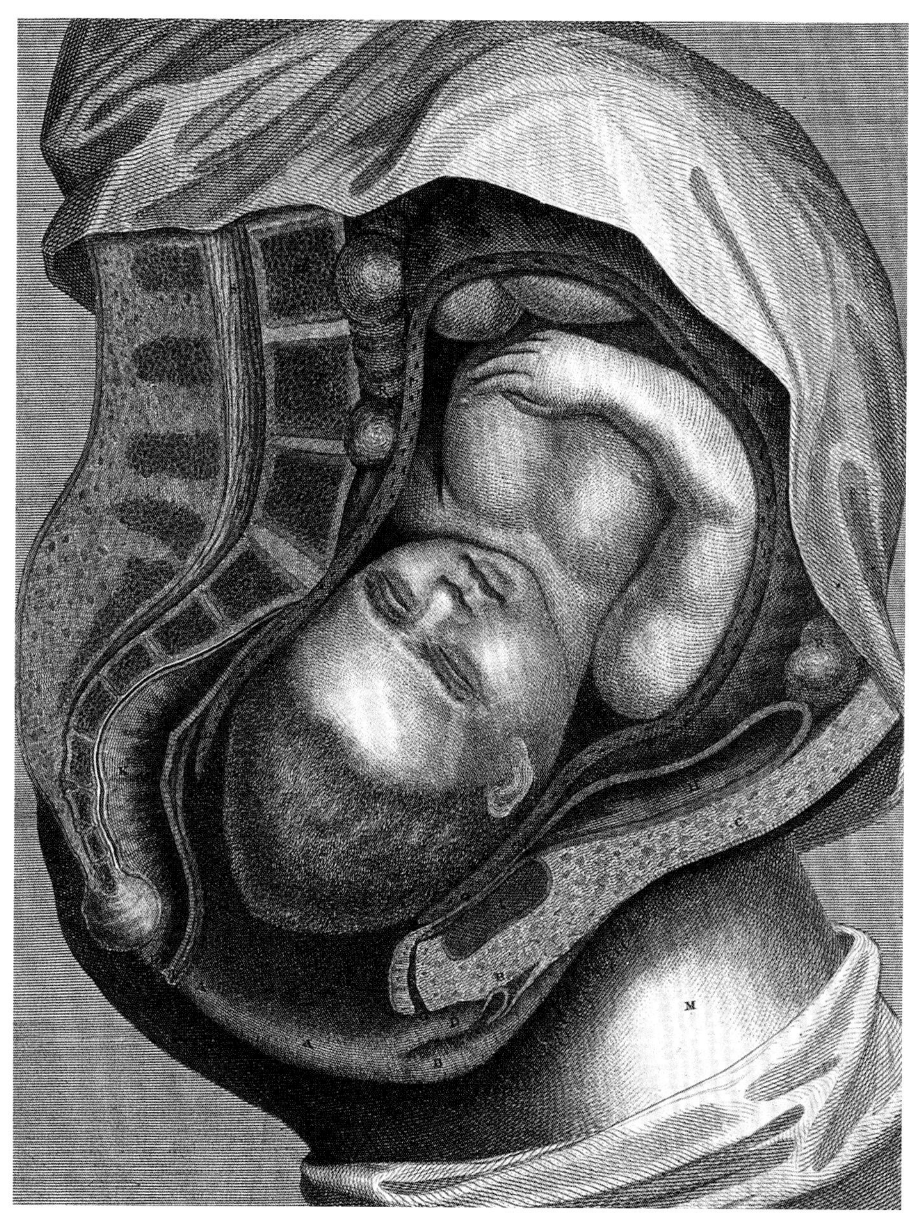

J. 查普曼（J. Chapman）的铜版画，描绘了临产孕妇的腹盆腔矢状面。左侧可以看到脊椎节段、脊髓和下端的马尾神经（即脊髓尾骨端的一束神经根），右侧可以看到被压迫的膀胱紧贴着耻骨联合（连接两耻骨的关节）和下腹壁。这幅图选自约翰·威尔克斯的《伦敦百科全书，或艺术、科学与文学通用词典》(共二十四卷)。

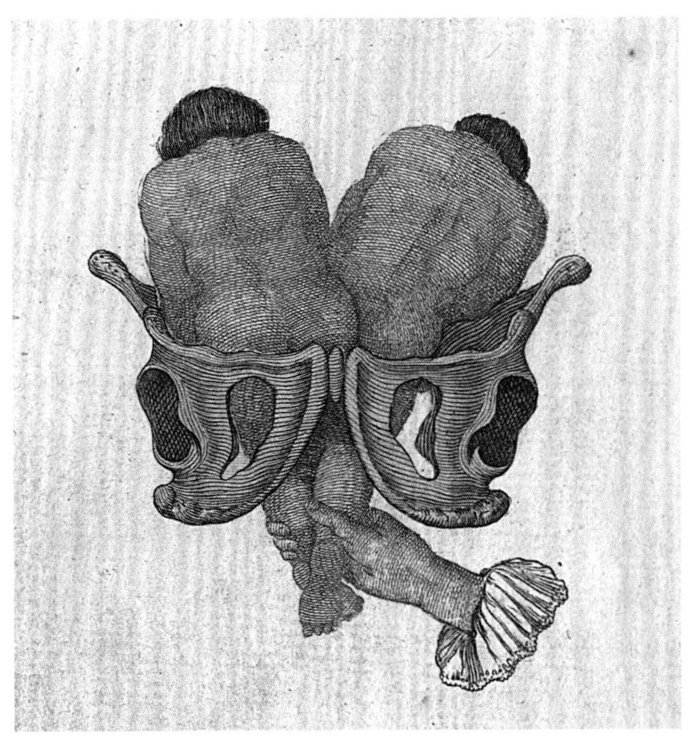

↑安杰莉克·玛格丽特·勒布尔西耶·杜库德雷（Angélique Marguerite Le Boursier du Coudray）是18世纪法国的助产士，她更为人熟知的称呼是杜库德雷夫人（Madame du Coudray）。她受国王路易十五支持，到法国乡村去训练助产士，以降低居高不下的婴儿死亡率。她从未结婚，"夫人"的头衔表明了她作为助产士的身份。"助产士"在法语中是sage-femme，直译为富于智识的女性（wise woman）。杜库德雷夫人也因她的"产科机器"声名远播。那是一个等比例的孕妇躯干模型，其中有布料和皮革制成的"胎儿"，她就是用这具模型传授了助产接生的技术。上图选自她的著作《助产技术》（*Abrégé de l'art des accouchements*，1759年），书中收录了她教授的助产士课程。

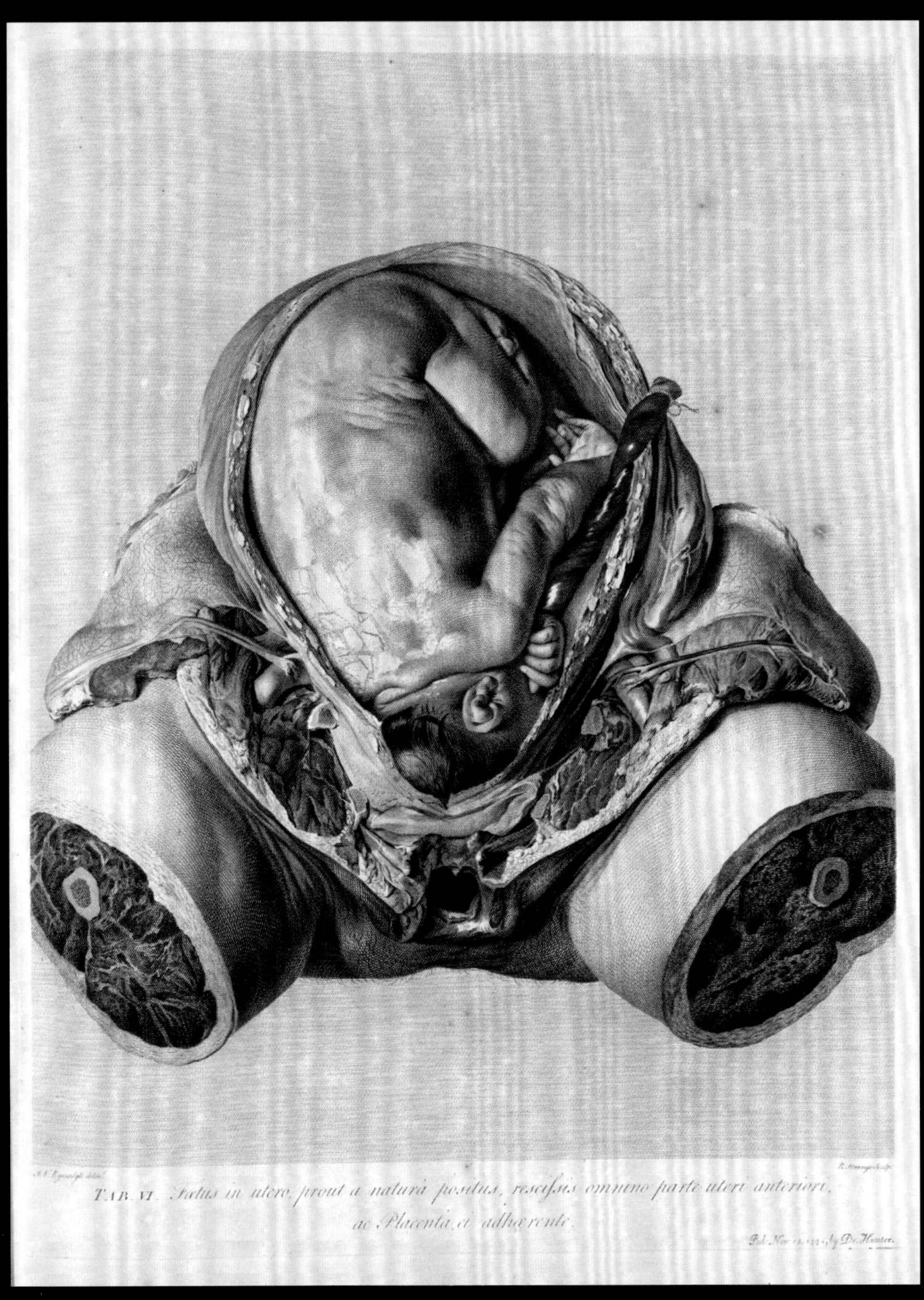

这幅雕版画描绘了妊娠九个月的子宫，作者是荷兰画家扬·凡·里姆斯迪克（Jan Van Rymsdyk），选自威廉·亨特的《人类妊娠子宫解剖图解》(1774年)。这本书是当时最知名、最重要的产科图谱。1750年，亨特得到了一件稀有物品——怀孕九个月的孕妇尸体，于是他下定决心要制作这部图谱。当时大部分尸体都来自死刑犯，女性尸体极为稀少，孕妇的尸体更是如此。这部图谱花了二十多年才完成。等到书完稿时，威廉和他的兄弟约翰已经又解剖了十一具尸体。此书以其内容的广度和其中惊人的等比例写实插图闻名于世。与戈瓦德·比卢、赫拉德·德·莱雷斯的作品一样，这些画作再现了解剖结果，而非理想化的人体，尤其是这幅画。其中截断的大腿如砧板之肉一般，粗粝、直白的风格反映了真实的、未经美化的人体解剖。

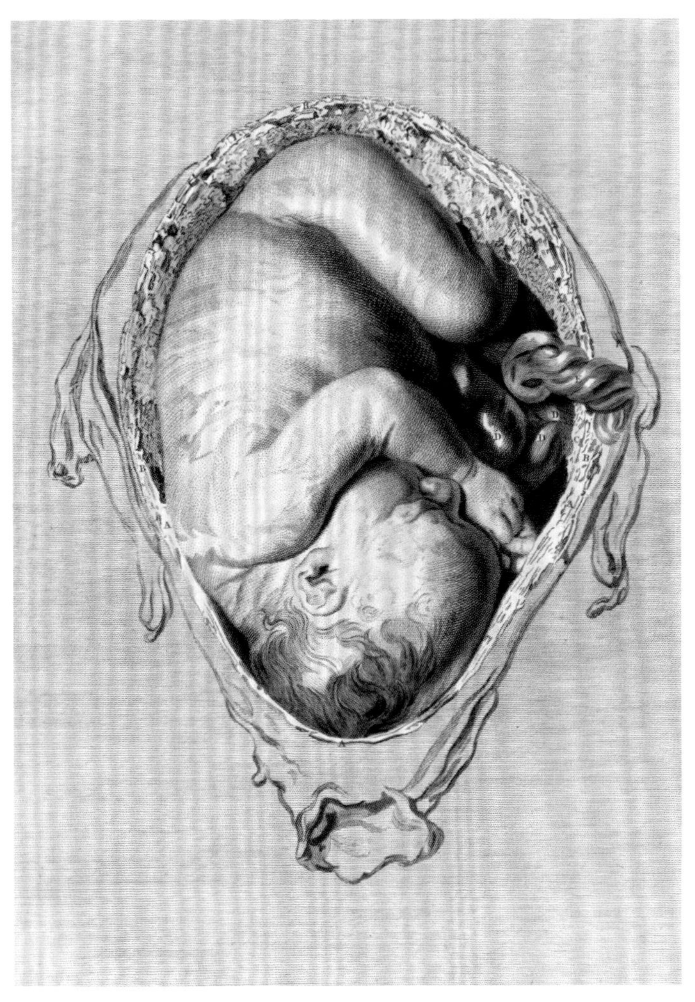

这幅精巧细致的铜版画由J. C. 布赖耶（J. C. Bryer）参照扬·凡·里姆斯迪克的画作绘制，展示了子宫内头部朝向阴道的八月龄胎儿，选自威廉·亨特的《人类妊娠子宫解剖图解》。由于某种原因，也许是作者和画家起了冲突，总之这本书没有向凡·里姆斯迪克致谢，甚至没有提到他的名字。著名印刷商约翰·巴斯克维尔（John Baskerville）仅出版过两部医学书籍，此书就是其中之一。经典的衬线字体Baskerville就是以这位印刷商的名字命名的。

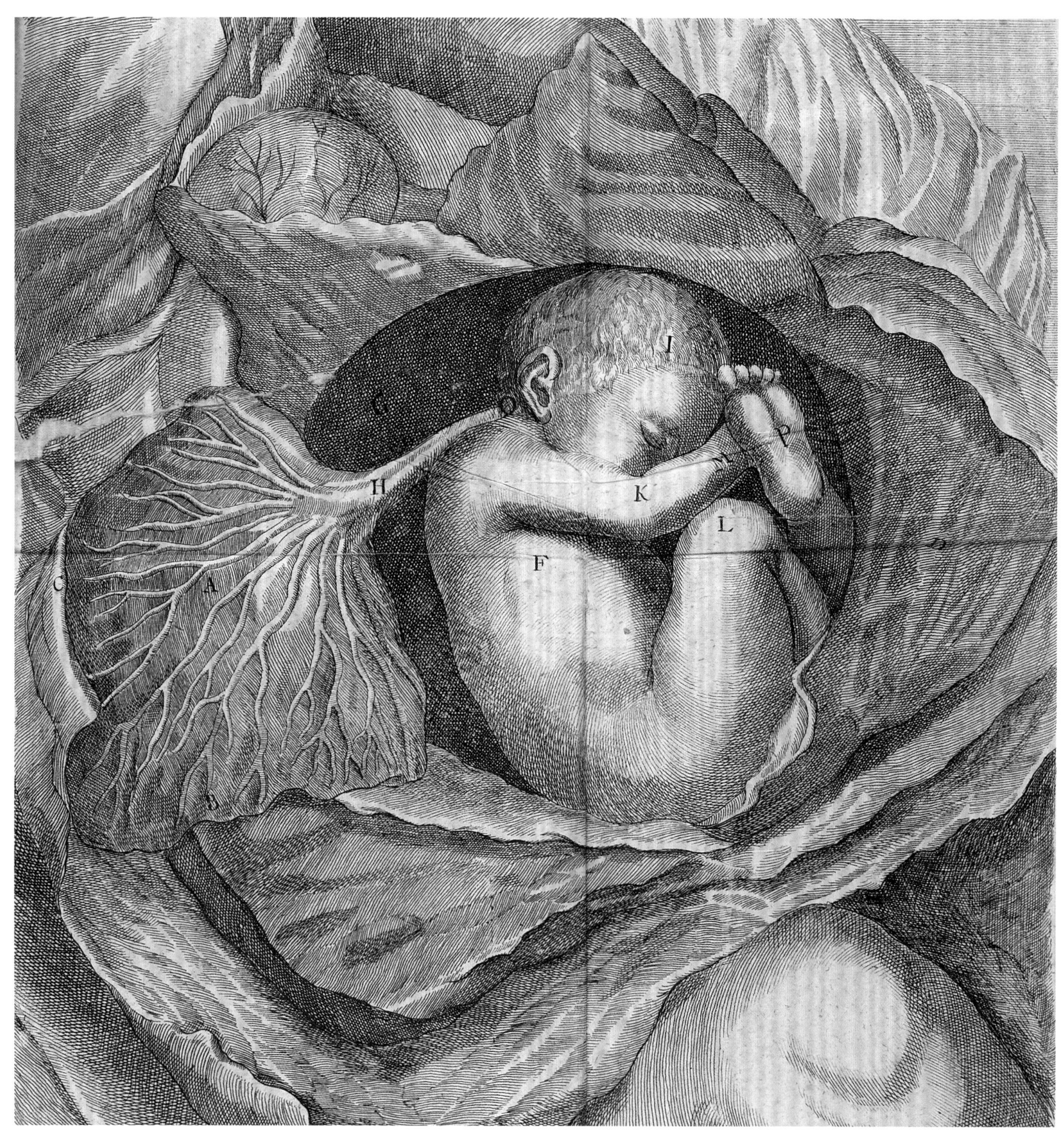

这幅风格柔和的铜版画描绘了一个安静地蜷缩着的胎儿。包裹它的子宫被剥开，形状如同叶片拼成的摇篮。此图选自中欧西里西亚地区助产士朱斯蒂娜·迪特里希·西格蒙德（Justine Dittrich Siegemund）的《勃兰登堡选民团助产士》(*Die Chur-Brandenburgische Hoff-Wehe-Mutter*，1690年)。西格蒙德又名西格蒙丁。曾有一名经验不足的助产士为她接生，这段糟糕的经历促使她投身于助产学研究。她自学成才，最终成了著名的助产士之一。她是勃兰登堡选民团的助产士，但是免费为穷人提供服务。这本书是助产士的操作手册，讲解了分娩过程中可能遇到的困难及其解决途径。

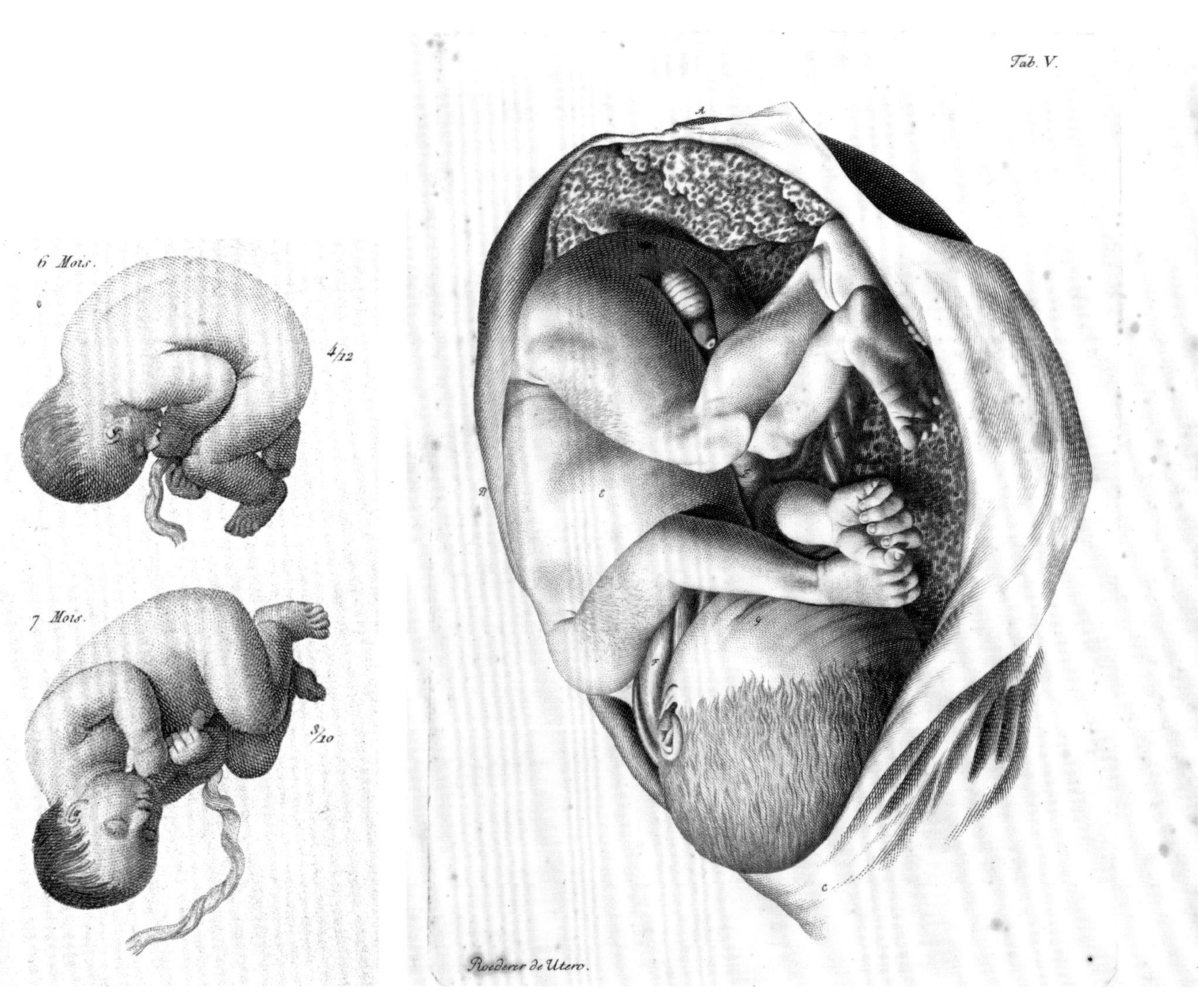

↑水彩上色的蚀刻版画，书籍来源未知。图中为六月龄和七月龄的胎儿。

↑蜷伏的胎儿从子宫中暴露出来。此图选自德国医生约翰·格奥尔格·勒德雷尔（Johann Georg Roederer）的《人类子宫图解》（*Icones uteri humani observationibus illustratae*，1759年）。胎儿被脐带缠住了脖子，这是十分危险的情况，甚至有可能导致胎儿死亡。

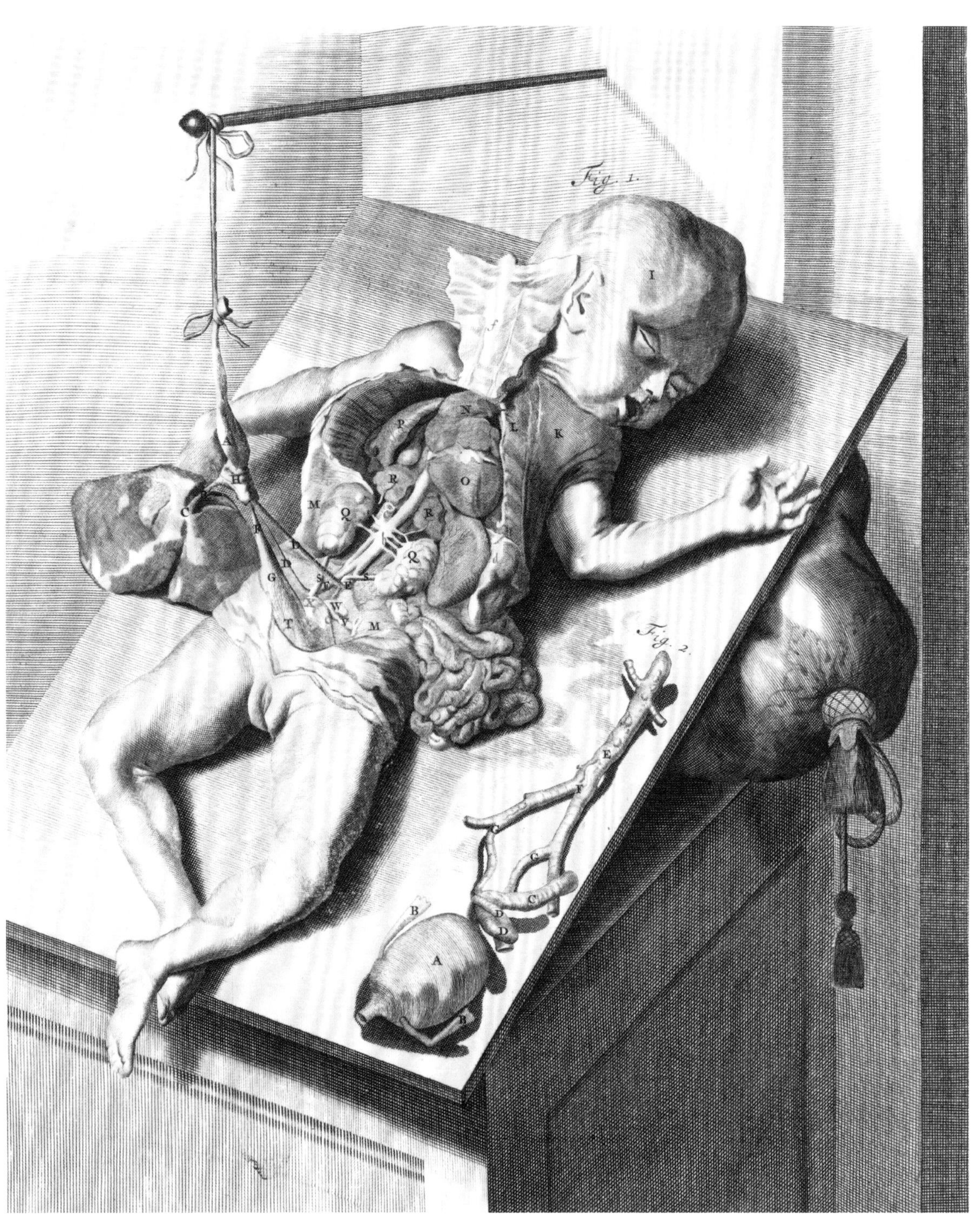

↑赫拉德·德·莱雷斯为戈瓦德·比卢的《人体解剖学》创作了这幅悲惨的画作，之后，威廉·考珀将这幅画无署名地收录于《人体解剖详解、新发现与术中观察，欧洲大师匠心制作一百一十四幅铜版画描绘生后图景》（1698年）。图中的女婴被打开了胸腔和腹腔，胸骨和部分肋骨被翻开，展示出其下的心脏和右肺；肝被取出，放在了婴儿右侧。悬挂在杆上的器官可能是膀胱。

→同一本书中的另一幅插图，展示了男性胎儿和胎盘。这些画作描绘了真实的解剖情形，以其毫无美化、缺乏情感的特点闻名于世。

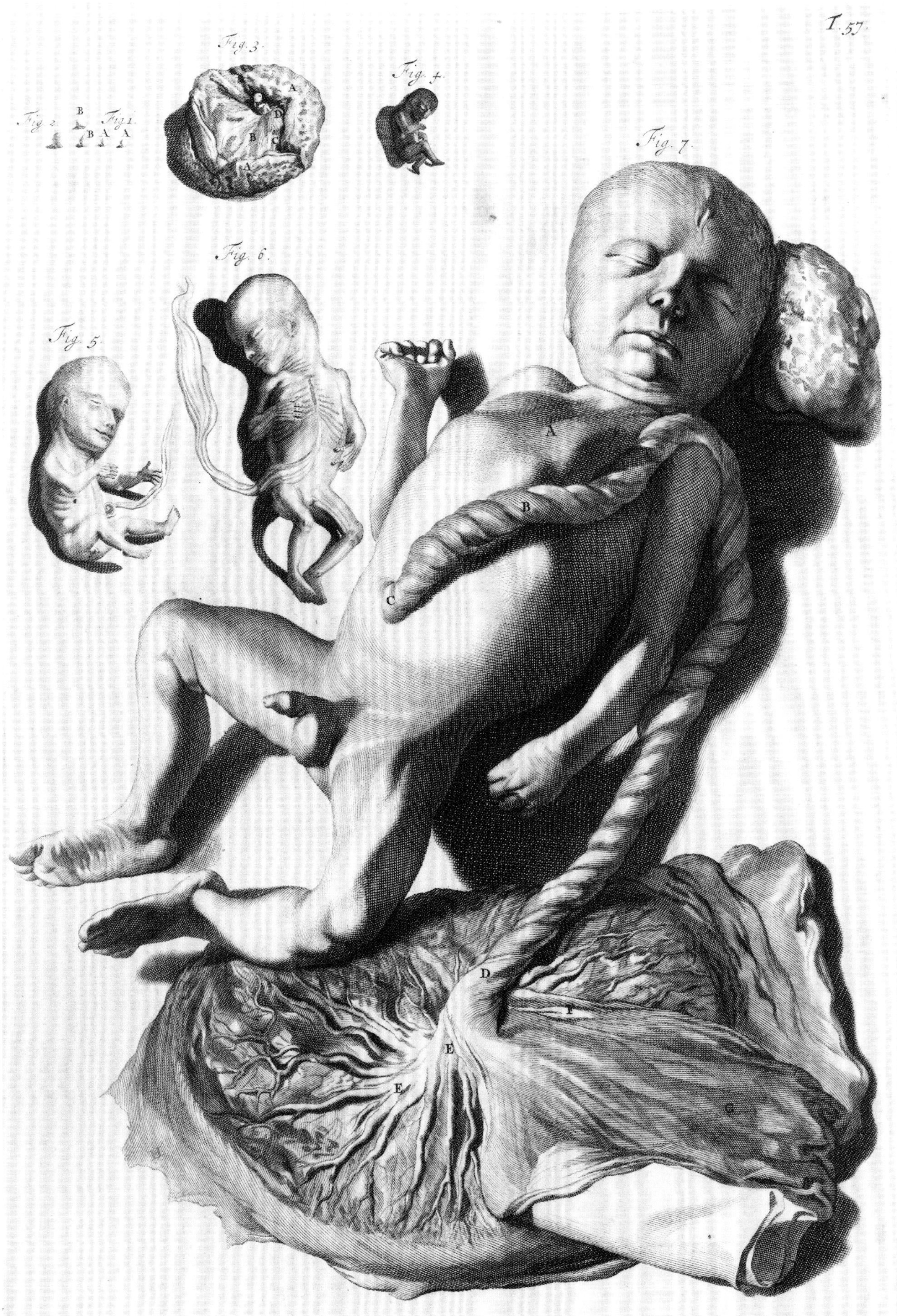
T. 57
Fig. 1.
Fig. 2
Fig. 3.
Fig. 4.
Fig. 5.
Fig. 6.
Fig. 7.
A
B
C
D
E
E
F
G
H

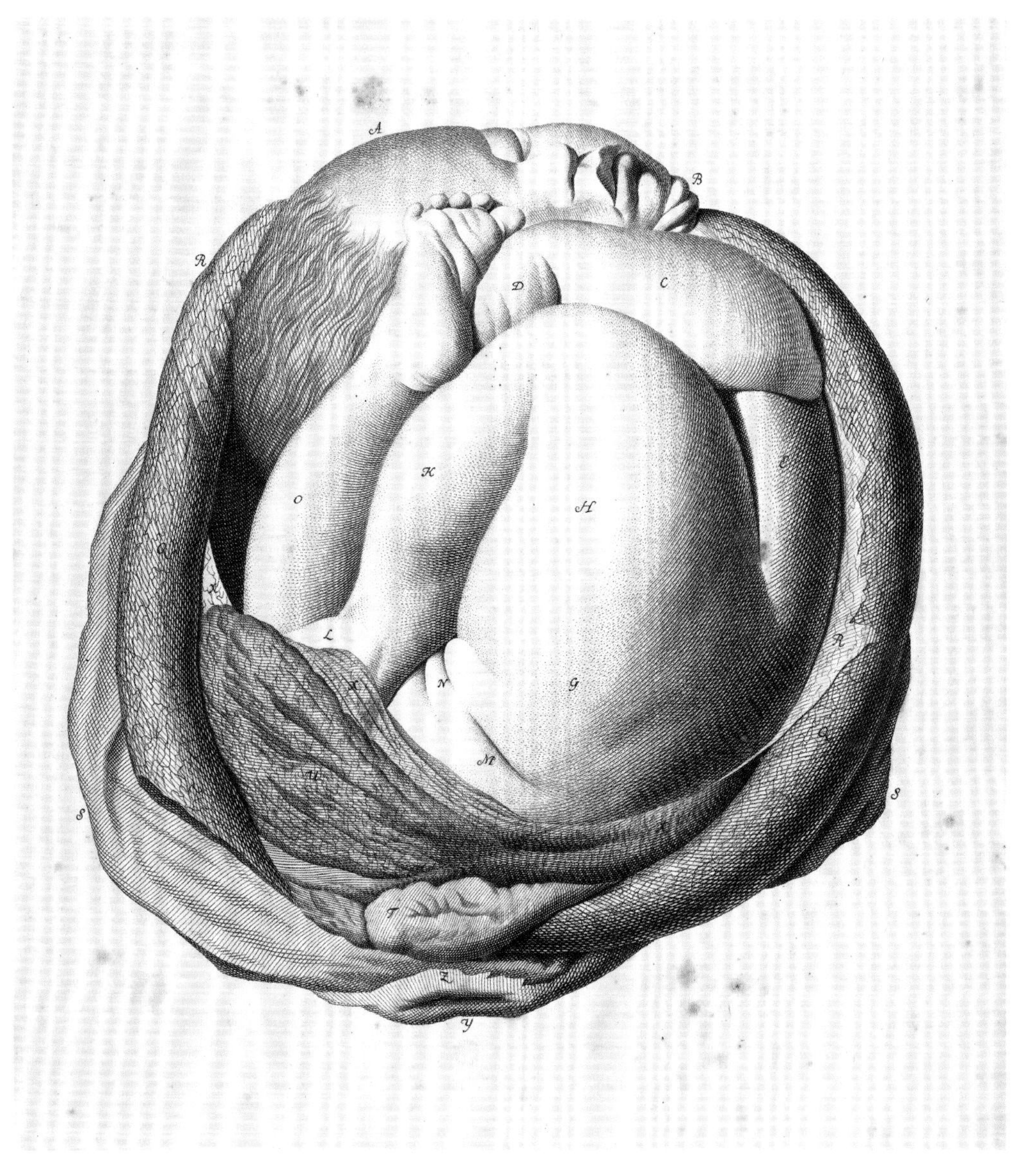

↑上图选自约翰·格奥尔格·勒德雷尔的《人类子宫图解》，图中的胎儿舒适地蜷在羊膜囊里。B是缠绕着胎儿脖颈的脐带；Q是子宫壁；R是切开的羊膜囊；S是前腹壁；T是膀胱；U是胎盘；y是子宫颈。

→这幅格外细腻的手工上色线雕画出自威廉·霍姆·利扎斯之手，收录于约翰·利扎斯的《人体解剖系统图解与生理、病理和手术发现》。图中是孕晚期的子宫，里面的胎儿已经就位，即将出生。其中子宫壁、脐带和胎盘的细节刻画尤为惊人。各解剖结构有字母标注，其中有一些值得注意：a是前腹壁，为了方便观察被拉至两侧；P是横结肠；O是升结肠；E是子宫颈；p是胎盘；M是盲肠盲端，即小肠和大肠连接处的膨大袋状结构；K是子宫壁；k*是输卵管。

胎儿

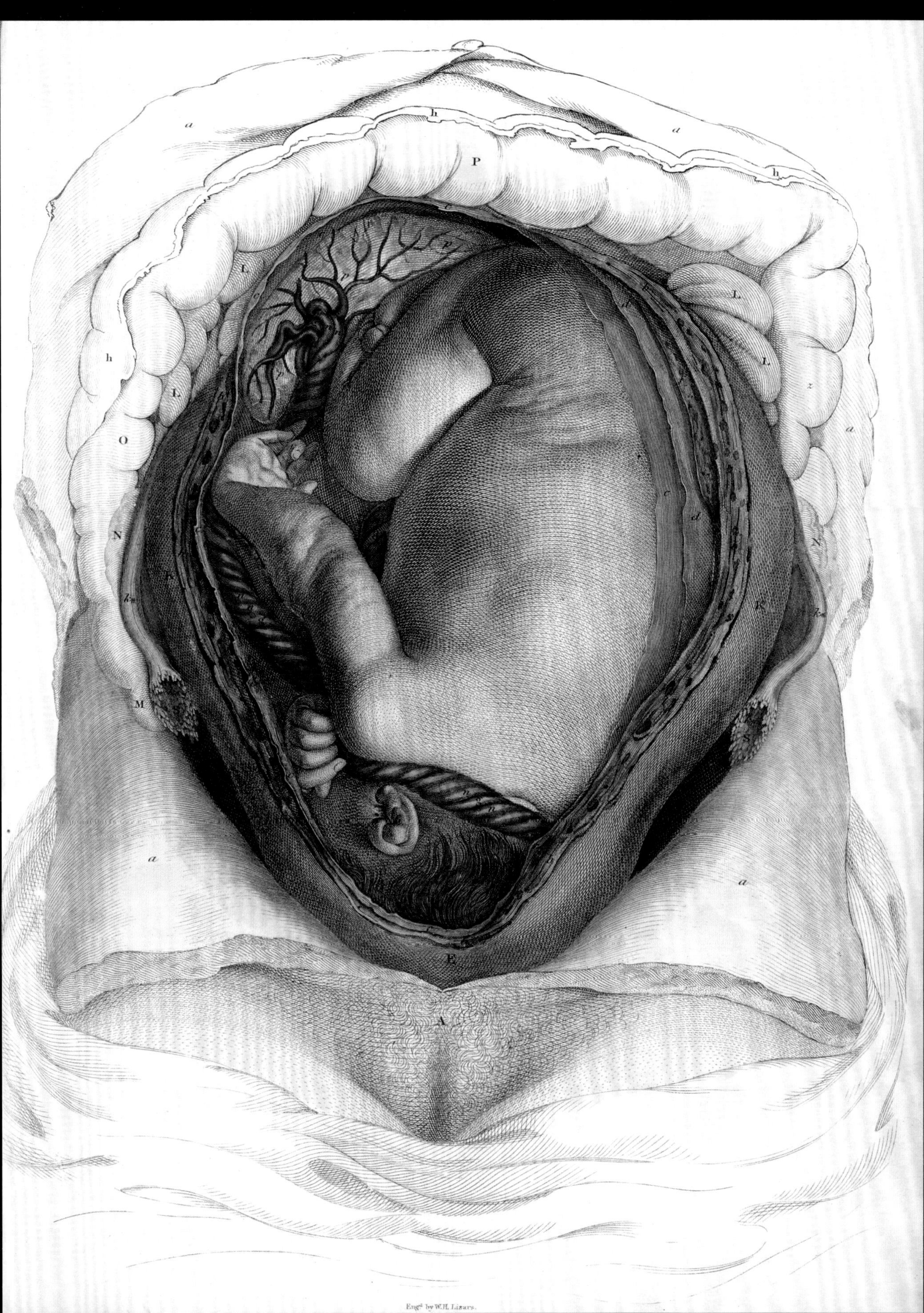

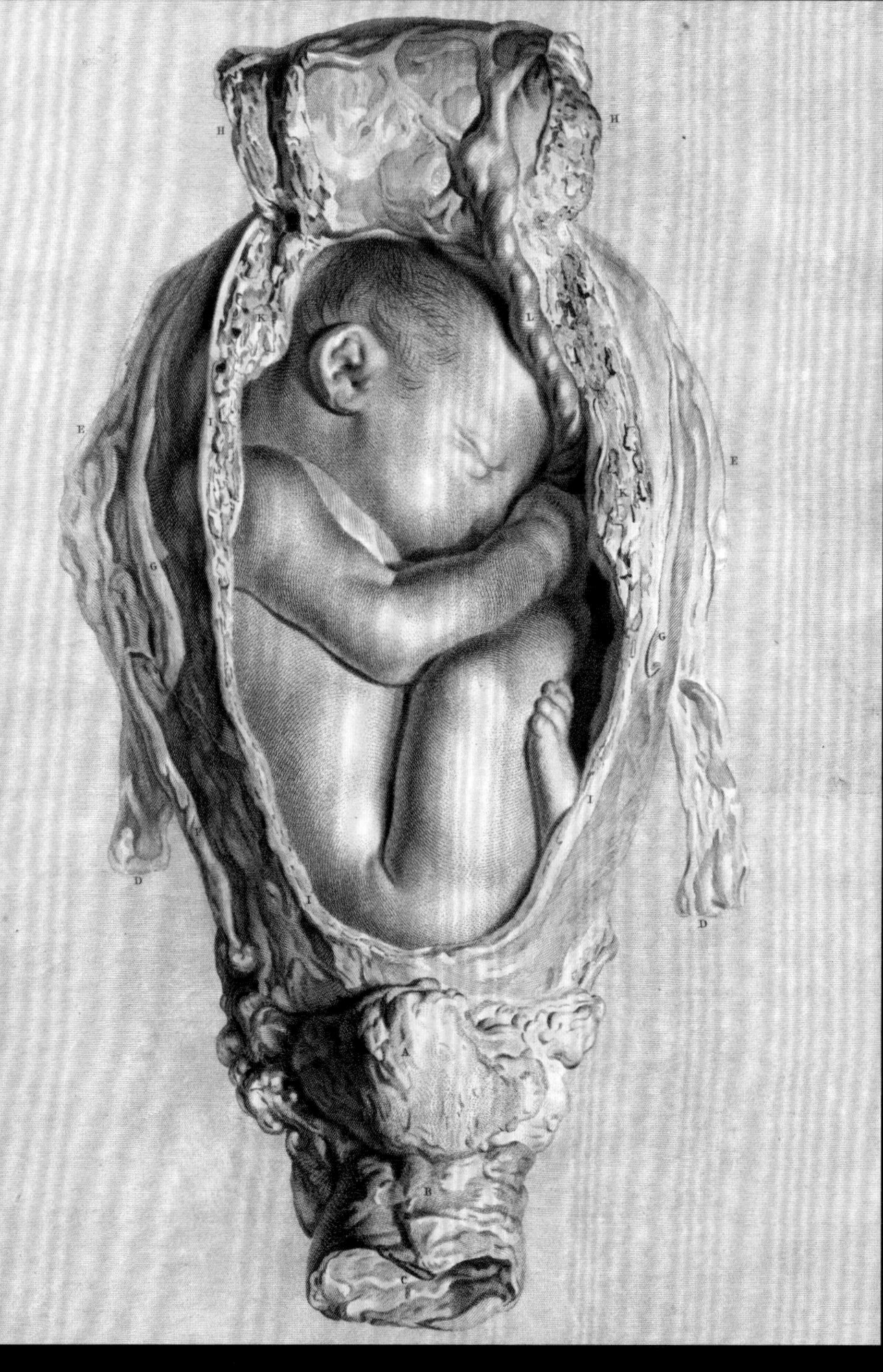

这幅铜版画是J. C. 布赖耶参照扬·凡·里姆斯迪克的画作绘制的，展示了妊娠子宫和其中的九月龄胎儿，胎儿的头部朝上。此图选自威廉·亨特的《人类妊娠子宫解剖图解》(1851年再版)。这幅画具有扬·凡·里姆斯迪克画作的特征——直接而又细致，可能因为画家是按照真实解剖结果绘制作品的。

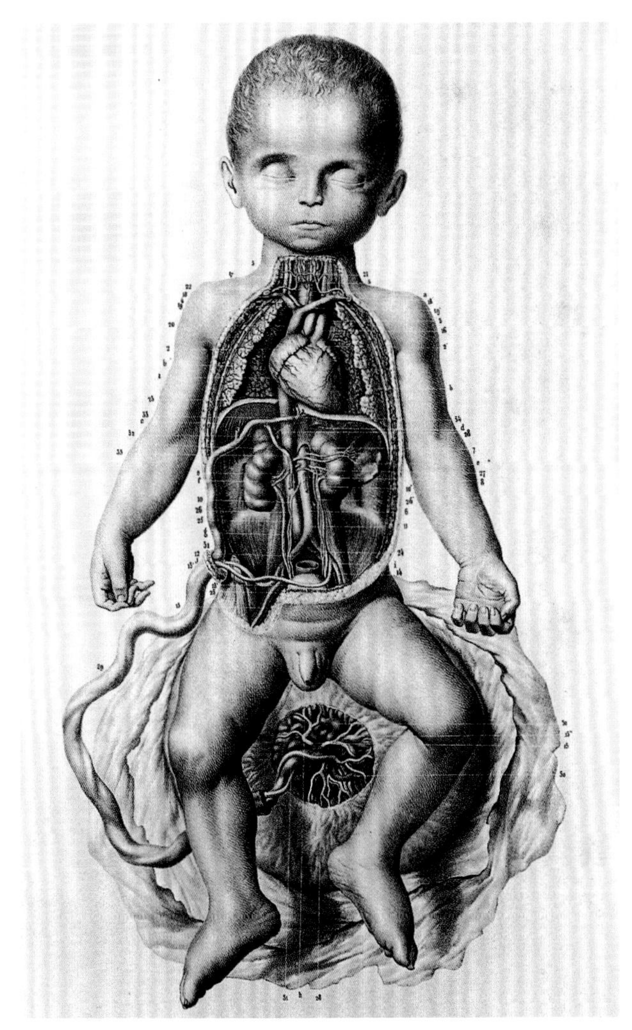

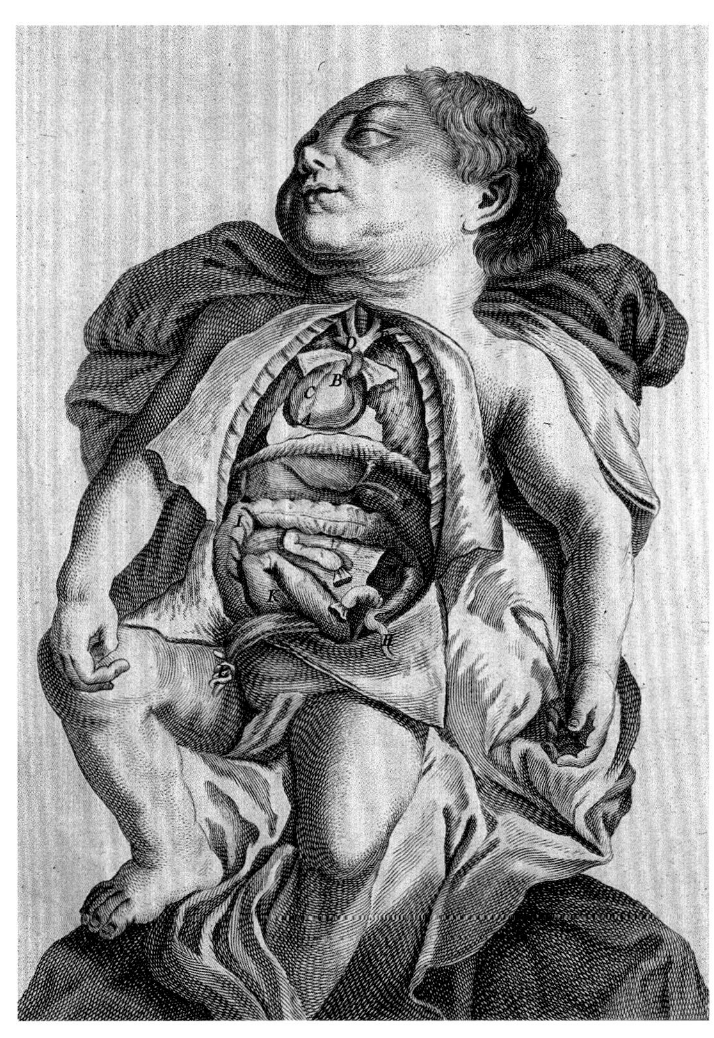

↑尼古拉斯-亨利·雅各布为让-巴普蒂斯特·马克·布尔热里的《人体解剖及外科手术总纲，附N-H. 雅各布的写实彩色石版画》绘制了此图。图中男性胎儿的胸腔和腹腔被打开，其中的心脏、肺脏、横膈膜、肾和肾上腺都画得十分精美。画中突出强调了心脏的大血管、下腔静脉、腹主动脉及其分支。图中也有脐带和胎盘，胎盘被部分剖开，方便看清其中的脉管系统。

↑图中被解剖的是内脏全反位的死婴，其体内的主要器官与正常位置相比，均呈镜像或翻转形态。这幅图选自法国博物学家布封伯爵（Comte de Buffon）的四十四卷巨著《自然史》(*Histoire naturelle, générale et particulière, avec la description du cabinet du Roi*，1749—1804年)。

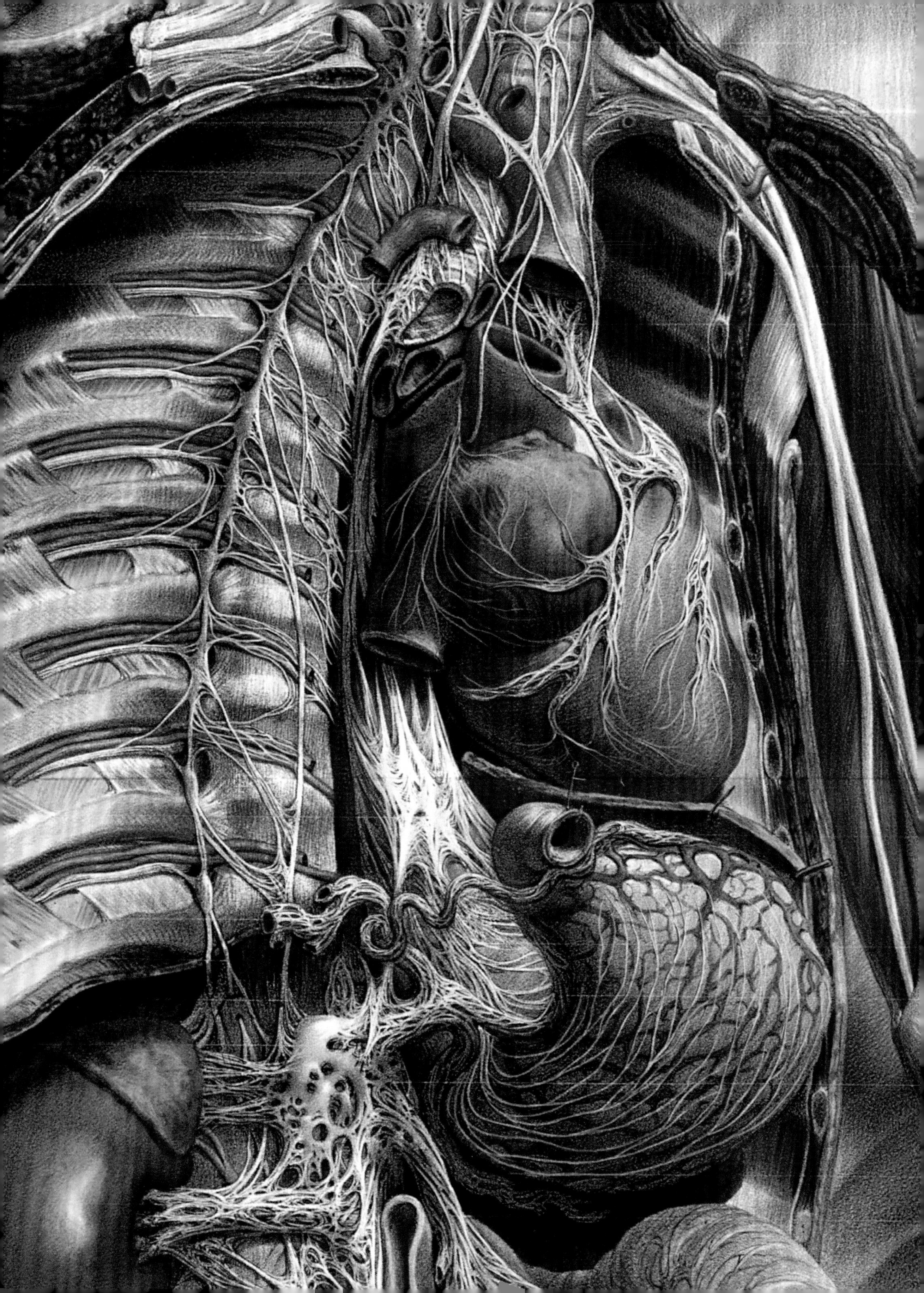

上半身

内脏器官和起保护作用的肋骨安居于人体上半身。头颅则位于这伟大构造的顶端，它不仅能利用面颊和表情表达我们的个性与特征，也承载了五大感觉器官中的四种，即口、鼻、耳、眼。上述感受器加上覆盖全身的皮肤，就是我们吸收、内化外界体验的工具。也难怪古希腊、古罗马时期的人们认为头颅里装着永恒的生命，还有许多古代文明将头颅视为力量、灵魂、生命力与本质精神之所在。

从相面术到颅相学，从看眼睛到看手相，面部、头颅、眼睛和双手也是诸多个人特征“读取”方法的基础。

成年女性上半身所包含的乳房，在古代是生育力和供养生命之力的象征，在现代则是情欲的焦点。作为婴儿营养的主要来源，女性的乳房和乳头具有重要的解剖学意义，但是第一部对其进行全面讲解的作品直到19世纪中期才出现。

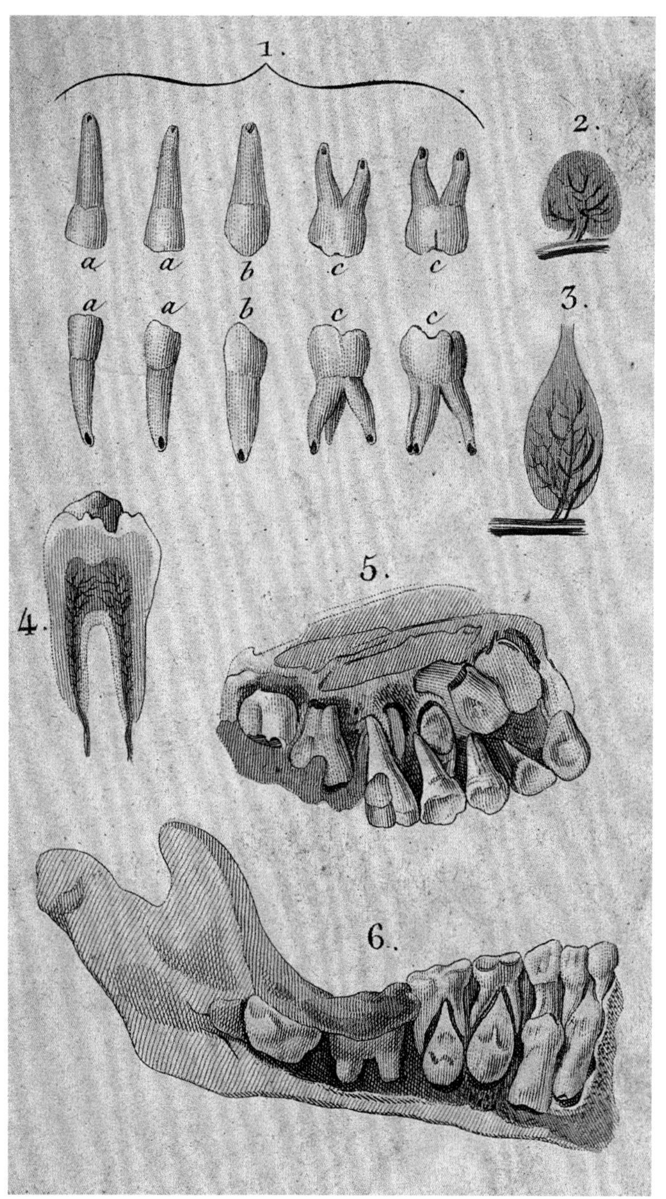

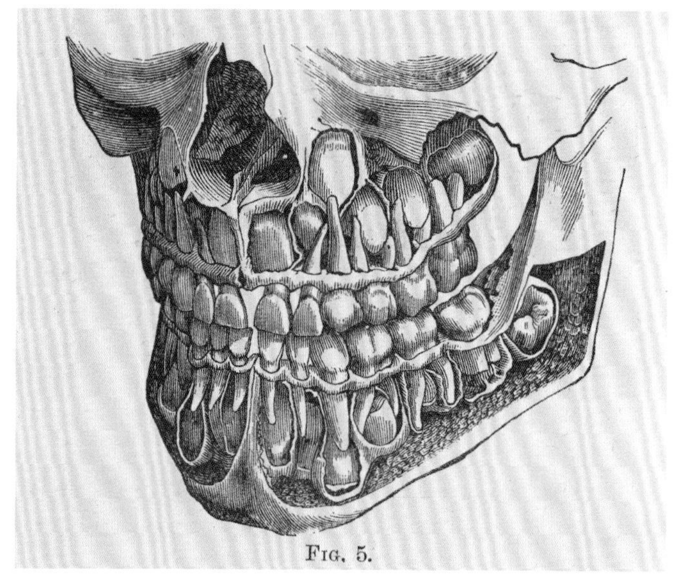

↑上图是牙齿的图解，包括牙胚（2、3）和乳牙（1）：乳切牙（a），乳尖牙（b）和乳磨牙（c）。图片底部是六岁儿童的下颌骨（6），其中显示了即将替换乳牙的恒牙。这幅图示的作者可能是一名制版工兼法医学家。

↑这幅图展示了乳牙及其与仍在下颌骨中发育的恒牙之间的关系。选自乔治·里德·马特兰（George Read Matland）的《牙齿的健康与疾病》（*The Teeth in Health and Disease*，1902年）。

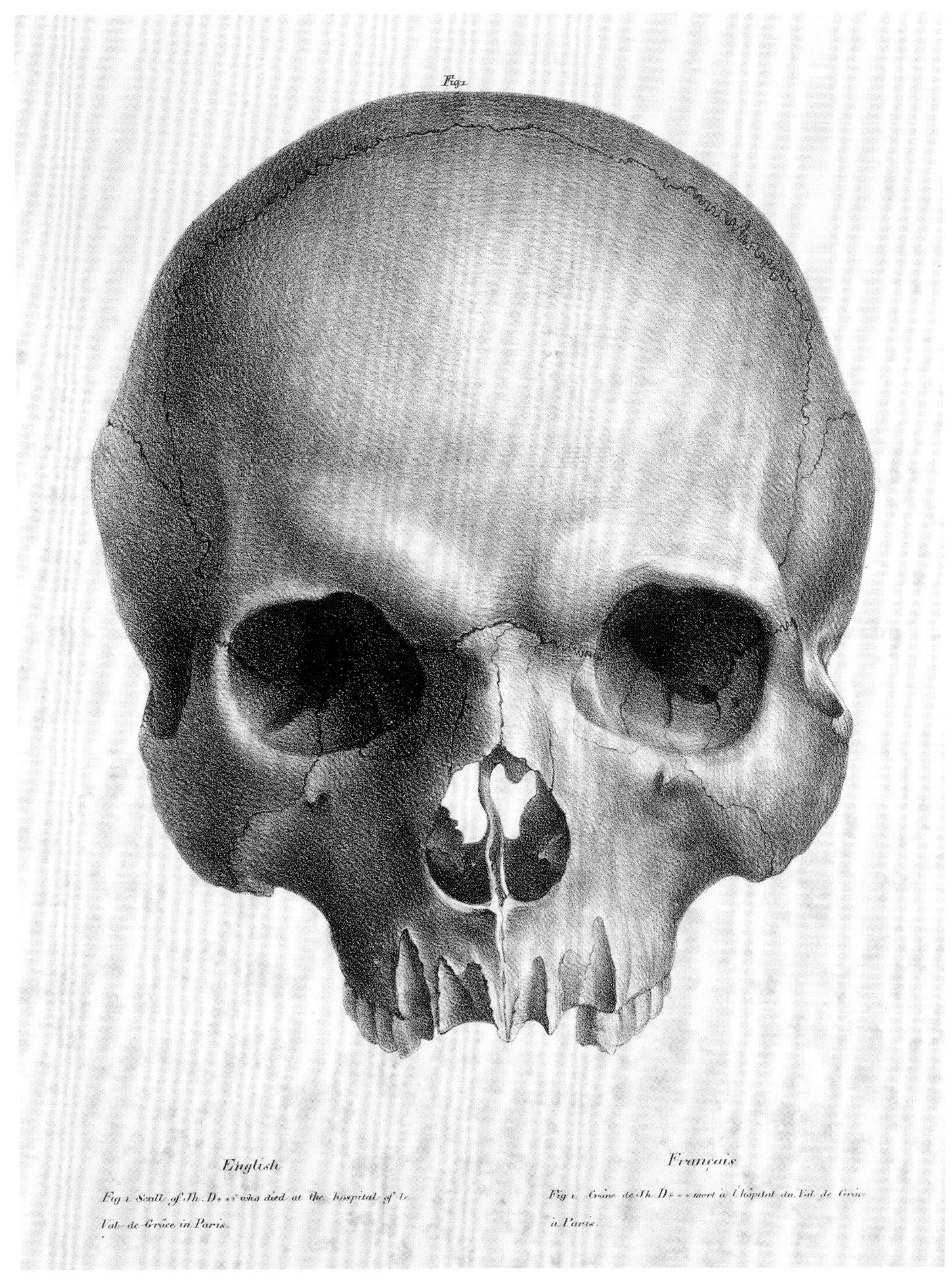

根据图中注释，这是无名氏（Jh D***）的头骨，他在巴黎的瓦尔德格拉塞医院里逝世。此图选自约瑟夫·维蒙（Joseph Vimont）的《论人类与比较颅相学》（*Treatise on Human and Comparative Phrenology*，1832—1835年），这本书中有一百二十幅人类和动物头骨的石版画，并且均是真实大小。颅相学认为头骨上的隆起和凹陷可以用来解读一个人的性格，这门伪科学的真面目在19世纪40年代后期就已经被揭露，可是民众仍然热衷此道，直到19世纪结束。维蒙在书中比较了具有不同天赋或不同精神问题之人的头骨，接受比较的对象也包括不同的种族，这也奠定了“优生学”运动和纳粹分子扭曲科学的邪恶之举。

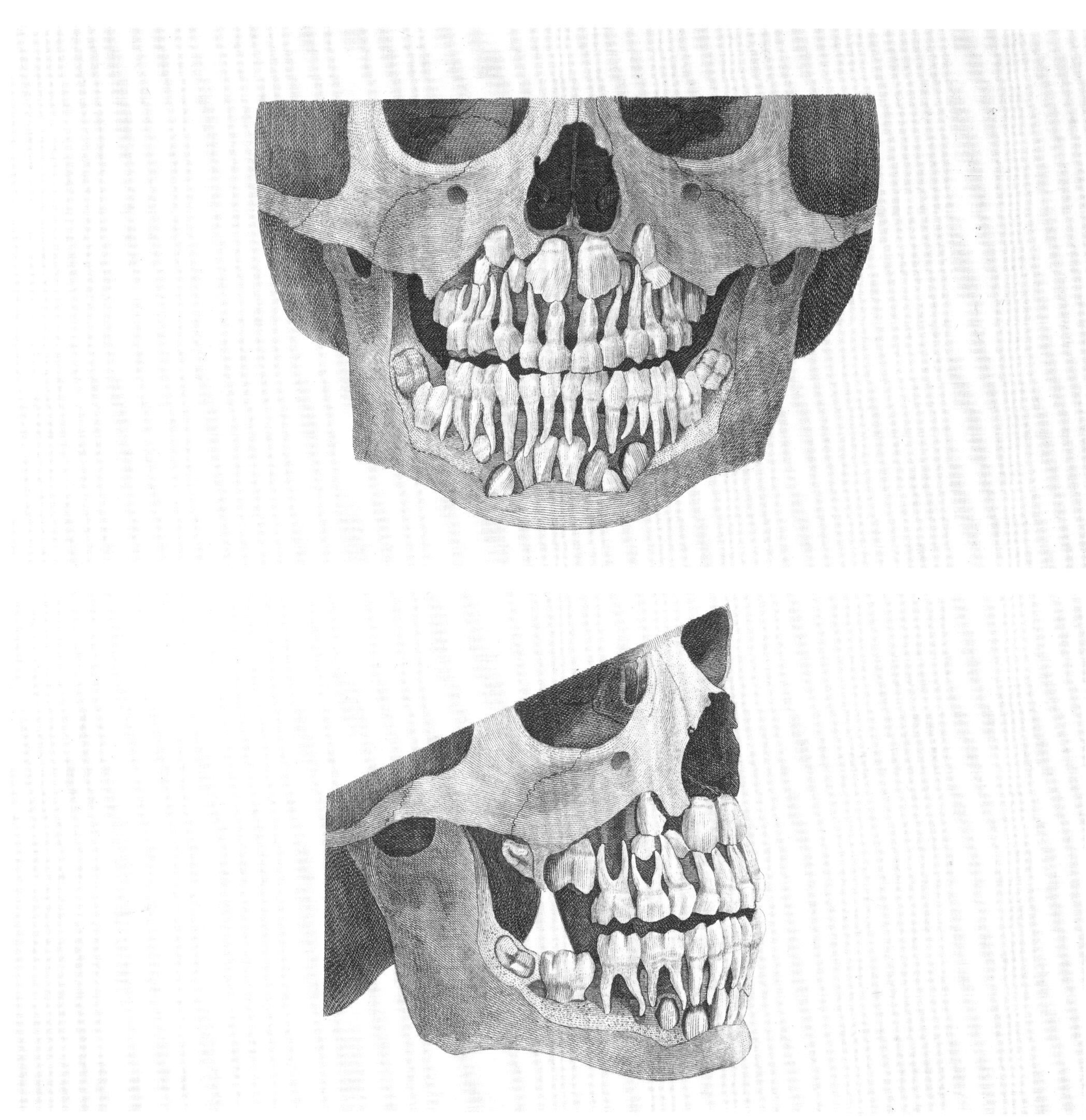

↑四到五岁儿童头骨的两个视图，描绘了牙齿的发育。此图选自约瑟夫·福克斯（Joseph Fox）的《人类牙齿发展与疾病》（*The Natural History and Diseases of the Human Teeth*，1806年），上面的图示是儿童头骨的正视图，其中乳牙已经长出，恒牙紧跟其后冒头；下面的图示是同一头骨的侧视图。

→儿童头骨，乳牙已长出，其后的恒牙正在发育。

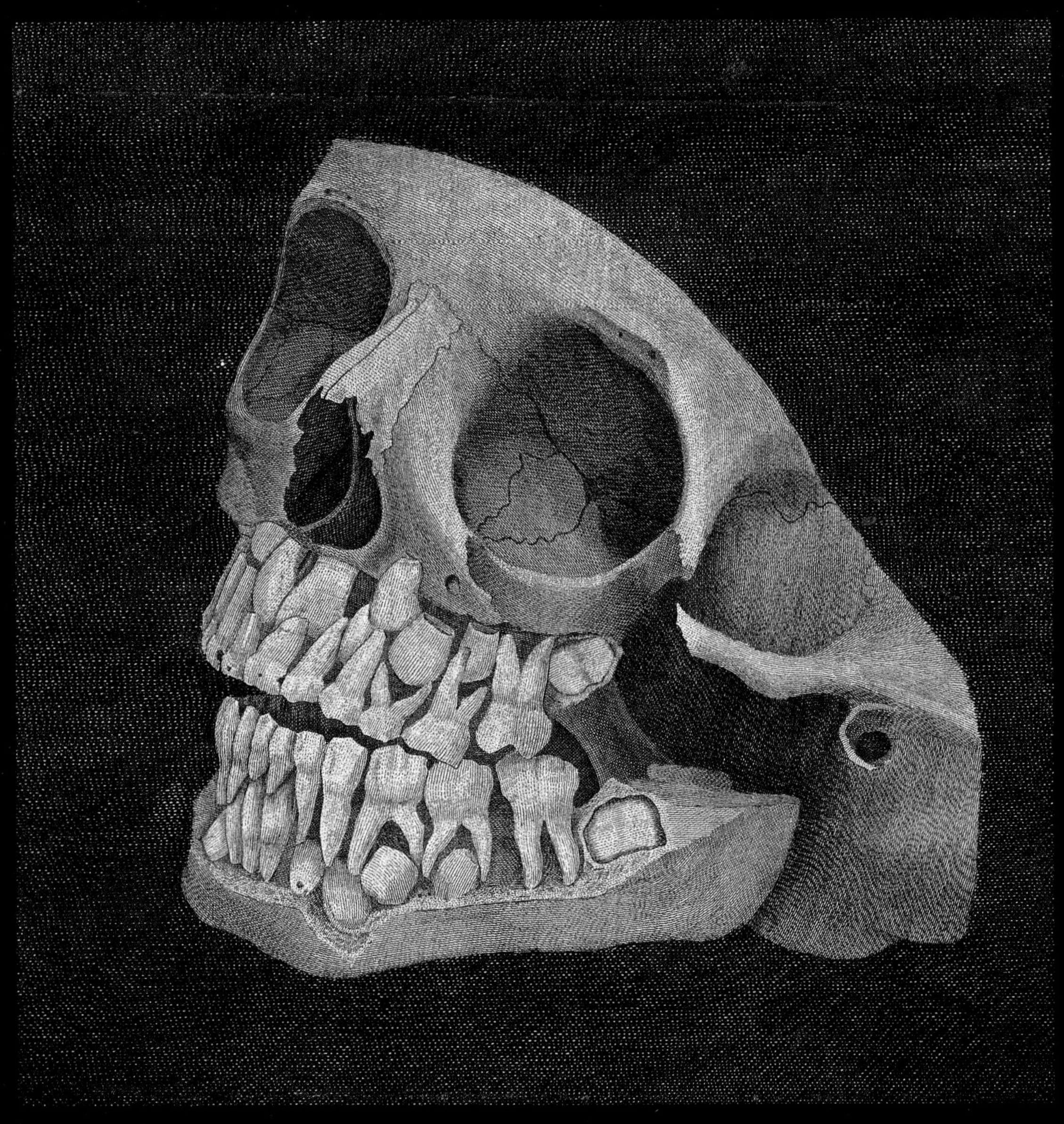

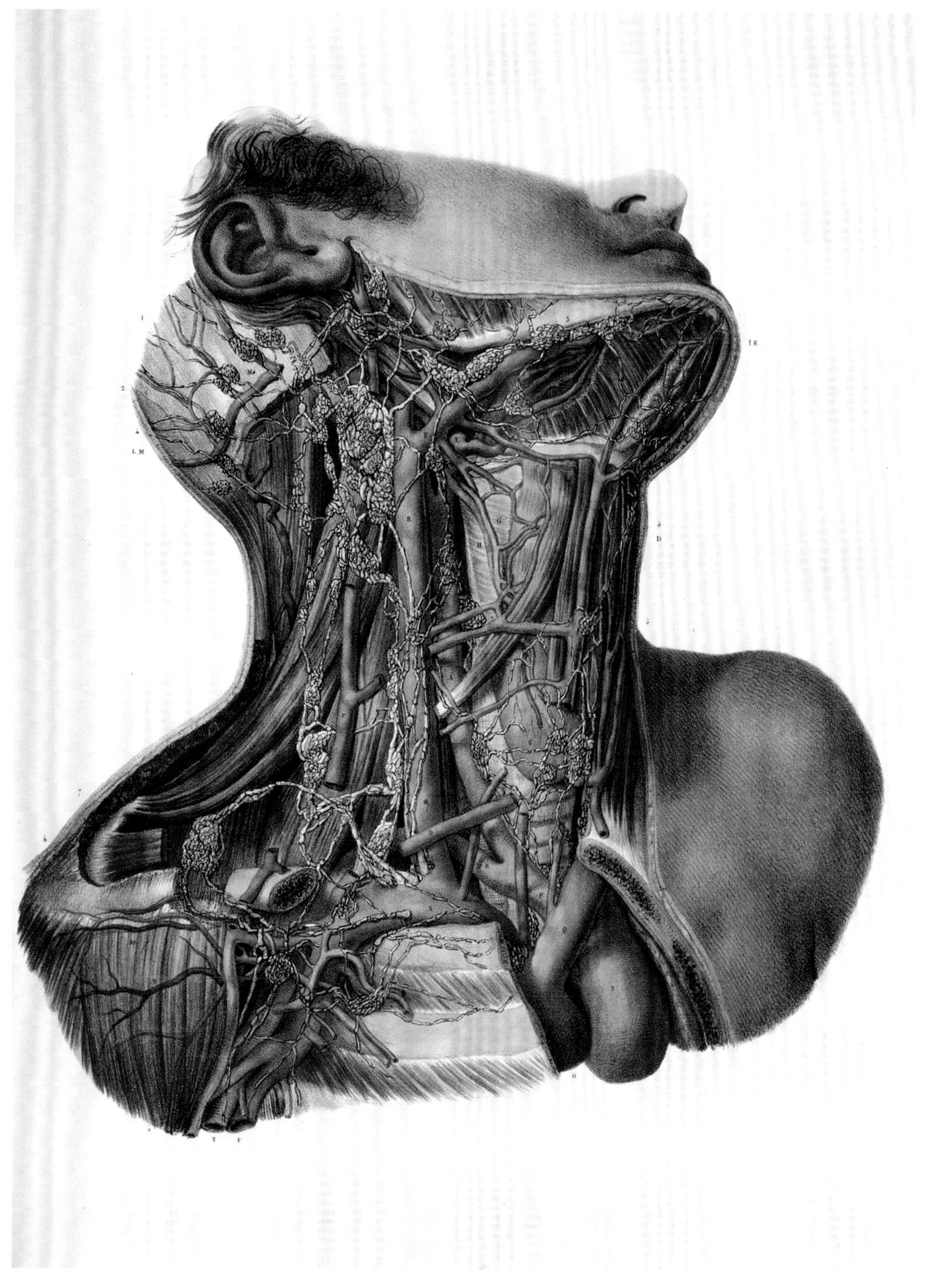

这幅引人注目、细节精美的画作着重描绘了头颈部的淋巴管和血管。其作者是尼古拉斯-亨利·雅各布，收录于让-巴普蒂斯特·马克·布尔热里的《人体解剖及外科手术总纲，附N-H.雅各布的写实彩色石版画》。图中的颈静脉先汇入头臂静脉，再汇入上腔静脉，最后经右心房与心脏相连。从切断的肋骨来看，标本的胸骨已经被移除，以便展示下方的动脉弓。

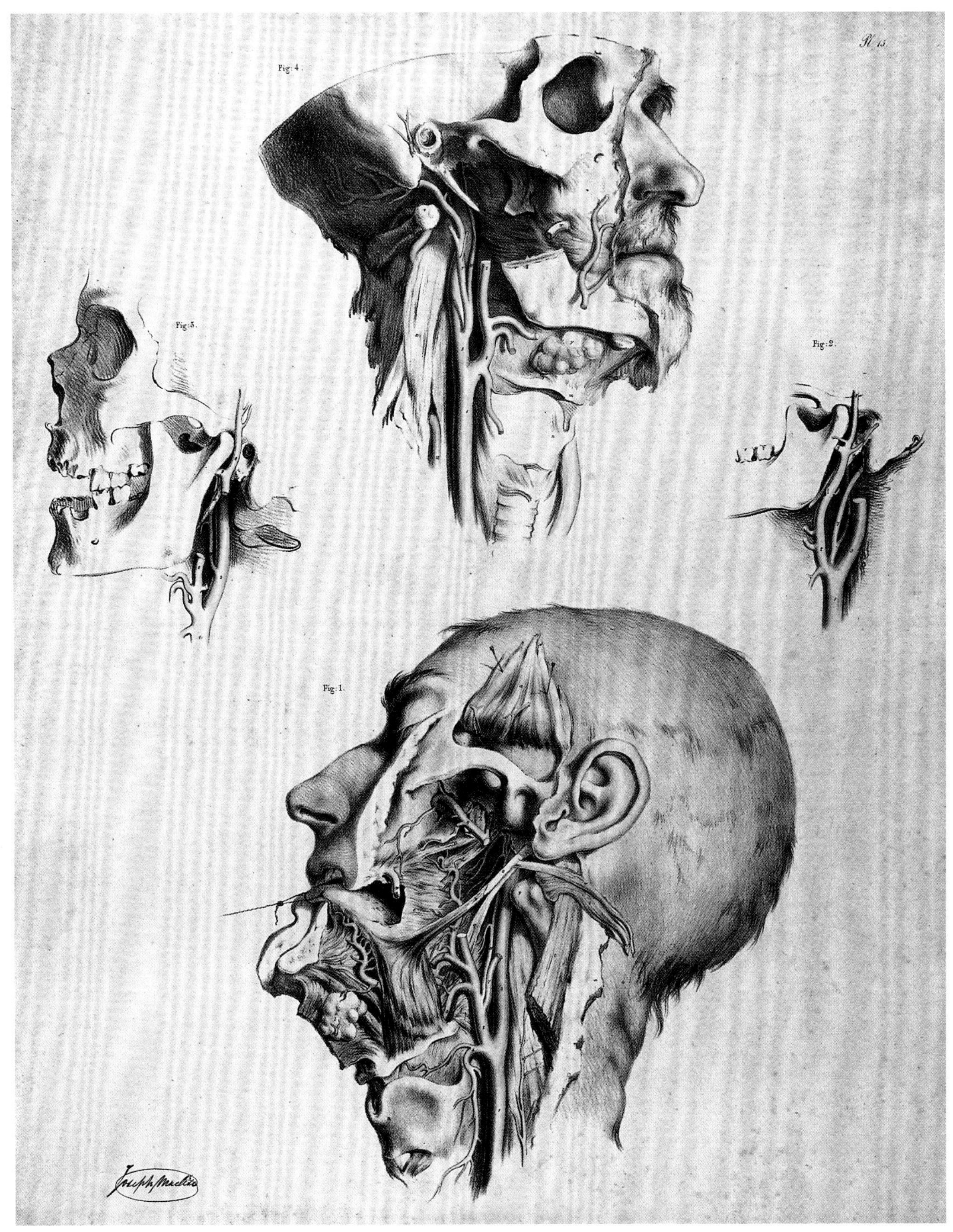

上图是约瑟夫·麦克利斯绘制的彩色石版画，图中是粗略解剖后的头部，展示了头面部的循环系统，其中动脉血管由红色水彩标出。此图选自理查德·奎因的《人体脉管解剖学：病理和手术应用，附石版画插图》。最上方的图示是头颈部深层解剖结构，红色的是颈总动脉。最下方的图示也是头颈部深层解剖结构，只不过辅助咀嚼的颞肌被提起来，露出了颞骨。

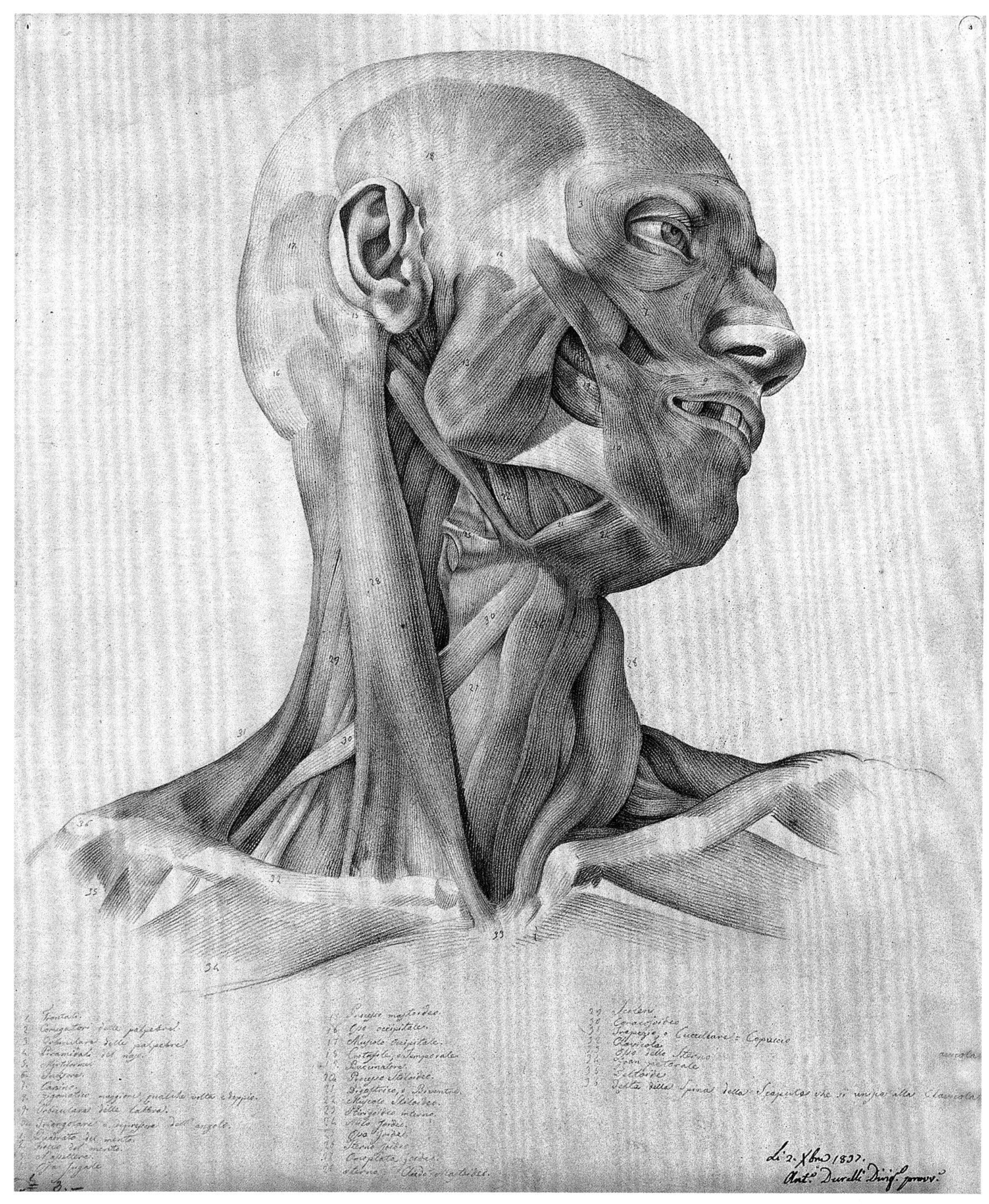

在大部分人类历史中，人们都相信头颅包含着人的本质精神，在某些文化中则是指灵魂。诚然，通过这一个身体部位，我们能够明确地洞察他人的情感和品格，也正因如此，文艺复兴以来的具象派艺术家们都把掌握头面部解剖结构看作重中之重。

↑这幅富有表现力的画作由意大利画家安东尼奥·杜雷利（Antonio Durelli）作于1837年，用粉笔和铅笔绘制而成。图中的无皮者展示了头颈部的肌肉和肌腱。这幅画可能是作者为某件作品而画的解剖习作。

→这幅颜色丰富的美柔汀版画由法国解剖学家、印刷先驱雅克-法比恩·戈蒂尔·达葛蒂所作。脑部中间的大片浅色结构是大脑镰，即分隔大脑半球的硬脑膜厚部，而硬脑膜是覆盖脑和脊髓的最外层结构。在它下面是胼胝体，即连接两个大脑半球的神经纤维束，左右脑半球通过这一结构相互沟通。我们也能看到小脑中美丽的树状结构。在颅骨前部可以看到额窦，而在头颅深部的中间部位可以看到蝶窦。颅骨中有许多窦，它们是含气的骨质空腔，可以让头颅变得更轻，也可以产生滋润鼻腔的黏液。

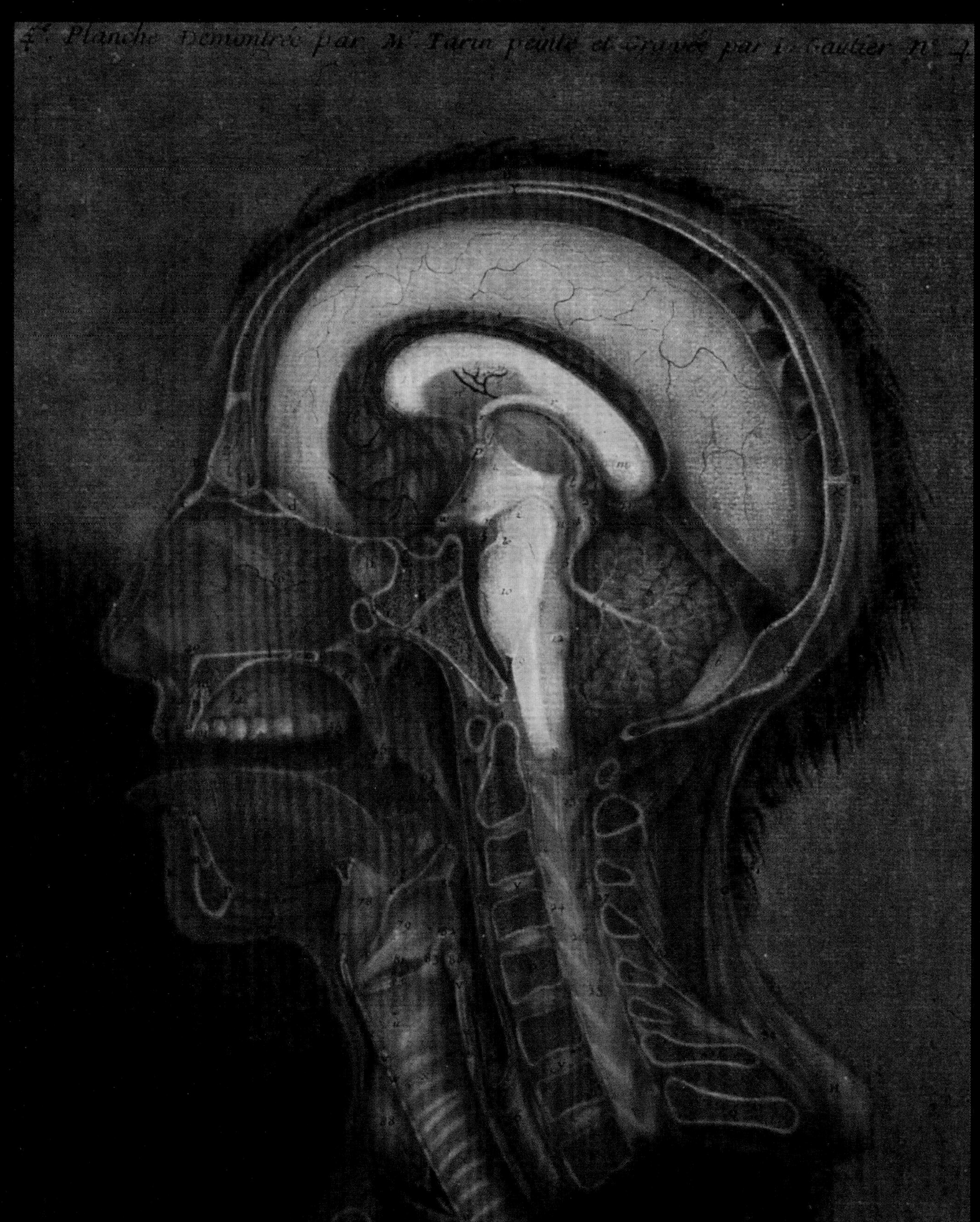
4e. Planche Demontrée par Mr. Tarin peinte et Gravée par J. Gautier N°. 4

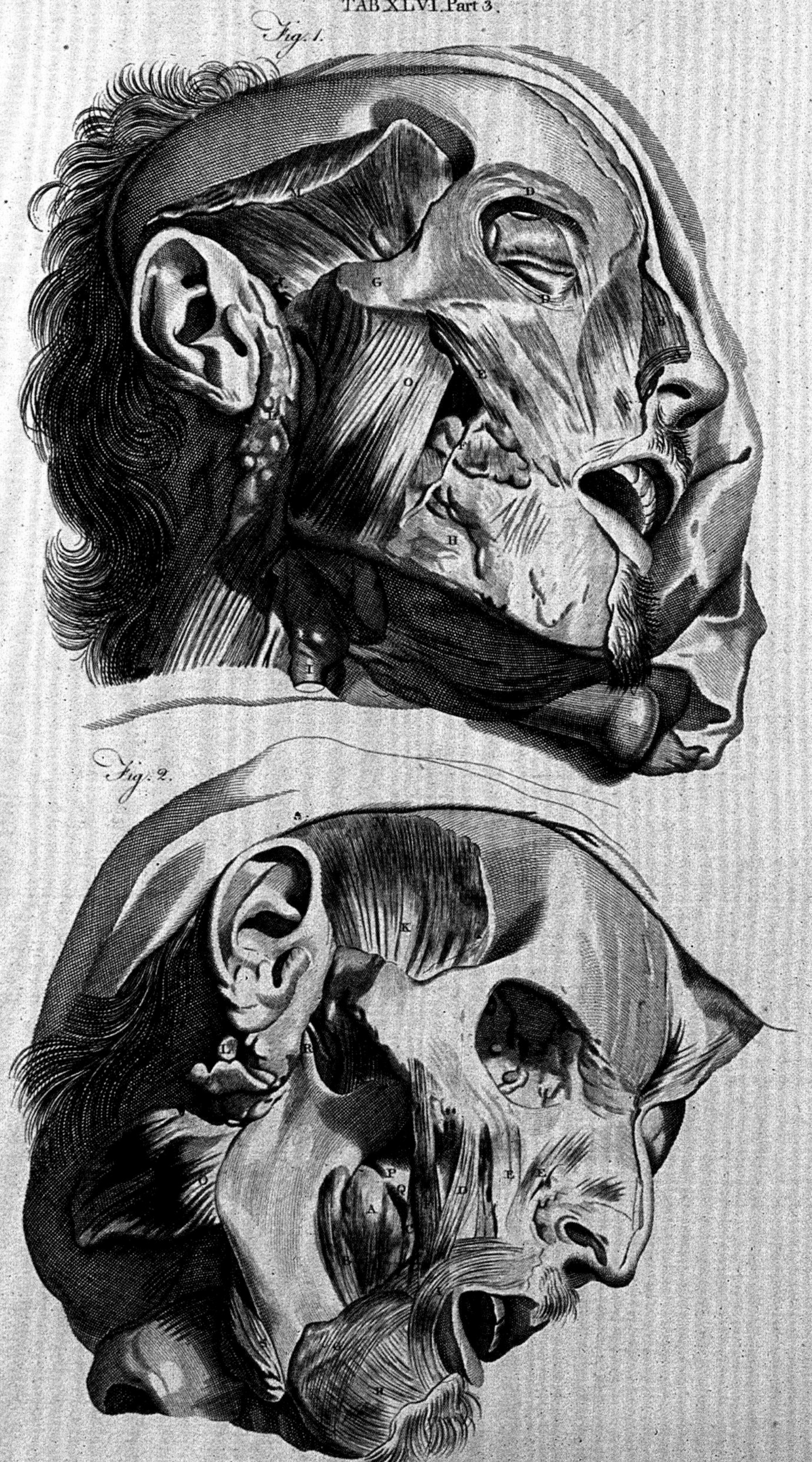

A.Bell Prin. Wal. Sculptor fecit.

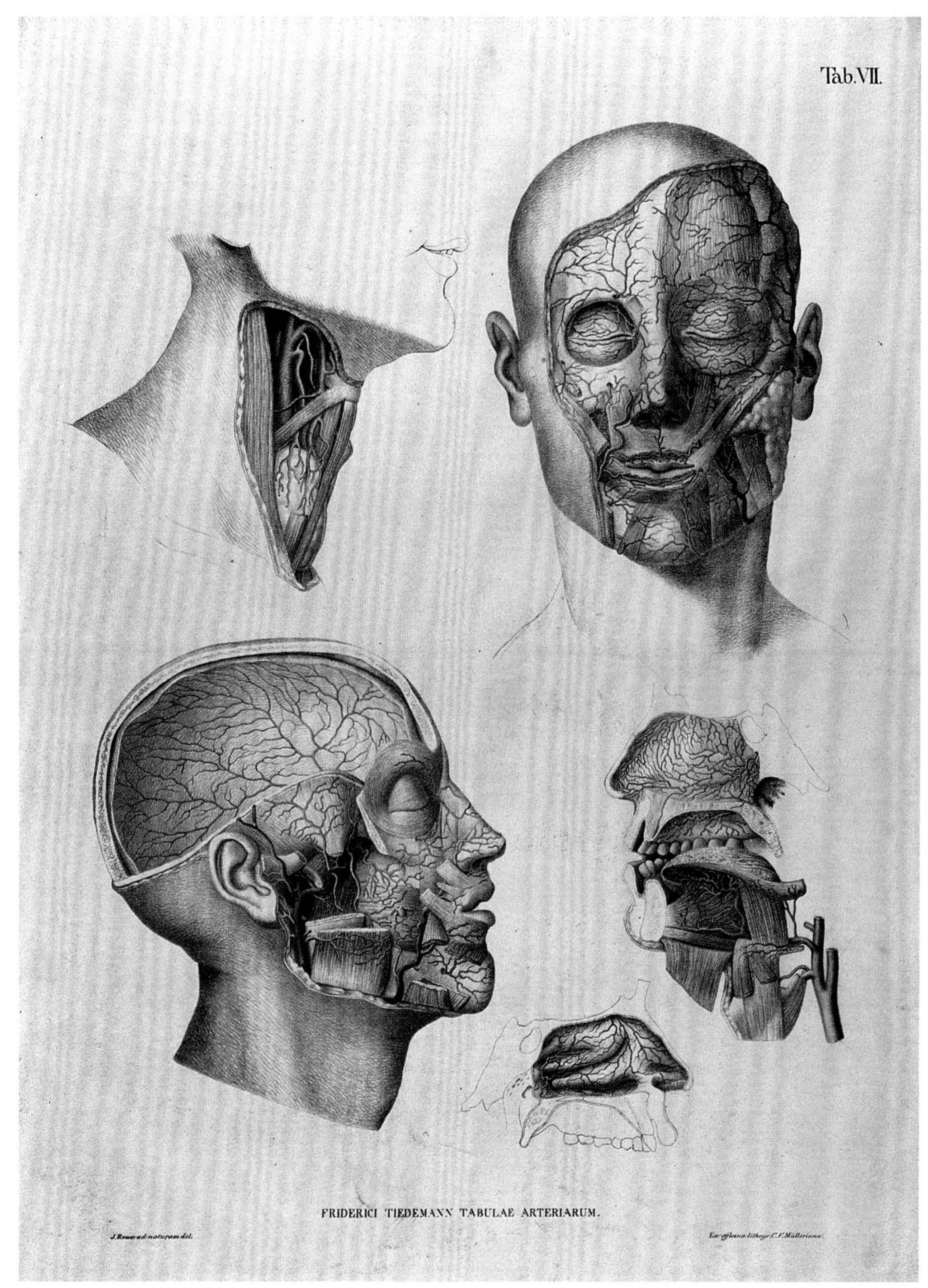

↑这幅石版画描绘了面部、颈部和下颌的解剖结构，其中血管由红色水彩标出。此图由德国画家雅各布·威廉·鲁为德国医生弗里德里克·蒂德曼的《人体动脉图示》绘制。蒂德曼的名声一方面来自他的大脑解剖研究，另一方面则是因为他在一篇文章中驳斥了黑人大脑小于白人大脑的观点。

←图中是头部的两层解剖结构，重点关注了面肌和咀嚼肌，同时也展示了唾液导管、外耳和腮腺。此图由赫拉德·德·莱雷斯为戈瓦德·比卢的《人体解剖学》所作。

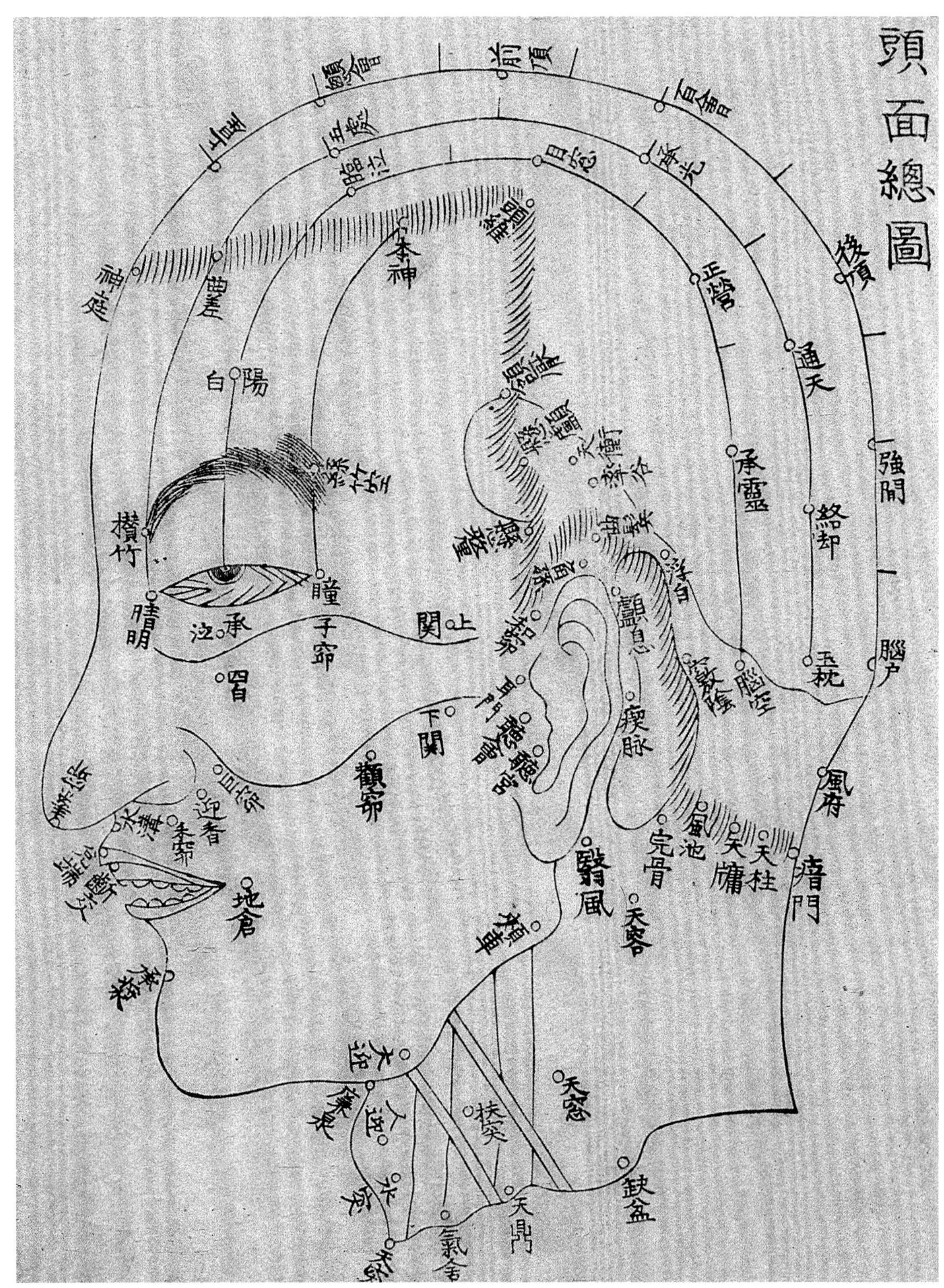

这幅木版画由日本医生原宿克绘制，图中展示了头、面部的艾灸穴位。艾灸发源于传统中医，是利用穴位进行治疗的手法，但并不是用针刺穴位，而是用热力熏烤穴位。这些穴位有着非常诗意的名字，比如“上星”“瘖门”“通天”和“玉枕”。这提醒我们，中医体系完全在于维持身体部位之间以及人体与宇宙之间的平衡。

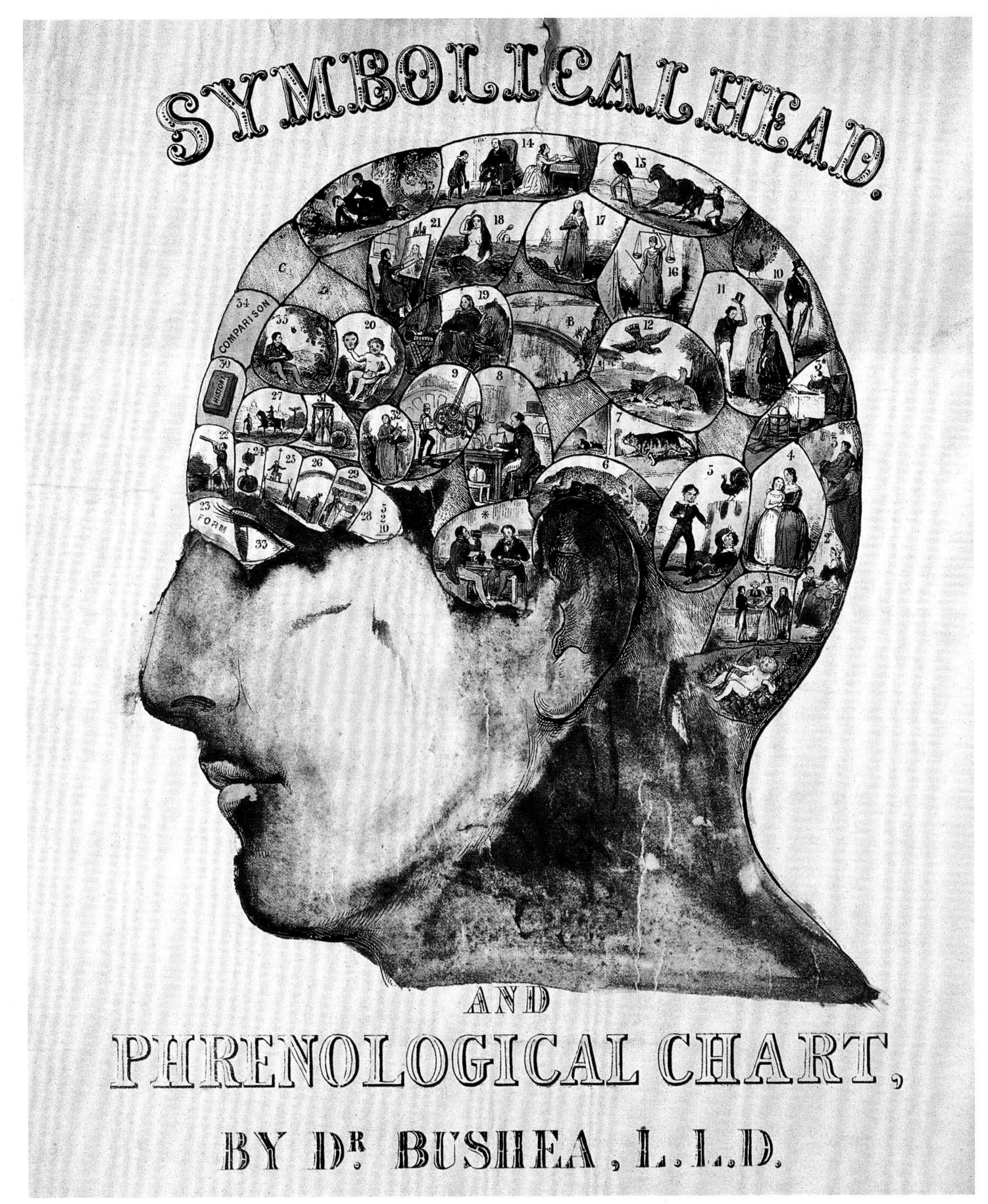

这幅颅相学图示由自称博士的布希（Bushea）模仿O. S. 福勒（O. S. Fowler）而作，大约完成于1845年。颅相学由德国生理学家、神经解剖学家弗兰茨·约瑟夫·加尔创立，颅相学家们相信人的性格对应着大脑的特定区域，其中经常使用的部分会变大，而颅骨也会膨出，以适应大脑的形状。他们相信通过“阅读”头骨上的隆突和凹陷，就有可能识别人的性格和脾性。尽管现在颅相学被当作一门伪科学，但其核心理念仍然受到了现代神经科学的证实：大脑的功能确实存在分区定位。加尔的部分理论来源于瑞典博物学家、神秘主义者埃马努埃尔·斯韦登堡（Emanuel Swedenborg）。图示中的字母和数字被解释为：“这幅切面图旨在展示位于大脑不同部位的心理器官之自然语言。比如，尊敬由虔诚的姿态表示；善良由好撒马利亚人表示；破坏性由捕杀猎物的老虎表示；庄严由尼亚加拉瀑布表示；利欲由称量、计算钱财的守财奴表示；逻辑由思考苹果为何掉落的牛顿表示……”

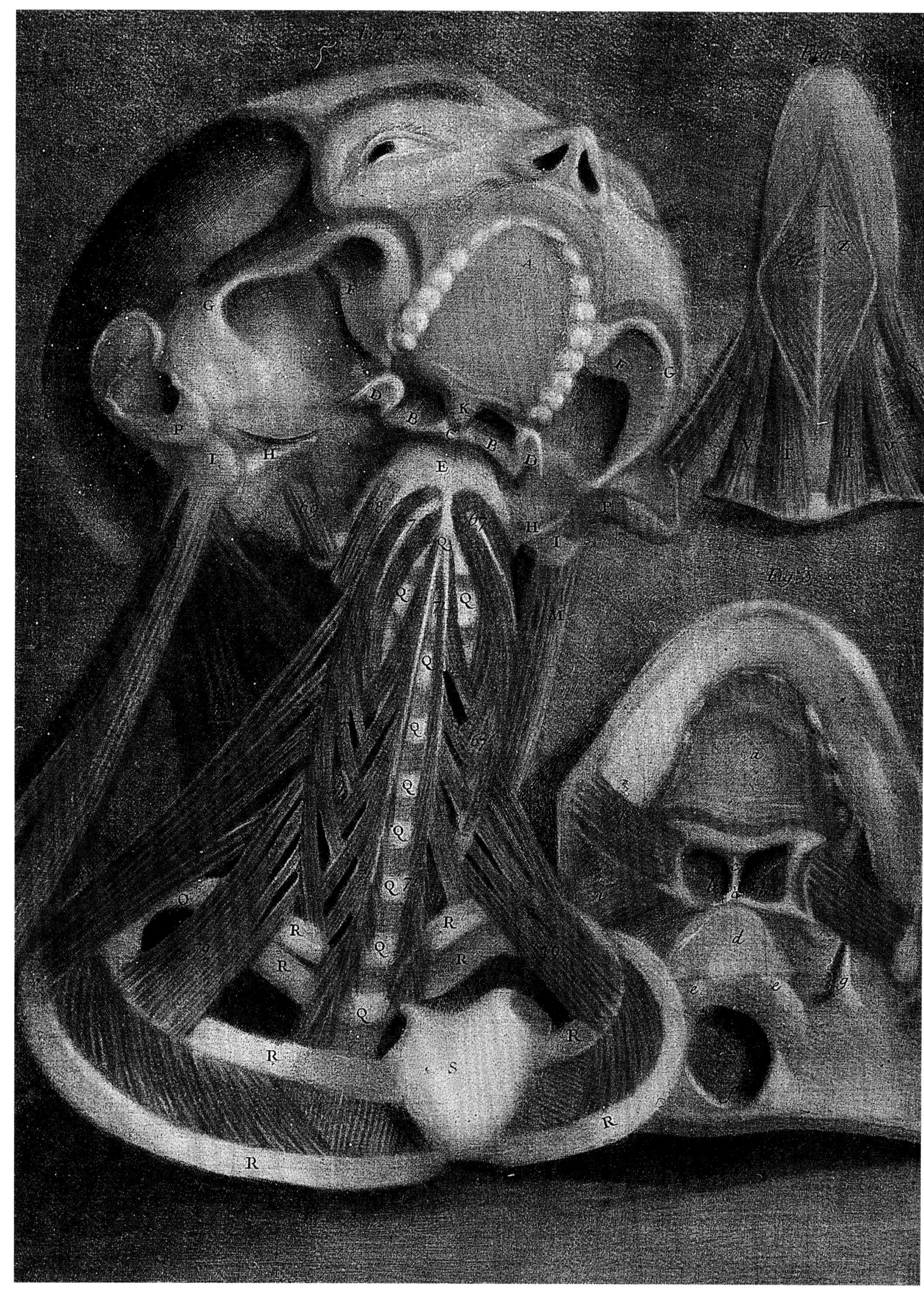
G
F
A
G
D
B
K
C
E
P
I
H
D
H
I
P
Fig. 3
M
a
d
e
e
g
S

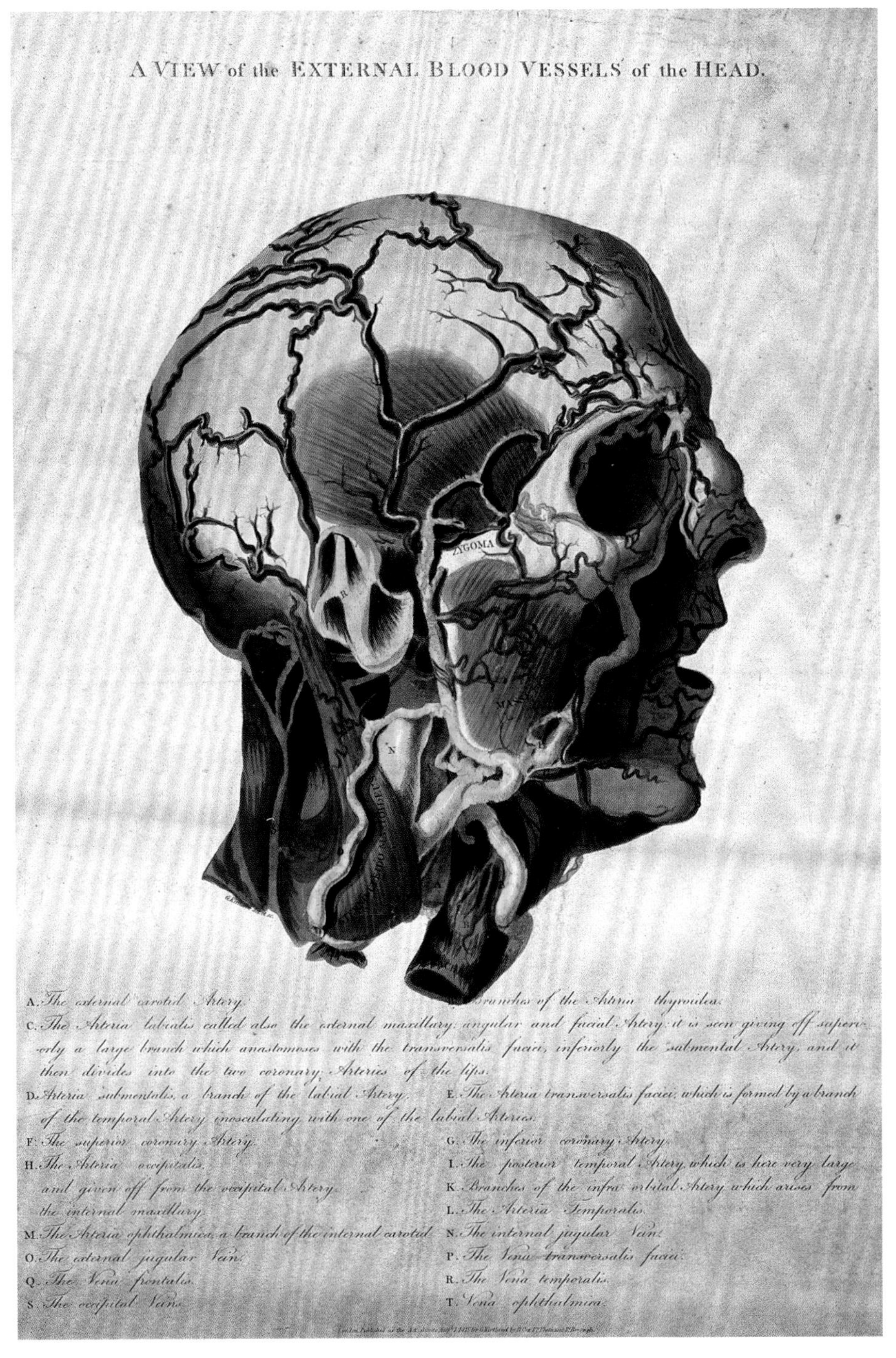
A VIEW of the EXTERNAL BLOOD VESSELS of the HEAD.
ZYGOMA
A. The external carotid Artery.
Branches of the Arteria thyroidea.
C. The Arteria labialis called also the external maxillary, angular and facial Artery: it is seen giving off superi-orly a large branch which anastomoses with the transversalis faciei, inferiorly the submental Artery, and it then divides into the two coronary Arteries of the lips.
D. Arteria submentalis, a branch of the labial Artery.
E. The Arteria transversalis faciei: which is formed by a branch of the temporal Artery inosculating with one of the labial Arteries.
F. The superior coronary Artery.
G. The inferior coronary Artery.
H. The Arteria occipitalis.
I. The posterior temporal Artery, which is here very large and given off from the occipital Artery.
K. Branches of the infra orbital Artery which arises from the internal maxillary.
L. The Arteria Temporalis.
M. The Arteria ophthalmica, a branch of the internal carotid.
N. The internal jugular Vein.
O. The external jugular Vein.
P. The Vena transversalis faciei.
Q. The Vena frontalis.
R. The Vena temporalis.
S. The occipital Vein.
T. Vena ophthalmica.

←这幅氛围浪漫的美柔汀版画由雅克-法比恩·戈蒂尔·达葛蒂绘制，图中展示了颈部、舌头和下颌的肌肉。这幅画源自达葛蒂与法国解剖学家约瑟夫·吉夏尔·迪韦尔内于1746年合著的《插图解剖论著》(*Essai d'anatomie en tableaux imprimés*)。达葛蒂的许多作品都是真实大小、手工绘制细节的画作，目标受众是对人体解剖有兴趣的普通民众。图中右上角是喉部肌肉的后面观，它们的作用是把食物推进食管。图中右下角是颅骨和下颌骨的底面观，其中的圆孔是枕骨大孔，脑干从此处延伸出来，演变为脊髓。

↑上图由乔治·柯特兰作于1815年，这幅信息丰富、别具一格的线雕画用水彩标明了重点，展示了头部外层血管。我们可以在图中看到一些肌肉，但是作者着重强调的是头颈部的动脉（红色）和静脉（黄色）。这种手法很不寻常，因为一般解剖绘画都会把静脉标成蓝色。

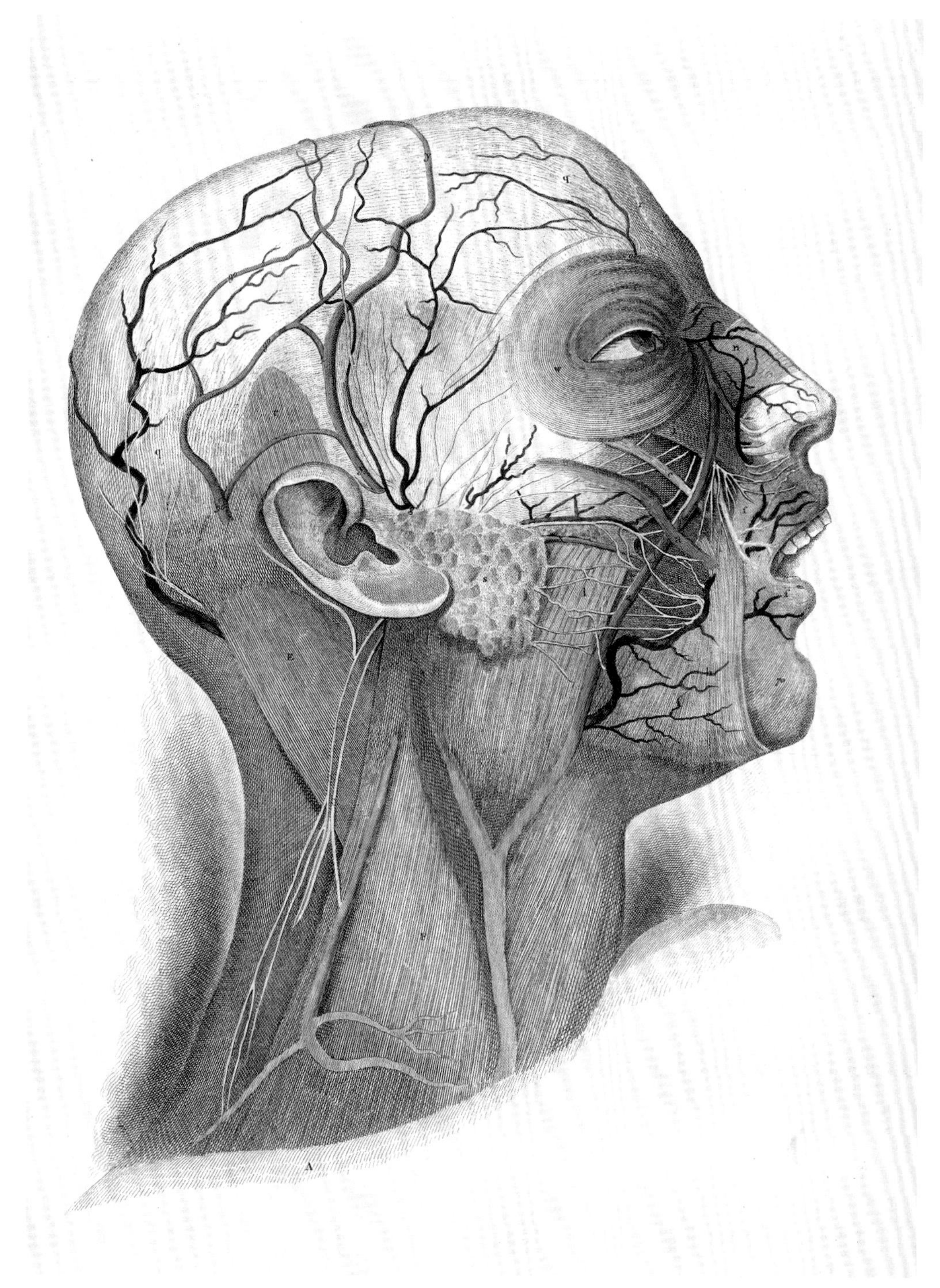

↑上图展示了头部的解剖结构，其中动脉用水彩标为红色，静脉被标为蓝色。我们可以看到面部的表情肌，包括额肌、眼轮匝肌、鼻肌、颧大肌、颧小肌和降口角肌。其他较大的肌肉有咬肌、颈阔肌、胸锁乳突肌和斜方肌。耳前的蜂窝状结构是腮腺，它是最大的唾液腺。这幅画是威廉·霍姆·利扎斯为其弟约翰·利扎斯的《人体解剖系统图解与生理、病理和手术发现》所作。

→这幅细致的插图描绘了一个忧郁的人的无皮头部，展示了面部神经和表情肌。作者将表情肌和颈部肌肉绘制得十分精美。图中的神经被标为白色，它们优雅的分支进入肌肉以支配其运动。这幅画发表于琼斯·奎因的《人体局部解剖图解》(1836—1842年)。

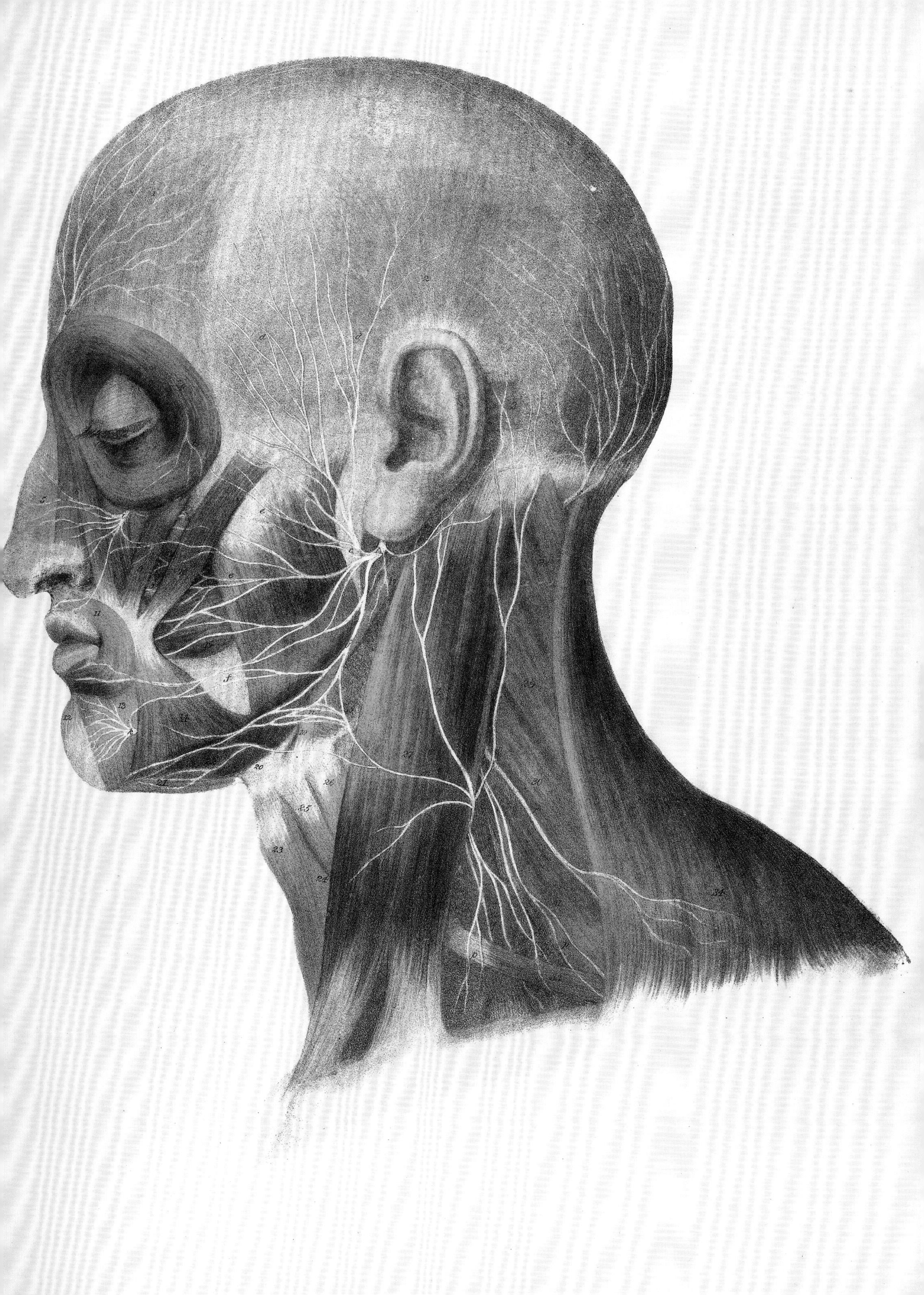

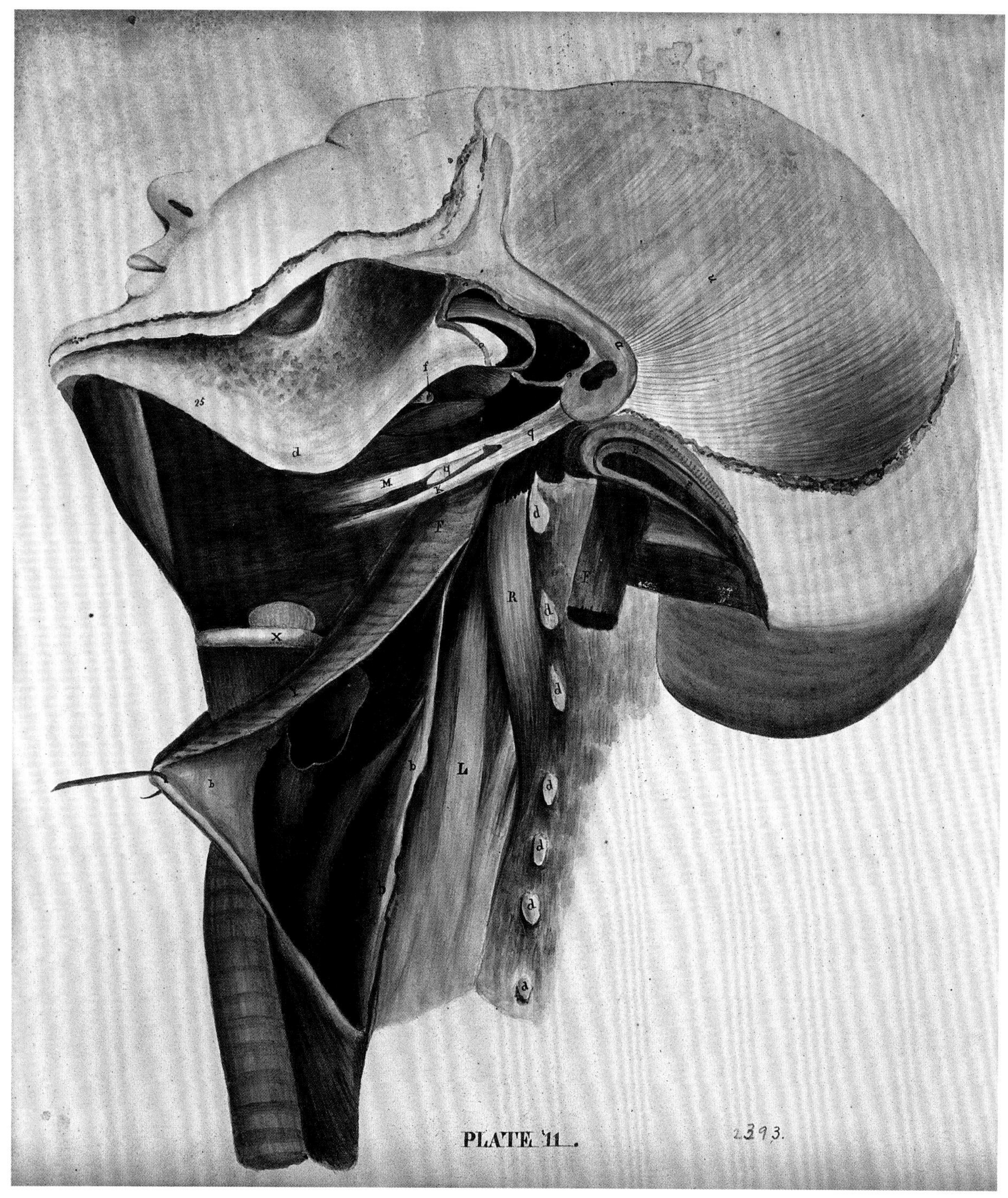

这幅风格独特的19世纪水彩画展示了头部和部分面部的解剖结构，露出了下方的骨骼。此图出处不明，不过可能是J. 勒博迪（J. Lebaudy）参照某场解剖为《外科医学信息杂志》(*Journal des connaissances medico-chirurgicales*）所作的插图。在图中，我们可以看到去除了咬肌的下颌。左侧的小钩子拉着喉部的肌肉，在黑洞洞的开口中可以看见食管的切面。喉前部带有横纹的长管状结构是气管。标有X的浅黄色结构应该是支撑舌头的舌骨。

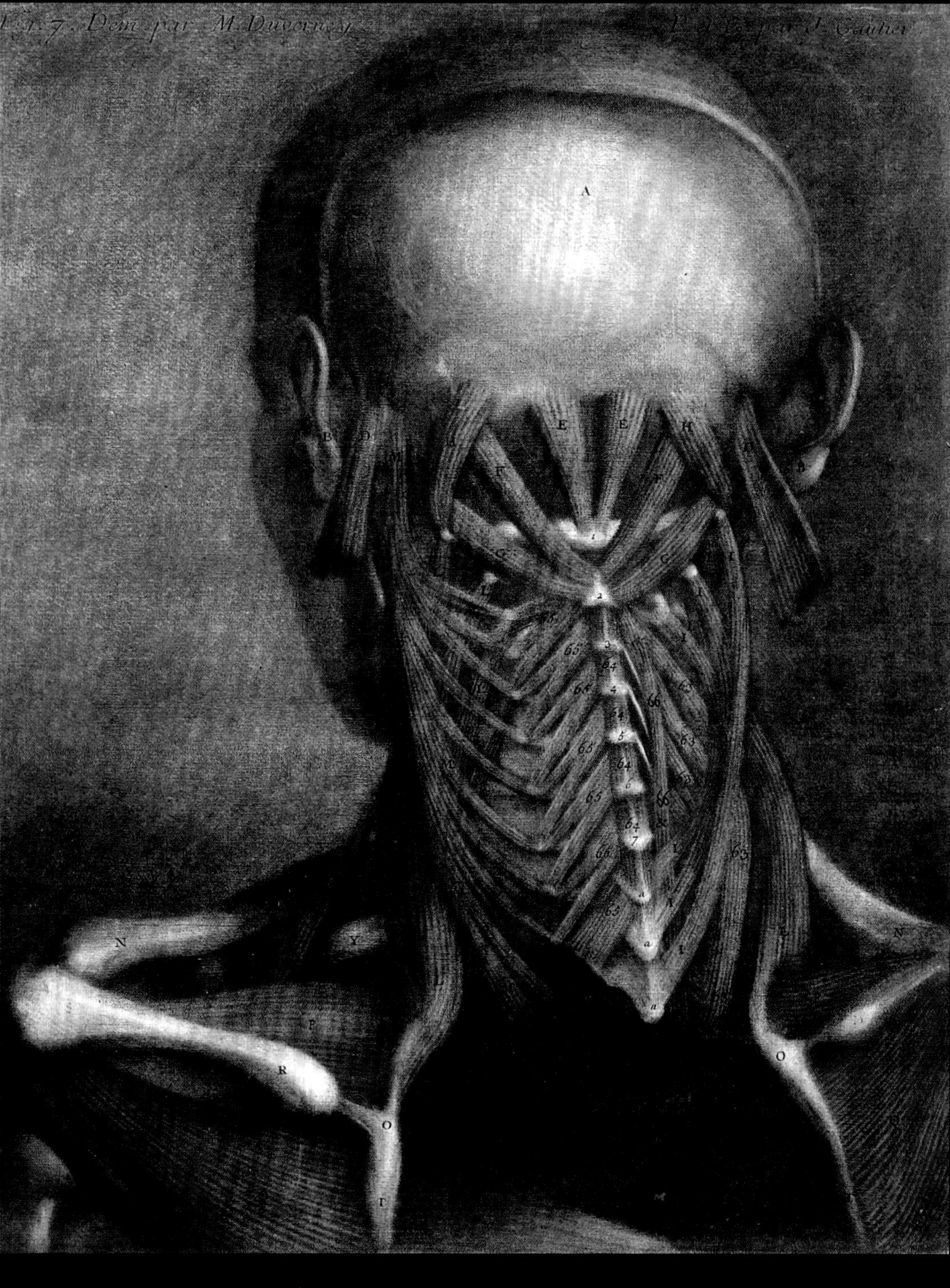

这幅令人浮想联翩的彩色美柔汀版画展示了头、颈、肩部后侧的肌肉，作者是法国画家、制版工雅克-法比恩·戈蒂尔·达葛蒂，选自《插图解剖论著》(1746年)。图中可见连接脊椎和枕骨的头夹肌，其作用是旋转头部。图中还有四块肩袖肌肉中的两块——肩胛骨处的冈上肌和冈下肌，它们的作用是让肩关节旋转。

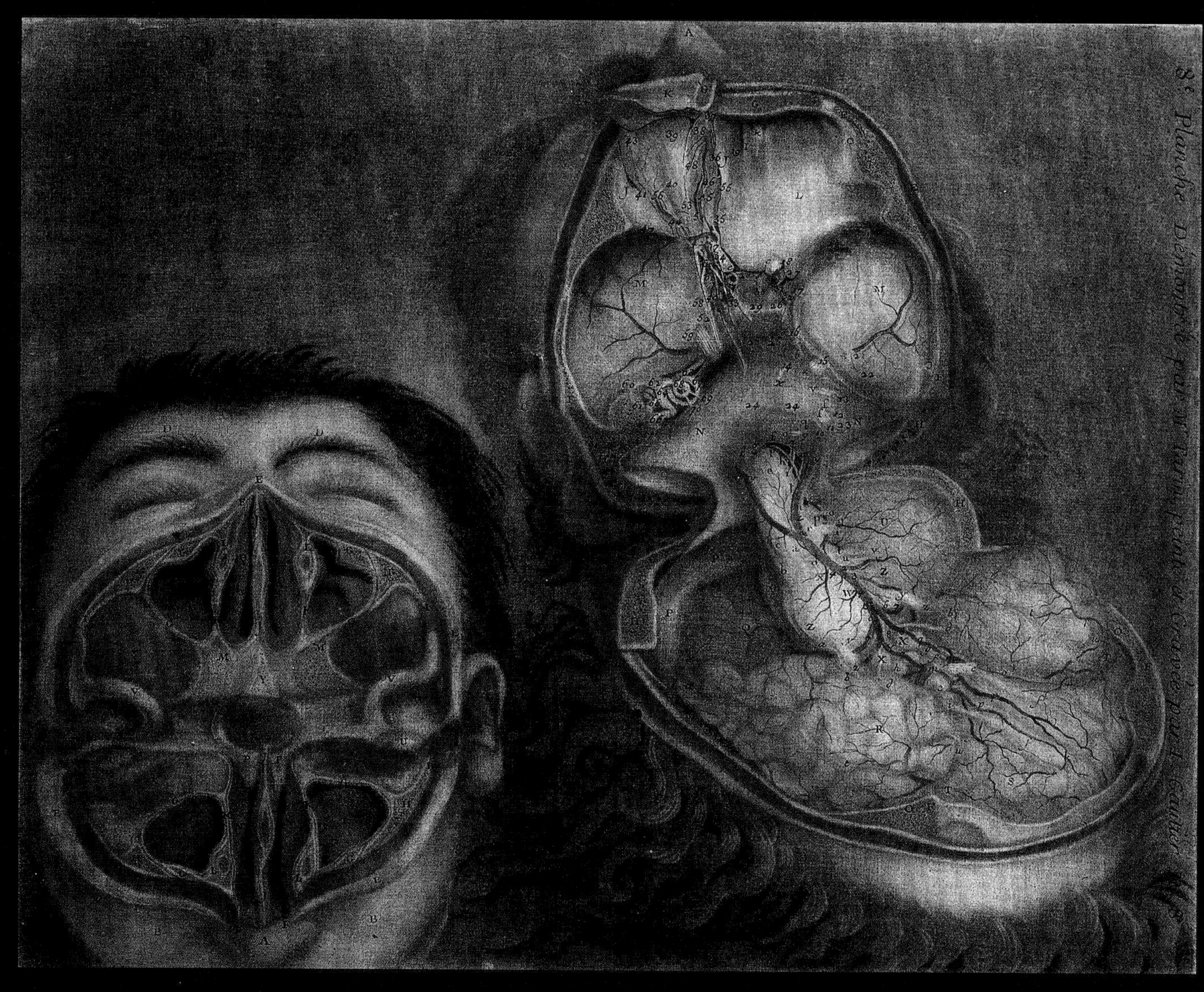

这幅美柔汀版画描绘了两个切开的头部，由画家、解剖学家、制版工雅克-法比恩·戈蒂尔·达葛蒂参照约瑟夫·吉夏尔·迪韦尔内的解剖结果绘制而成，此图收录于《头部解剖学（附图）》（1748年）。

↖图中左侧是头部的切面图，可见上颌窦和鼻甲。陶土红色的结构是咀嚼肌之一的咬肌。

↗图中右侧是前额中间水平的切面图，可见颅底和颅神经。图示的下面一半展示了大脑和脑干的底面观，其中的脉管系统细节精美，可见以英国医生托马斯·威利斯（Thomas Willis）的名字命名的Willis环，它是为大脑供给血液的重要侧支循环途径。

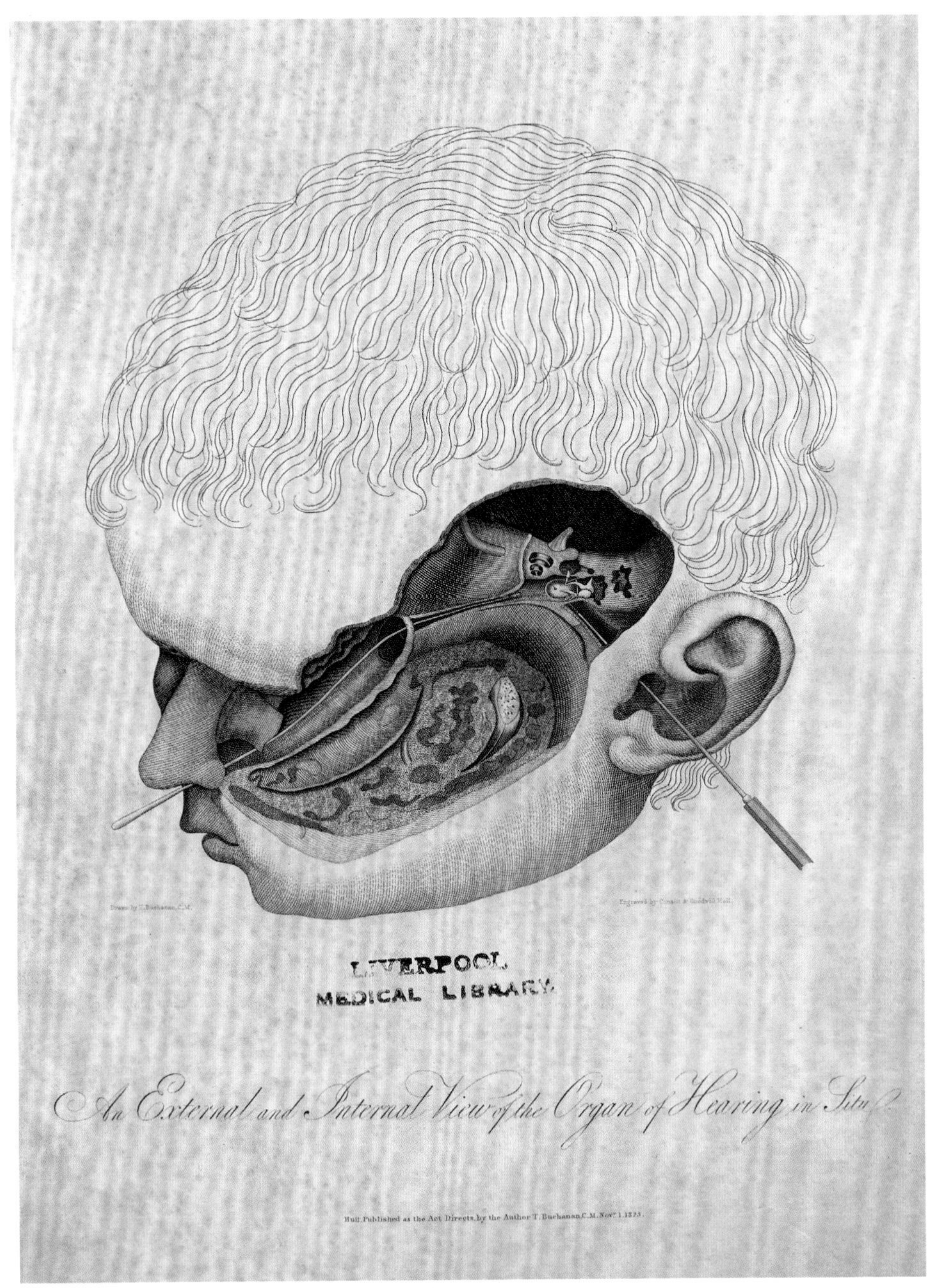

图中是儿童的面部，剖开的部分展示了耳的内部结构。此图出自恩斯特·弗里德里希·文策尔（Ernst Friedrich Wenzel）的《人体器官宏观与微观结构图解》（*Anatomischer Atlas ü ber den makroskopischen und mikroskopischen Bau der Organe des menschlichen Kö rpers*，1874年）。

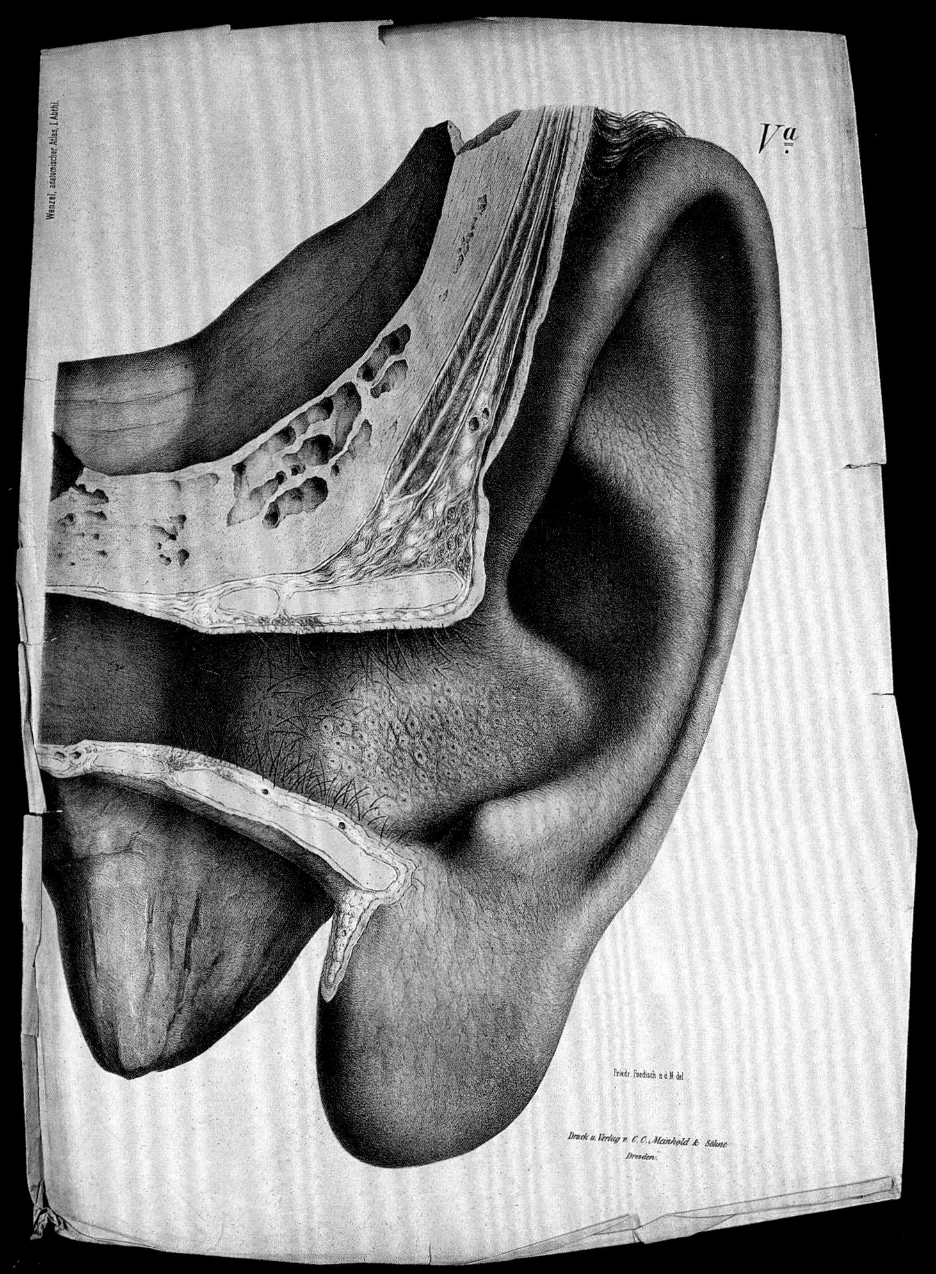

耳朵常被认为是记忆、接受能力和求知欲的所在之处。在这幅彩色石版画中，展示了外耳结构的丰富细节：外耳道的解剖结构，与其相连的软骨、颞骨、左下角隆出的乳突和涂成红色的颞肌。此图出自恩斯特·弗里德里希·文策尔的《人体器官宏观与微观结构图解》。

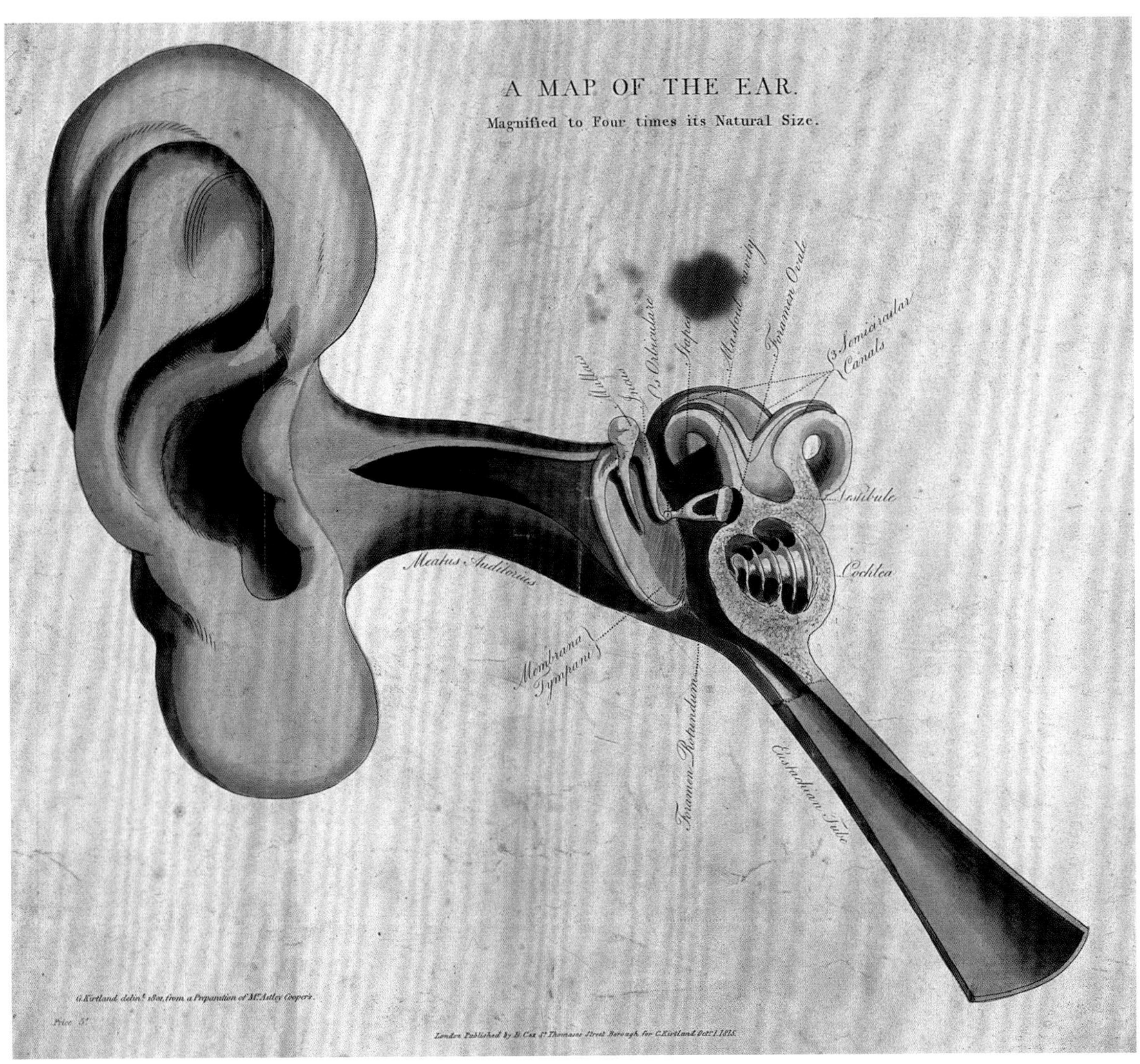

这幅十分图表化的彩色线雕画由乔治·柯特兰绘制于1801年，出版于1815年，图中展示了人耳的内部和外部结构。此图与对页图的描绘对象相同，但是展示了更多的细节，包含了鼓膜、中耳、内耳和咽鼓管。作者参照英国著名外科医生、解剖学家阿斯特利·帕斯顿·库珀爵士（Sir Astley Paston Copper）制备的标本绘制了这幅画，图中的文字表明此图与实物相比放大了四倍。

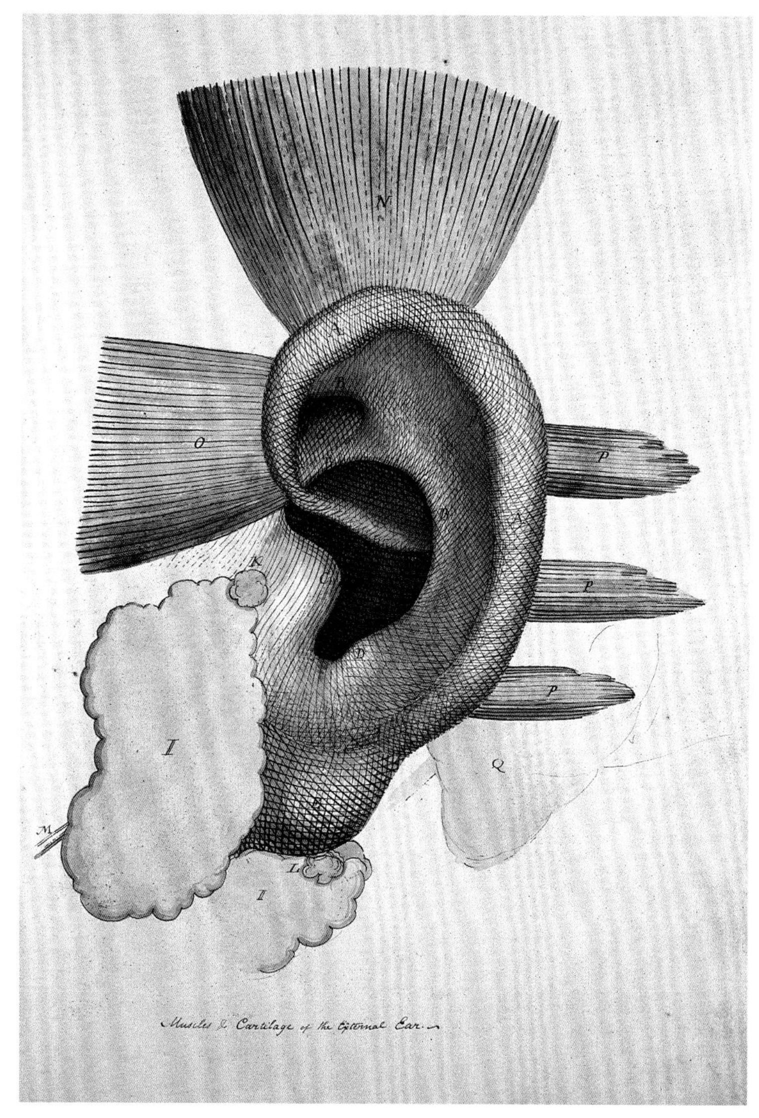

↑这幅图由墨水和水彩绘成，展示了耳的肌肉和软骨。图中可见外耳的结构，包括耳轮（A）、耳屏（C）、对耳屏（D）和耳垂（E）。黄色的结构（I）是简化的腮腺，即最大的唾液腺。耳周围的条状结构是耳上肌（N）、耳前肌（O）和耳后肌（P），它们让耳朵可以摆动。耳后面的模糊结构（Q）是颞骨乳突，中耳和内耳就在里面。此图由不知名的画家绘制于19世纪。

→这幅细节丰富的雕版画展示了内耳迷路的解剖结构，其中的前庭让我们获得平衡感。内耳的复杂结构还包括耳蜗和与耳蜗相连的三个半圆形管道（半规管）。此图的作者是托马斯·米尔顿（Thomas Milton），选自1808年的一系列人类与动物解剖图解。

耳

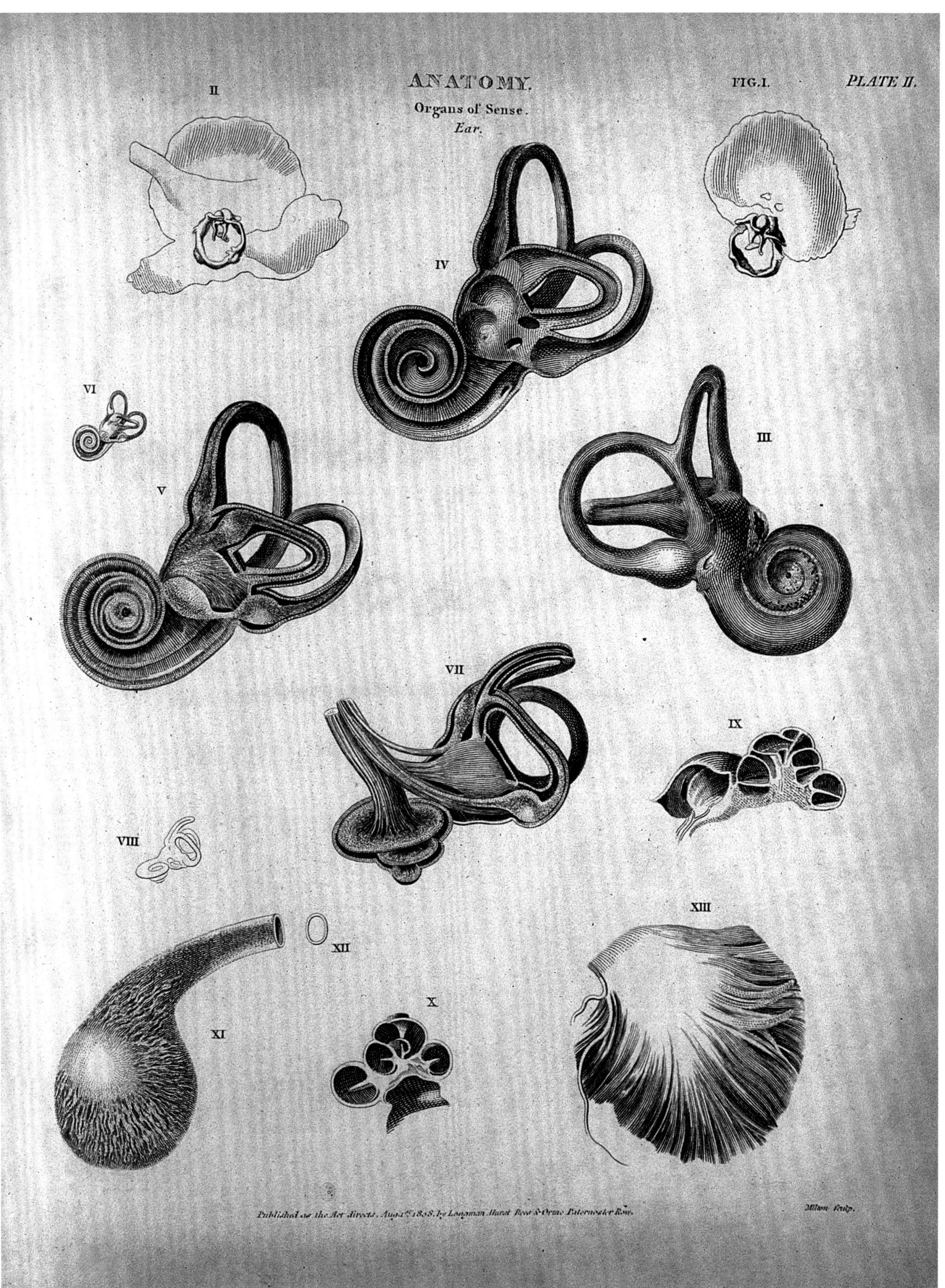
ANATOMY.
Organs of Sense.
Ear.
FIG.I.
PLATE II.
II
IV
VI
III
V
VII
IX
VIII
XIII
XII
X
XI
Published as the Act directs, Aug 1st 1808, by Longman Hurst Rees & Orme Paternoster Row.
Milton sculp.

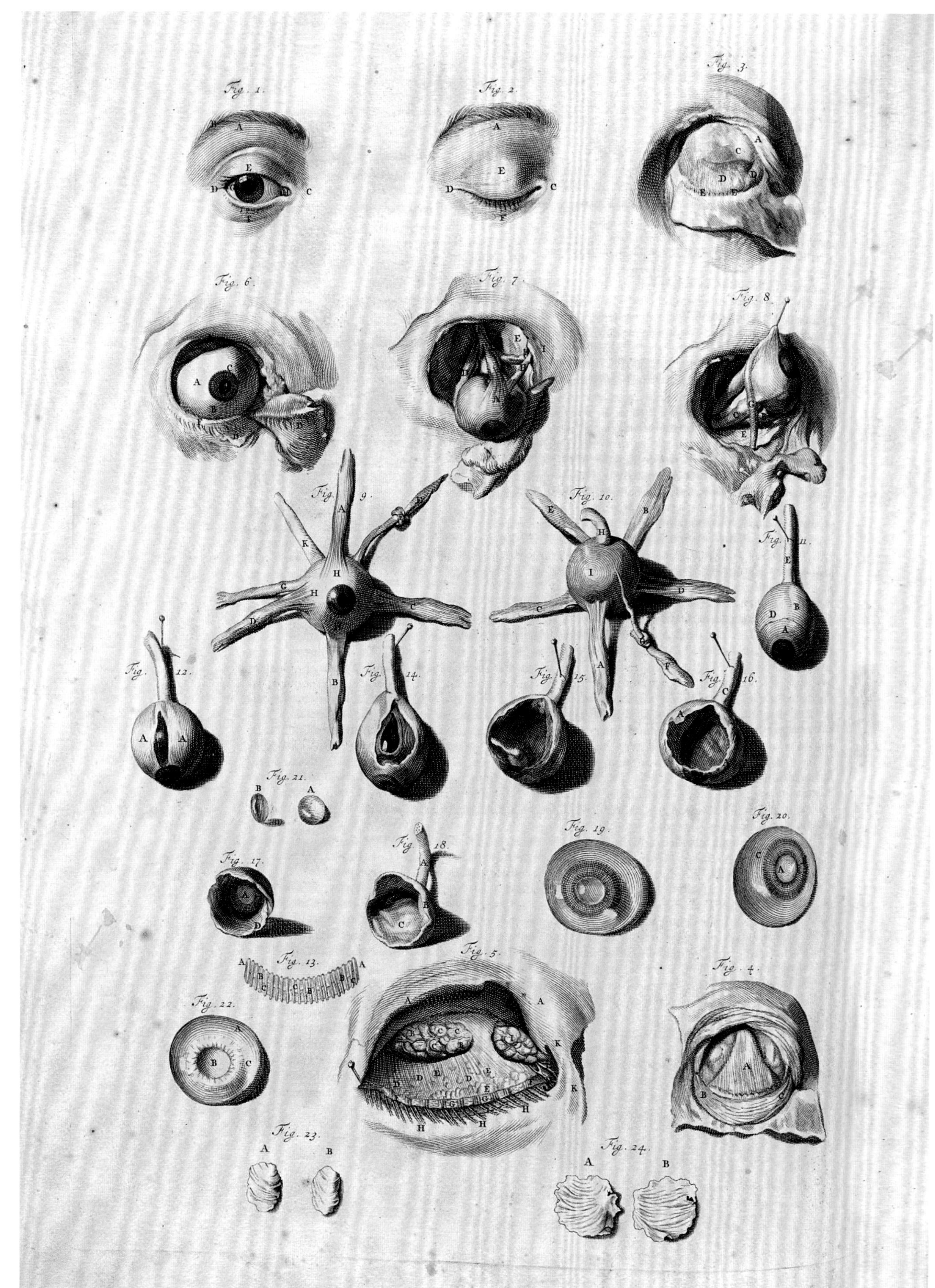
Fig. 1.
Fig. 2.
Fig. 3.
Fig. 6.
Fig. 7.
Fig. 8.
Fig. 9.
Fig. 10.
Fig. 11.
Fig. 12.
Fig. 14.
Fig. 15.
Fig. 16.
Fig. 21.
Fig. 17.
Fig. 18.
Fig. 19.
Fig. 20.
Fig. 13.
Fig. 5.
Fig. 4.
Fig. 22.
Fig. 23.
Fig. 24.

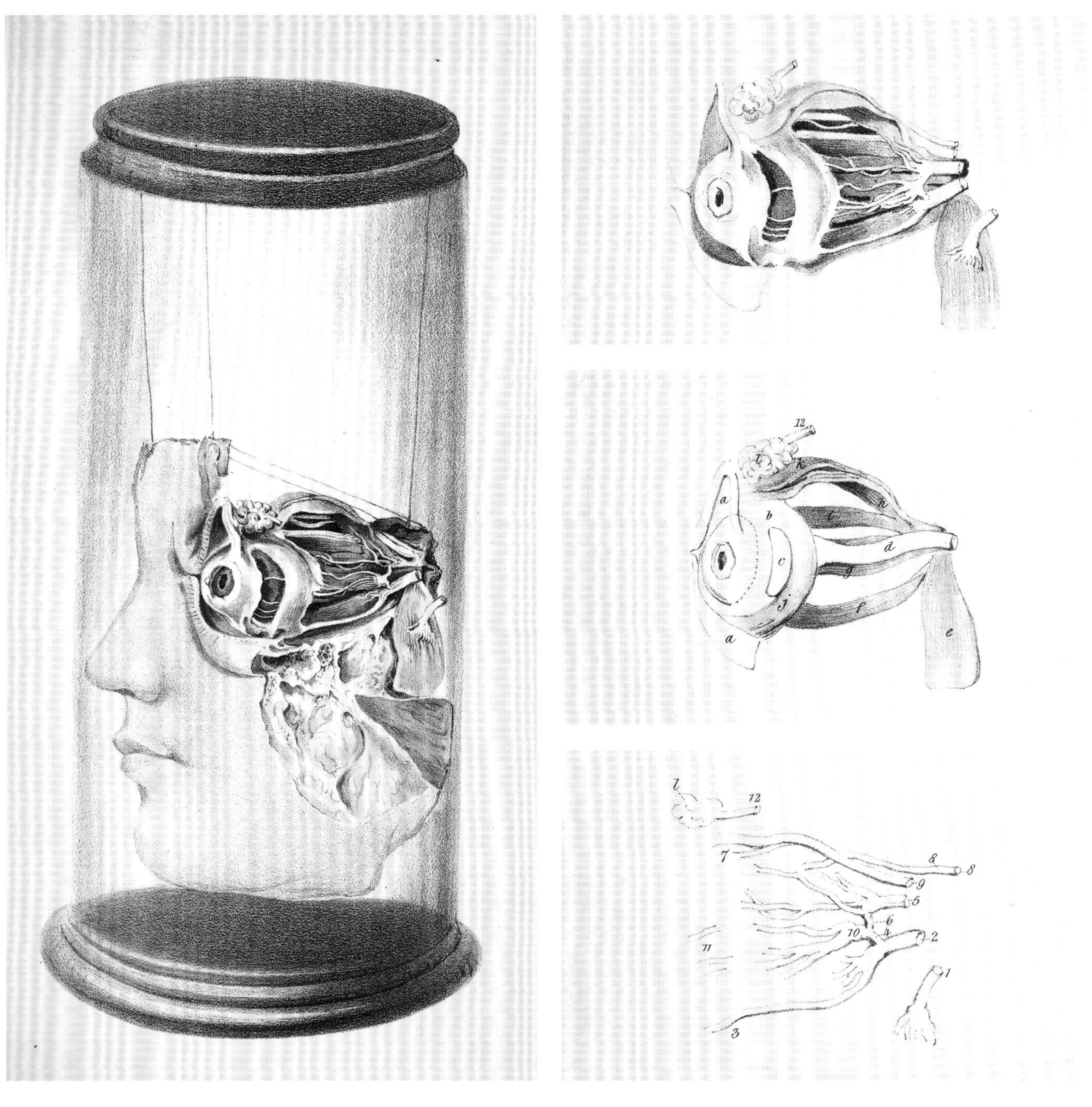

←此图选自安德鲁·贝尔（Andrew Bell）的《不列颠百科全书：系统解剖》（*Anatomia Britannica: a system of anatomy...*，1798年），图中展示了眼的多种视图和解剖层次。图示的起始处在左上角，作者首先绘制了睁开和闭合时的完整眼部，之后通过一系列解剖逐渐展现更深的结构。Fig. 21和Fig. 22是从眼球中取出的晶状体。这部书从各部著名医学图谱中选取了几百幅插图，而此处的图示则选自威廉·考珀的《人体解剖详解、新发现与术中观察，欧洲大师匠心制作一百一十四幅铜版画描绘生后图景》。

↑上图是一个儿童头面部的湿标本（即保存在液体中的标本），剖开的部分着重显示了眼的结构。此图选自《省级医学与外科协会会报》（*The Transactions of the Provincial Medical and Surgical Association*，1833年）。图中展示了仍在体内的眼球和眼眶，我们也可以看到虹膜、巩膜、视神经、眼外肌和动眼神经及其分支。产生眼泪的泪腺在眼球上方。

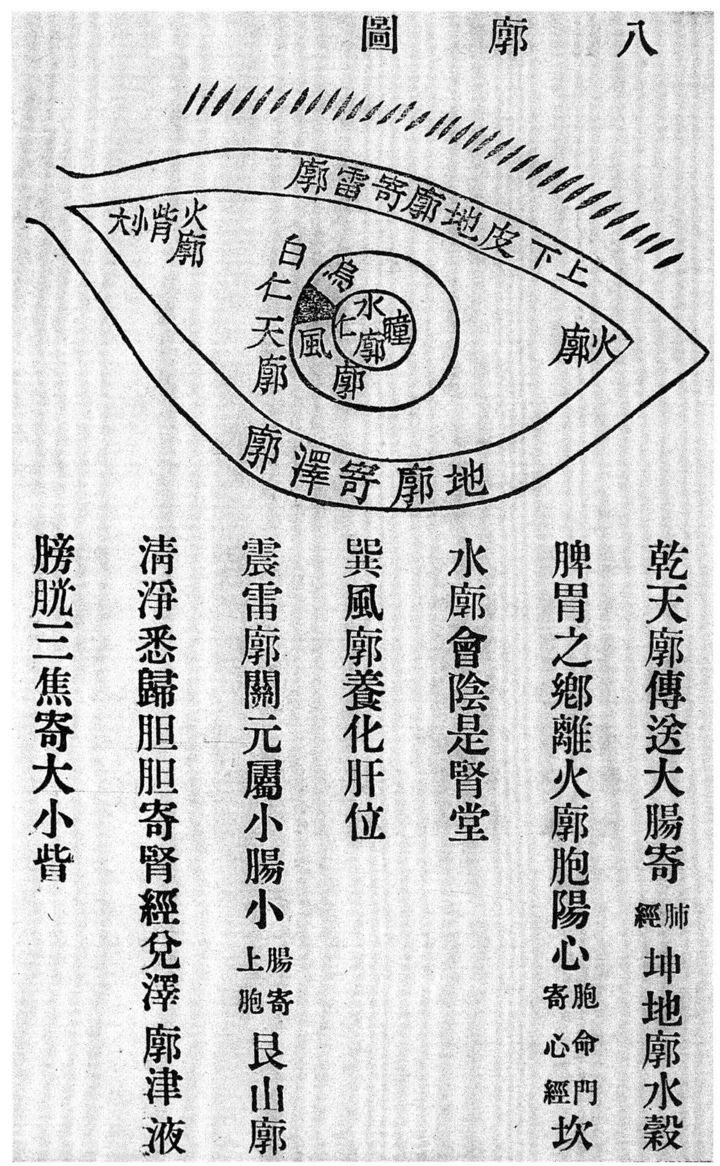

这幅木版画选自清朝黄岩所著的《眼科纂要》，上图的版本出版于1914年。图中的文字标明了眼的区域和对应关系，这是传统中医整体观的重要基础。眼中的白仁属于天廓，与肺和大肠相对应。上下眼睑属于地廓、雷廓和泽廓，与脾、胃、小肠和膀胱等多种器官相对应。上下眼睑相连接的区域属于火廓，与心、心包和右肾（命门）相对应。角膜属于风廓，与肝相对应。最后，瞳孔属于水廓，与肾相对应。

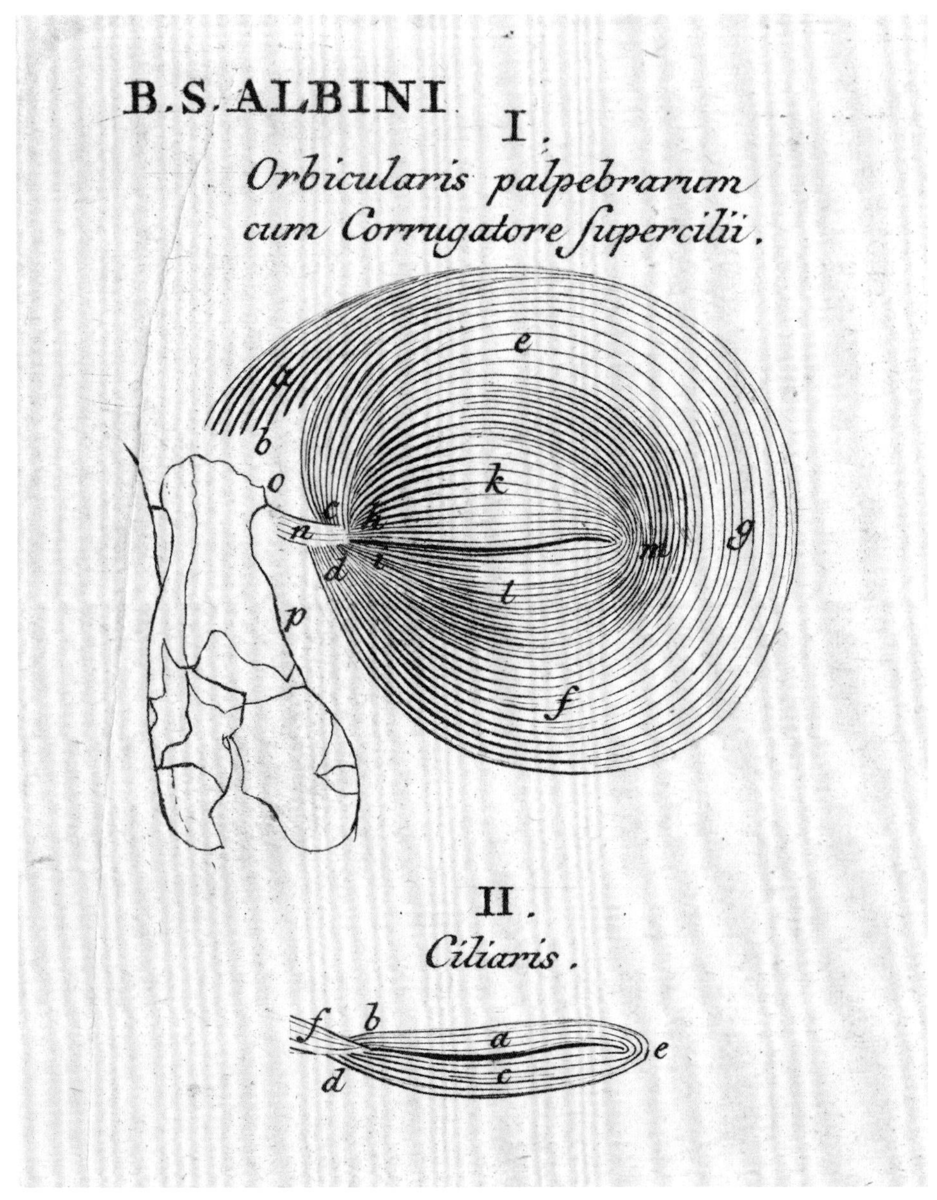

此图展示了眼部肌肉的细节，选自伯恩哈德·西格弗里德·阿尔比努斯的《人体骨骼与肌肉图鉴》。这幅简洁而精美的图示展示了眼周围的表情肌，其中最大的是控制眼睛睁开或闭合的眼轮匝肌。这块肌肉也可以让人进行眨眼、眯眼等随意动作。小一些的皱眉肌可以把眉毛向下拉。许多表情肌都是相互交叉的，相邻肌肉的纤维可能彼此重叠或交缠，这说明很多面部表情都是靠多块肌肉协同工作才能完成的。

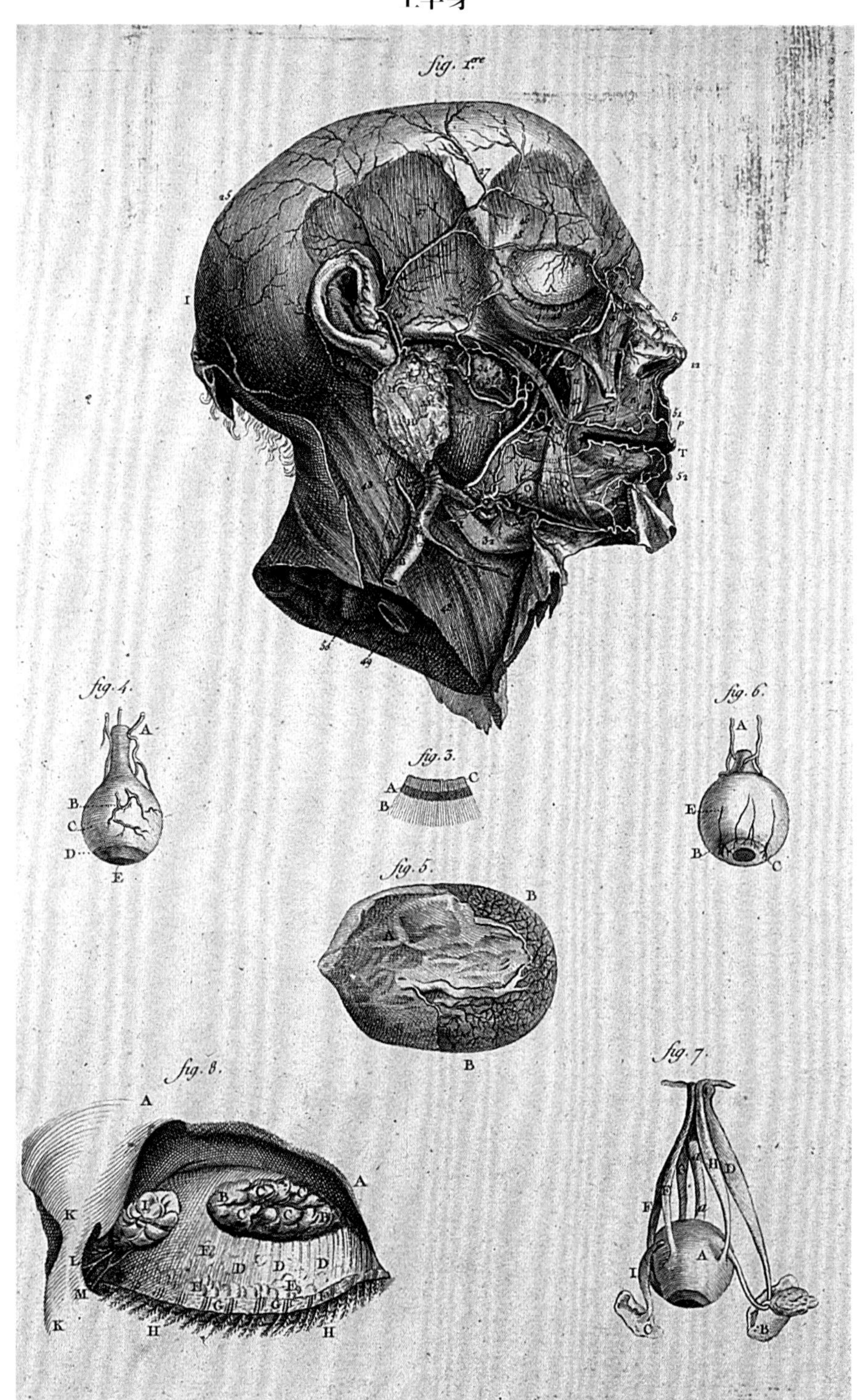

↑上图是剖开的头部和一些眼部解剖研究，见于丹尼斯·狄德罗的《百科全书，或科学、艺术和工艺详解词典》。

➔这幅超现实的彩色美柔汀版画展示了面部肌肉，看起来十分可怖。此图由阿诺-埃卢瓦·戈蒂尔·达葛蒂（Arnaud-Éloi Gautier d'Agoty）绘制于1773年，他的父亲雅克-法比恩是彩色解剖绘画的先驱者。这幅画是阿诺为J. B. H. 勒克莱尔（J. B. H. Leclerc）的《完全人体解剖》（*Cours complet d'anatomie*，1773年）绘制的插图之一。针对艺术解剖学的核心悖论，阿诺曾意味深长地总结道："受教育者必定追求审美，可如何才能将死之图景描绘得令人接受呢？"

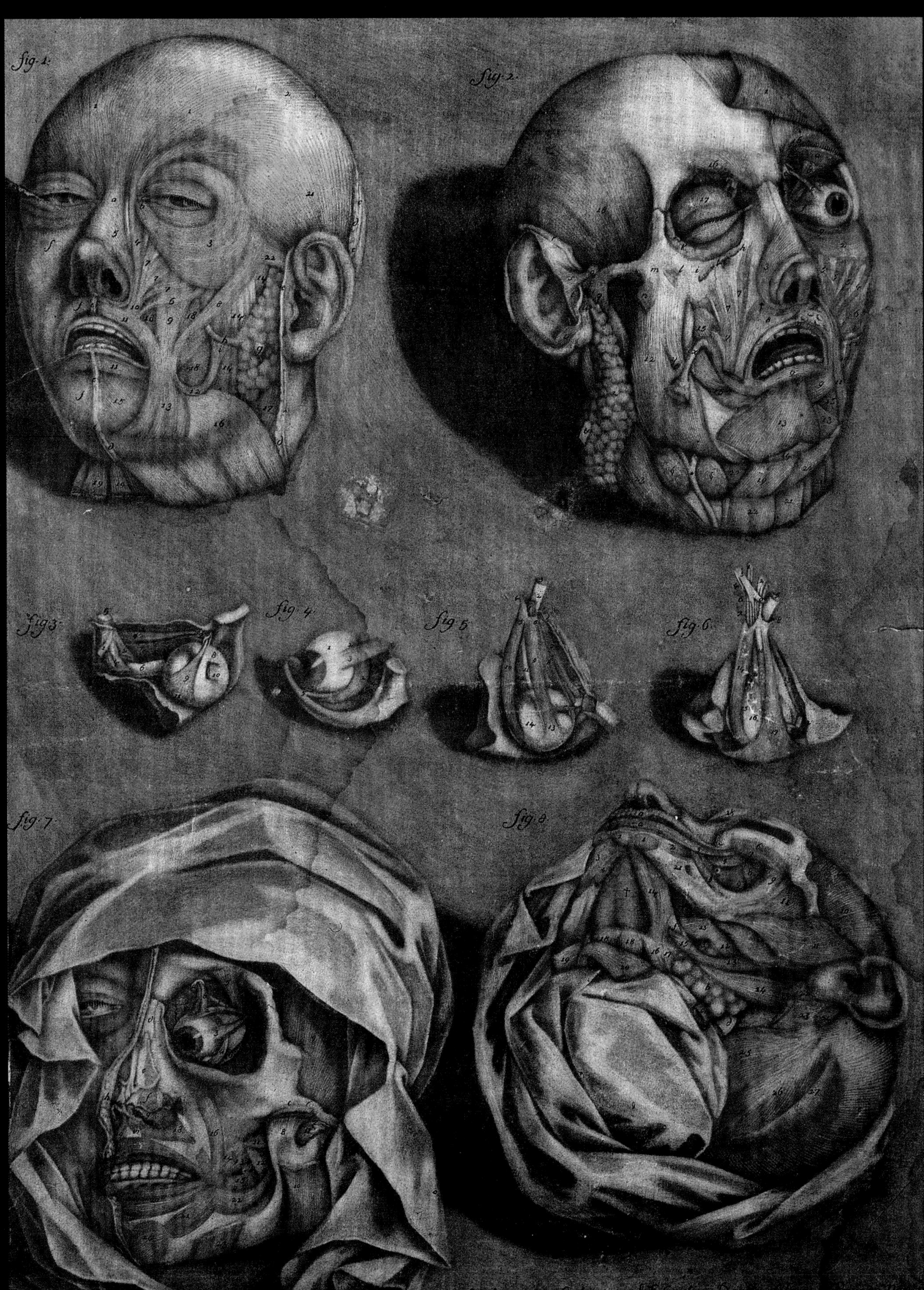
fig·1·
fig·2
fig·3
fig·4
fig·5
fig·6
fig·7
fig·8

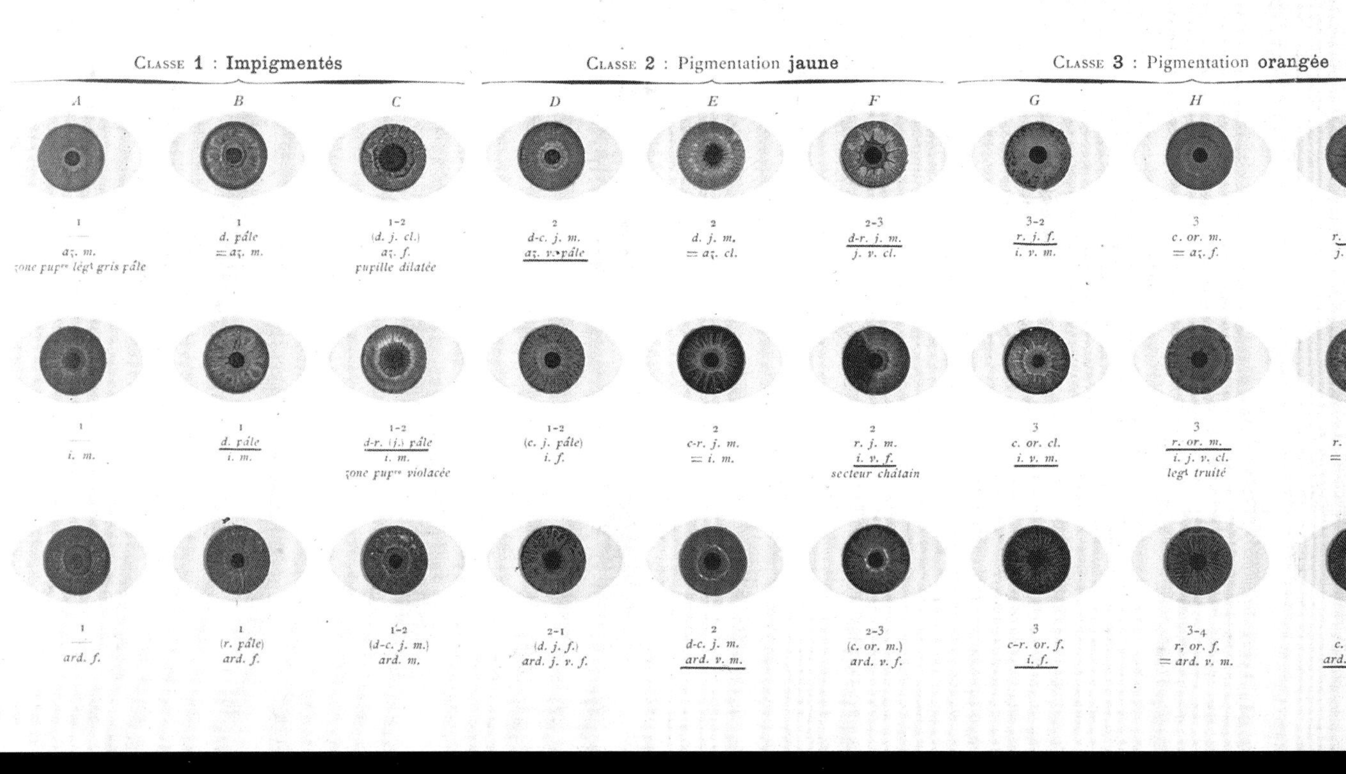

上图是法国警察、犯罪学家、人类学家阿方斯·贝蒂荣发表的著名图表。警方仅能依据惯犯的姓名进行侦察追捕，犯人却可以轻易地改名换姓，这一局面使贝蒂荣备受困扰。因此，贝蒂荣发明了“人体测量学”，即一种用来在犯罪调查中记录人体比例、确定体态特征的科学系统，人们将其称为“贝蒂荣人体测量法”。自1882年起，这种方法被广泛采用，直到指纹技术取代了它。上面的图表标题为“人类虹膜颜色表”（Tableau des nuances de l’iris humain），是他的《人体特征识别指南》（1893年）中的折页，意在帮助读者系统地观察眼睛的颜色。

S de l'IRIS HUMAIN

ntation *jaune-orange* *d'après la Méthode*

ERTILLON

LISTE DES ABRÉVIATIONS ET SIGNES USITÉS

DANS LES FORMULES DESCRIPTIVES DE L'IRIS

Formes de l'auréole:
- — auréole absente ou peu accentuée
- *d* » dentelée
- *c* » concentrique
- *r* » rayonnante
- *d-c* » dentelée-concentrique, etc.

Qualités du pigment:
- *j* jaune
- *or* orange
- *ch* chatain
- *mar* marron

Ton de la nuance:
- *cl* clair
- *m* moyen
- *f* foncé

Nuance fondamentale de la périphérie:
- *az.* azurée
- *i.* intermédiaire (violacée)
- *ard.* ardoisée

- *v.* verdâtre
- *id.* indique que la pigmentation de la périphérie est de nuance identique à celle de l'auréole. (v. colonne R).

Le soulignement attire l'attention sur la prédominance tonale du terme souligné tandis que la parenthèse signifie que le qualificatif entouré ne figure là que pour mémoire, notamment pour les besoins de la classification. Le signe ≛ inscrit en avant de la troisième ligne indique au contraire que les deux zones analysées séparément, auréole et périphérie, ont dans la coloration générale de l'œil une importance chromatique égale.

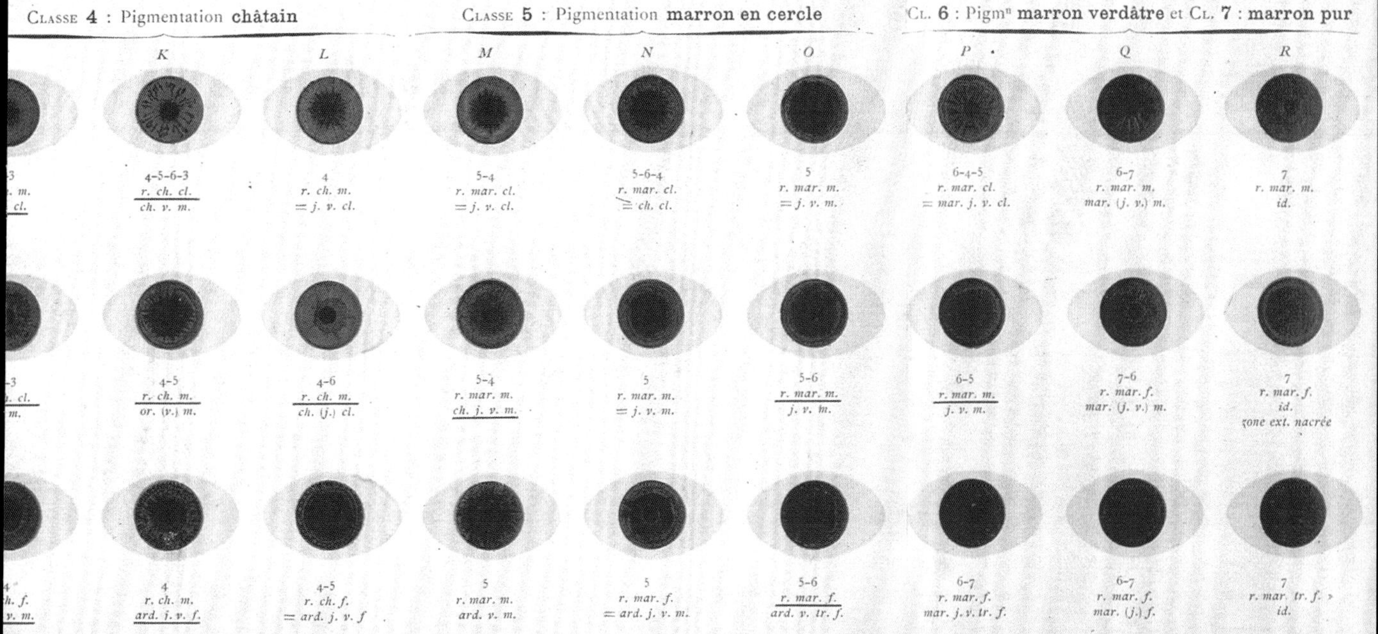

	Classe 4 : Pigmentation **châtain**		Classe 5 : Pigmentation **marron en cercle**			Cl. 6 : Pigm^n **marron verdâtre** et Cl. 7 : **marron pur**		
	K	*L*	*M*	*N*	*O*	*P*	*Q*	*R*
3 *. m.* *cl.*	4-5-6-3 *r. ch. cl.* *ch. v. m.*	4 *r. ch. m.* *= j. v. cl.*	5-4 *r. mar. cl.* *= j. v. cl.*	5-6-4 *r. mar. cl.* *= ch. cl.*	5 *r. mar. m.* *= j. v. m.*	6-4-5 *r. mar. cl.* *= mar. j. v. cl.*	6-7 *r. mar. m.* *mar. (j. v.) m.*	7 *r. mar. m.* *id.*
-3 *. cl.* *m.*	4-5 *r. ch. m.* *or. (v.) m.*	4-6 *r. ch. m.* *ch. (j.) cl.*	5-4 *r. mar. m.* *ch. j. v. m.*	5 *r. mar. m.* *= j. v. m.*	5-6 *r. mar. m.* *j. v. m.*	6-5 *r. mar. m.* *j. v. m.*	7-6 *r. mar. f.* *mar. (j. v.) m.*	7 *r. mar. f.* *id.* *zone ext. nacrée*
4 *h. f.* *v. m.*	4 *r. ch. m.* *ard. j. v. f.*	4-5 *r. ch. f.* *= ard. j. v. f*	5 *r. mar. m.* *ard. v. m.*	5 *r. mar. f.* *= ard. j. v. m.*	5-6 *r. mar. f.* *ard. v. tr. f.*	6-7 *r. mar. f.* *mar. j. v. tr. f.*	6-7 *r. mar. f.* *mar. (j.) f.*	7 *r. mar. tr. f.* *id.*

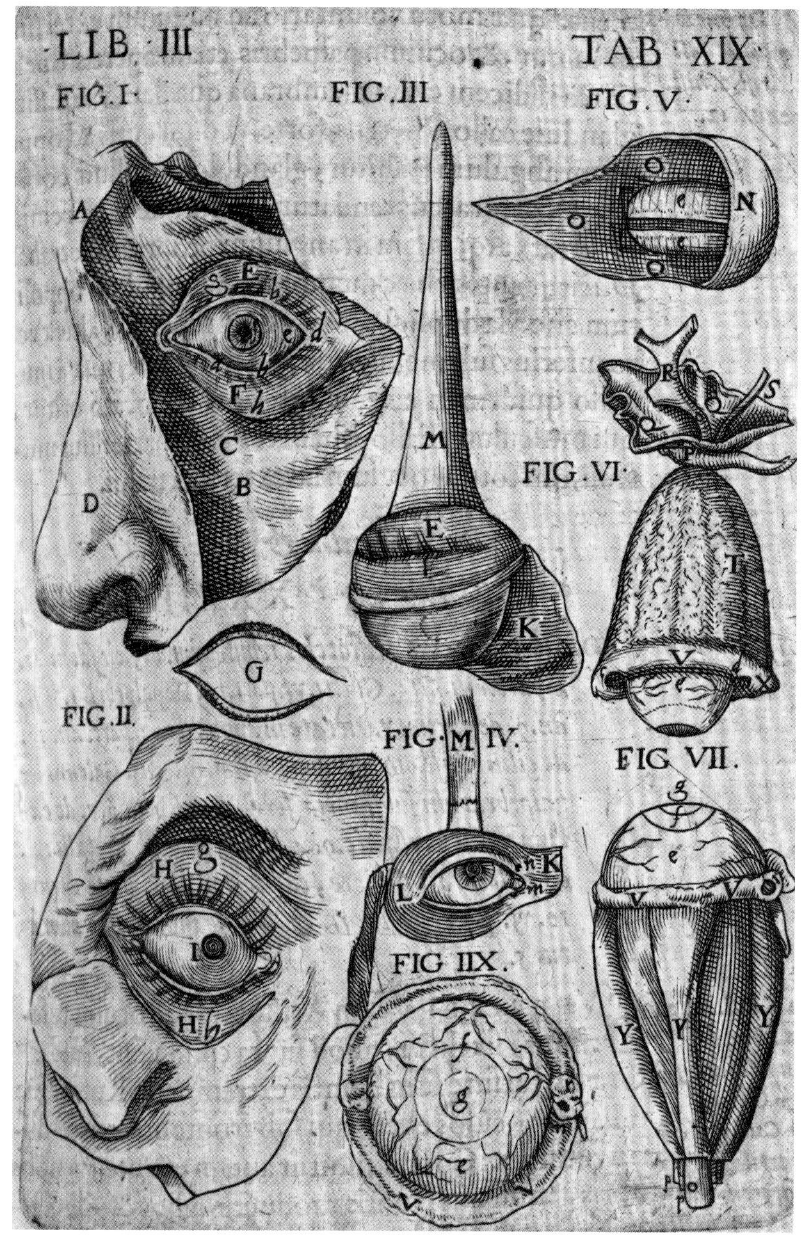

眼睛被称为“心灵的窗户”，而一只单眼则是在诸多文化中普遍存在的象征符号。在古埃及，天空之神荷鲁斯（Horus）的“荷鲁斯之眼”是象征健康与保护的护身符。在基督教传统中，单眼代表着上帝的全视之眼——“普罗维登斯之眼”，或称“上帝之眼”。当单眼被三角形包围时，它就代表了圣父、圣子与圣灵的三位一体。单眼也象征着灵知、直觉或智慧。

↑此图选自瑞士解剖学家、植物学家、医生卡斯帕·鲍欣和雕版师特奥多尔·德布里的《解剖剧场》。这部书很受欢迎，被认为是当时最全面的解剖著作，其系统的解剖方法和实用的插图尤为优秀。鲍欣的一项知名成就是发明了新式解剖学命名法，这种方法让辨认解剖结构变得更加简单，直到现在仍在使用中。上图展示了仍在体内和取出体外的眼球及其附属组织。

→这幅插图包含人眼的十种图示，选自英国画家托马斯·米尔顿于1809年绘制的《人类与动物解剖学》（*Human and Animal*）雕版画集。

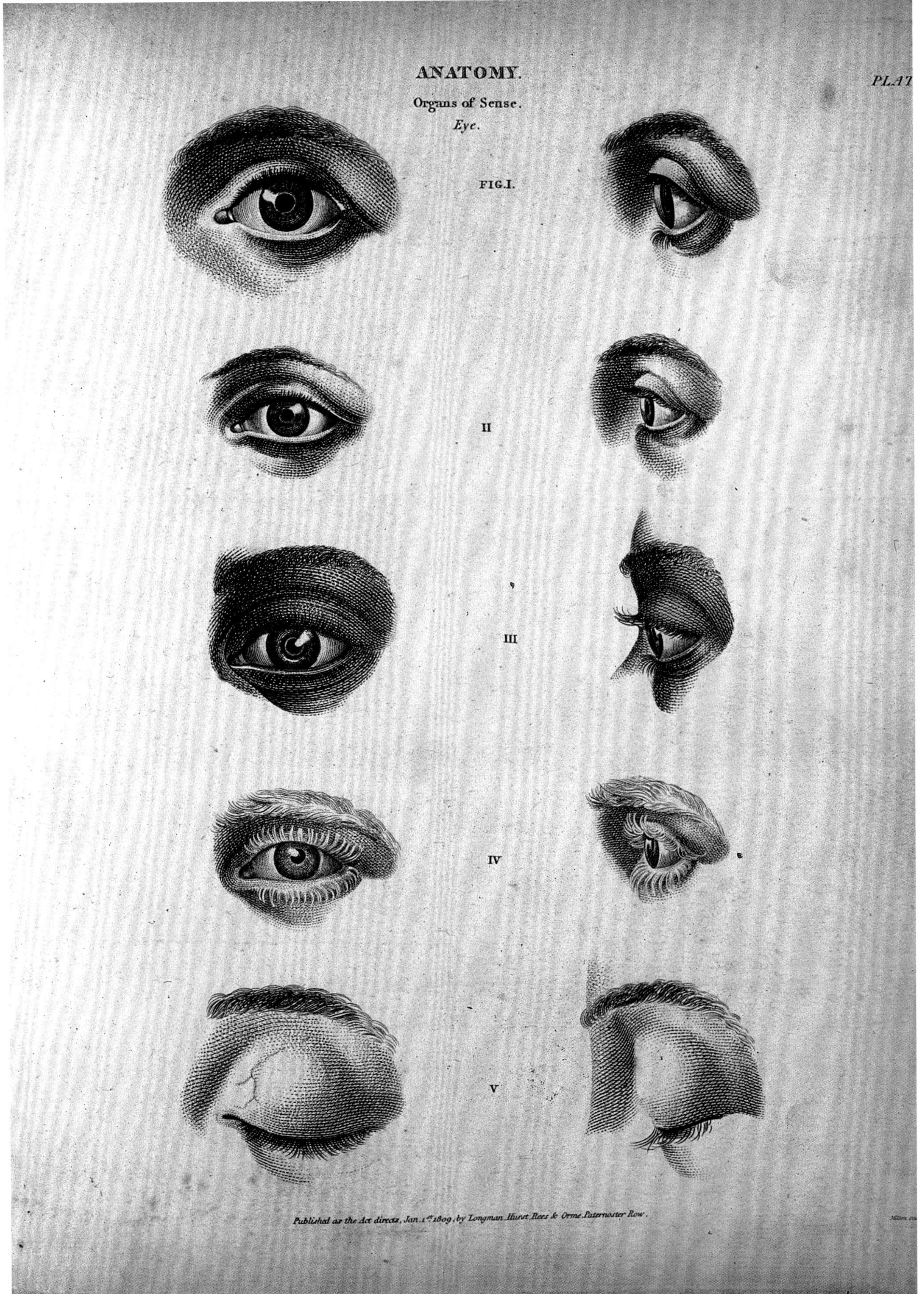
ANATOMY.
Organs of Sense.
Eye.
PLAT
FIG.I.
II
III
IV
V
Published as the Act directs, Jan. 1st 1809, by Longman Hurst Rees & Orme Paternoster Row.

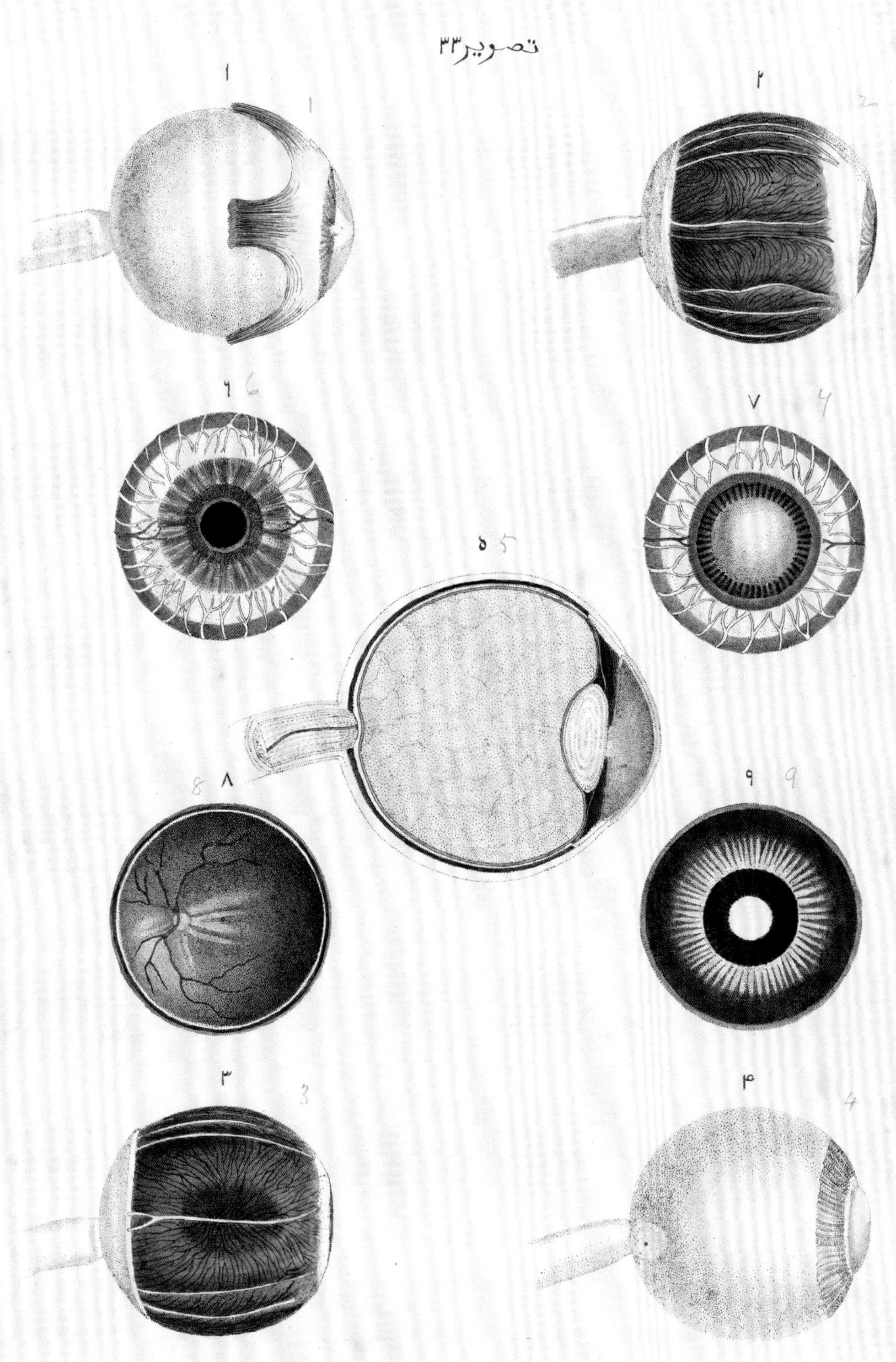
تصویر۳۳
۱
۱
۲
۲
۶ 6
۷ 7
۵ 5
۸ 8
۹ 9
۳ 3
۴ 4

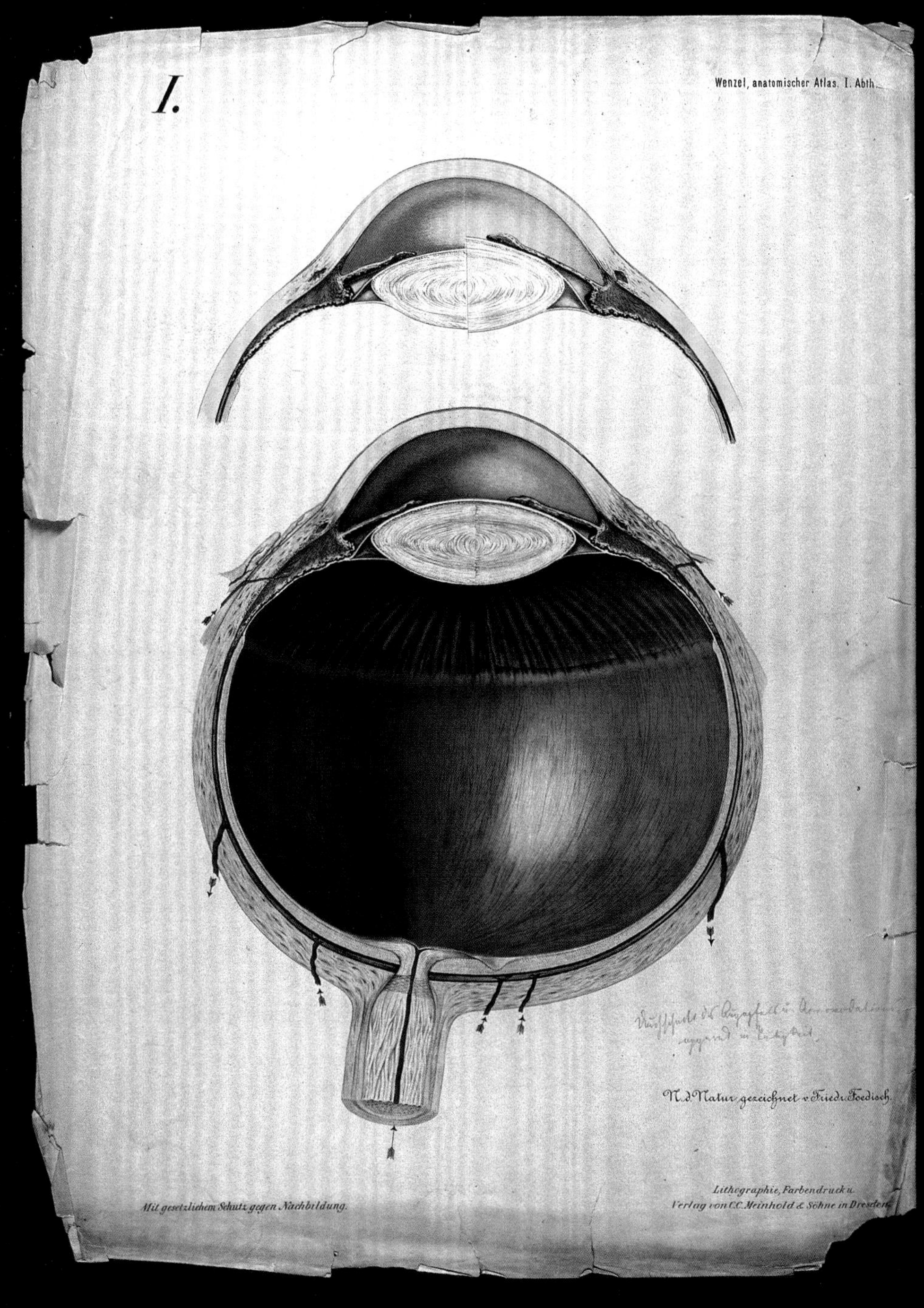

↑这幅彩色石版画展示了眼球的矢状切面，选自恩斯特·弗里德里希·文策尔的《人体器官宏观与微观结构图解》。图示以精致的细节展示了眼球的各层结构。

←此图选自弗雷德里克·J. 莫阿特（Frederic J. Mouat）的《人体解剖图谱》（*An Atlas of Anatomical Plates of the Human Body*，1849年），图中展示了眼球在体外的不同视图和各个解剖层次。左上角的第一个图示是眼球的侧视图，图上可见相连的眼外肌、巩膜（眼白）和切断的视神经。右上角的眼球巩膜已剥离，露出了脉管密集的血管膜，其中的血管为眼球供应血液。中间的大图是眼球的矢状切面，展示了眼球壁的三层膜，以及角膜、晶状体和房水。眼球后方可见视神经截面和血管。

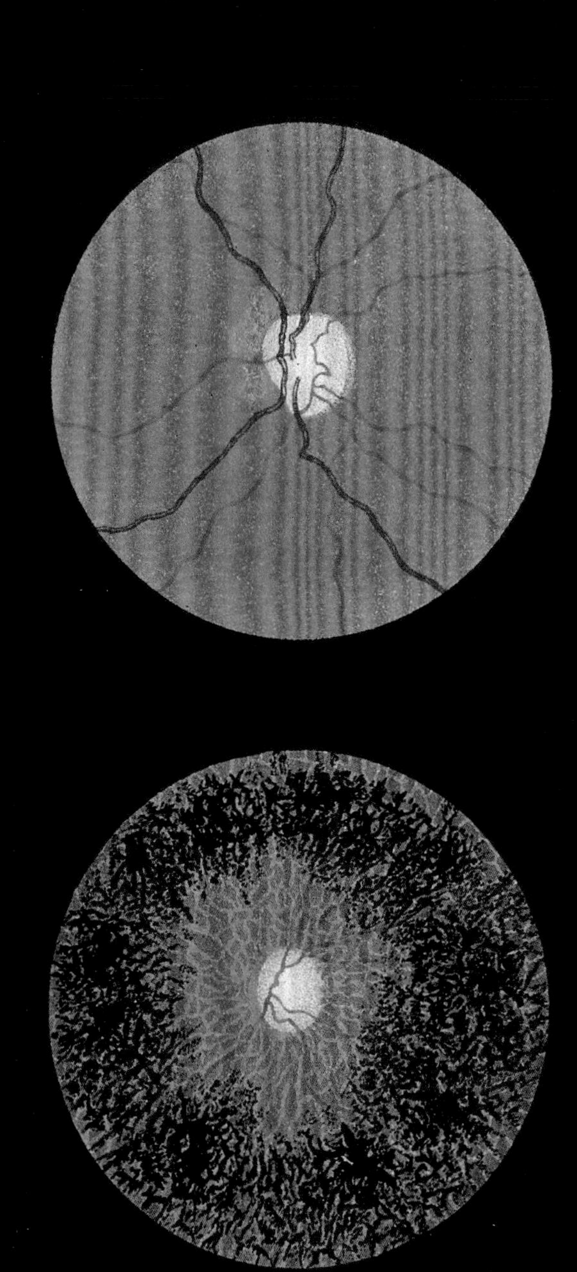

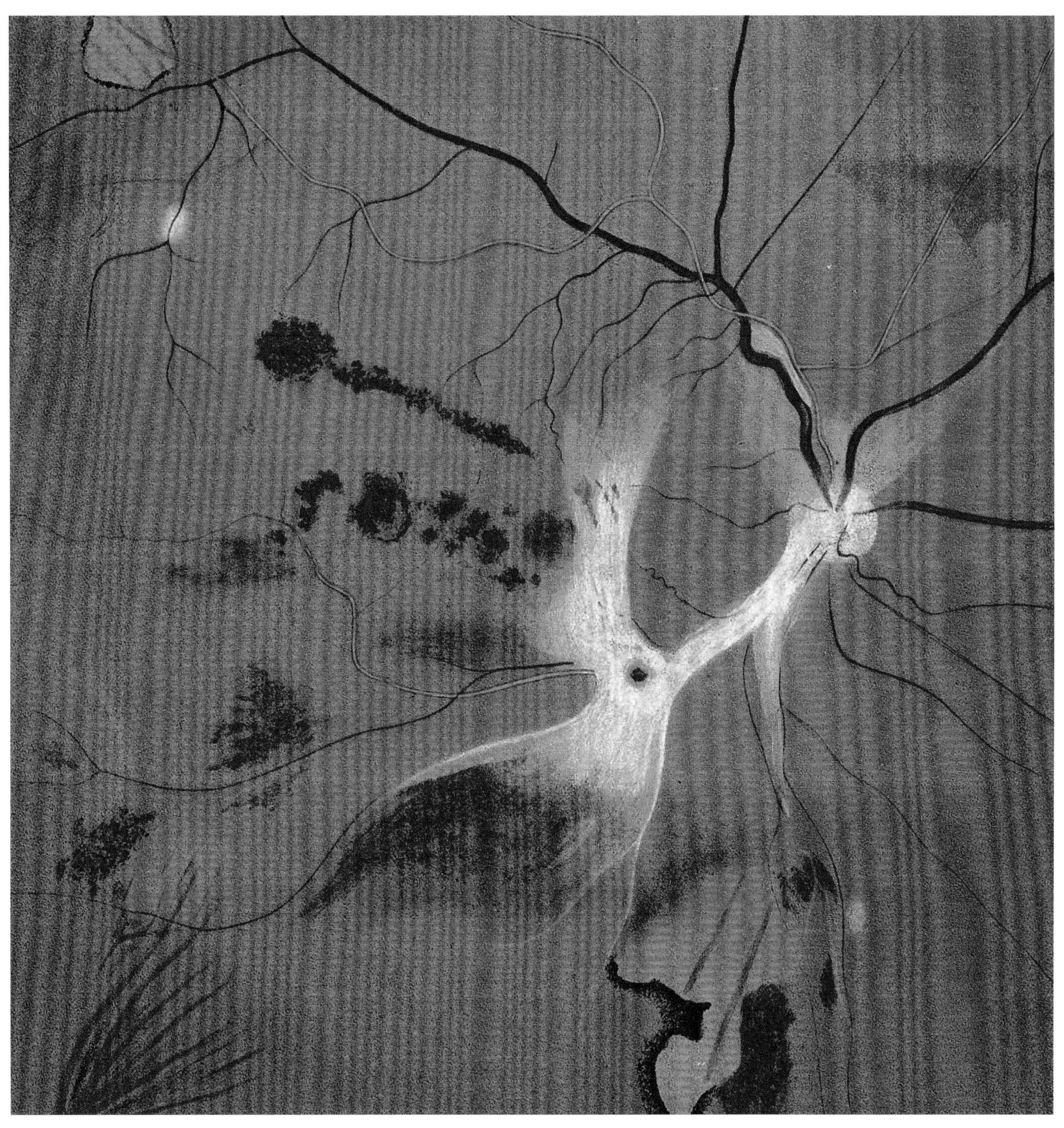

这两幅彩色石版画的作者是德国眼科医生里夏德·利布雷希特（Richard Liebreich）。第一幅作于1861年左右，第二幅则选自他的《眼科学图谱》(*Atlas der ophthalmoscopie*，1870年)。这两幅图都展示了透过眼底镜看到的眼球内部。眼底镜是用来观察眼球内侧后壁的工具，而利布雷希特是使用这一工具的先驱，他致力于把镜下所见准确地重现出来，于是之后开始研究文艺复兴画家所使用的颜料和清漆。

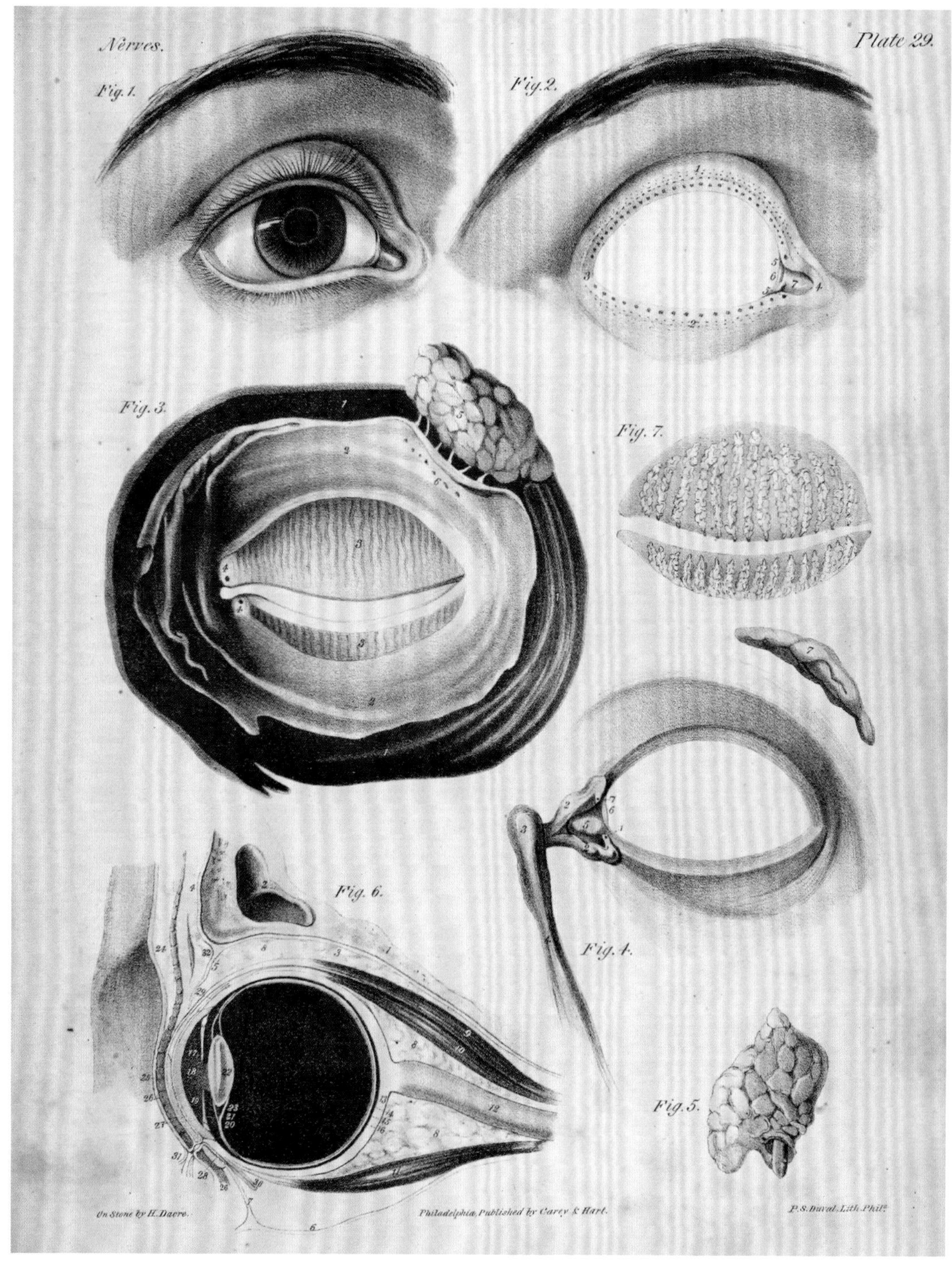

上图展示了眼的结构，其中的部分图示是后视图。此图选自琼斯·奎因的《人体局部解剖图解》；Fig.1展示了体内的眼球，重点描绘了瞳孔、虹膜、巩膜和眼角；Fig.2展示了表层结构，眼球已被移除；Fig.3展示了从颅骨向外看到的眼轮匝肌，位于一角的杏仁状多叶结构是泪腺；Fig.7突出显示了眼睑里的睑板腺，它会分泌一种油性物质，防止眼球表面的泪膜蒸发；Fig.4展示了从后向前所见的泪器，包括泪腺、泪囊和鼻泪管；Fig.5是泪腺的细节；Fig.6是一幅经典的眼眶内眼球矢状切面图。

眼

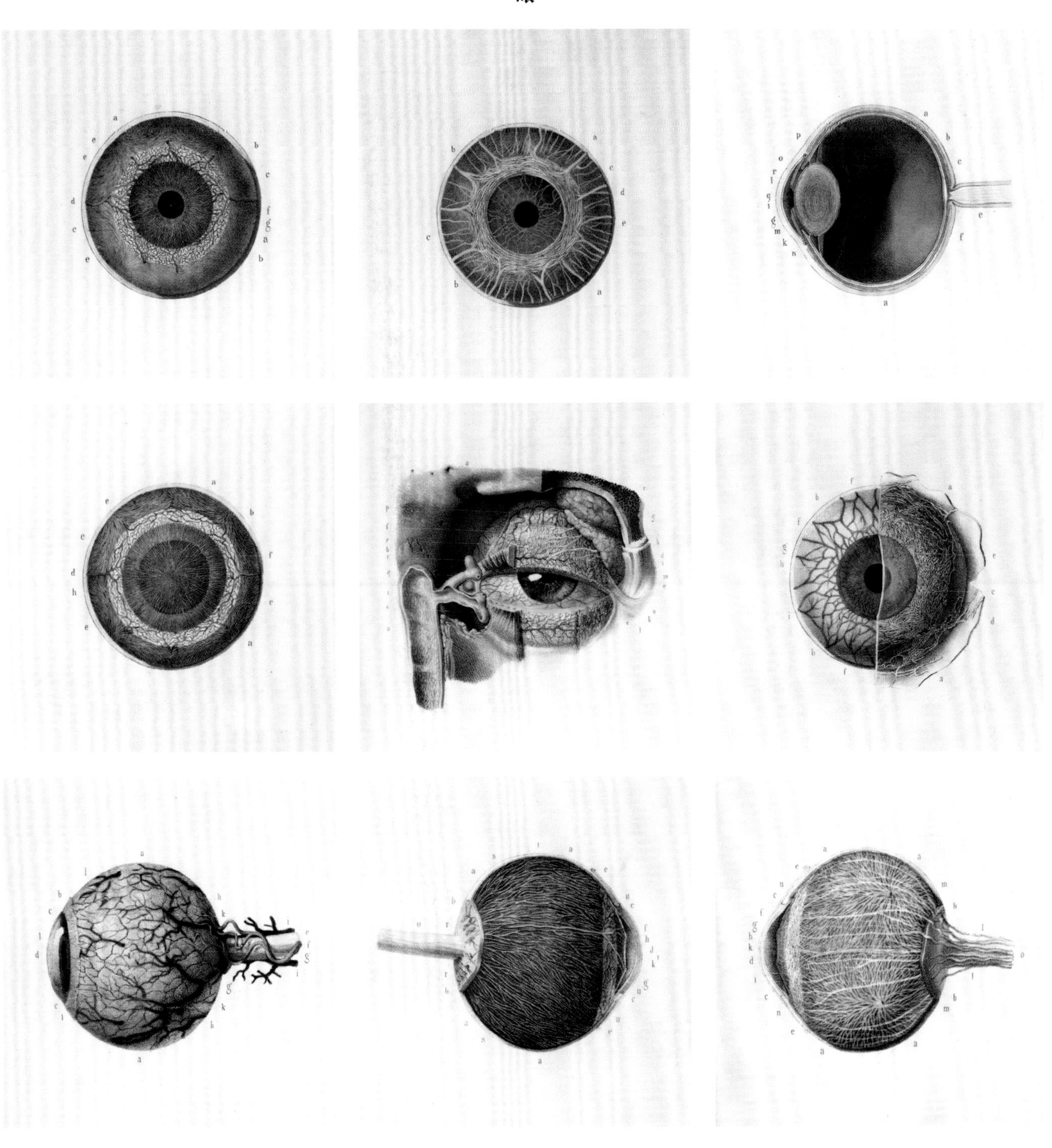

这些美丽的彩色石版画展示了眼的解剖结构。它们由尼古拉斯-亨利·雅各布绘制，选自让-巴普蒂斯特·马克·布尔热里的《人体解剖及外科手术总纲，附N-H.雅各布的写实彩色石版画》。

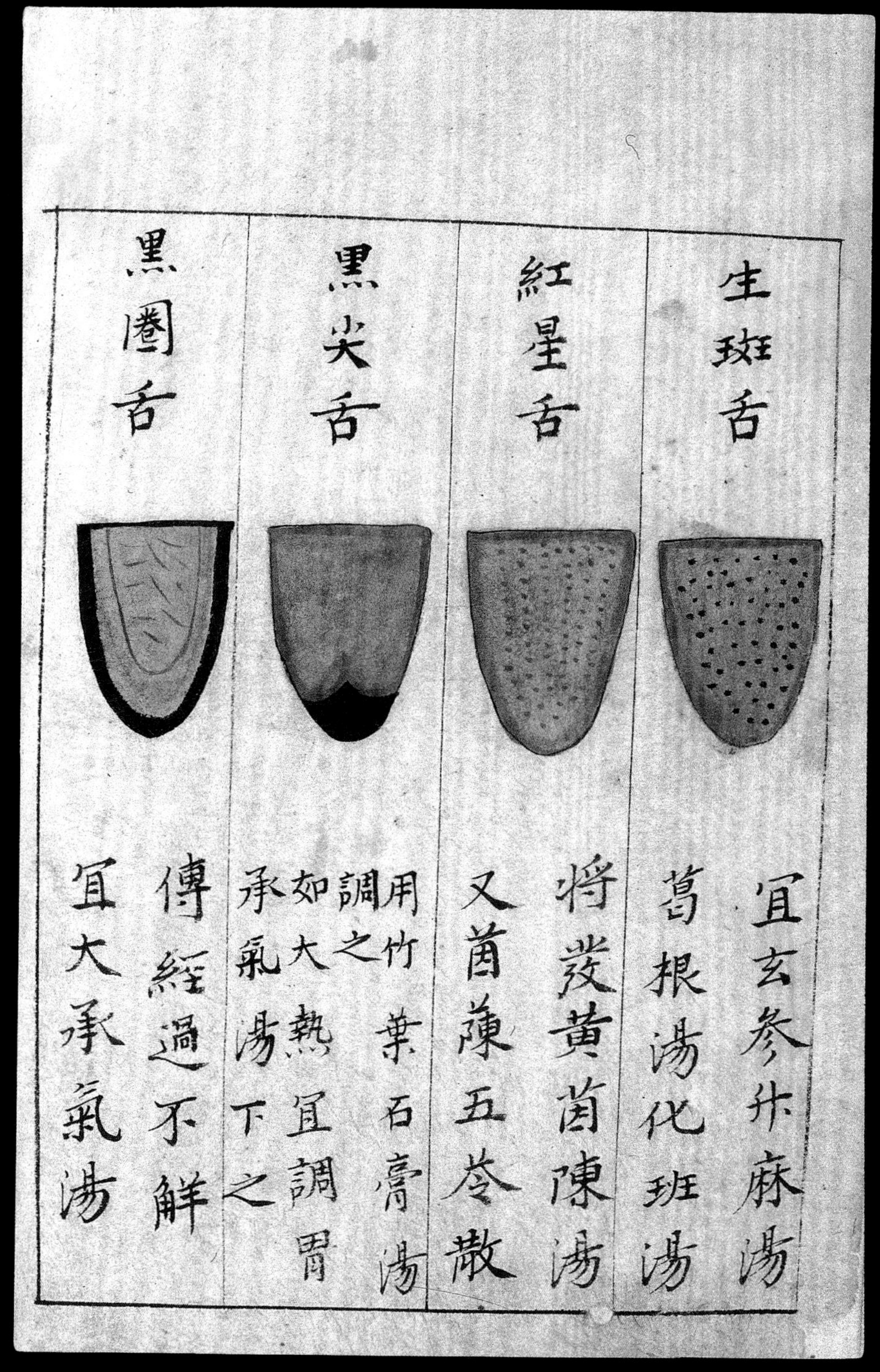

这幅复杂的图示是中国的舌诊对照图表，图中舌头的不同色泽代表着不同的病征。按照此图分析病人的舌头，就能查到应该使用的对症药物。以左数第二图为例，如果舌头尖部发黑，就应该用竹叶和石膏进行治疗。但是如果病人还在发热，那么就应该先使用另一种治疗措施。此图选自《伤寒点点金书》的一部手抄本，原书成书于1341年。

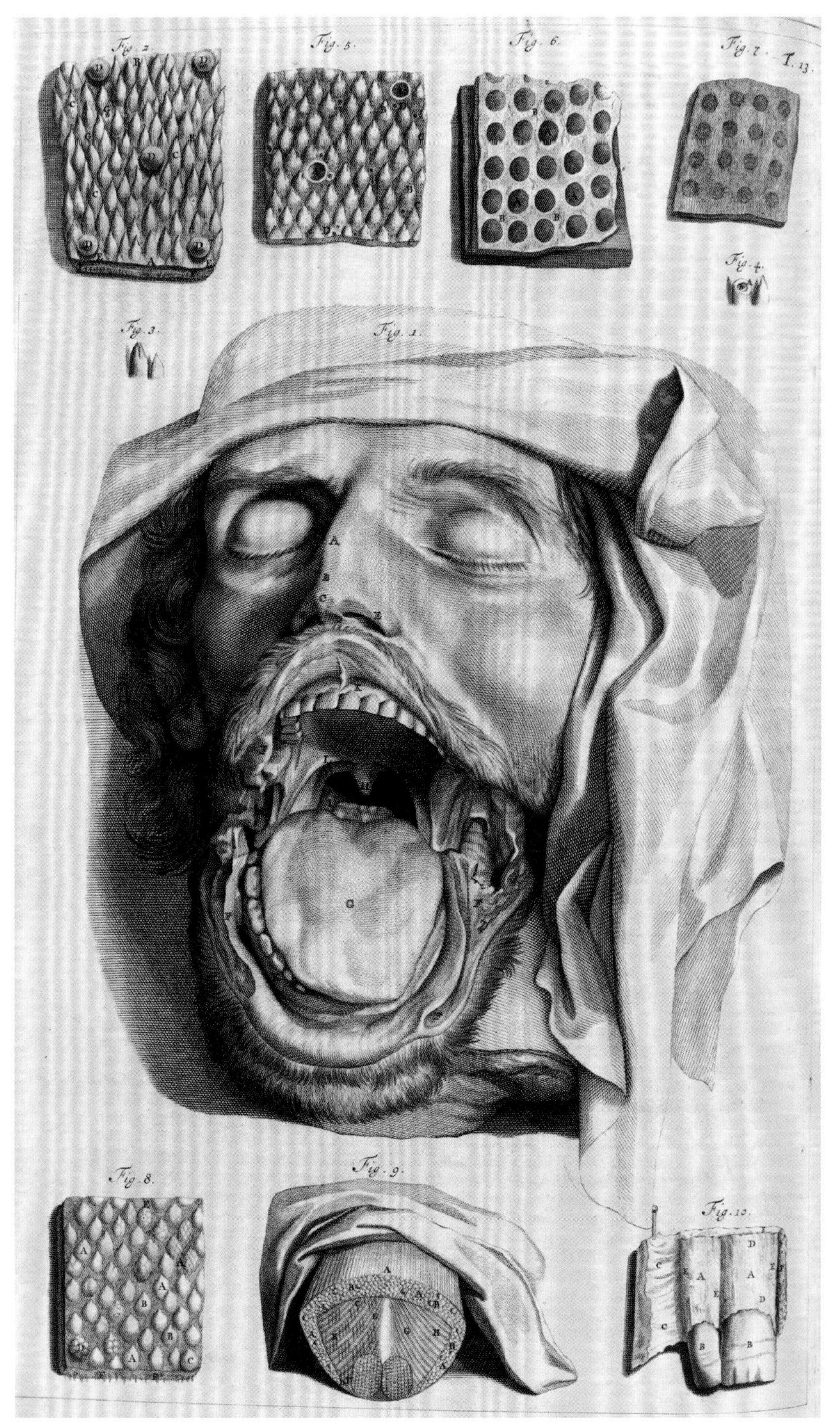

这幅线雕画展示了被解剖的人头，他的嘴被打开，显示出其内部的解剖结构，包括舌、扁桃体和其他的口腔与喉部组织。此图由赫拉德·德·莱雷斯为戈瓦德·比卢的《人体解剖学》绘制。Fig.1展示了口腔，K标注的是覆盖上颌骨的牙龈；L是腭舌弓；H是悬雍垂；G是舌头；E是腭扁桃体。Fig.2展示了舌部肌肉的图表化冠状切面图；G是颏舌肌，一些解剖学家认为它是人体中最强壮的肌肉；B是舌上纵肌和舌下纵肌；A是舌面。Fig.5是腭扁桃体。Fig.3似乎是两颗牙和覆盖上颌骨的牙龈。

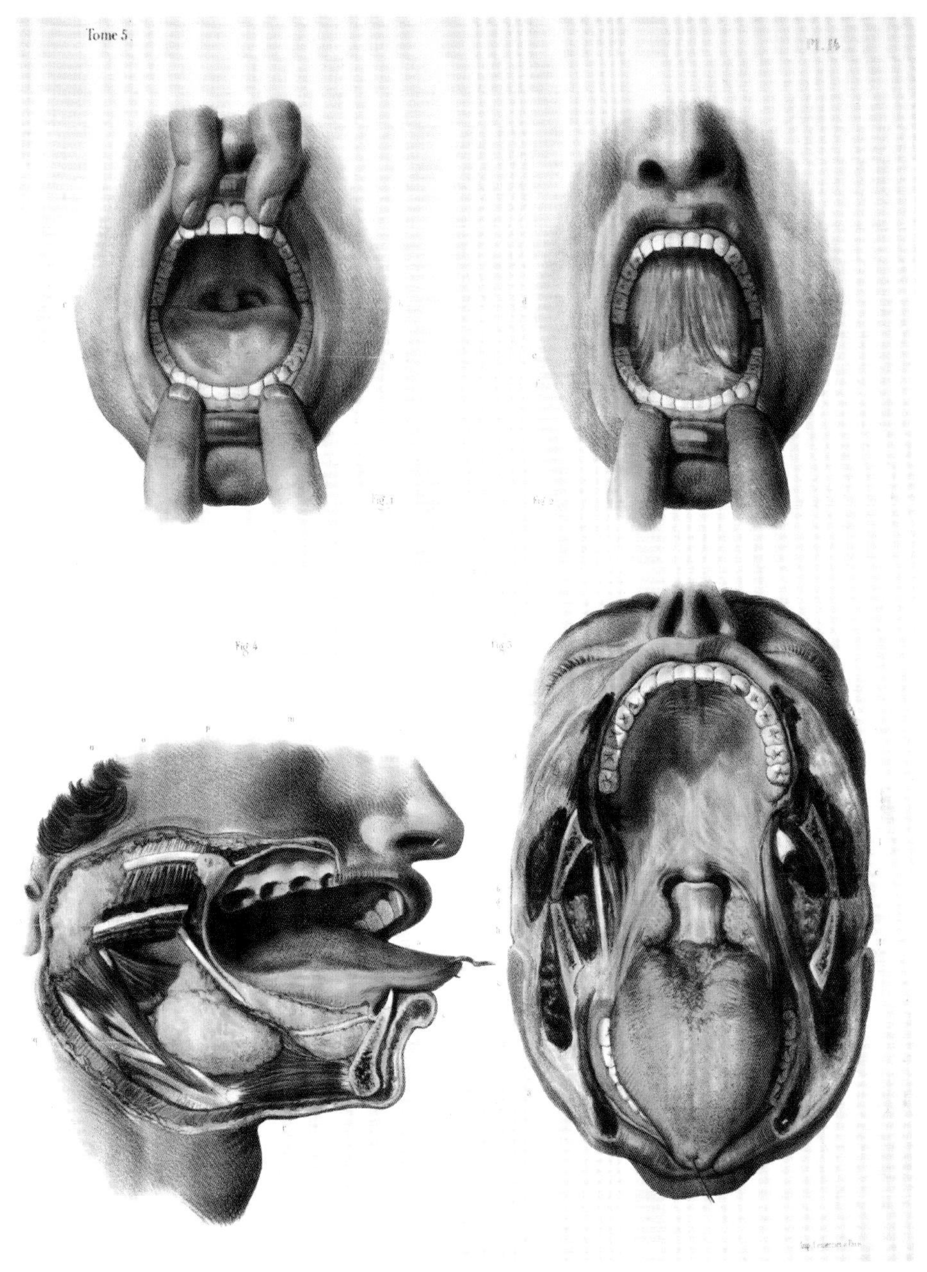

↑上图是口腔与嘴部的四幅图示，作者是尼古拉斯-亨利·雅各布，选自让-巴普蒂斯特·马克·布尔热里的《人体解剖及外科手术总纲，附N-H.雅各布的写实彩色石版画》。上面的两幅图描绘的是口腔检查，其中右边的图示展示了舌底和舌系带（把舌头连在口腔底部的结构）。

→这幅令人惊恐的全彩石版画展示了精细的舌与口腔解剖结构。图中的灰色枝状结构是位于上颚的腭大神经。悬挂于软腭缘的肉质悬雍垂清晰可见，它可以防止食物和液体进入鼻腔。其后的黑洞是咽，它是通向食管和喉的通道。咽的两侧有扁桃体。舌的细节极其精致，图示中突出了舌神经和舌上凸起的微小感觉器——味蕾。此图的出处与上图相同。

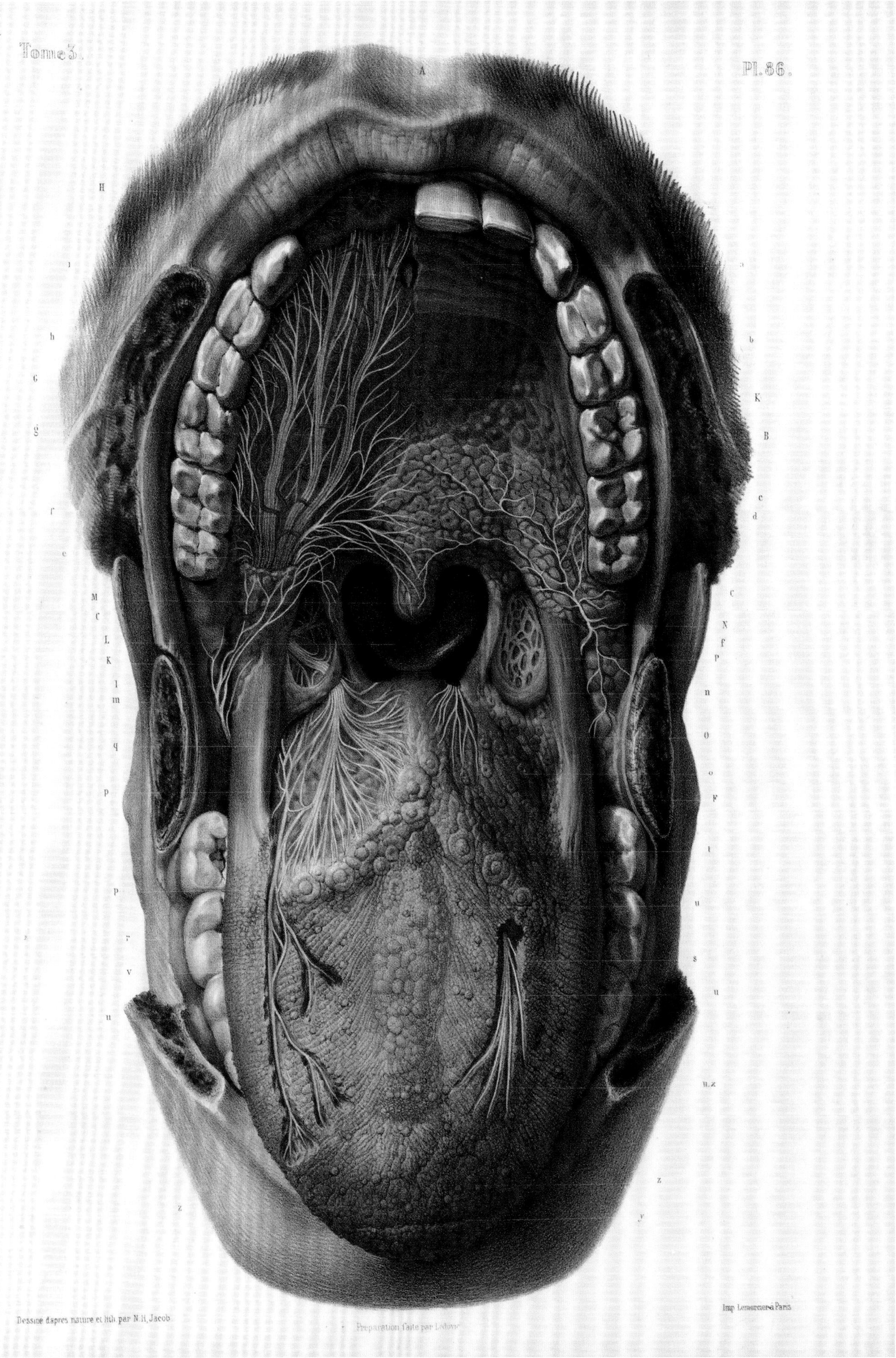
Tome 3.
Pl. 86.
Dessiné d'après nature et lith. par N.H. Jacob
Préparation faite par Ludovic
Imp Lemercier à Paris

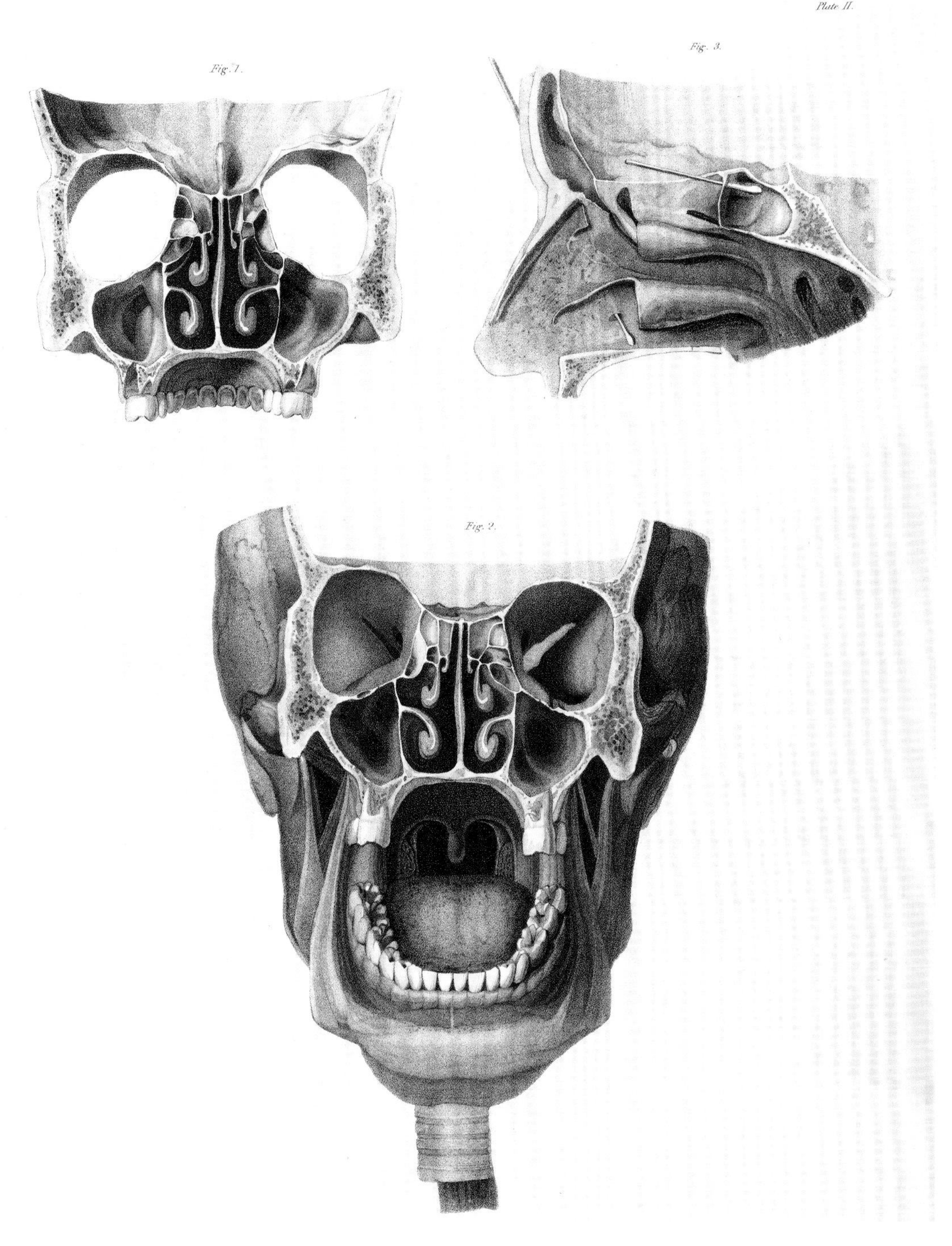

这幅雕版画展示了鼻腔上部和鼻甲。左上图示中的两个类圆形结构是上颌窦，它容易受到感染，从而引起眼和上牙之间区域的疼痛。右上的图示是经鼻甲的矢状切面。下边的图示是经颅骨的头部冠状切面图，可见弯曲的鼻甲、口腔、悬雍垂、软腭、舌和牙齿。此图由詹姆斯·霍普伍德（James Hopwood）依照托马斯·巴克斯特（Thomas Baxter）的原作绘制而成，后者是英国伦敦皇家美术学院（RA）的成员。这幅画收录于《鼻、口、咽喉解剖与外科学》（*Anatomico-chirurgical Views of the Nose, Mouth, Larynx, & Fauces*，1809年），此书的作者是约翰·詹姆斯·沃特（John James Watt），书中包含威廉·劳伦斯爵士（Sir William Lawrence）增订的内容。劳伦斯爵士是一位英国医生，他后来成了皇家外科医学院的院长和维多利亚女王的御医。

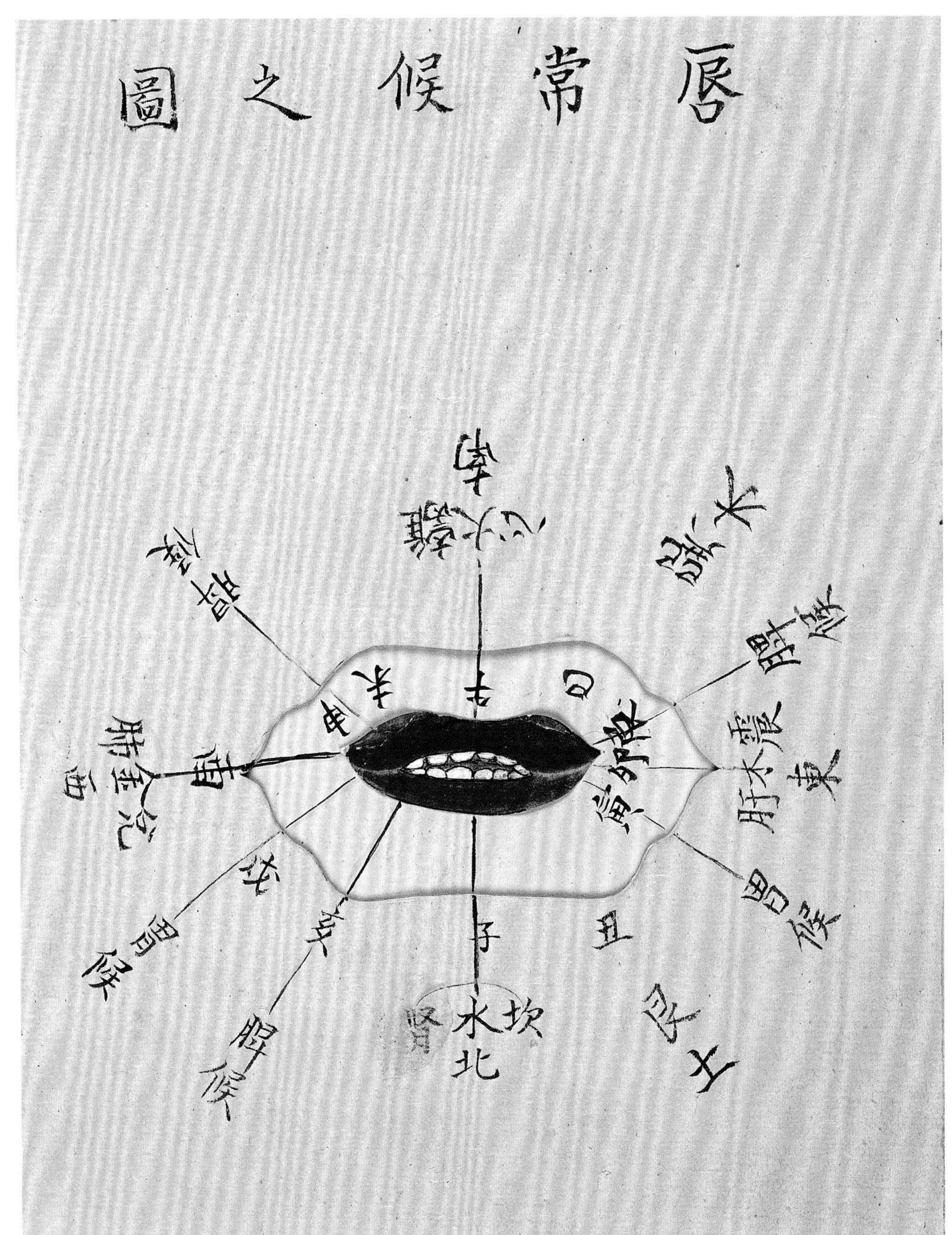

这张来自日本的手稿选自《痘疮唇舌候图》，由池田瑞泉作于1795年。上图是一张健康的嘴，用文字标注了嘴唇与身体其他部分相关的各个区域。这本书中展示的都是天花对嘴唇和舌头如何造成损伤的图解。日本医学以传统中医为基础，而传统中医和早期的西医类似，都相信元素与人体部位之间存在一套对应关系。而此书出版时，上述医学理念正在日本遭受西医拥护者的攻击。

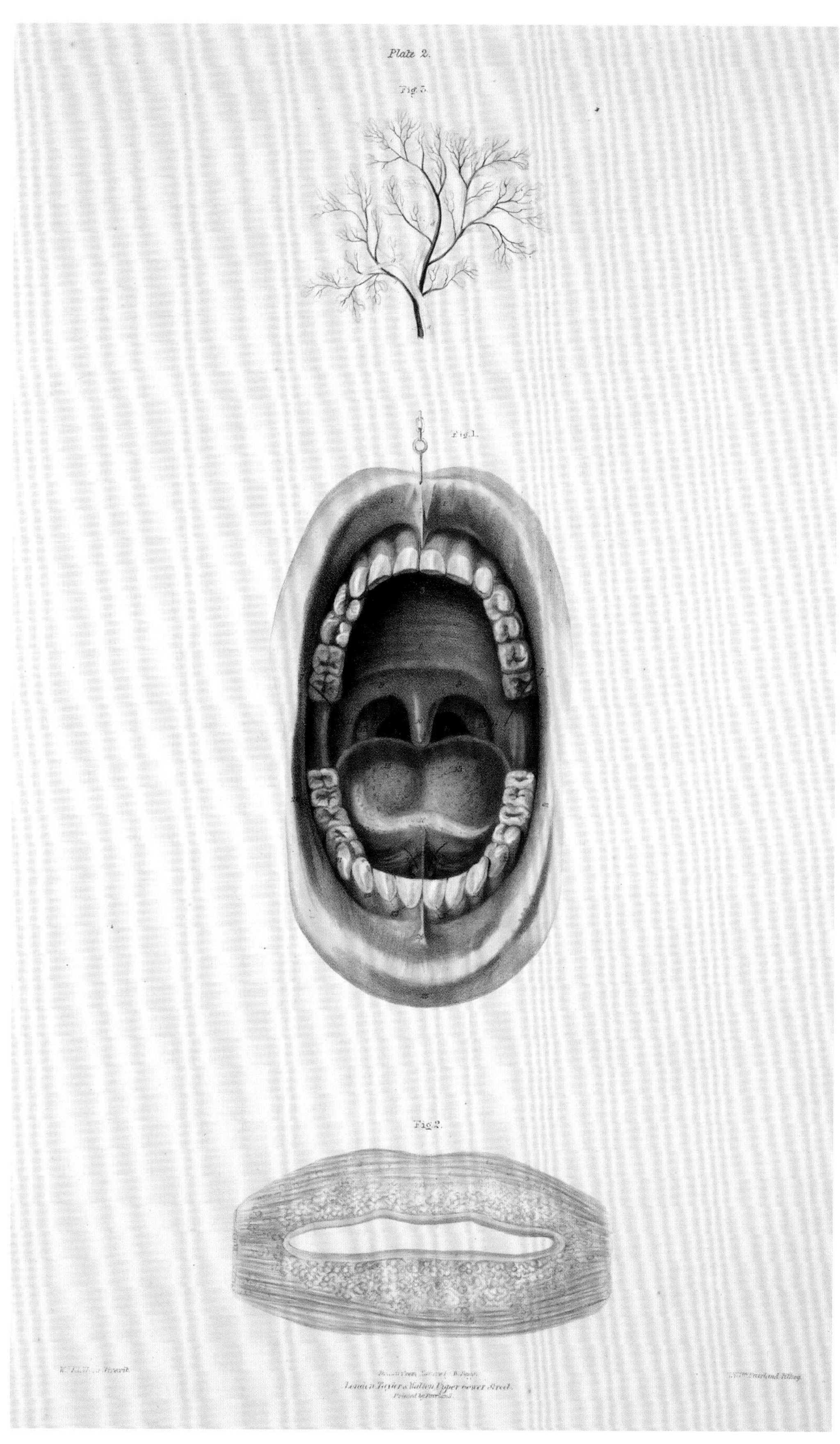
Plate 2.
Fig. 3.
Fig. 1.
Fig. 2.

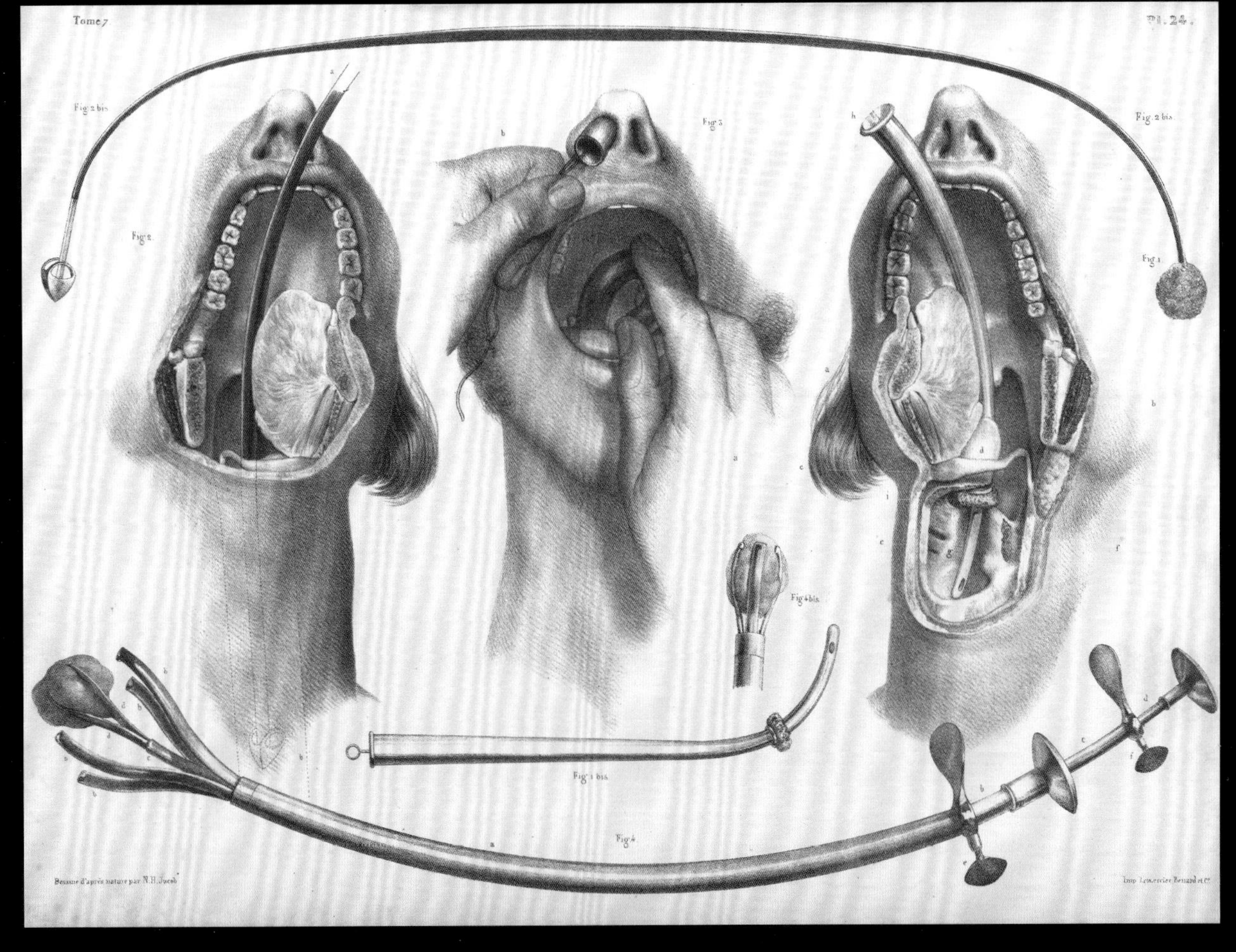

↑尼古拉斯-亨利·雅各布绘制了口腔与颈部的深层解剖结构，以及使用器械取出异物和人工开放气道的方法。此图选自让-巴普蒂斯特·马克·布尔热里的《人体解剖及外科手术总纲，附N-H. 雅各布的写实彩色石版画》。

←最顶端的图示是胎牛腮腺的血管和唾液导管。中间的图示是人类的嘴和口腔，其中的结构从上到下分别为上唇系带、上牙、软腭、悬雍垂、深处的扁桃体、舌、下牙和下唇系带。底部的图示是口轮匝肌，其功能与眼轮匝肌类似，能够完成噘嘴、飞吻和吹口哨等动作。此图选自琼斯·奎因和伊拉斯谟·威尔森爵士的《人体内脏》（*The Viscera of the Human Body*，1840年）。

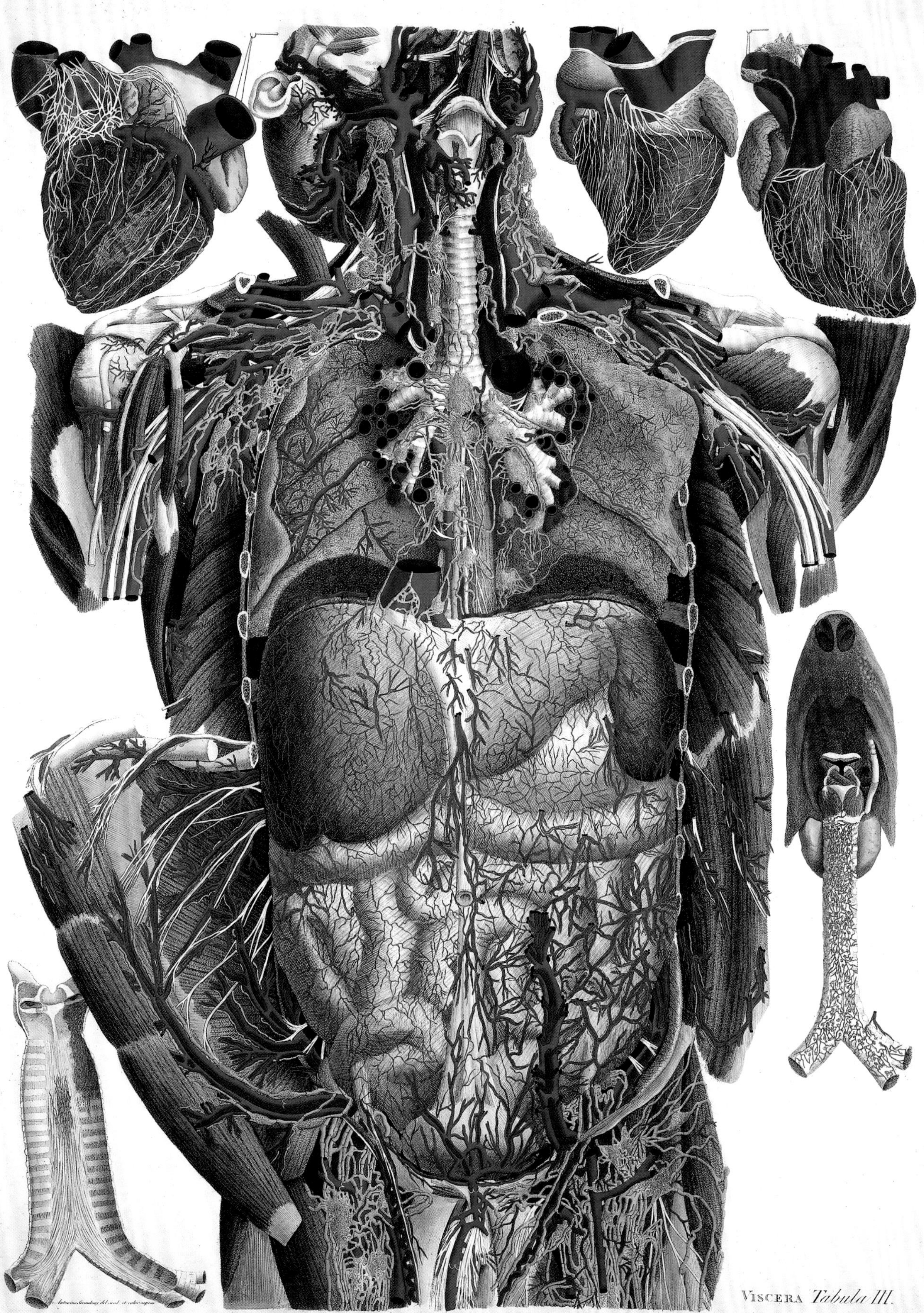

VISCERA *Tabula III.*

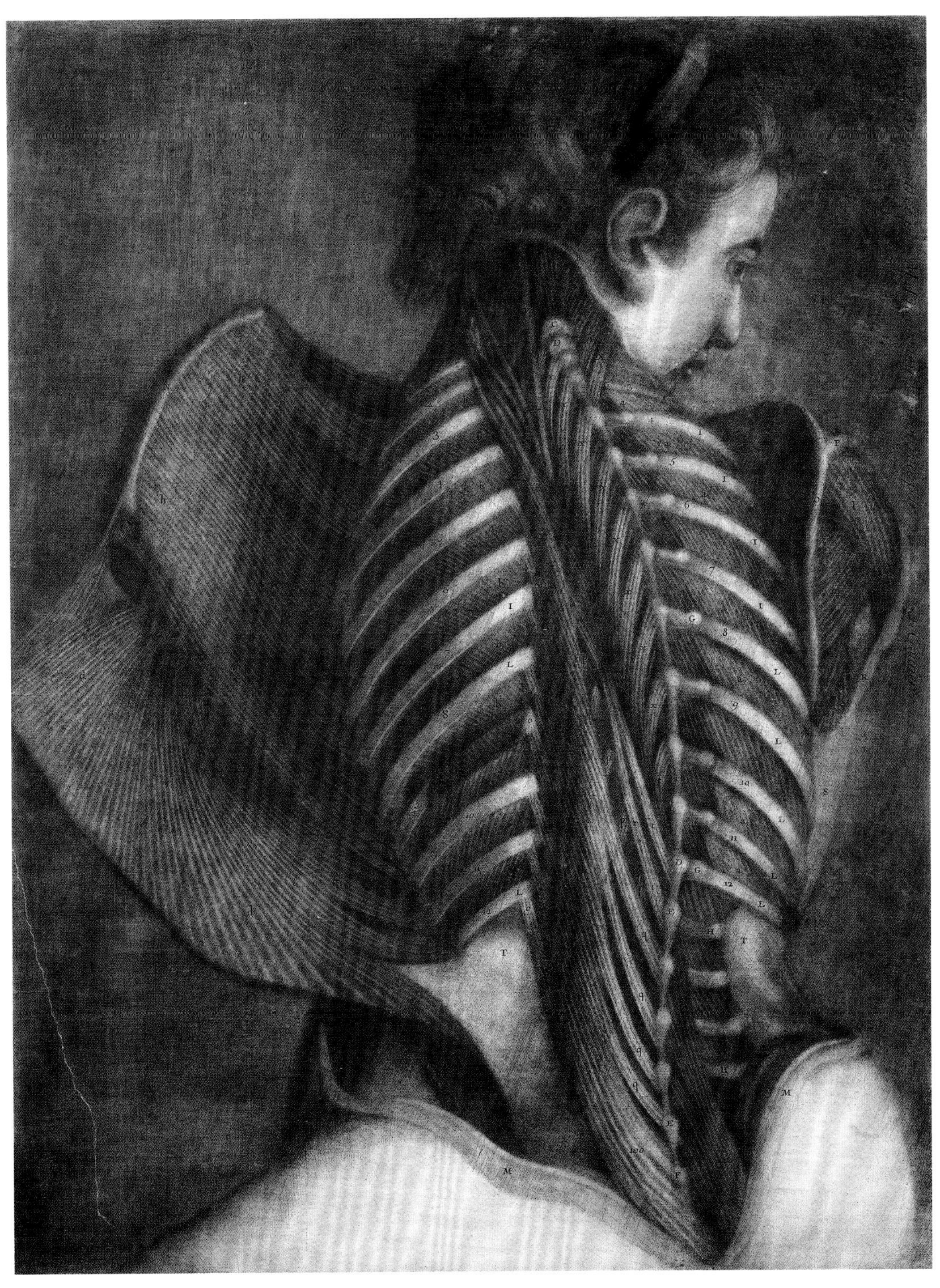

↑这幅美丽动人的彩色美柔汀版画是雅克-法比恩·戈蒂尔·达葛蒂最有代表性的画作，它发表于达葛蒂与约瑟夫·吉夏尔·迪韦尔合著的《插图解剖论著》，被人们亲切地称为“被剥皮的天使”。图中极为惊人的年轻女子明显是活着的，还梳着时髦的发型，而她躯体上的皮肤被剥下，似乎如天使的两翼般自动地悬浮起来，露出了下面的骨骼和肌肉。

←安东尼奥·塞兰托尼的手工上色雕版画，用“爆炸模型”展示了胸腹腔的内脏，选自意大利解剖学家、生理学家保罗·马斯卡尼的《通用解剖学》。一些人将其称为“有史以来最伟大的解剖学出版物”，因为书中满是真实大小的彩色解剖绘画。此处的这幅图栩栩如生地描绘了头、颈、胸腔和腹腔的内部结构，重点突出了脉管系统和标为黄色的淋巴系统。

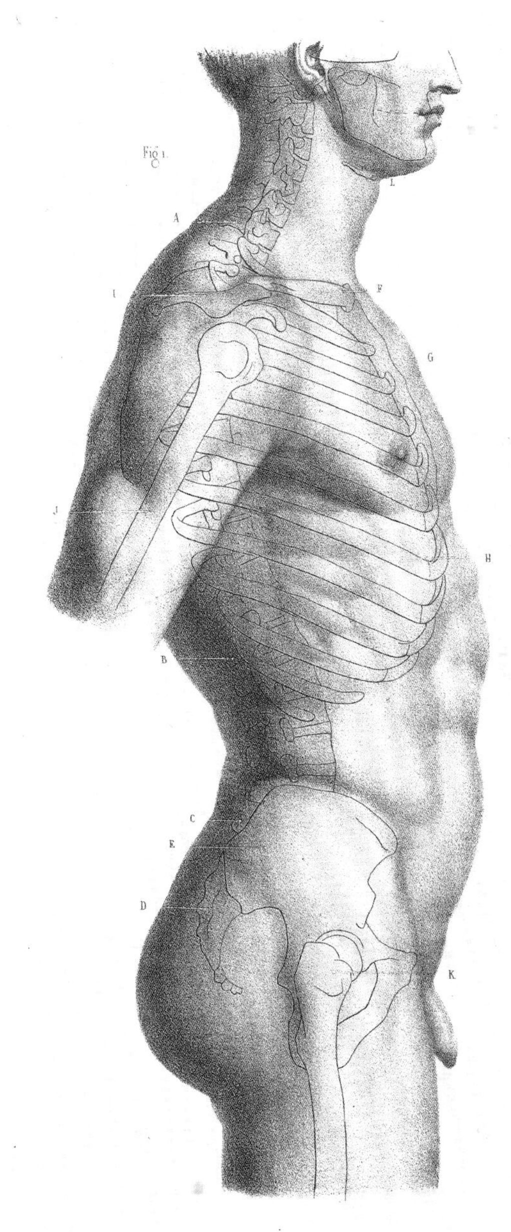

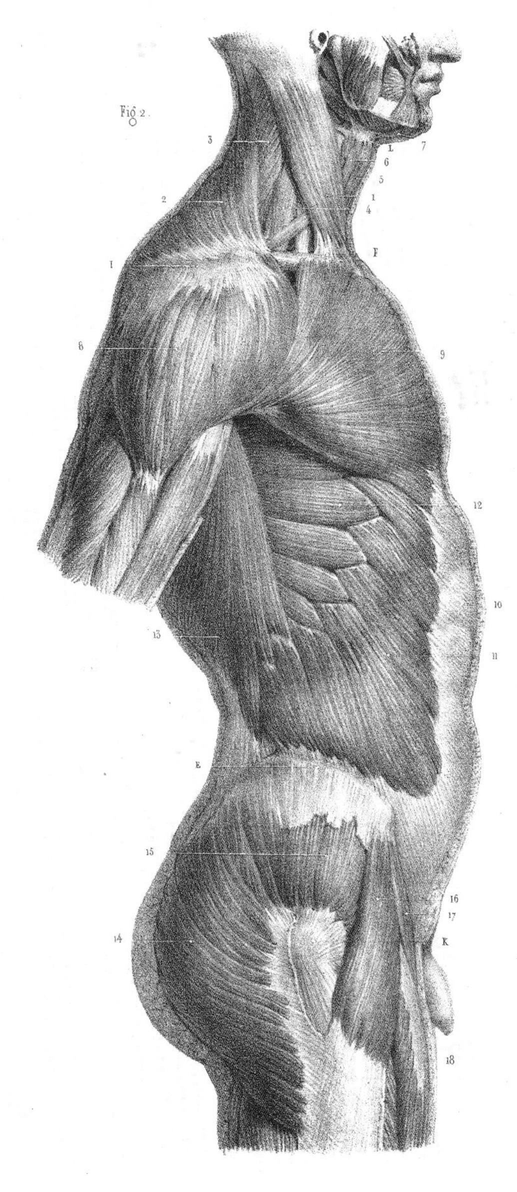

↑这两个图示是有皮肤和没有皮肤的侧面男人像，选自朱利安·福（Julien Fau）的《艺用人体解剖学》(*Anatomie artistique élémentaire du corps humain*，1848年)。希望精进绘制人体之技艺的艺术家们十分重视解剖学，尤其是肌肉的解剖学。

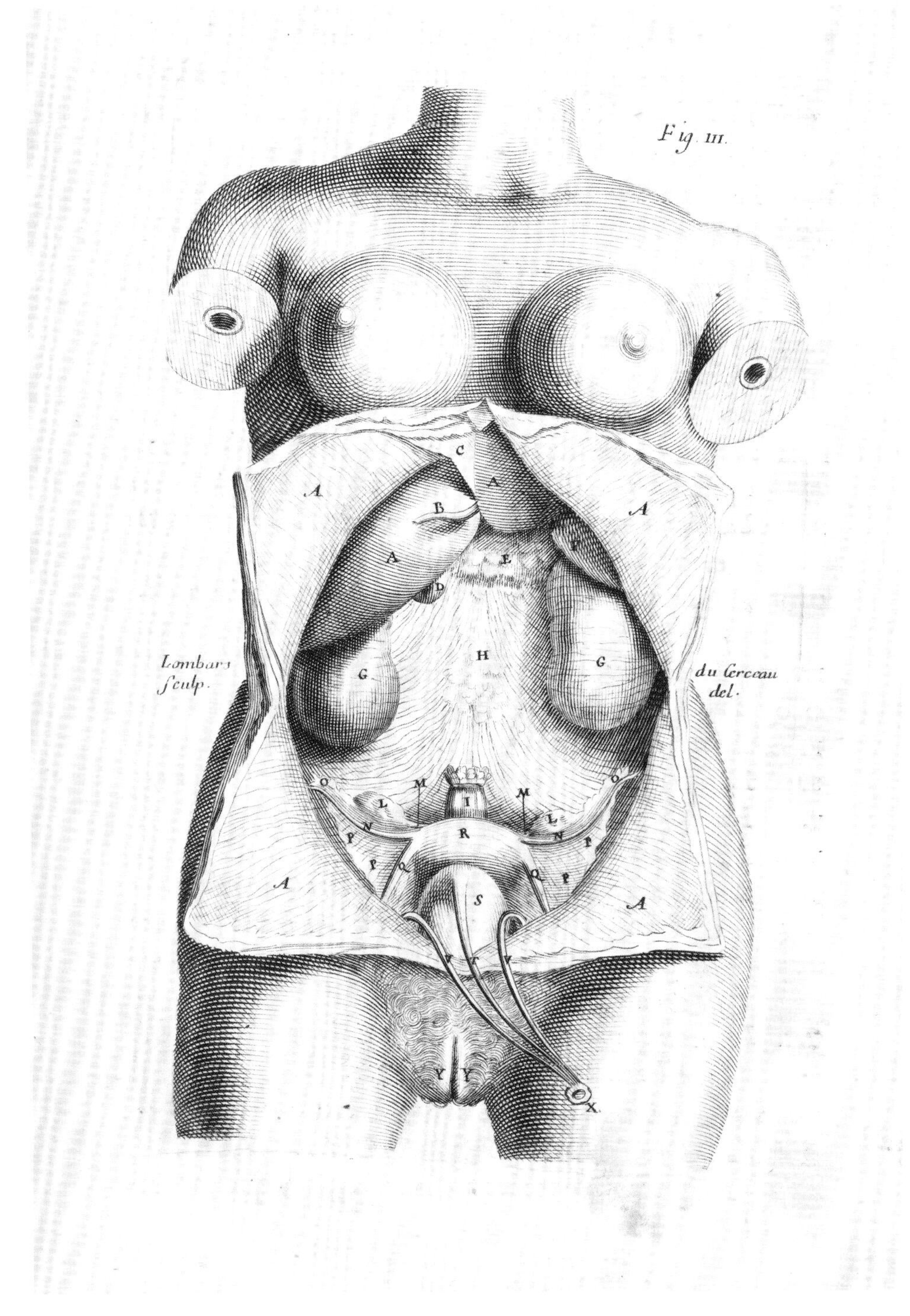

这幅高度非写实的插图展示了女性的躯干部分，她的腹部被打开，肌肉被向后牵引，大肠和小肠被移除，以便更好地展示子宫、输卵管、卵巢、韧带和膀胱。被拉出来放在外生殖器旁边的管状结构是输尿管（V），它连接着肾脏和膀胱；T代表脐正中韧带：在胚胎时期，胎儿的尿液经脐尿管排出；发育成熟后，脐尿管经纤维化形成脐正中韧带。此图选自《孕妇与产后妇女疾病》，作者是法国产科的先驱者弗朗索瓦·莫里索。这本书是当时的畅销书，反映了接生者身份的转变：由传统的女性助产士变成了接受过产科学教育的产科医生。此书的作者是胎儿分娩领域的知名专家，他提倡标准化培训和产钳的使用，以及将妇女的生产体位由当时普遍要求的坐位变成仰卧位。

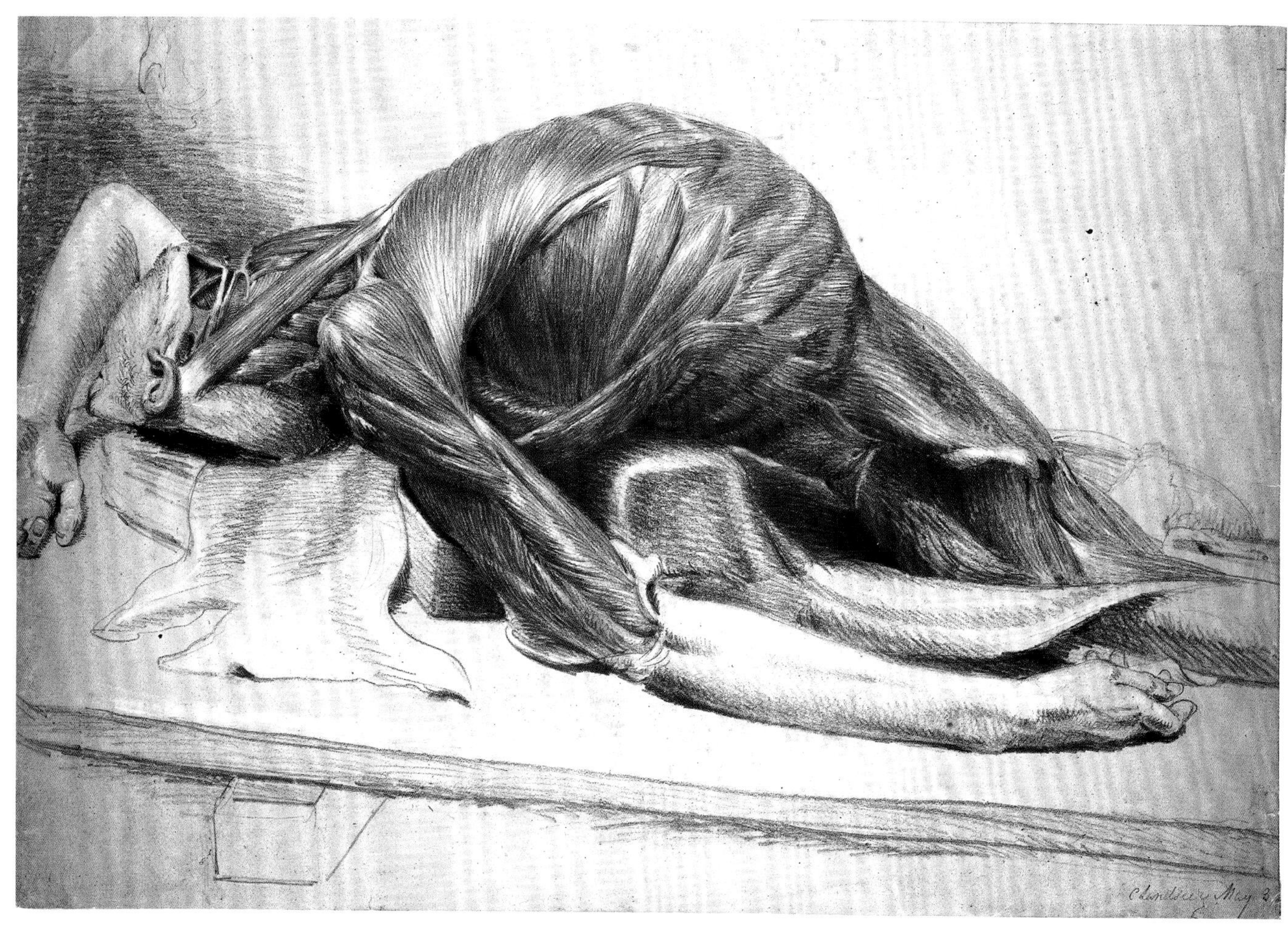

↑这幅十分具有震慑力的粉笔画由英国艺术家查尔斯·兰西尔（Charles Landseer）创作于1815年左右，生动而细腻地呈现了一具男性无皮尸体的画像。兰西尔师从本杰明·海登（Benjamin Haydon），后者热切地鼓励艺术家们研习解剖学，而这份热情正是来自他年轻时对伯恩哈德·西格弗里德·阿尔比努斯作品的热爱。作为培训的一部分，兰西尔被送去查尔斯·贝尔爵士的解剖剧场，在那里，他参照着真实的解剖过程，完成了这幅画和许多其他真实比例的粉笔画。后来，兰西尔成了一名历史题材画家。

→与本页呈现解剖之粗粝真相的画作不同，对页的画作描绘了理想而整洁的人体。这幅画的作者是雅克-法比恩·戈蒂尔·达葛蒂，选自他的《普通解剖学：人体重要器官、神经学、脉管学和骨学》。

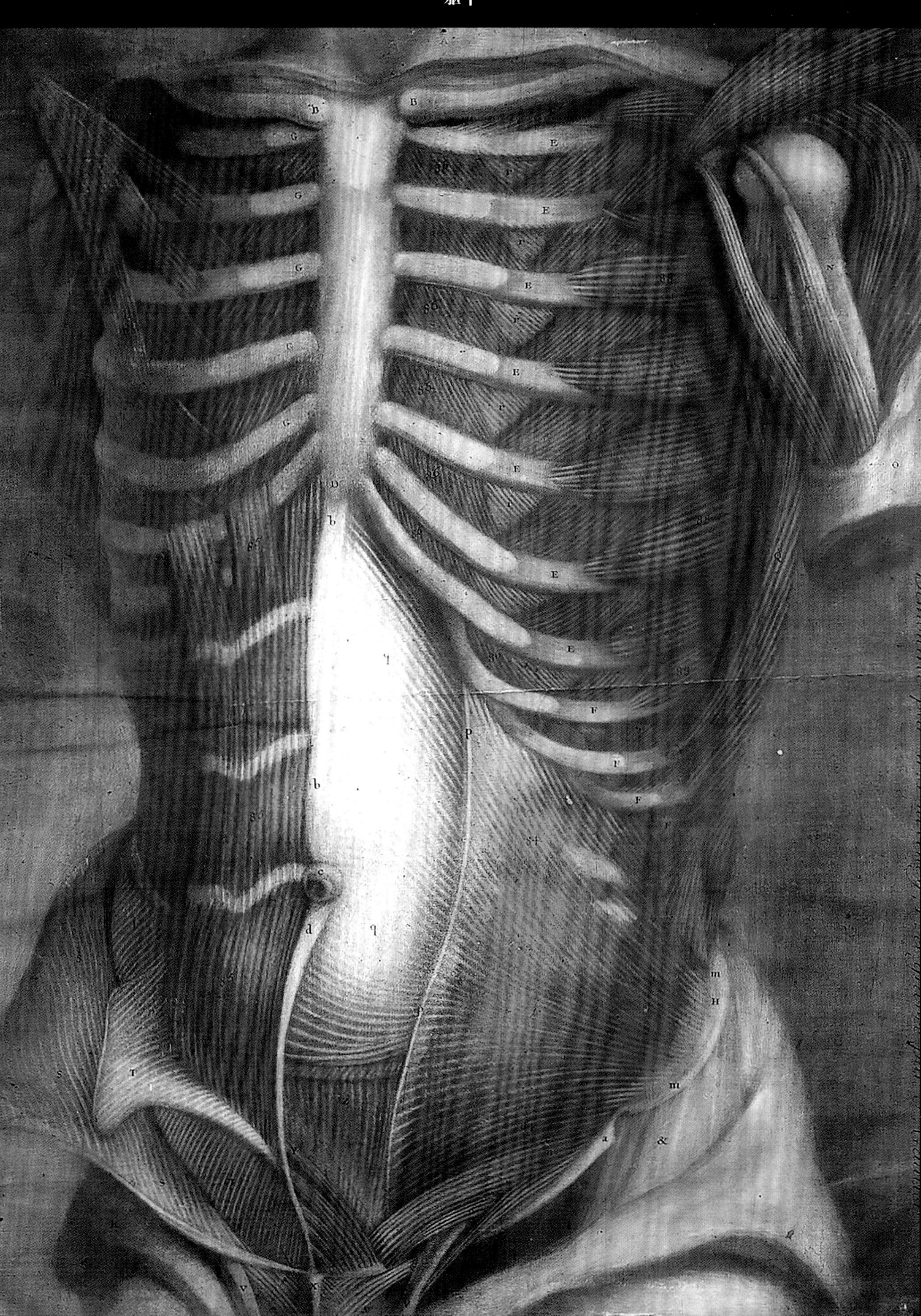

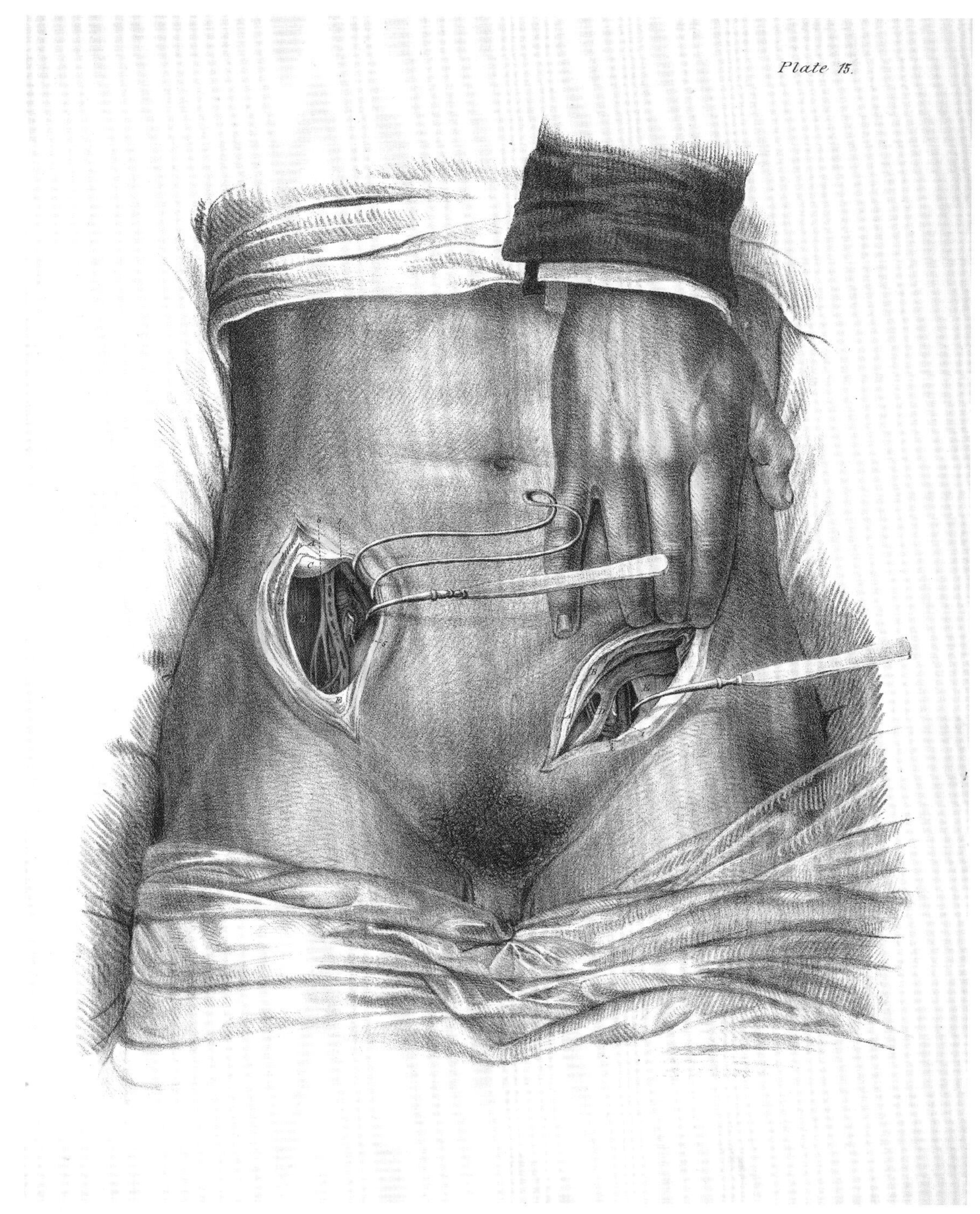

上图展示了男性下腹部的两个手术开口。右腹部的开口也许是为了切除阑尾，左腹部的开口则应该是为了修复腹股沟疝。此图选自美国外科医生约瑟夫·潘克斯特（Joseph Pancoast）的《论外科手术》（*A Treatise on Operative Surgery*，1844年）。

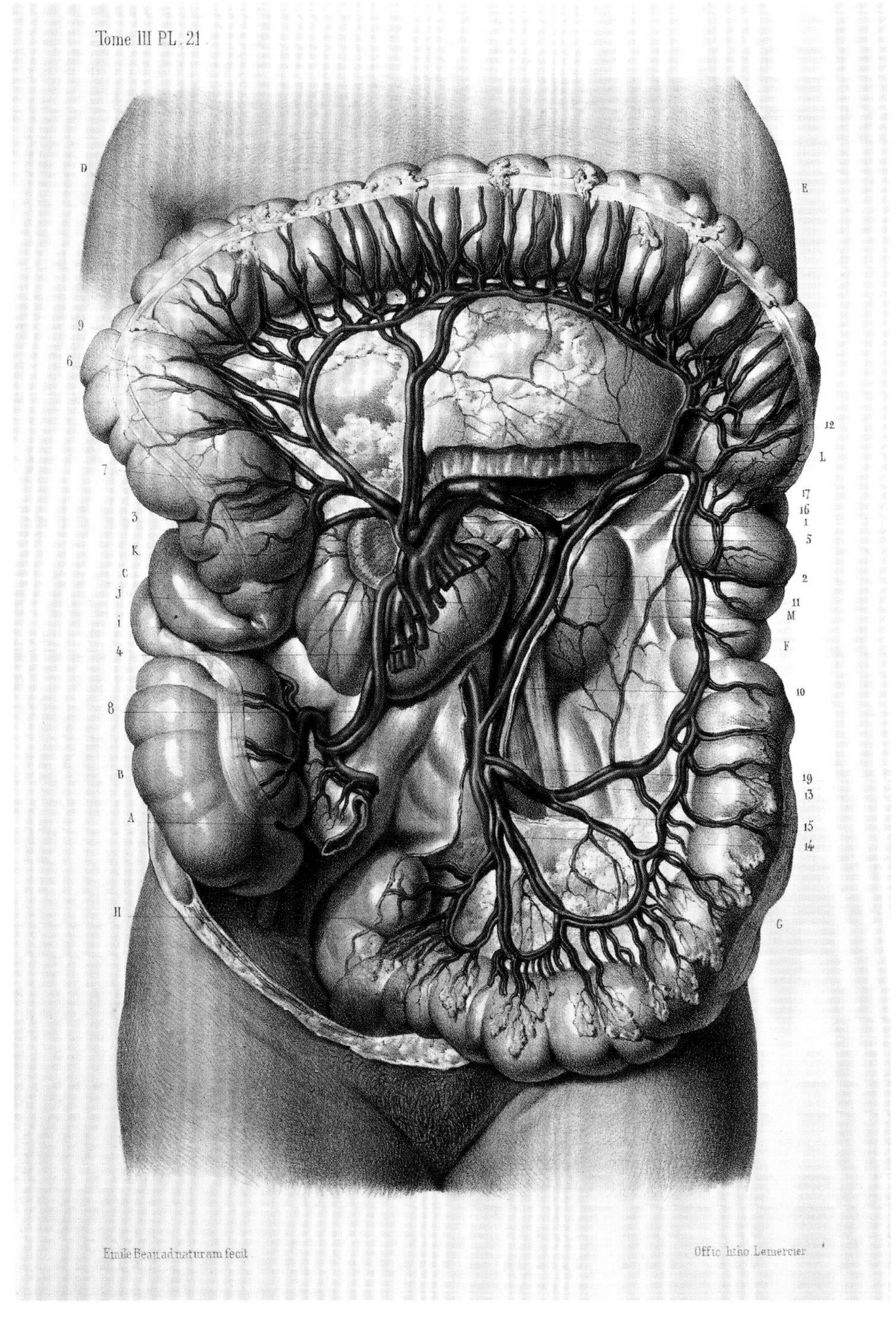

这幅震撼的手工上色石版画展示了结肠与其丰富血管的精致细节。在左下部（左髋上方），可以看到呈节段性袋状膨起的结肠袋，它是结肠的标志性特征；也可以看到由缎带一般的平滑肌增厚形成的结肠带，它是纵贯结肠全长的条带状结构。此图选自康斯坦丁·博纳米（Constantin Bonamy）、保罗·布罗卡和埃米尔·博（Émile Beau）的《人体解剖图解》（*Atlas d'anatomie descriptive du corps humain*，1844—1866年）。这套书共有四部，以其准确性和插图的美感闻名于世。

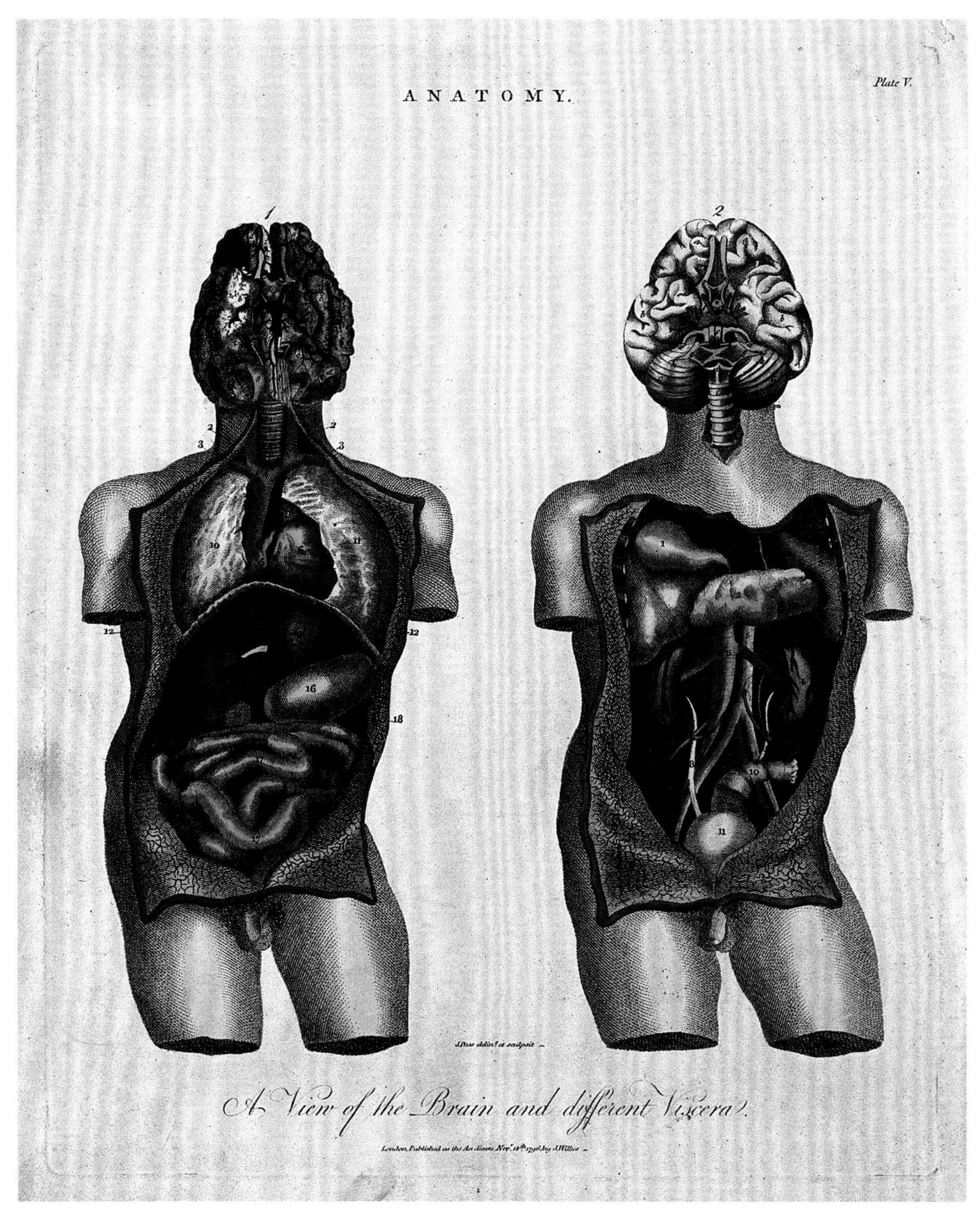

ANATOMY.
Plate V.
A View of the Brain and different Viscera.

↑在这幅怪异的线雕画中，两具躯体的胸腹腔被打开，展示出其中的脑与内脏。此图的名字叫作“脑与各内脏一览”，作者是约翰·帕斯，选自约翰·威尔克斯的《伦敦百科全书，或艺术、科学与文学通用词典》。

→此图是安东尼奥·塞兰托尼绘制的彩色雕版画，描绘了无皮者头、颈、胸、臂和手部的肌肉与血管。左上角和右上角有两处细节刻画。左上角的脚看起来不太自然。此图选自保罗·马斯卡尼的《雕塑与绘画学生的解剖学参考》（*Anatomia per uso degli studiosi di scultura e pittura*，1816年）。

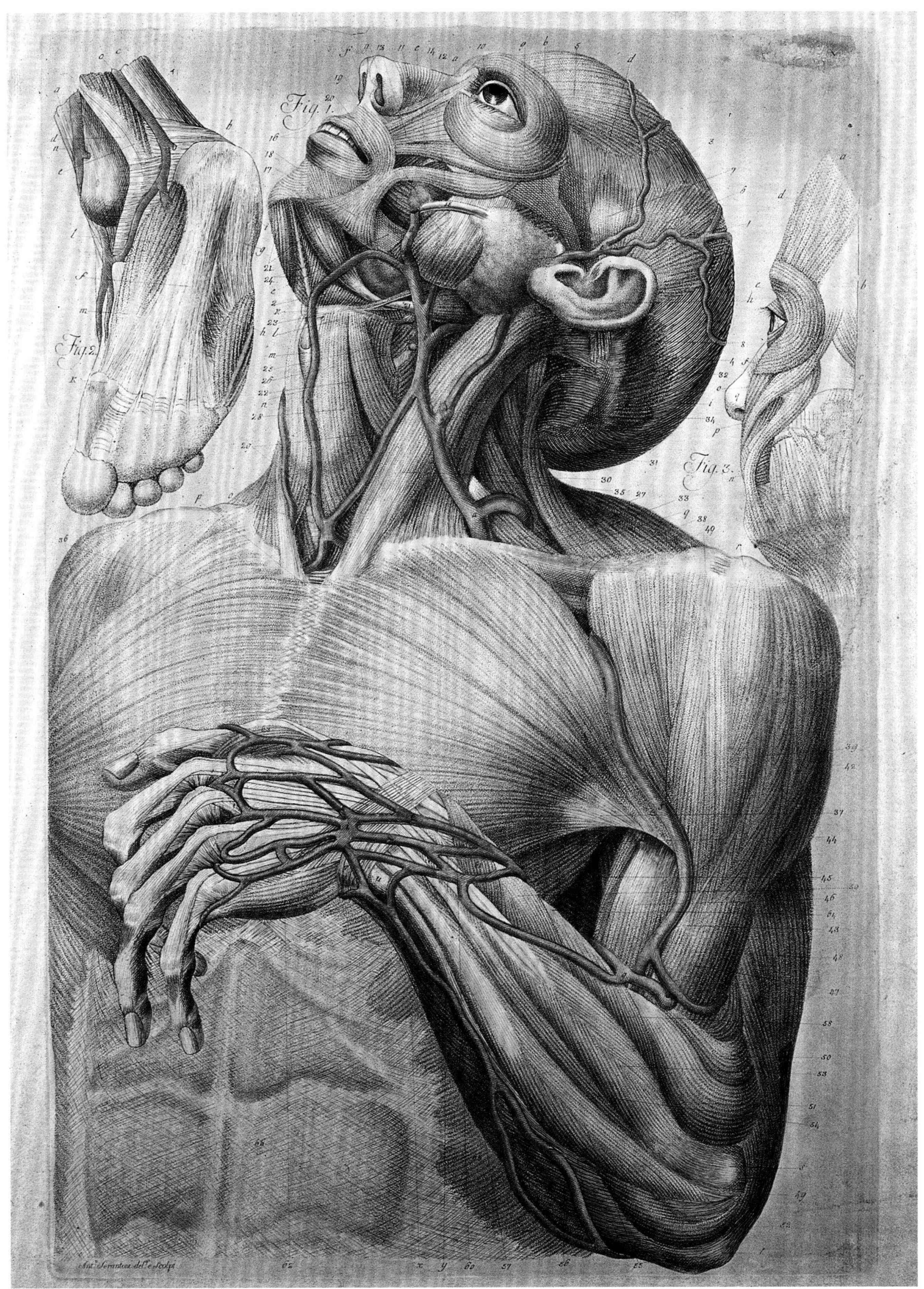
Fig. 1.
Fig. 2.
Fig. 3.

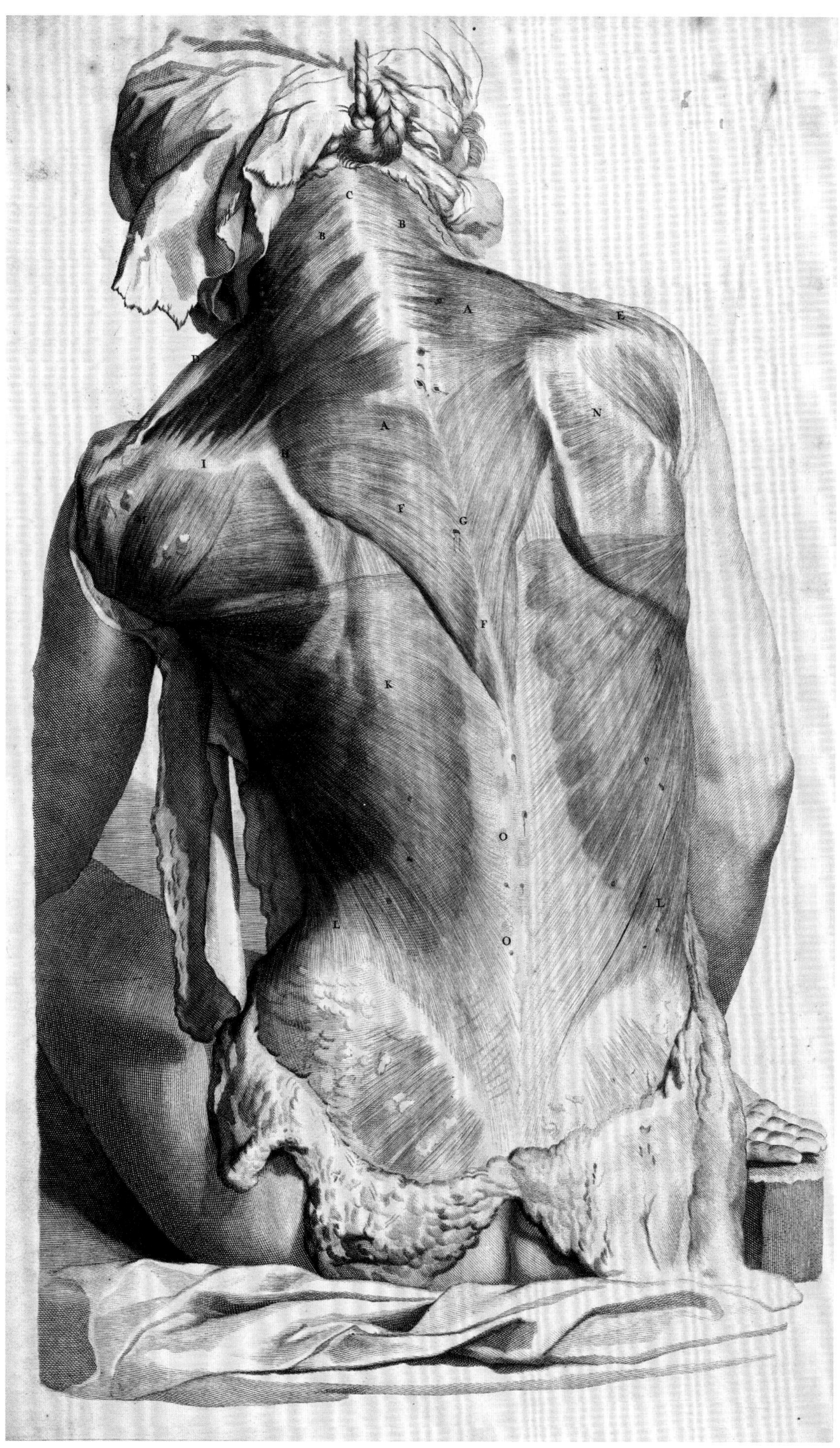
C
B
B
A
E
D
N
A
I
H
M
F
G
F
K
O
L
O
L

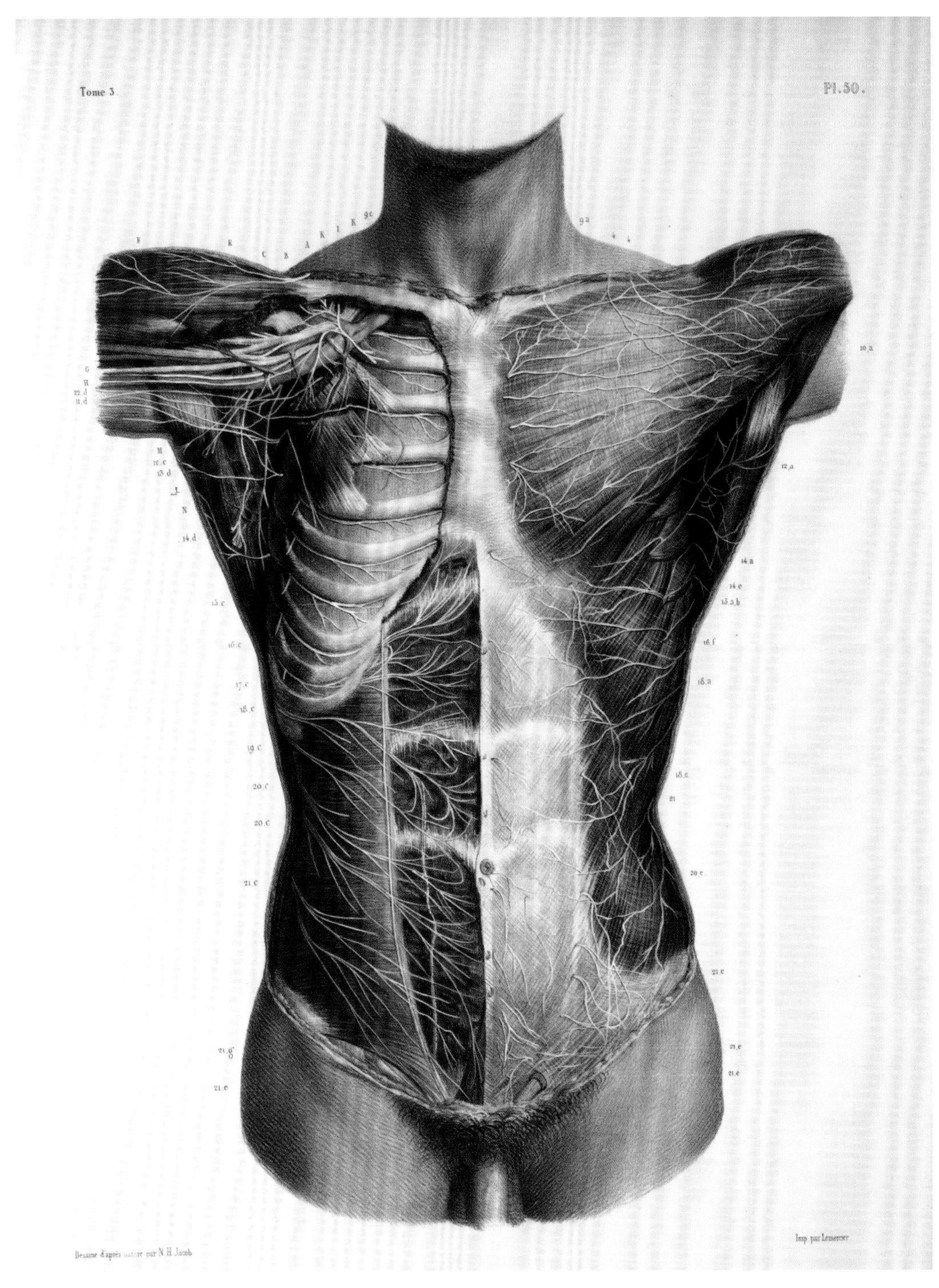

↑这幅新古典主义风格的自信之作展示了躯干的各解剖层次。此图的作者是尼古拉斯-亨利·雅各布，选自让-巴普蒂斯特·马克·布尔热里的《人体解剖及外科手术总纲，附N-H. 雅各布的写实彩色石版画》。

←这幅细腻得感伤的雕版画翻刻自荷兰艺术家赫拉德·德·莱雷斯的淡水彩画，选自戈瓦德·比卢的《人体解剖学》。这幅画感觉像是一幅肖像，只不过模特没有皮肤，脖子上也系着绳子。比卢的不寻常之处在于使用女性和男性的身体来展示标准的解剖结构，而按照那个时代的惯例，绘制女性的躯体仅为了展示其区别于男性的部分，即乳房和生殖器官。

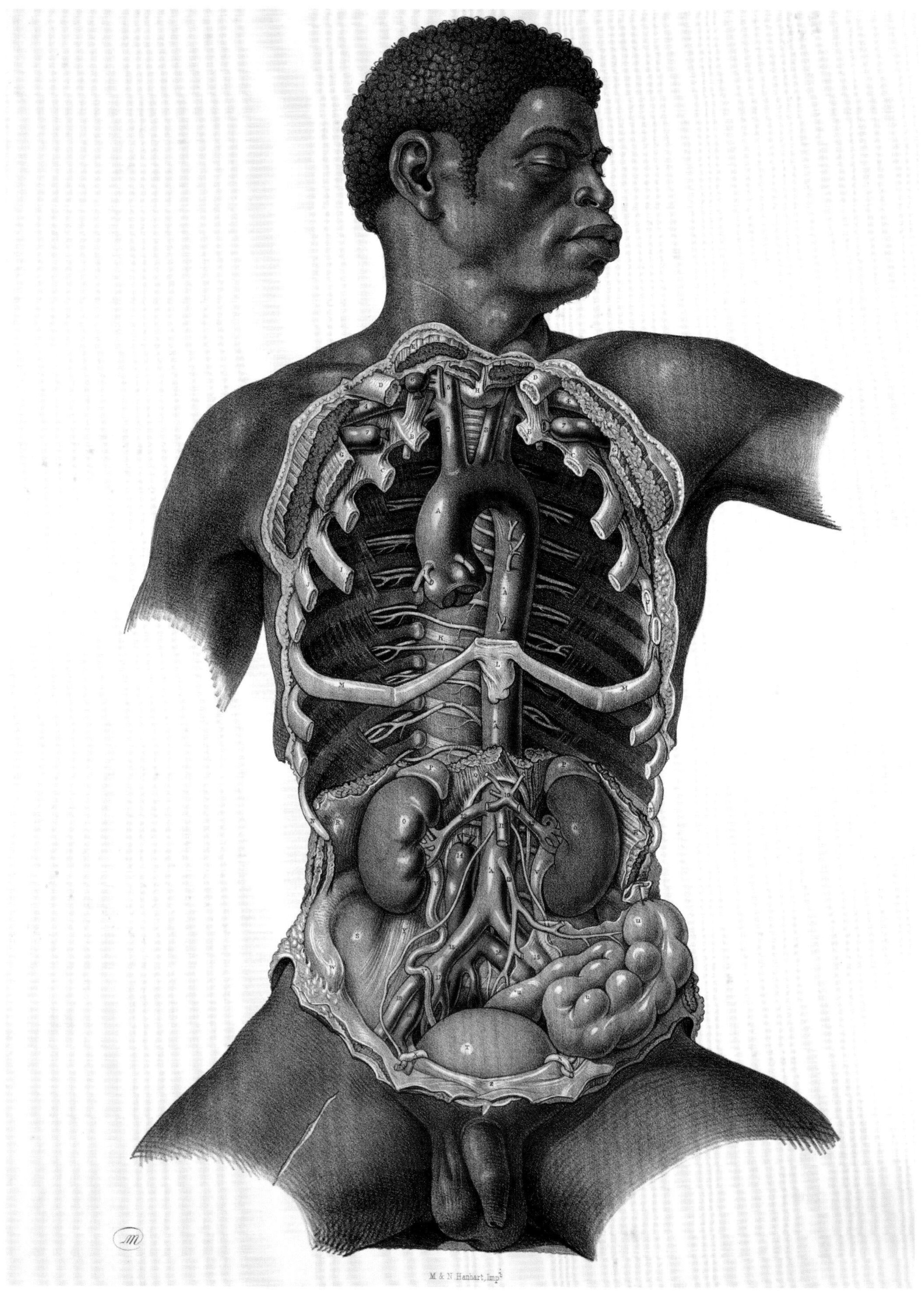
M & N Hanhart, Imp.t

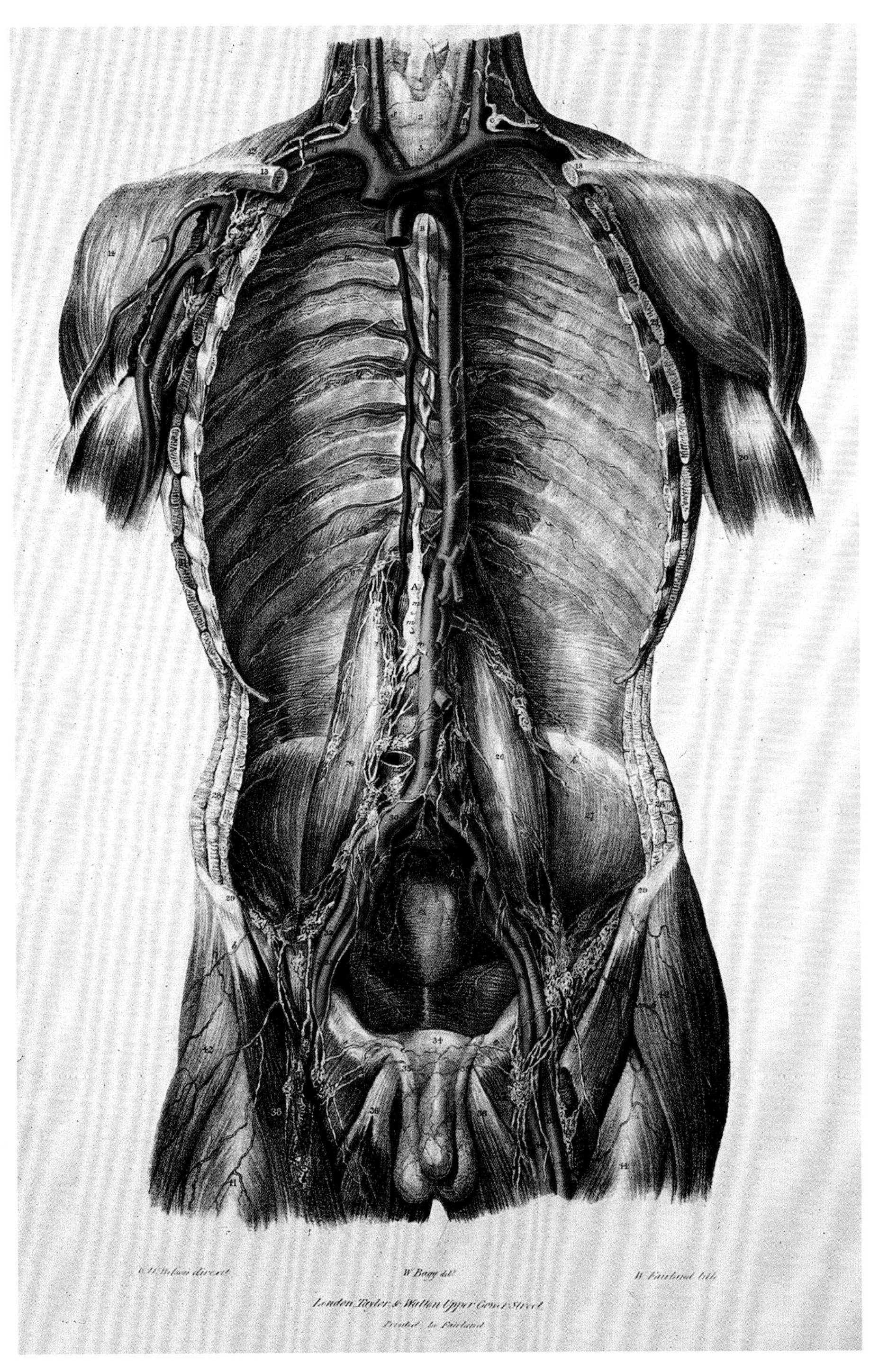

↑被解剖的男性躯体的彩色石版画，突出了淋巴管和血管。此图选自琼斯·奎因和伊拉斯谟·威尔森爵士的《人体脉管》（*The Vessels of the Human Body*，1837年）。

←这幅手工上色的石版画描绘了一个躯干被打开的男人，展示了其内部的骨骼和器官。此图选自约瑟夫·麦克利斯的《外科解剖学》，石版画翻刻自作者直接参照尸体绘制出的画作。当时的许多解剖图谱都强调种族之间的生物学差异，以证实臆想中的“白种人优越性”，但是麦克利斯在书中描绘黑人的躯体只是为了展示正常的人体结构。此书在美国出版时，含有黑人的插图都被去掉了，因为彼时奴隶制依旧合法，“黑人与白人地位平等”的观点仍然极具争议。

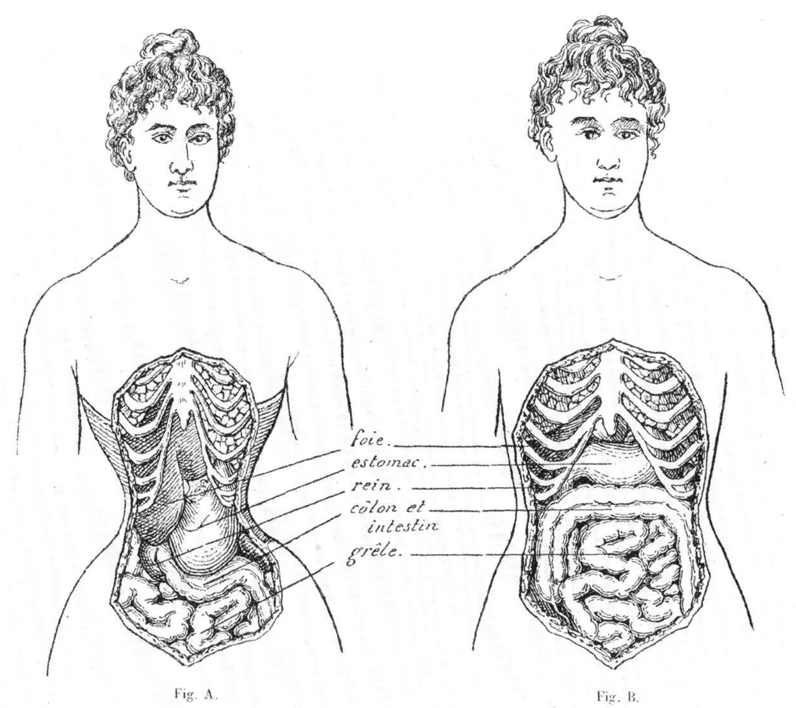

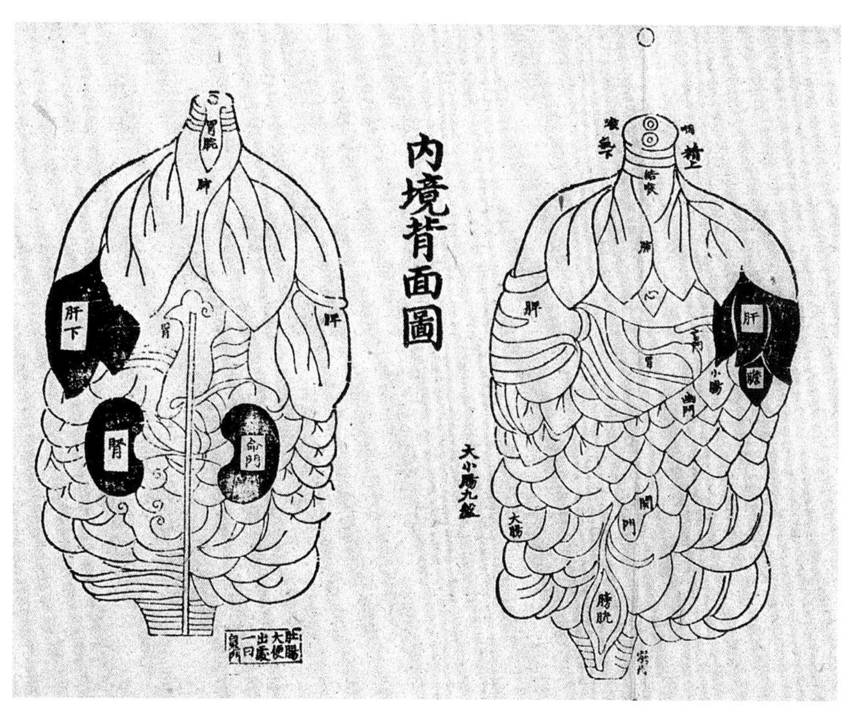

↑从19世纪晚期到20世纪早期，人们激烈地争论着紧身胸衣带来的健康问题，而这种服饰已经在欧美女性中风靡了几十年。第一幅图中左边的图示展示了紧身胸衣对女性身体造成的损害，选自1908年的期刊《体育文化》(*La Physical Culture*)。这本期刊以“健康、美丽、力量”为宗旨，由法国学者、摄影师、健身推广者埃德蒙·德博内（Edmond Desbonnet）创立于1904年。

↓第二幅图是描述内境（人体内部构造）的木版画，选自《正统道藏》，此书是明代正统年间（1436—1449年）完成编纂的道教经典总集。图中指出了传统中医的基本概念，比如喉是精升气降之处，右肾是命门。在传统中医中，构成人体阴阳的平衡是健康的基础。

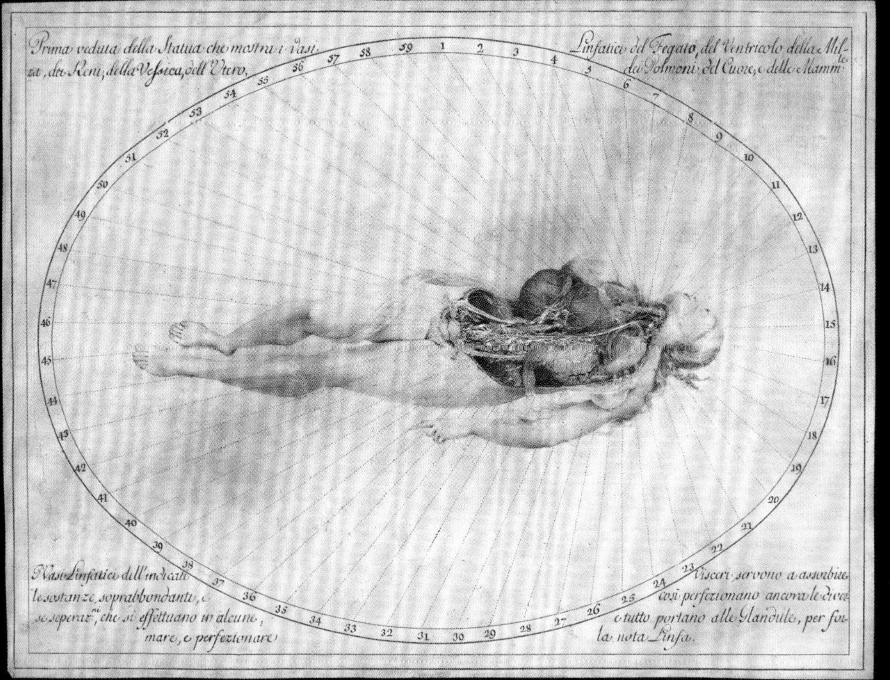

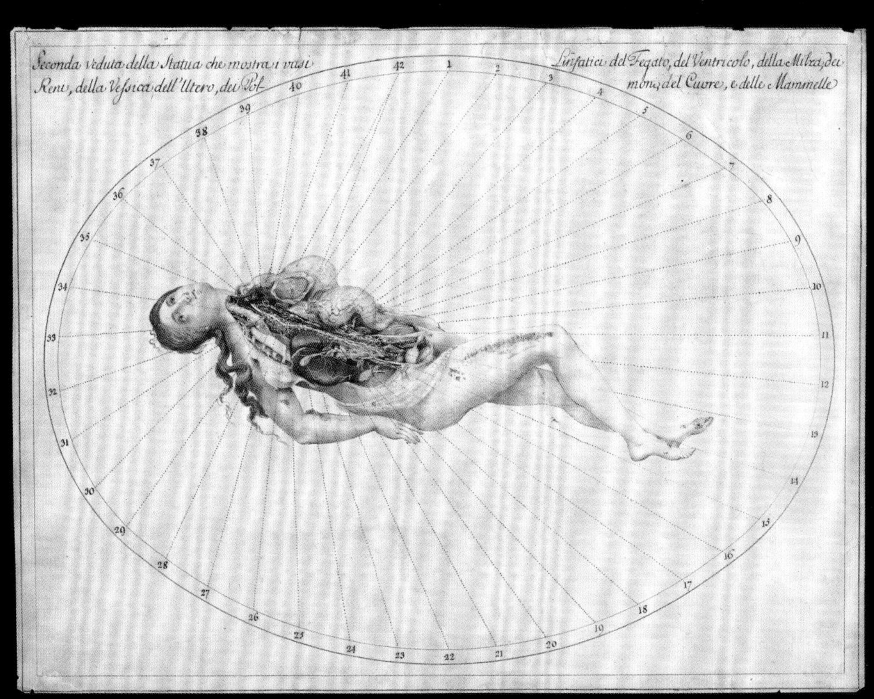

自然哲学家费利切·丰塔纳（Felice Fontana）和艺术家克莱门特·苏西尼（Clemente Susini）的佛罗伦萨工作室于1785

人们在没有讲师或书籍的情况下可以自己学习。上图所参照的模型展示了淋巴系统。这两幅画都是维也纳约瑟夫博物馆

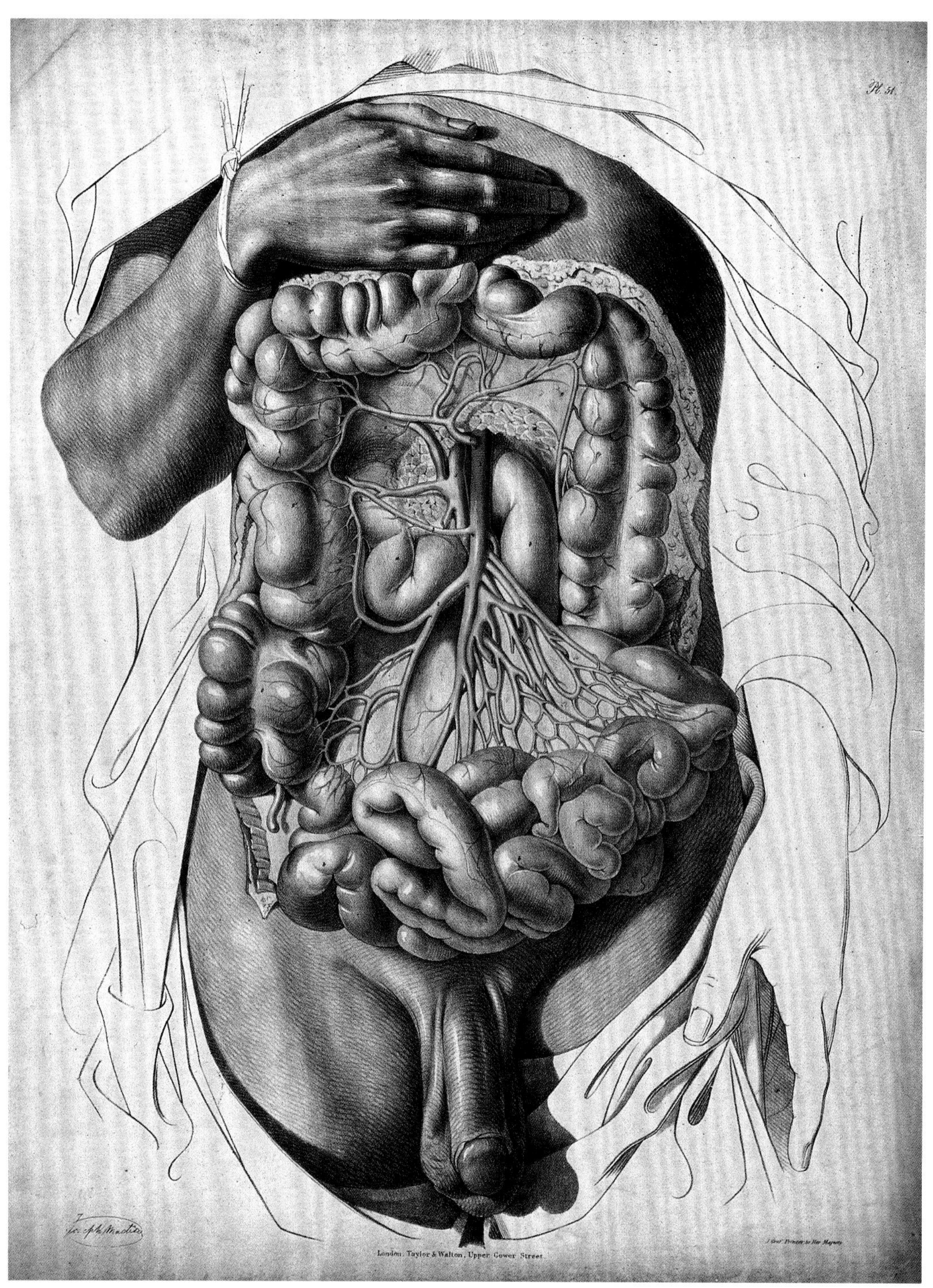

这两页的彩色石版画都由约瑟夫·麦克利斯绘制，收录于爱尔兰医生理查德·奎因的《人体脉管解剖学：病理和手术应用，附石版画插图》。

↑此图展示了腹部的解剖结构，图中结肠靠近右手，肠系膜悬吊着下部的小肠。肠系膜源自腹膜组织，它把小肠和结肠系在后腹壁上。我们可以看到肠系膜中的血管，包括上肠系膜动静脉及其各条分支。

→这幅图与左边的图相似，不过展示了更深层的结构，比如上方中部标为红色的腹主动脉。小肠在画面的左下角，而在画面的右下角可见前腹壁的各层切面。

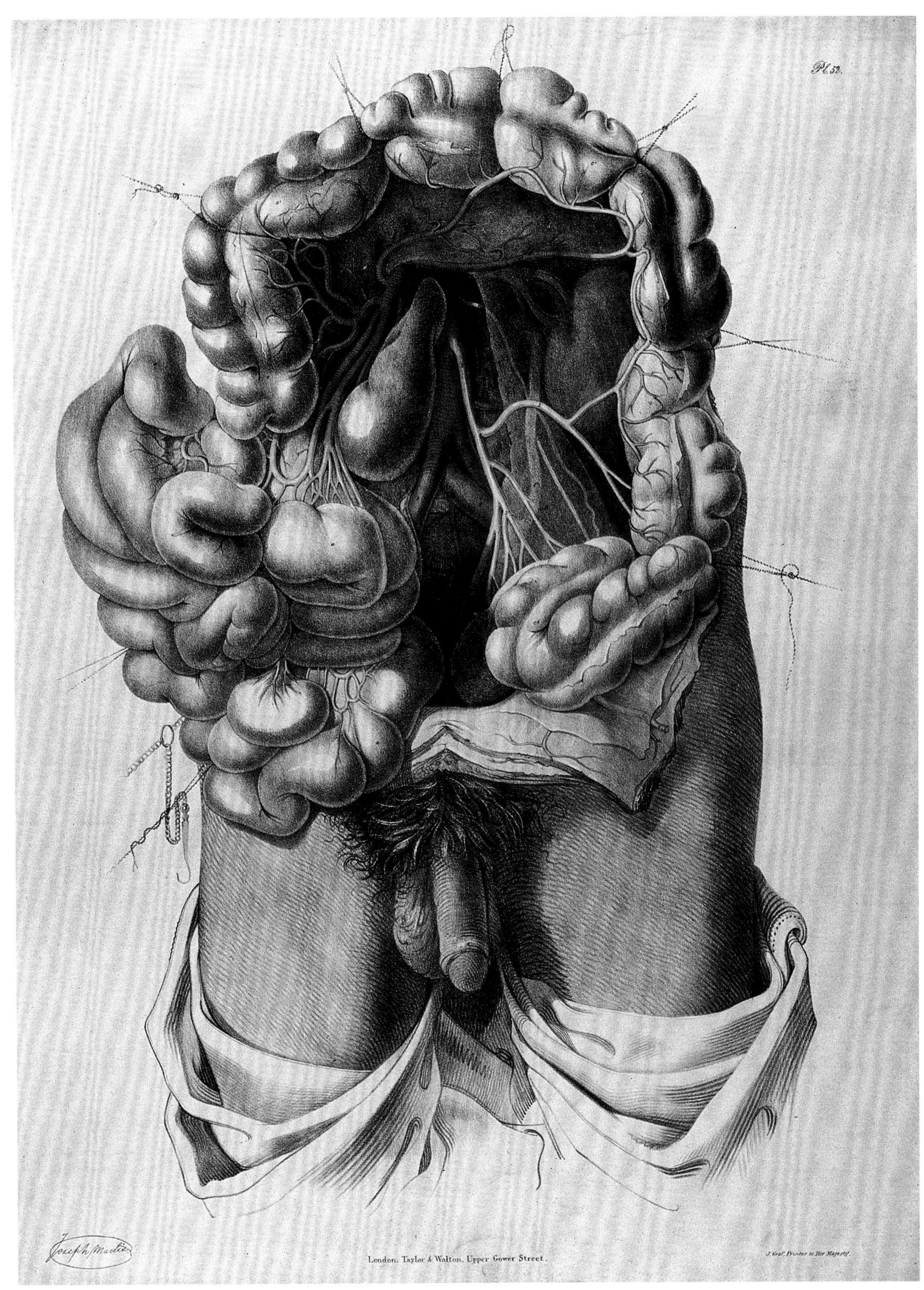
Pl. 52.
Joseph Maclise
London, Taylor & Walton, Upper Gower Street.

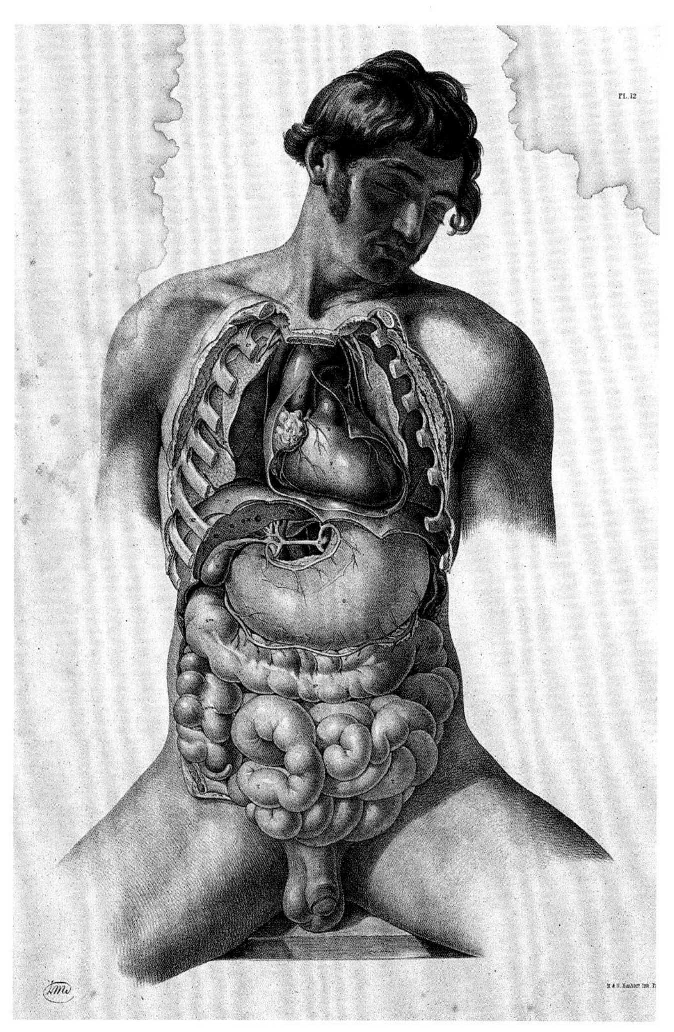

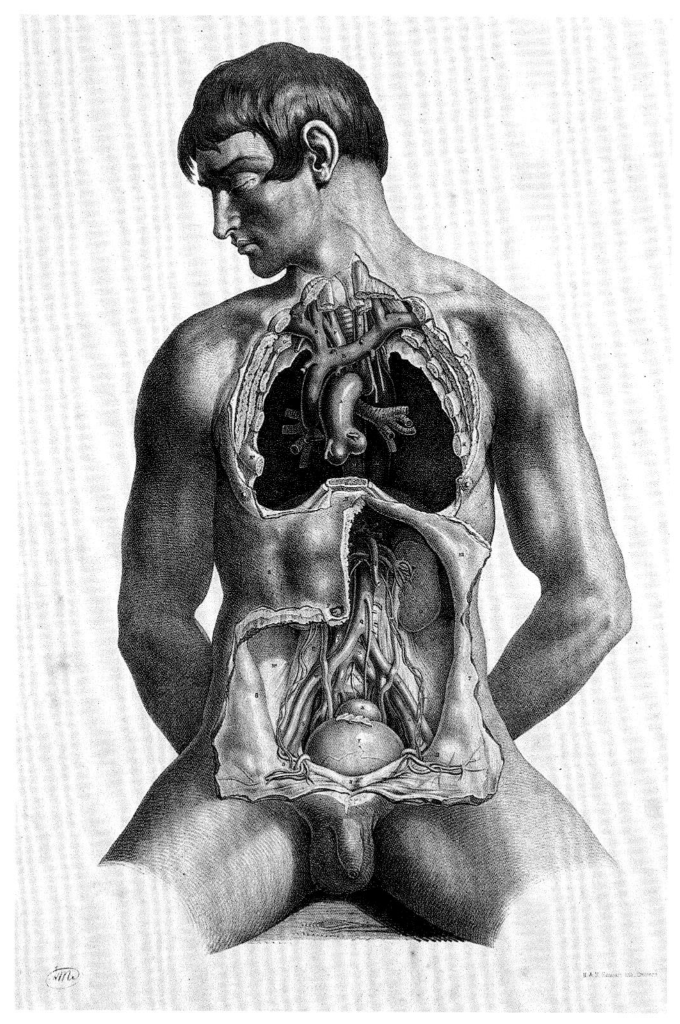

这两具男性躯体由爱尔兰外科医生、艺术家约瑟夫·麦克利斯解剖和绘制，并收录于他的《外科解剖学》。左侧的画作展示了胸腹腔的浅表结构，其中肋骨的前部和肋软骨被切除，以便更好地展示心脏。肺脏被拉至两旁，心脏位于心包（F）中，胆囊（N）连在胆囊管上。我们也能看到胃（O）和横结肠（S），在腹中部还可见升结肠（未标注）、降结肠和小肠（T）。右侧的画作描绘了腹部的深层结构，展示了腹主动脉和分成两根髂静脉的下腔静脉。

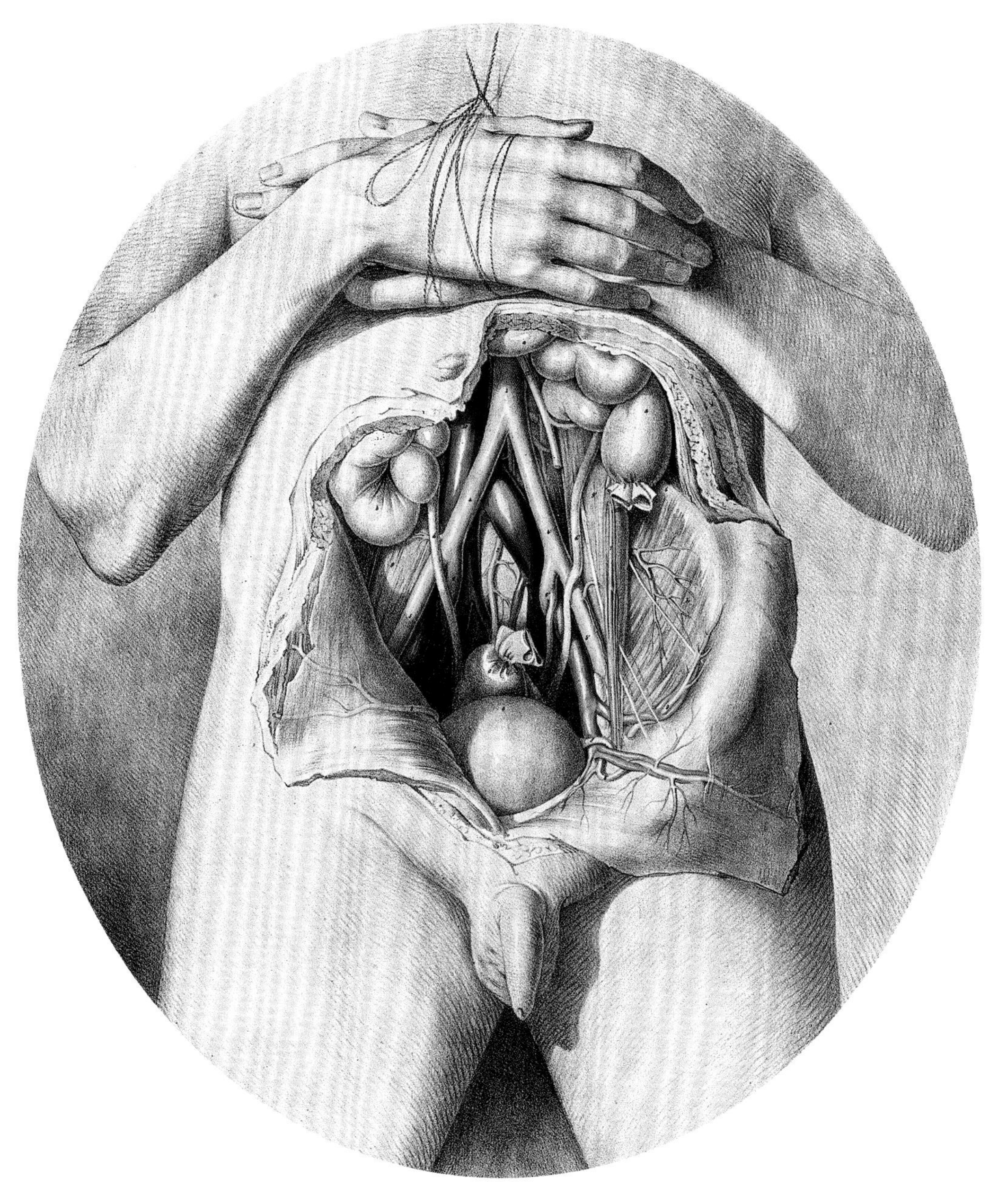

又一幅由麦克利斯所作的插图，选自理查德·奎因的《人体脉管解剖学：病理和手术应用，附石版画插图》。在这幅美丽的石版画中，麦克利斯使用了有限的颜色来展示腹主动脉（红色）、下腔静脉（蓝色）和它们分支形成的髂总动静脉。腹部内容物（小肠和结肠）被移除，以便最好地呈现这些深部血管。在解剖部分的顶端可以看到一些小肠，降结肠和直肠则已经被结扎。膀胱、自肾下降的输尿管和深层骨盆肌（如髂肌和腰大肌）也清晰可见。

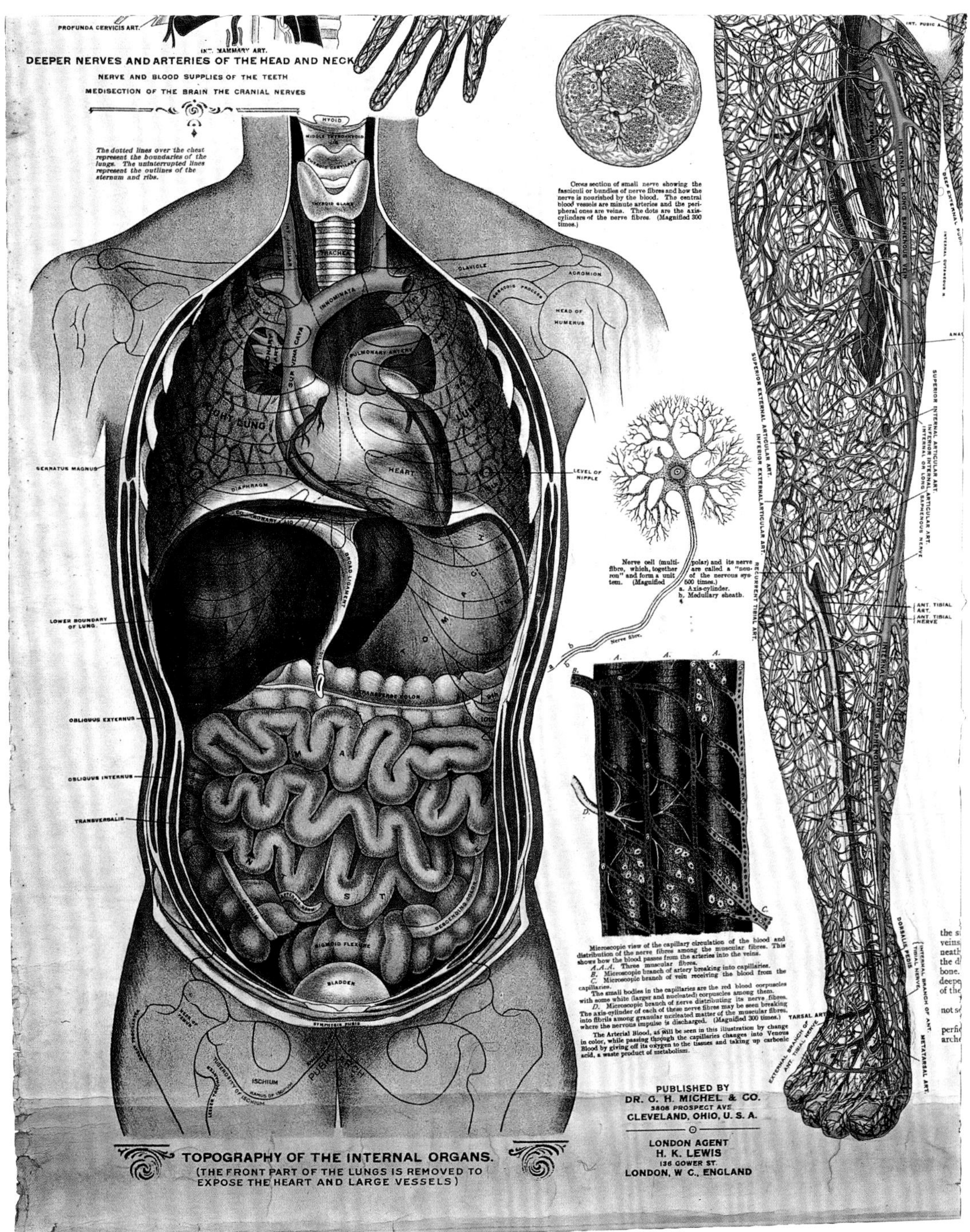

上图是一幅彩色石版画挂图，用来向学生们教授人体解剖学。靠左的图示展示了打开的躯干及其内部器官，其中部分肺脏被摘除，这样我们可以更好地看清心脏和大血管。靠右的图示是一条腿，展示了里面的动静脉和神经系统。两个主要图示中间像花一样的结构是放大的神经细胞。此图由古斯塔夫·H. 米歇尔（Gustave H. Michel）发表于1910年。除了这幅图，他还绘制过类似的肌肉和骨骼系统图解。

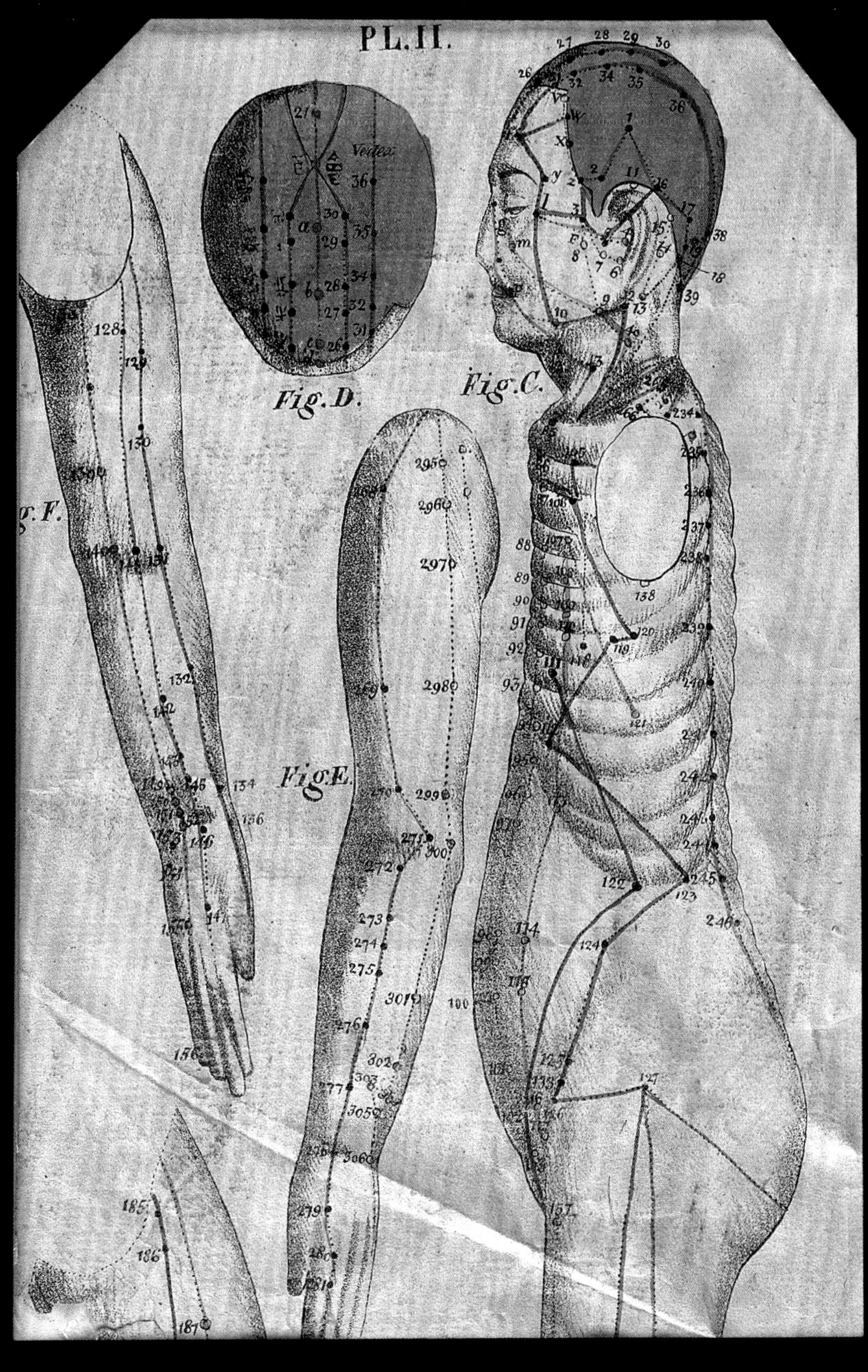

这幅彩色石版画选自让-莱昂·苏贝朗（Jean-Léon Soubeiran）和克劳德-菲利贝尔·达布里·德蒂耶尔桑（Claude-Philibert Dabry de Thiersant）的《中国医药》（*La Médecine chez les Chinois*，1863年）。图中展示了头、臂和躯干部分的针灸穴位。身为法国外交官员的达布里·德蒂耶尔桑极度迷恋中国的语言和文化。他任职于上海和广东的法国领事馆，出了许多有关中国和其他文化的书籍。

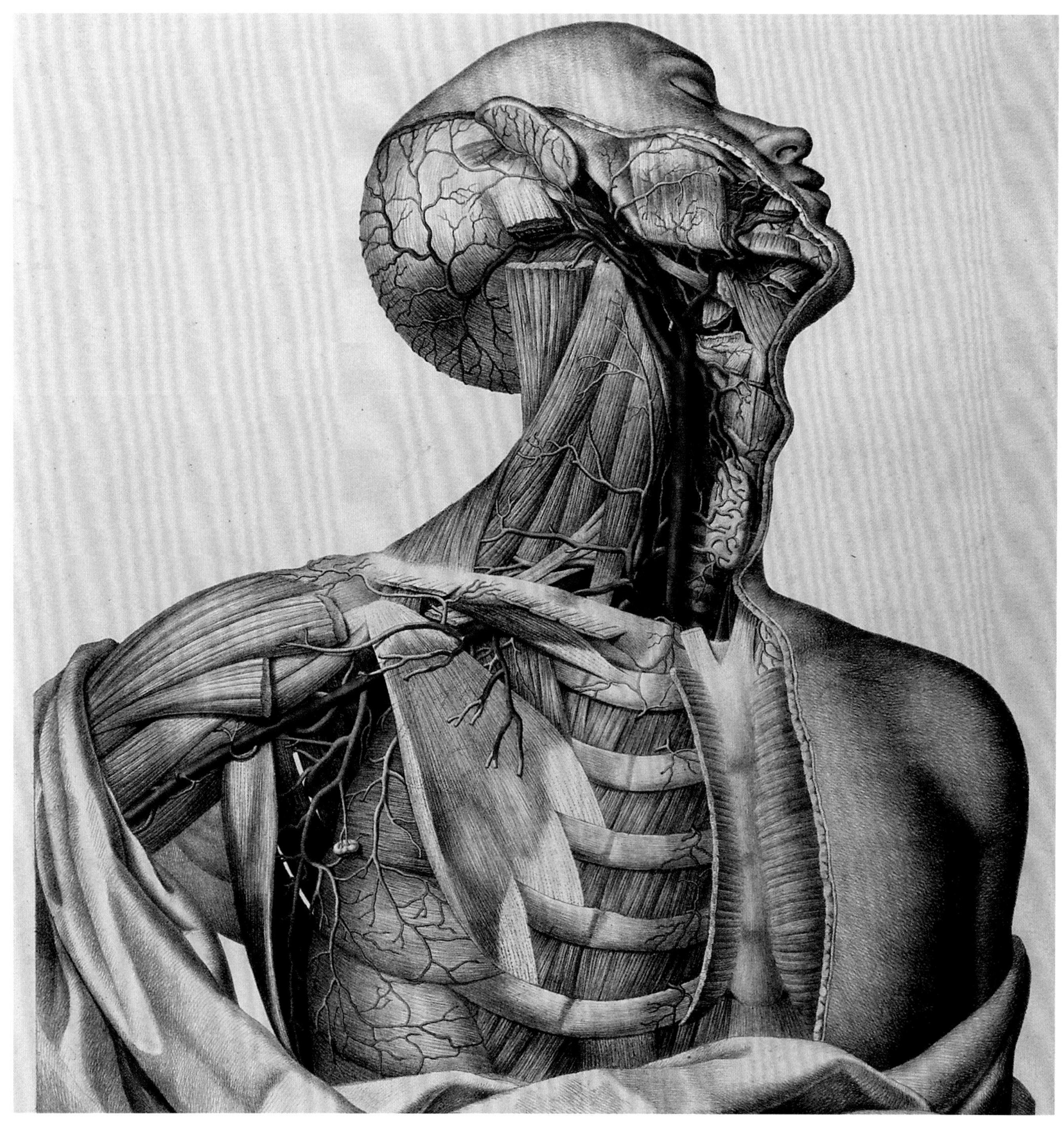

这两幅优雅的石版画由雅各布·威廉·鲁绘制，选自德国生物学家、解剖学家弗里德里克·蒂德曼的《人体动脉图示》。本页的图示展示了一具部分解剖标本的头、颈、肩和胸部，对页的图示展示了同一标本的后侧。在两幅画中，动脉等血管都被手工涂成红色。蒂德曼是最先驳斥科学种族主义的科学家之一，他在1836年发表文章证明“黑人的大脑更小”这一公认论断是不准确的。

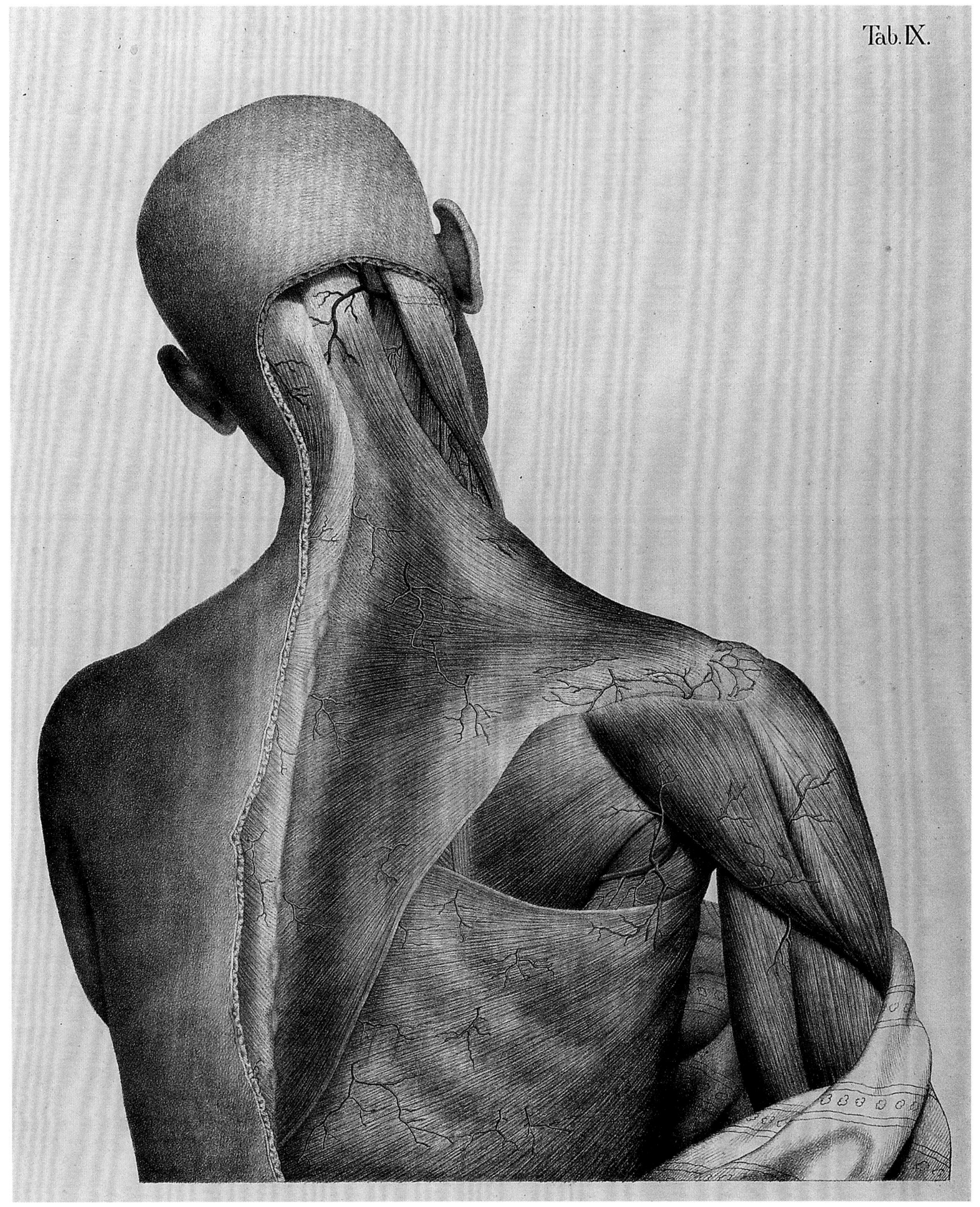
Tab. IX.

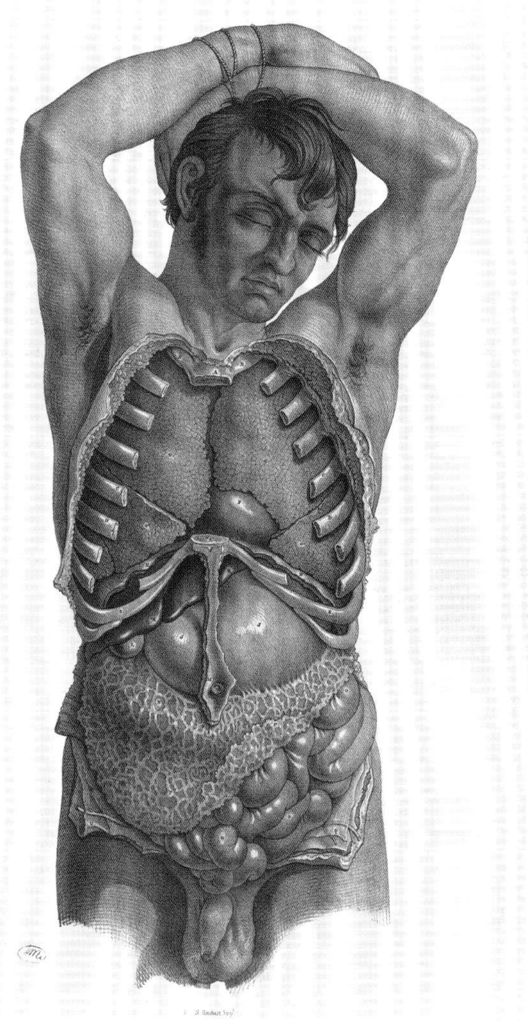

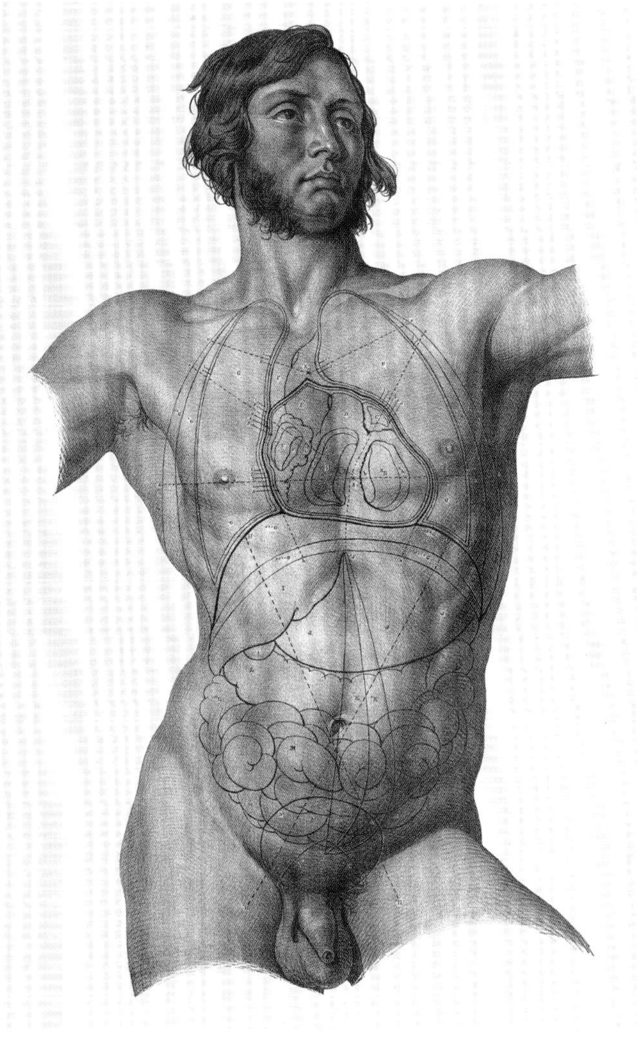

↑左边这幅手工上色的石版画中是一具英俊青年的尸体，他的手被绑住，躯干部分正在被解剖。此图展示了胸骨、肋骨、肺脏、膈肌、胃、肝、胆囊、脐、横结肠和小肠。这幅图选自约瑟夫·麦克利斯的《外科解剖学》。

↗这幅手工上色的石版画展示了躯干部分的解剖结构，选自约瑟夫·麦克利斯的《外科解剖学》。这本书中的石版画均翻刻自作者参照标本亲手所绘的画作。

→这幅彩色石版画展示了一具“十八岁青年的尸体，他在圣巴塞洛缪医院猝死于惊厥”，尸体的胸腹腔被打开，以展示其中的脏器。此图由威廉·费尔兰德绘制，收录于弗朗西斯·西布森（Francis Sibson）的《医用解剖学：图解内脏相对位置关系》（*Medical Anatomy: or, Illustrations of the Relative Positions of the Internal Organs*，1869年）。图注表明书中的插图都由威廉·费尔兰德完成，他在作画时直接参照着作者的解剖成品，并且受到了作者的严密监督。

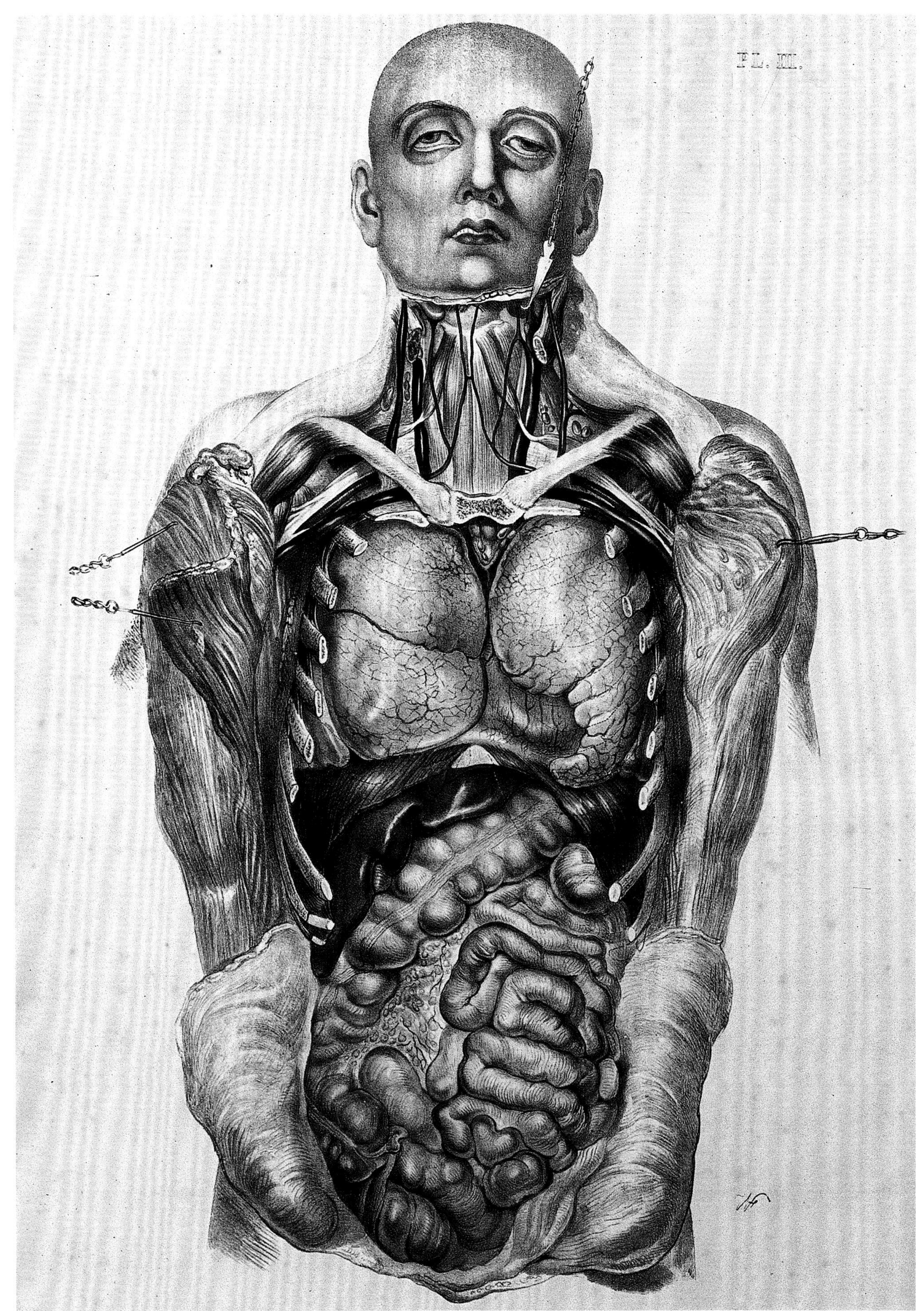
PL. III.

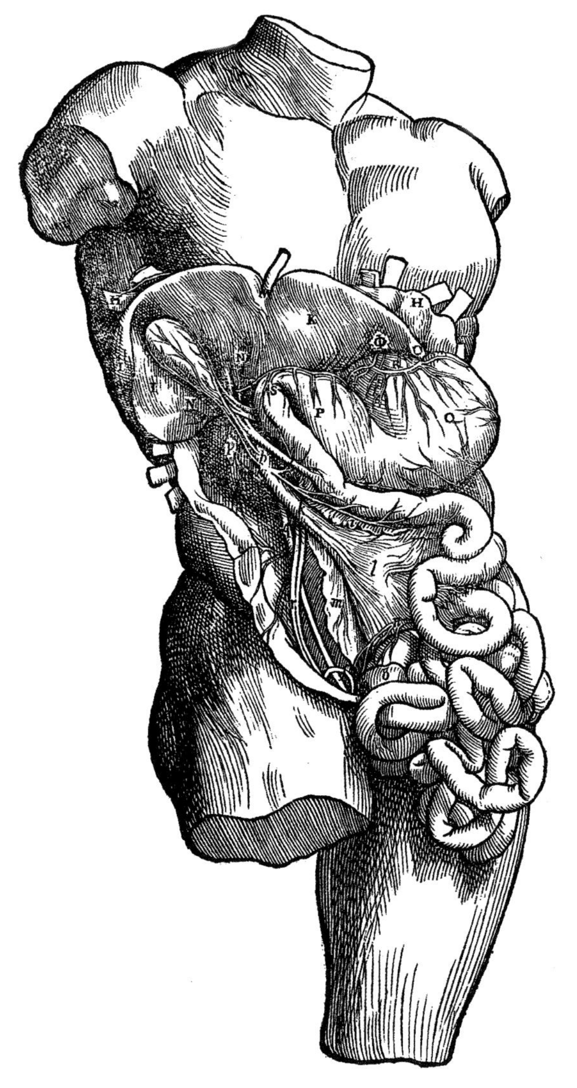

这幅描绘男性躯干的别致画作选自安德烈亚斯·维萨里发表于文艺复兴时期的解剖学先驱之作《人体的构造》，它展示了腹部脏器，包括肝（K）、胃（O和P）和小肠系膜（I）。古罗马解剖学家盖伦和希波克拉底的作品始终是解剖学和医疗教学的主体内容，直到文艺复兴时期，维萨里通过此书挑战了盖伦体系不容置疑的崇高地位。当时在禁令的约束下，盖伦不能解剖人类的尸体，但是维萨里可以，他的作品中的知识均来源于他亲手进行的尸体解剖。此书中的插图为解剖绘画设定了标杆。几百年后，这部书仍然被多次重印。

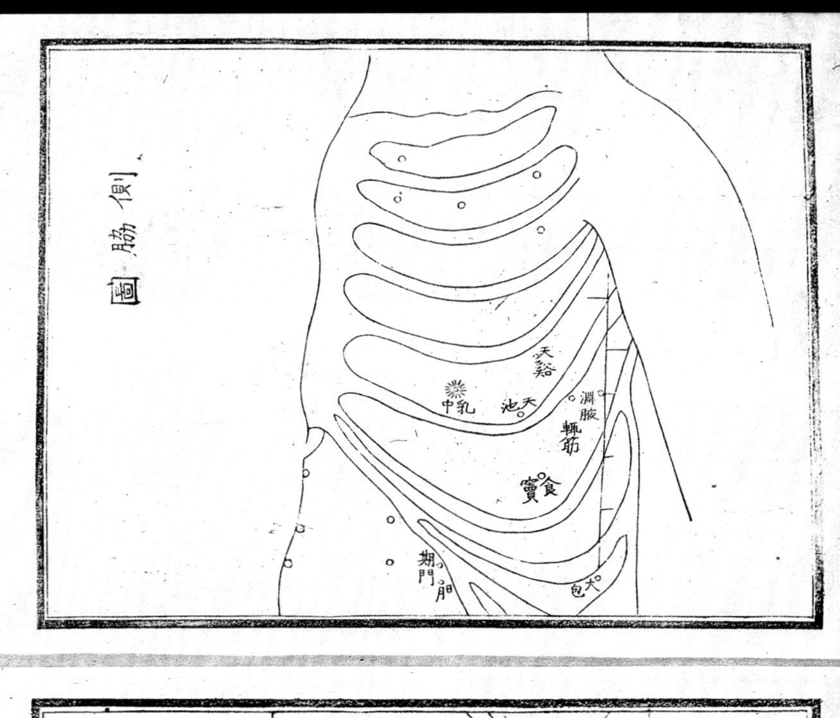

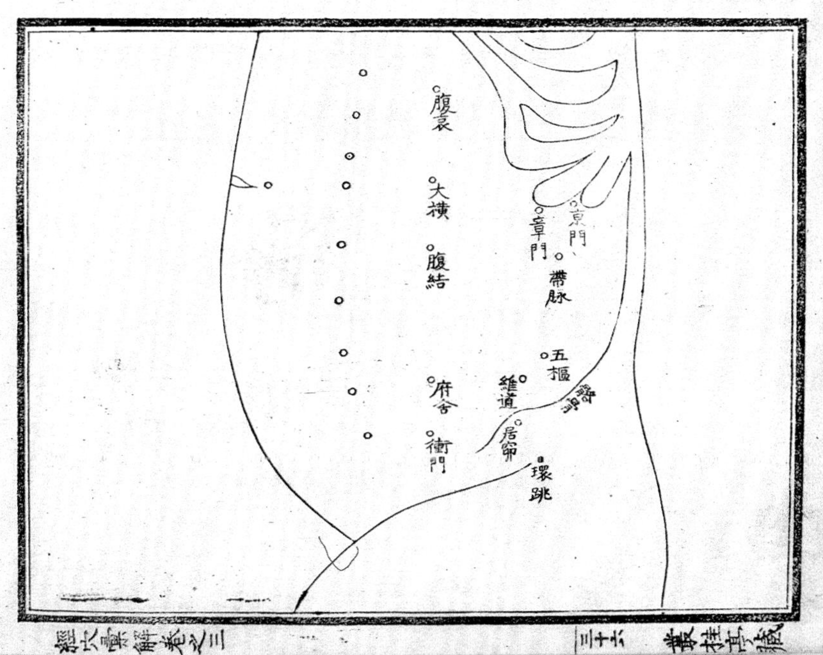

这幅木版画展示了躯干侧面的艾灸穴位。艾灸是以热替针，熏烤穴位以达到治疗效果的医疗手段。收录此图的中医书籍由日本医生原宿克作于1807年，此图标注了各个优美的穴位名，包括“期门”“日月”和“腹哀”。传统中医与前现代西医相似，都注重自然的整体观，把人体与元素、天体联系在一起，展现着微观宇宙与宏观宇宙的关联。

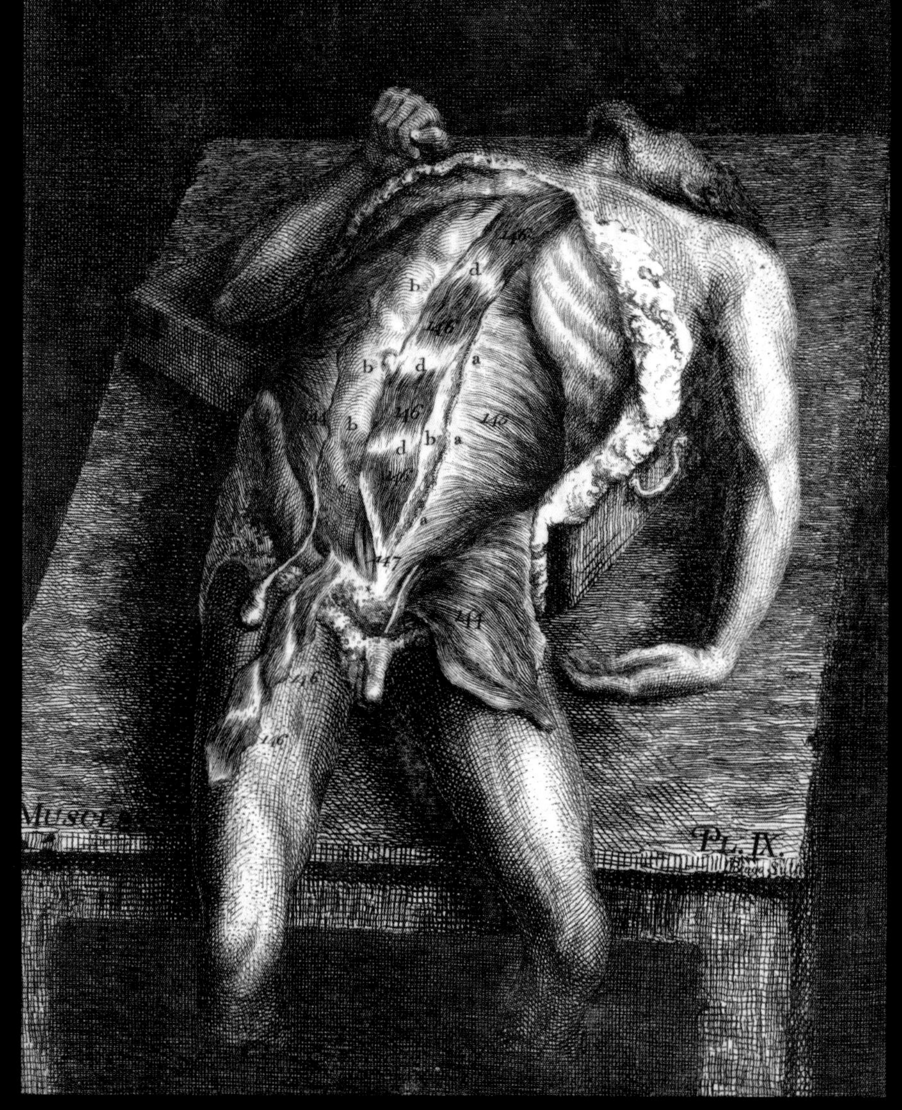

此图由苏格兰医生、解剖学家、画家约翰·贝尔绘制，选自他的《骨骼、肌肉与关节解剖图解》(*Engravings, Explaining the Anatomy of the Bones, Muscles, and Joints*, 1794年)。贝尔以其阴森惨淡的画作闻名于世，这些作品的风格简直可以被称为“解剖室哥特”。贝尔坚定地相信解剖绘画的准确性比理想化美感重要得多，而为了保证插图的准确性，他亲自绘制了这些画作。在书中，他这样写道：“……解剖是学生的第一项，也是最后一项任务；如若画作是被用于此途，那么画中的躯体应以与被解剖的躯体相同的方式处置；画中的腹部应按照真实的解剖情形放置；当学生解剖手臂时，手臂落到解剖台上的景象也应与书中所授别无二致。”贝尔还经营着自己的解剖学校。他的弟弟查尔斯·贝尔爵士也是一位解剖学家兼外科医生，而且也给自己的作品绘制插图。

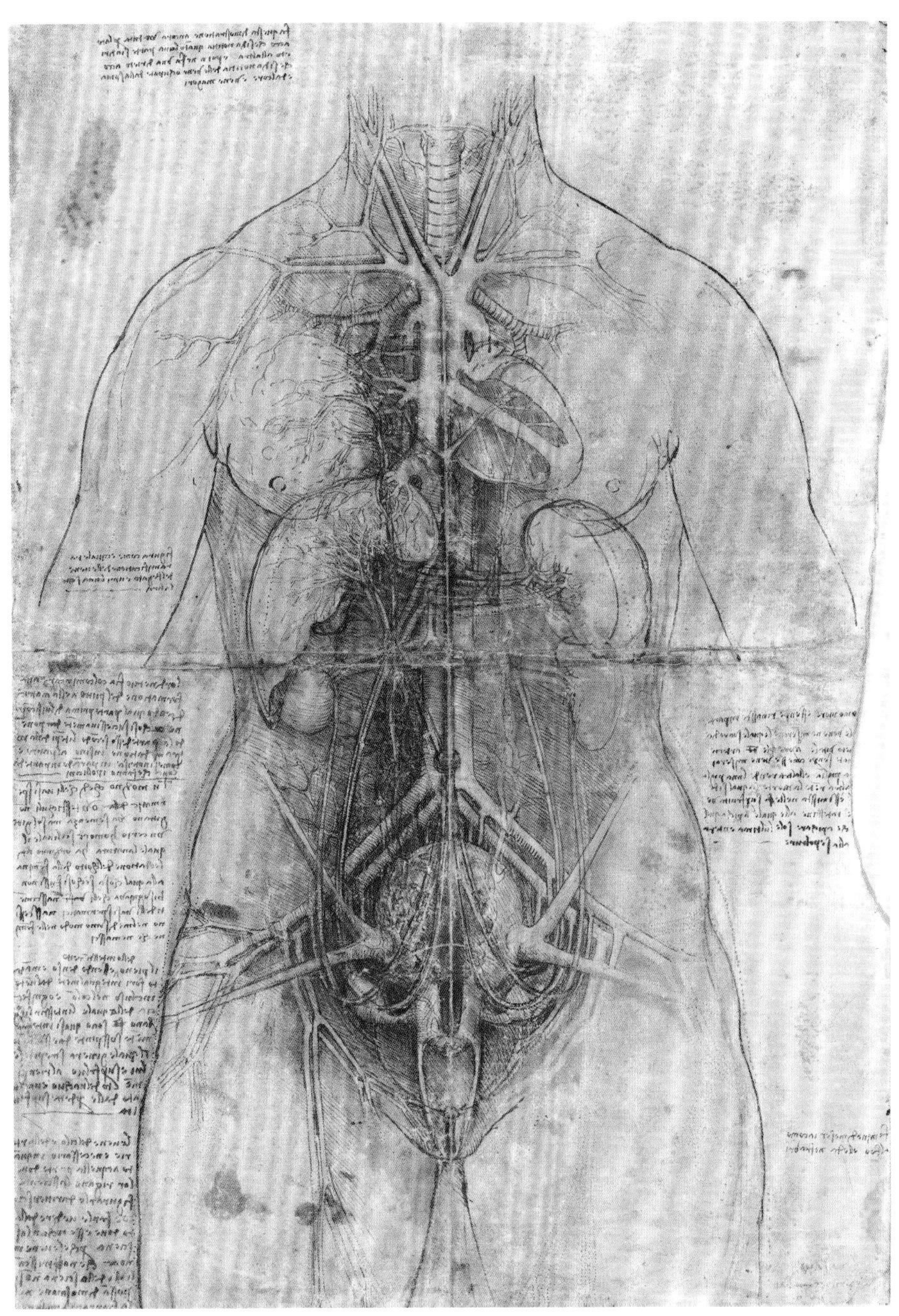

这幅描绘脉管系统和主要器官的优雅画作以黑色和红色的粉笔、墨水和钢笔以及黄色颜料绘制在淡色纸上，时代大概在1509—1510年，作者是莱奥纳多·达·芬奇。这是他极其出色且精细的解剖画作之一，展示了颈、胸、腹、盆和下肢上部的脉管系统。

莱奥纳多是艺术史上的奇才，他不仅对骨骼、肌肉系统的表浅结构感兴趣，还乐于钻研肌肉、骨骼、关节和韧带的功能，而这些是功能解剖学和生物力学的范畴。他也热衷于研究人体的各个系统如何协同运转。当米开朗琪罗、拉斐尔（Raphael）等文艺复兴大师仅将解剖研究局限于肌肉系统时，莱奥纳多正在探索从心脏瓣膜到脑室的一切。学者们估计莱奥纳多一生中解剖了三十余具尸体（具体数字仍未确定），并且为一部有计划但是未发表的解剖图谱留下了上百幅精致的研究手稿。

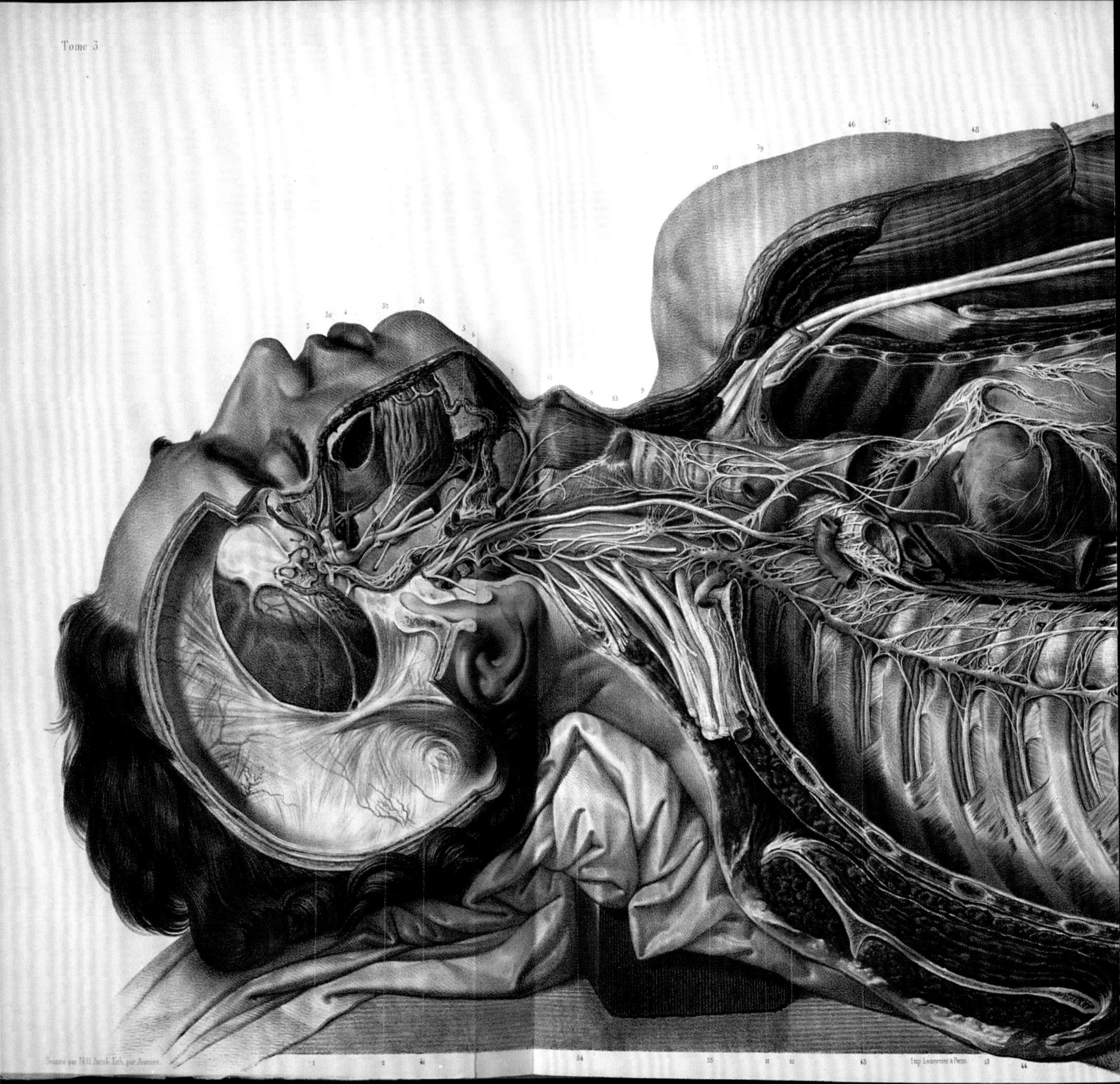

这幅震撼人心、细致入微的彩色石版画描绘了人体中的自主神经系统，标为白色的神经控制着心跳、呼吸和消化等非随意运动，以及打喷嚏、吞咽和呕吐等反射运动。图中展示了头颅和部分面部的矢状切面。虽然大脑不可见，但是我们可以看到大脑镰，即分隔大脑左右半球的一层结缔组织。这幅画由尼古拉斯-亨利·雅各布为法国解剖学家兼医生让-巴普蒂斯特·马克·布尔热里的《人体解剖及外科手术总纲，附N-H. 雅各布的写实彩色石版画》绘制，这套八卷的解剖图谱将彩色石版画这种新的表现形式带到了巅峰，许多人认为此书是尤为杰出的解剖图谱之一。

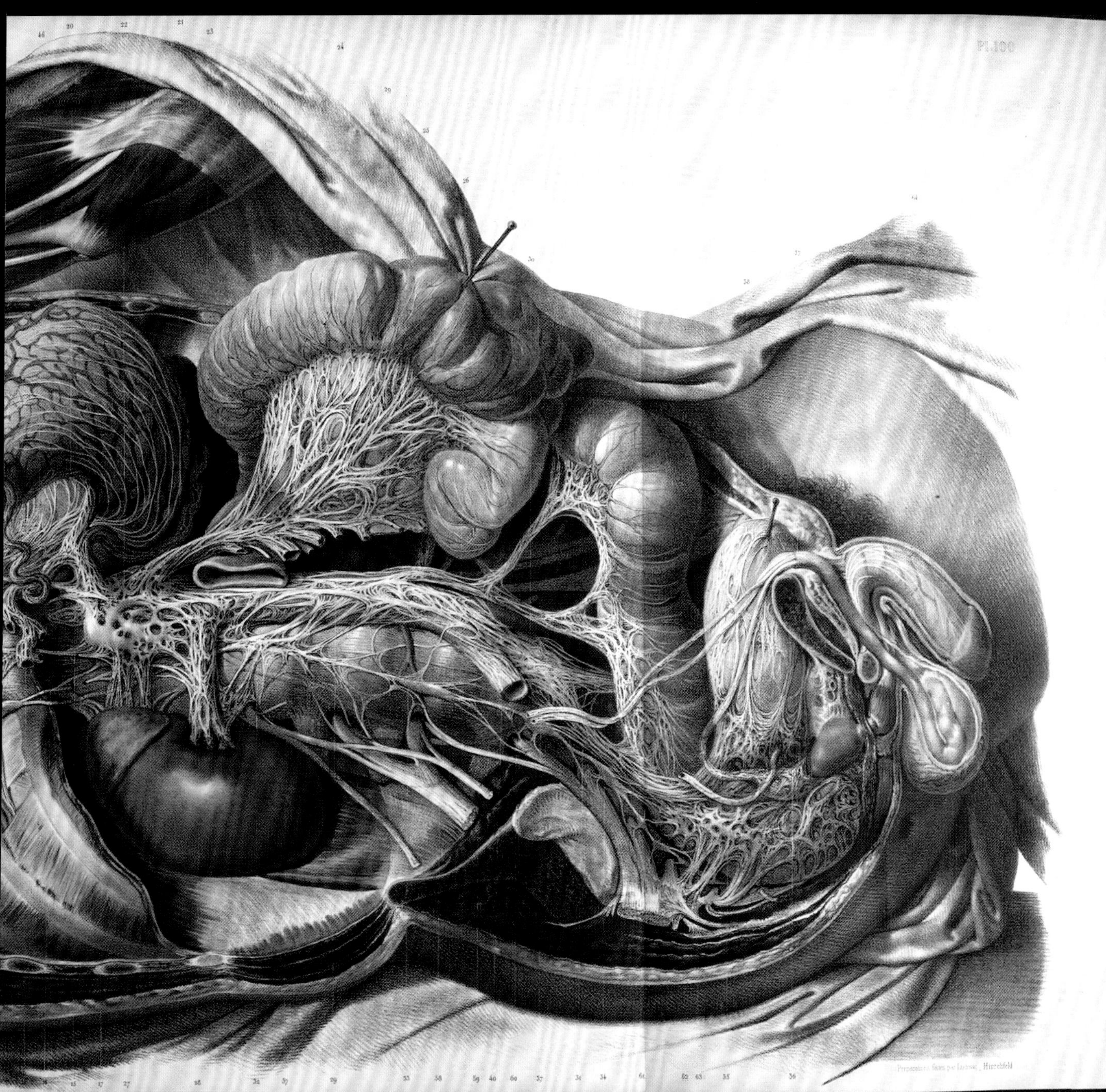
Pl.100

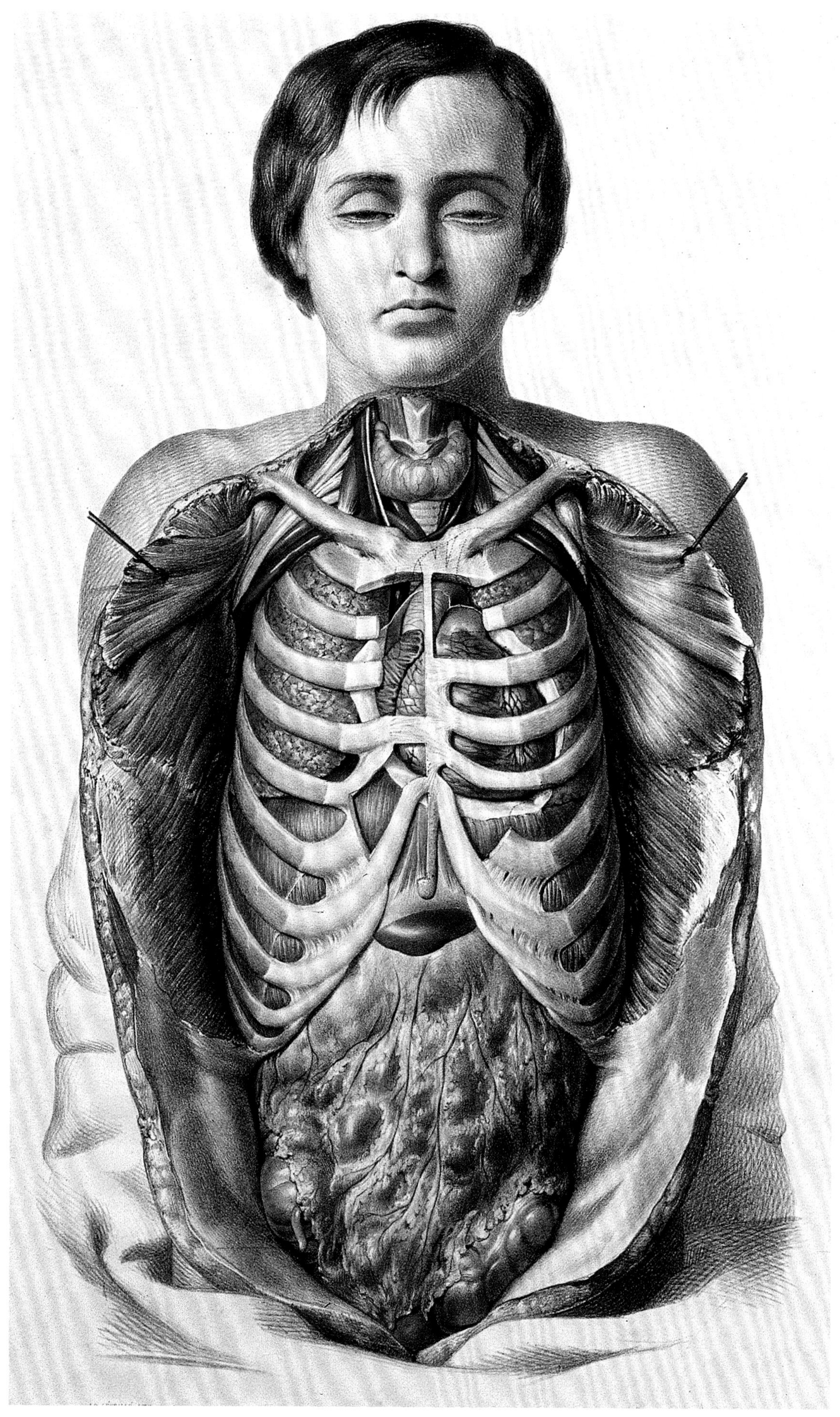

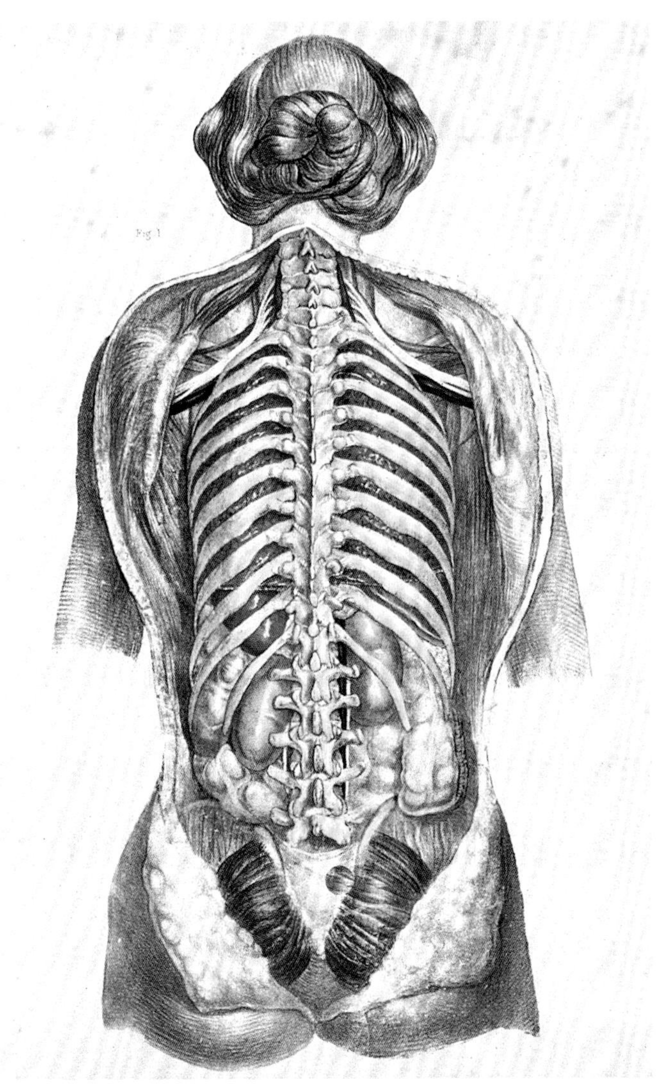

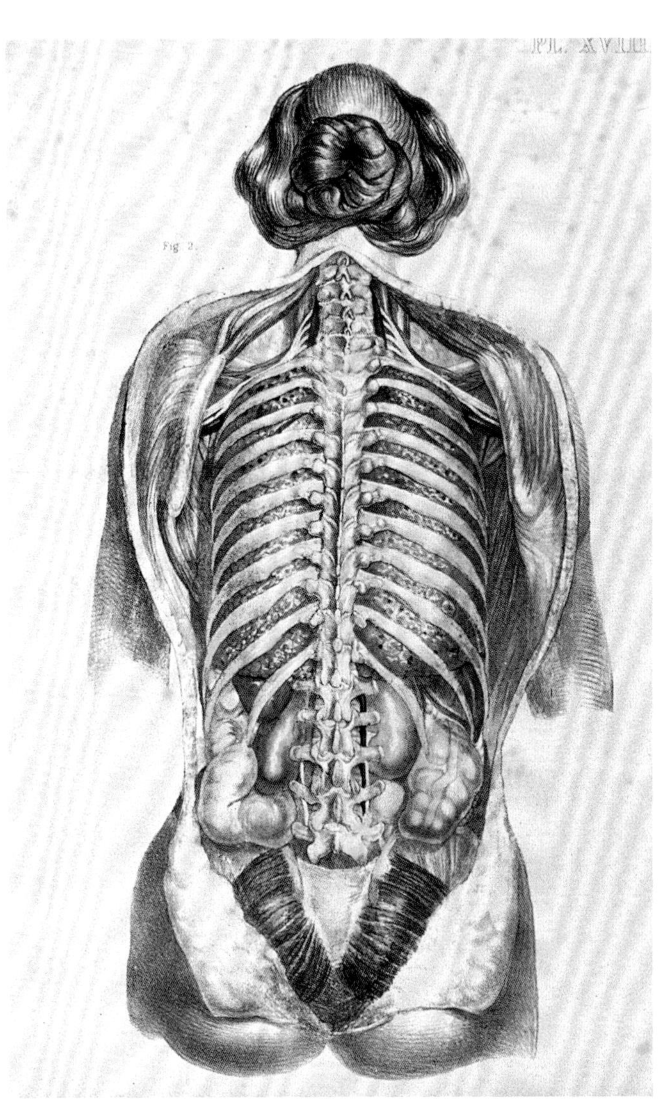

这两页的彩色石版画均翻刻自威廉·费尔兰德为弗朗西斯·西布森的作品绘制的插图，收录于《医用解剖学：图解内脏相对位置关系》。这些画作是在画家和作者的紧密合作下完成的，作者还监督了解剖过程。

← 图中青年男子的皮肉被翻开，展示着肋骨和胸腹腔器官。在颈部可见甲状软骨，它的下面就是甲状腺，两侧是臂丛神经。这个复杂的神经网络从颈椎出发，经锁骨下方进入两臂，控制上臂、前臂和手部的肌肉。还可以在图中见到心脏及其大血管、肺脏、横膈、结肠和小肠等解剖结构。

↑ 这两幅图是剖开的女性躯干，左图中是呼气后的肺脏，右图中是吸气后的肺脏。为了实现这一效果，肺脏被人工充上了气。

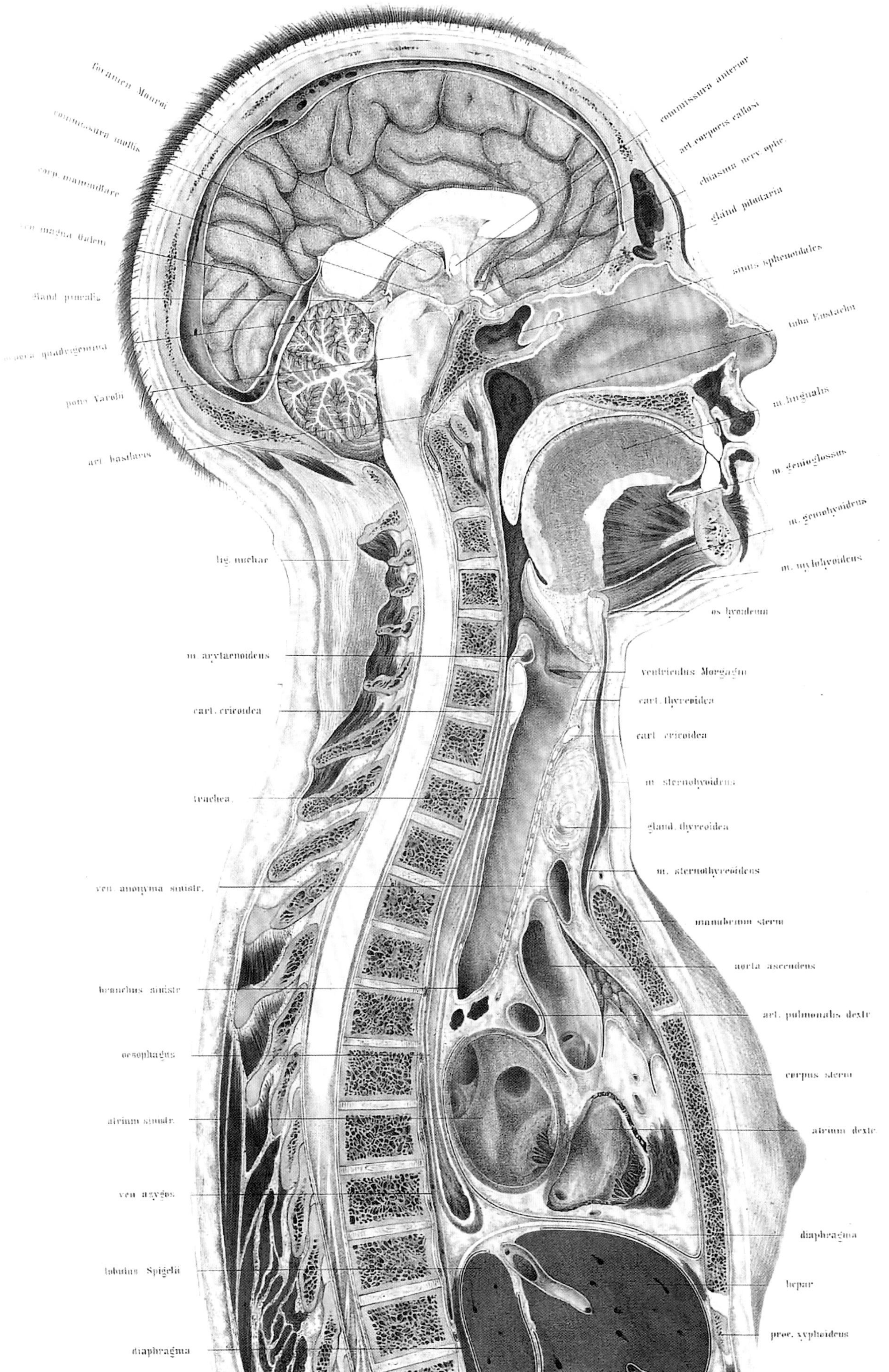

foramen Monroi
commissura mollis
corp. mammillare
magna Galeni
gland. pinealis
quadrigemina
pons Varolii
art. basilaris
lig. nuchae
m. arytaenoideus
cart. cricoidea
trachea.
ven. anonyma sinistr.
bronchus sinistr.
oesophagus
atrium sinistr.
ven. azygos
lobulus Spigelii
diaphragma
commissura anterior
art. corporis callosi
chiasma nerv. optic.
gland. pituitaria
sinus sphenoidales
tuba Eustachii
m. lingualis
m. genioglossus
m. geniohyoideus
m. mylohyoideus
os hyoideum
ventriculus Morgagni
cart. thyreoidea
cart. cricoidea
m. sternohyoideus
gland. thyreoidea
m. sternothyreoideus
manubrium sterni
aorta ascendens
art. pulmonalis dextr.
corpus sterni
atrium dextr.
diaphragma
hepar
proc. xyphoideus

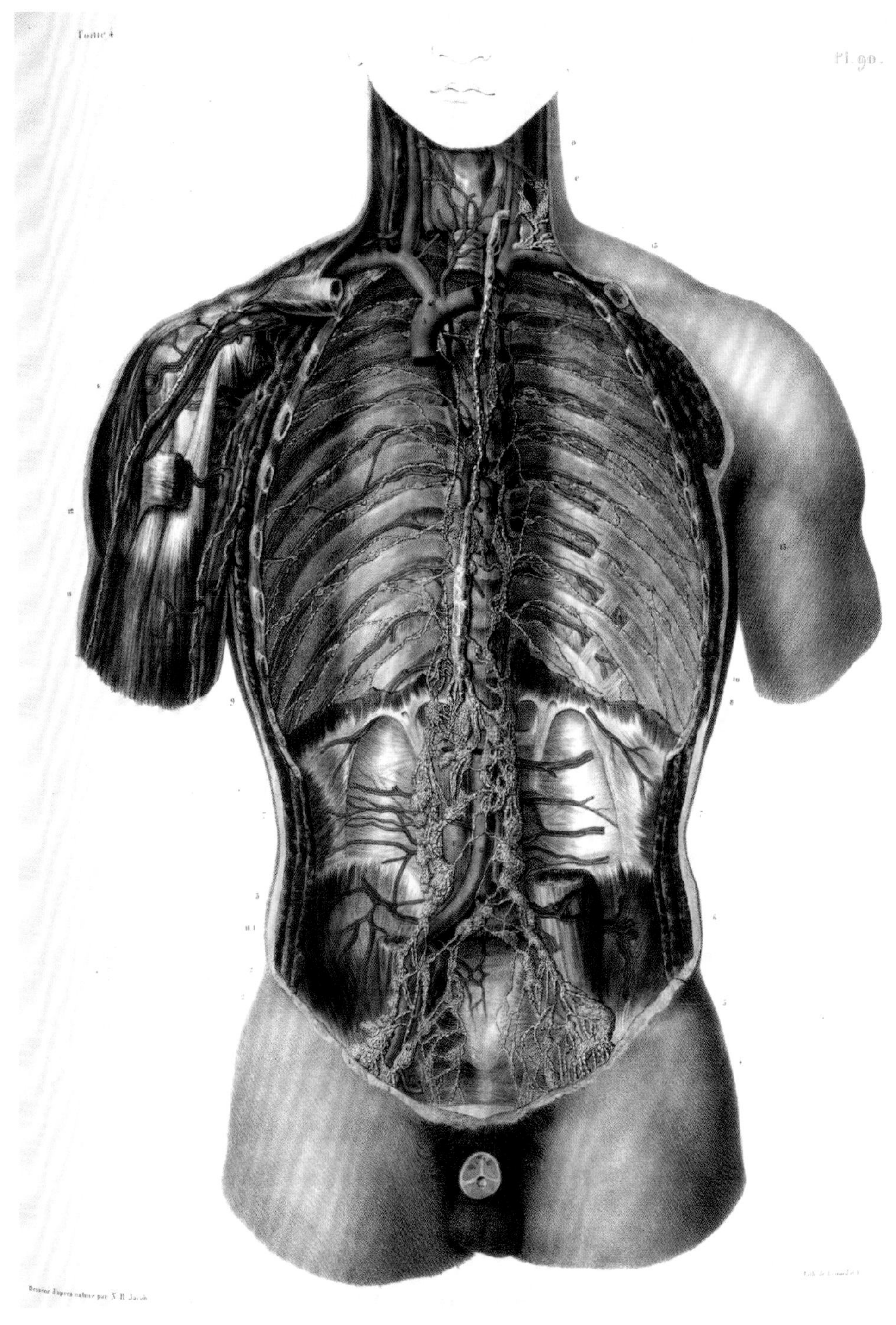

←这幅惊人的彩色石版画描绘了女性躯体的矢状切面。此图选自德国教授、解剖学家威廉·布劳内（Wilhelm Braune）的《尸体冰冻切片解剖图解》(*Topographisch-anatomischer Atlas: nach Durchschnitten an gefrornen Cadavern*，1867—1872年)。为了绘制书中的插图，布劳内把人的尸体冰冻起来，然后把尸体切成薄片，接着将薄片临摹为精美的画作，再标明各个解剖结构。

↑这幅彩色石版画中是一具男性的躯干，他的脏器被移除，以便展示淋巴管和淋巴结。他的阴茎也被切断，以展示其内部结构。这幅图翻制自尼古拉斯-亨利·雅各布的画作，选自让-巴普蒂斯特·马克·布尔热里的《人体解剖及外科手术总纲，附N-H. 雅各布的写实彩色石版画》。

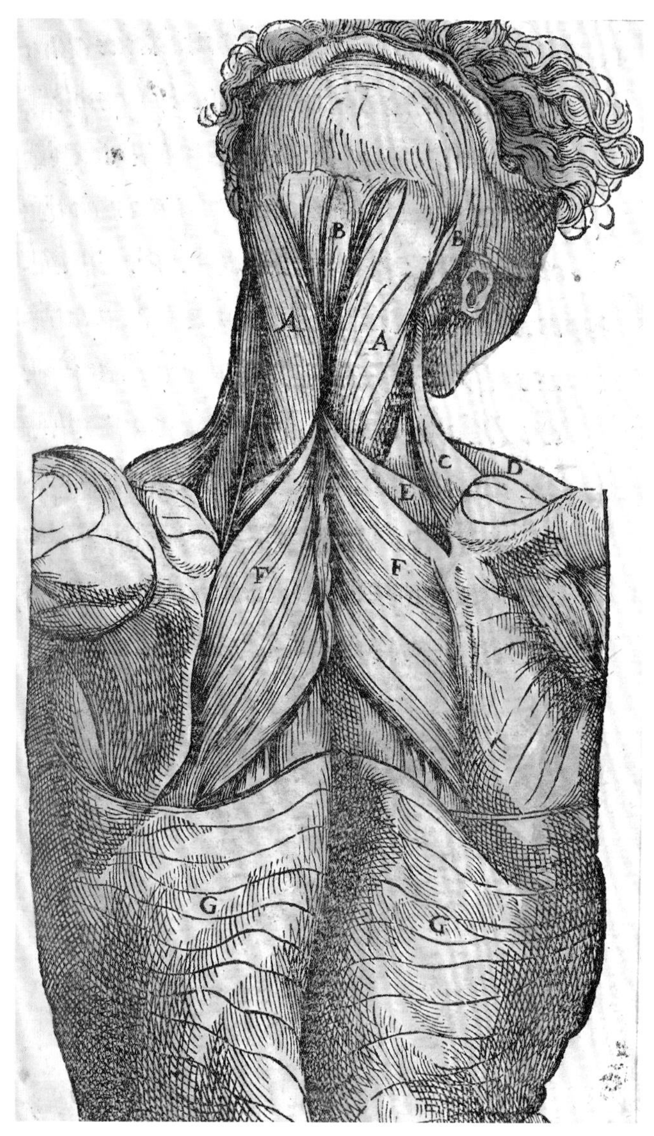

↑这幅手工上色的插图展示了无皮者的部分肌肉系统，选自安布鲁瓦兹·巴雷的《头部外伤治疗方法》(*La Méthode curative des playes, et fractures de la teste humaine*，1561年)。巴雷是现代外科学的奠基者，也推动了整形外科和产科的发展。与同时代的人不同，巴雷仅在绝对必要时才选择进行手术。

➔此图参照人体冰冻切片绘制而成，选自威廉·布劳内的《尸体冰冻切片解剖图解》。

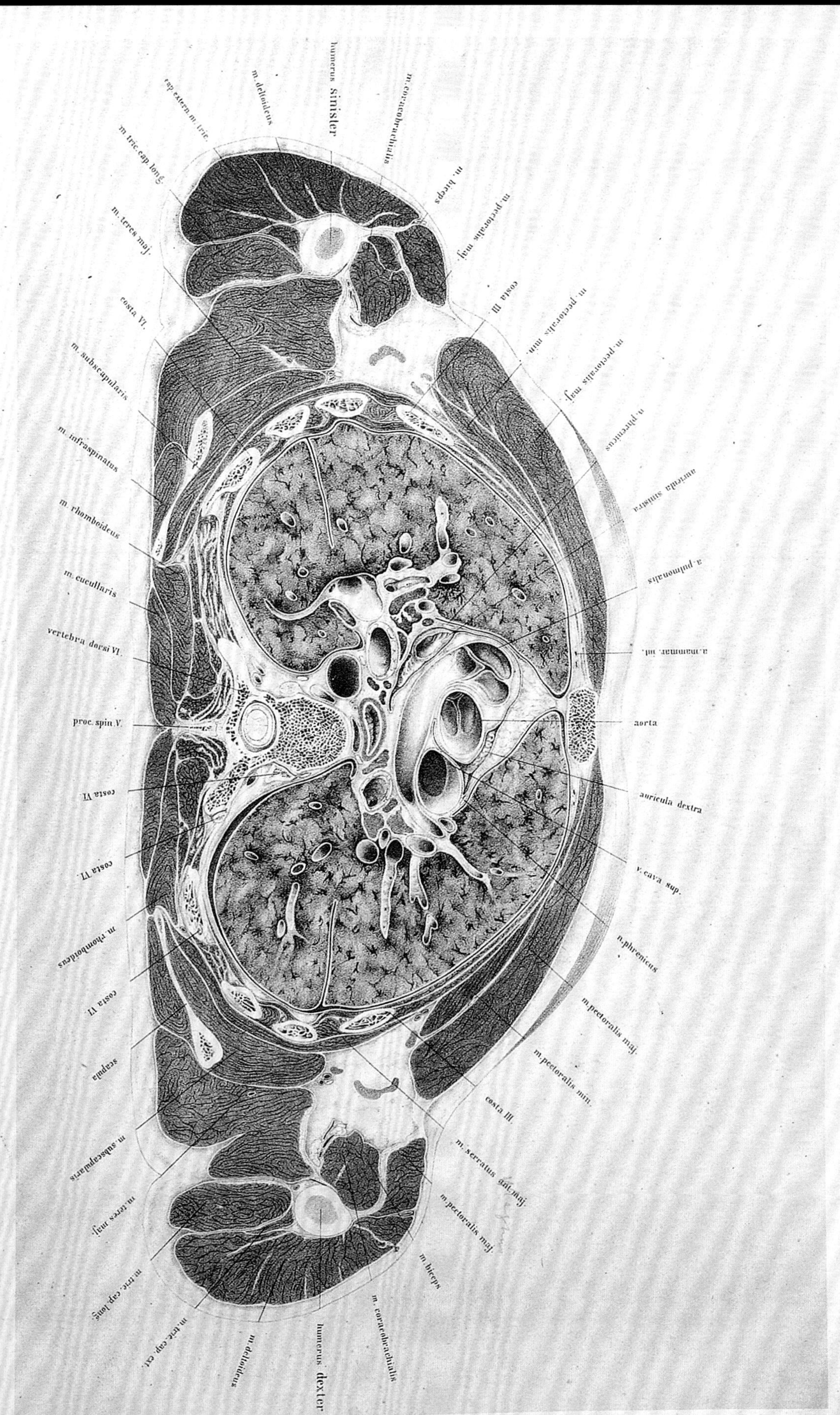
humerus sinister
m.coracobrachialis
m.deltoideus
cap.extern.m.tric.
m.tric.cap.long.
m.teres maj.
m.biceps
m.pectoralis maj.
costa III
m.pectoralis min.
m.pectoralis maj.
n.phrenicus
auricula sinistra
a.pulmonalis
a.mammar.int.
costa VI
m.subscapularis
m.infraspinatus
m.rhomboideus
m.cucullaris
vertebra dorsi VI.
proc. spin V.
aorta
auricula dextra
v.cava sup.
costa VI
costa VI
n.phrenicus
m.pectoralis maj.
m.rhomboideus
m.pectoralis min.
costa VI
costa III
scapula
m.serratus ant.maj.
m.subscapularis
m.pectoralis maj.
m.teres maj.
m.biceps
m.tric.cap.long.
m.coracobrachialis
m.tric.cap.ext.
m.deltoideus
humerus dexter

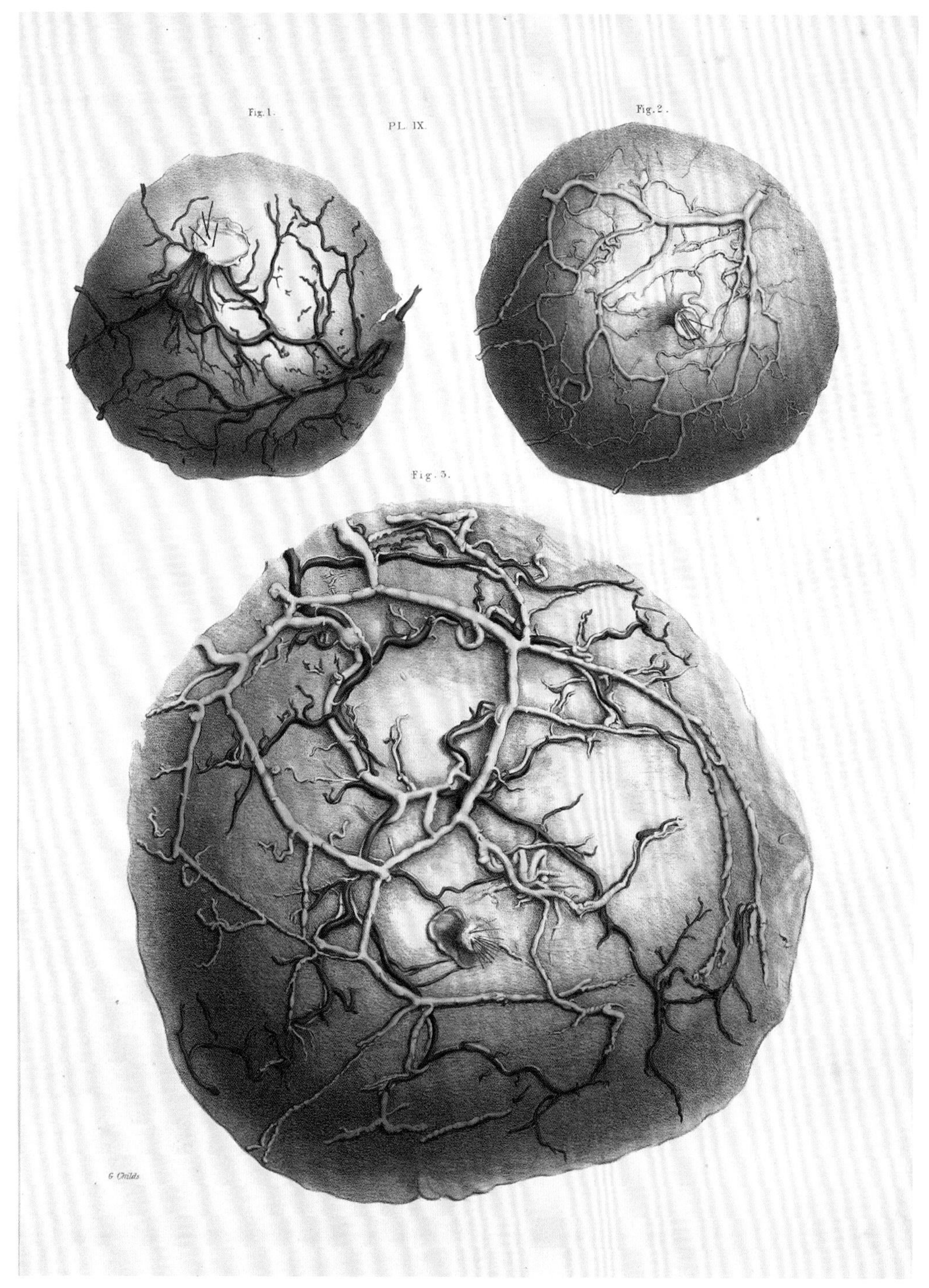

这两幅图都选自阿斯特利·帕斯顿·库珀爵士的《乳房解剖学》(*On the Anatomy of the Breast*、1840年)。库珀是英国的优秀外科医生兼解剖学家,他师从著名解剖学家约翰·亨特 (John Hunter),后来成了国王乔治四世、威廉四世和维多利亚女王的御医,还做了皇家外科医学院的院长。此书的意义在于,它是第一部从解剖学角度全面而详细地分析乳房的著作,也是库珀的最后一本书。

↑上图探索了不同乳房的动静脉分布,最底下的这个正在泌乳。

→这些图示是注射了彩色蜡液以便观察的乳房腺体和导管。

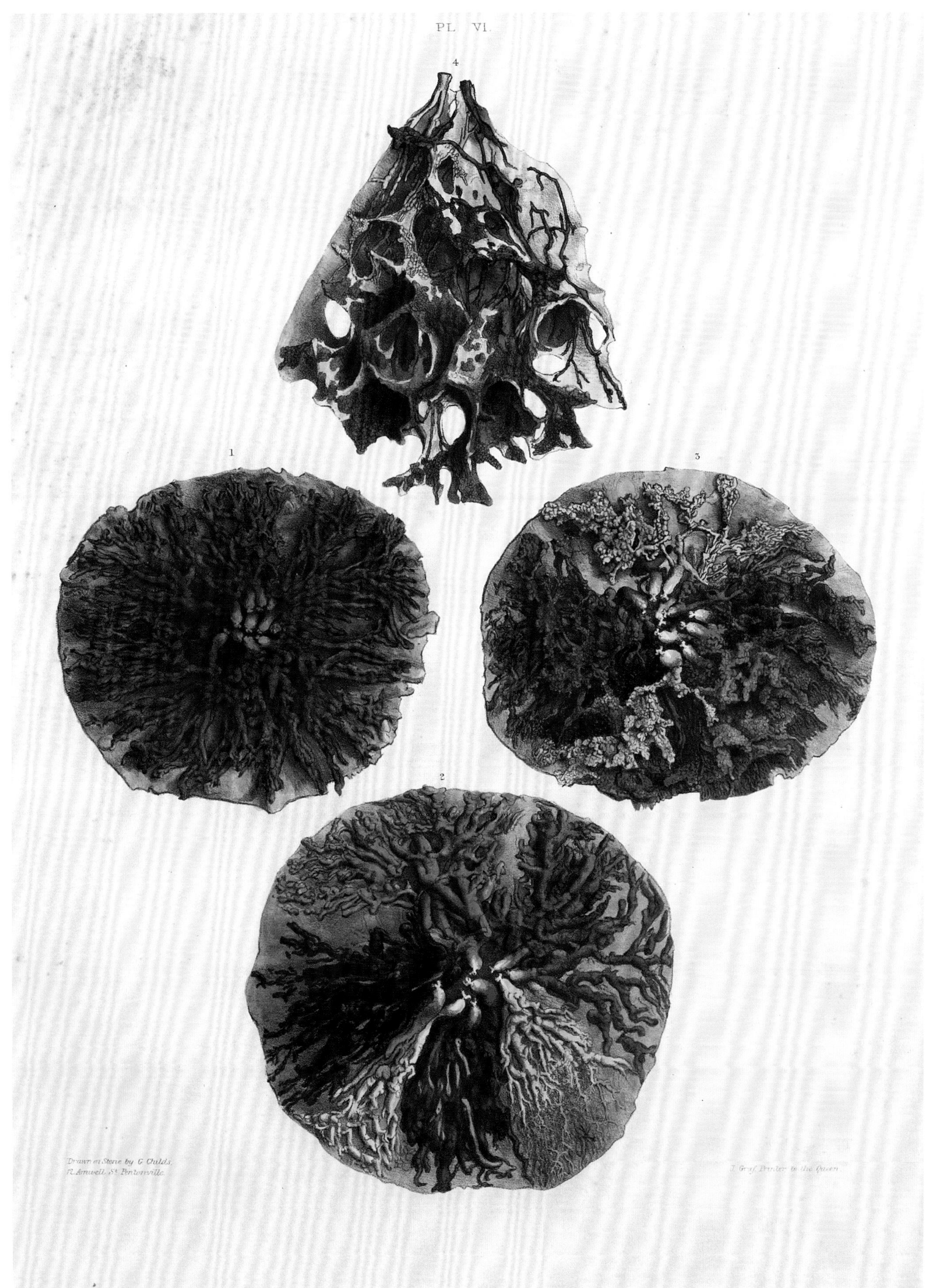
PL. VI.
4
1
3
2
Drawn on Stone by G. Childs.
J. Graf, Printer to the Queen.

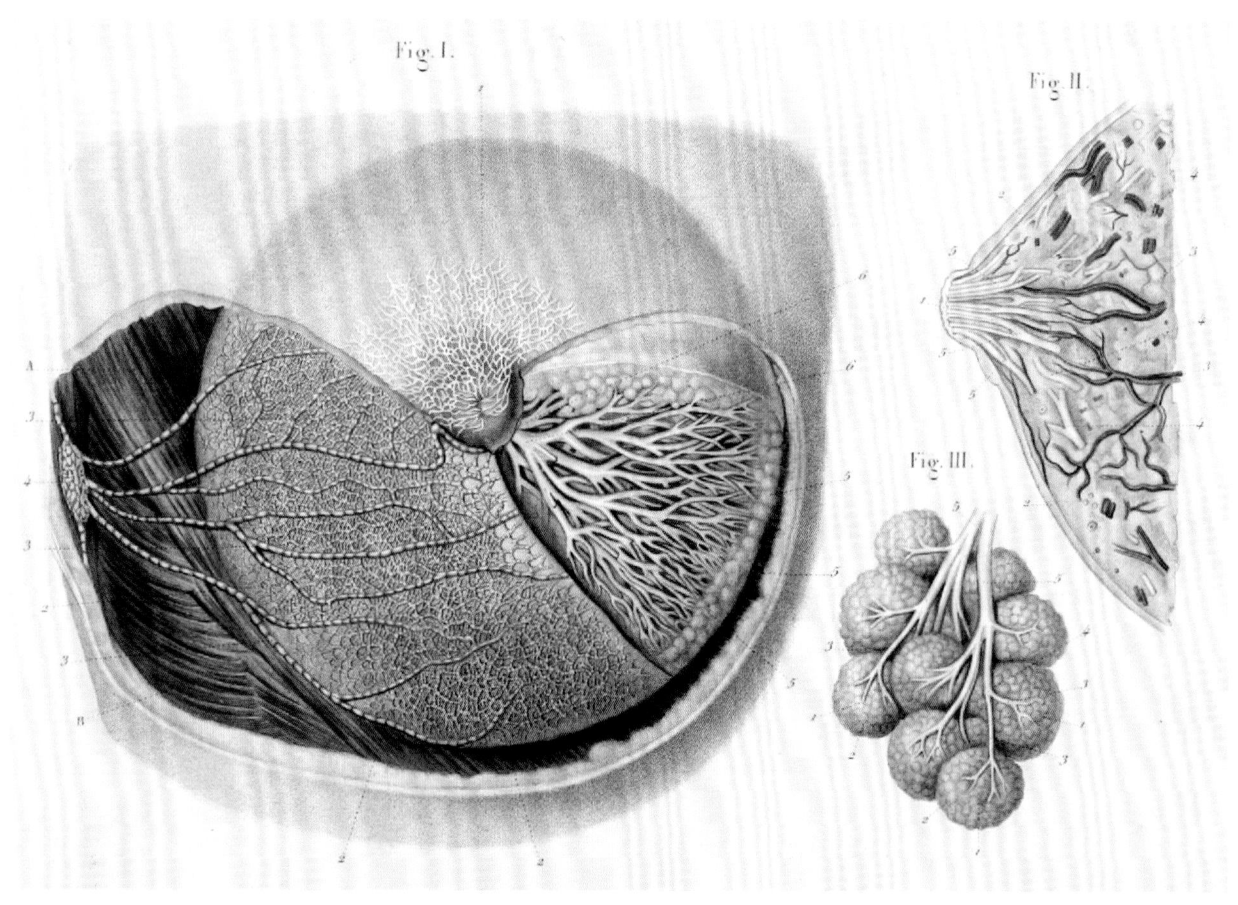

↑上图是乳房不同解剖层次的概要图。图示左侧的卵圆状结构是一个淋巴结，它发出的网状淋巴管为乳房组织提供营养。右边的图精致地展示了输乳管、腺组织和脂肪组织。这些结构和血供途径都以截面图展示在Fig.II中。Fig.III展示了输乳管及其分支的细节。此图选自康斯坦丁·博纳米、保罗·布罗卡和埃米尔·博的《人体解剖图解》。

→此图对比了从两岁女童到老年女性等不同个体的乳头。一些图示参照的是活人，也有一些图示参照的是尸体，比如Fig.8、Fig.15、Fig.18。有些图示是已经哺乳过的年长女性的乳头，比如Fig.16的乳头属于一名有九个孩子的四十岁女性。此图发表于阿斯特利·帕斯顿·库珀爵士的《乳房解剖学》。

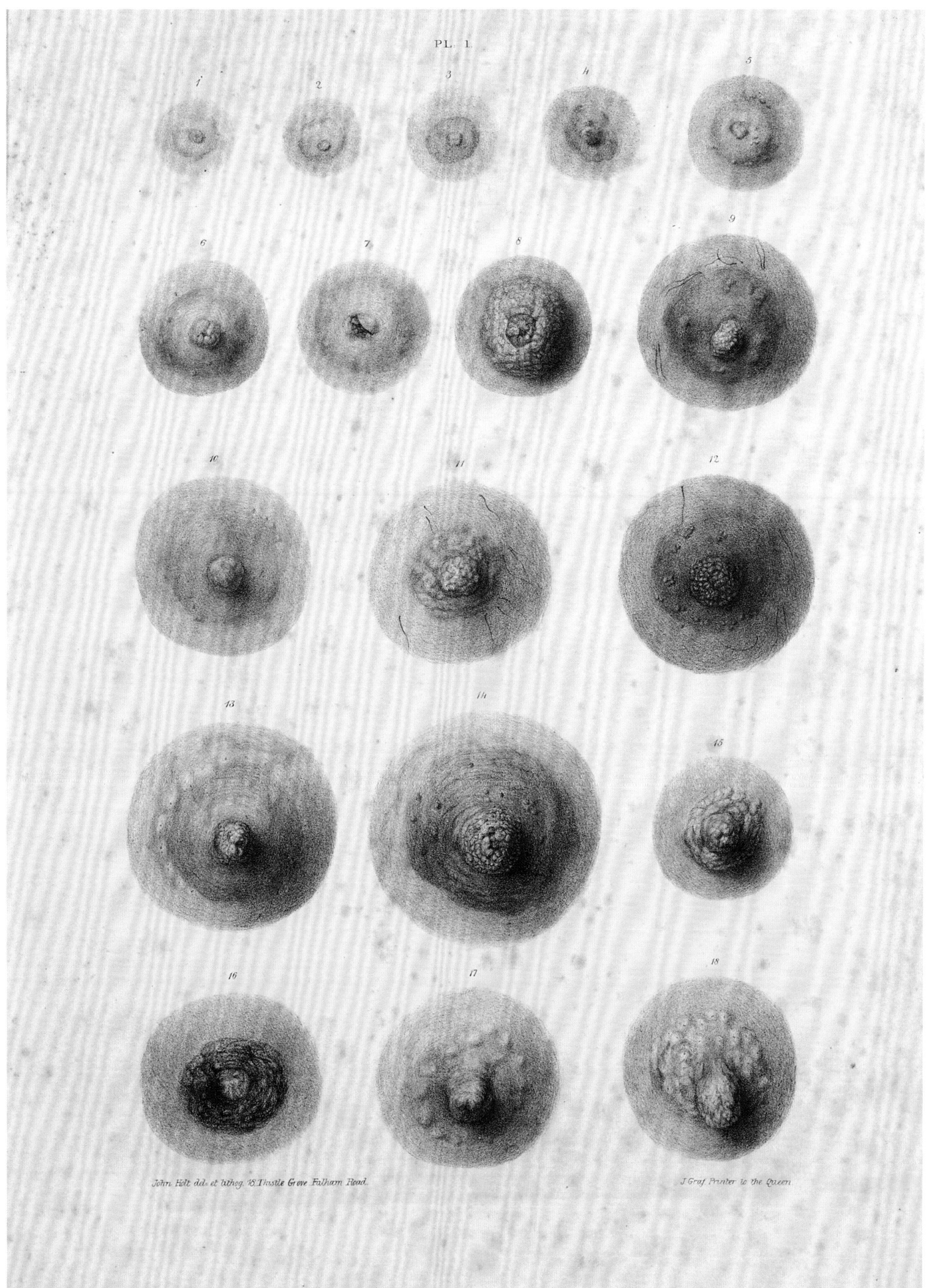
PL. I.
1
2
3
4
5
6
7
8
9
10
11
12
13
14
15
16
17
18
John Holt del. et lithog. 16 Thistle Grove Fulham Road.
J Graf Printer to the Queen

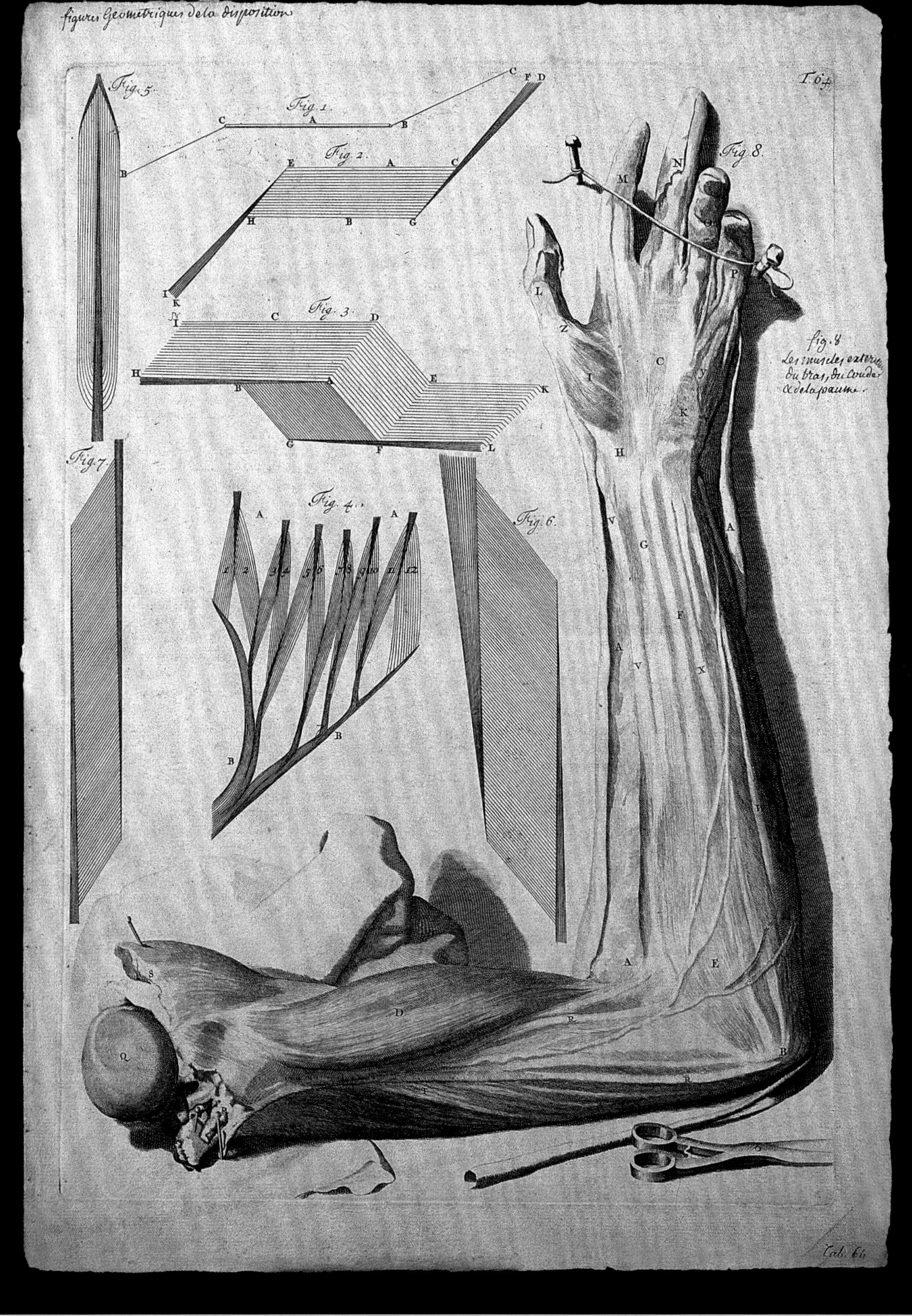

此图选自戈瓦德·比卢的《人体解剖学》。这幅标志性的画作由赫拉德·德·莱雷

在图中，可以透过筋膜看到屈肌。图周围的几何形状以图形化的风格展示了几种骨骼肌

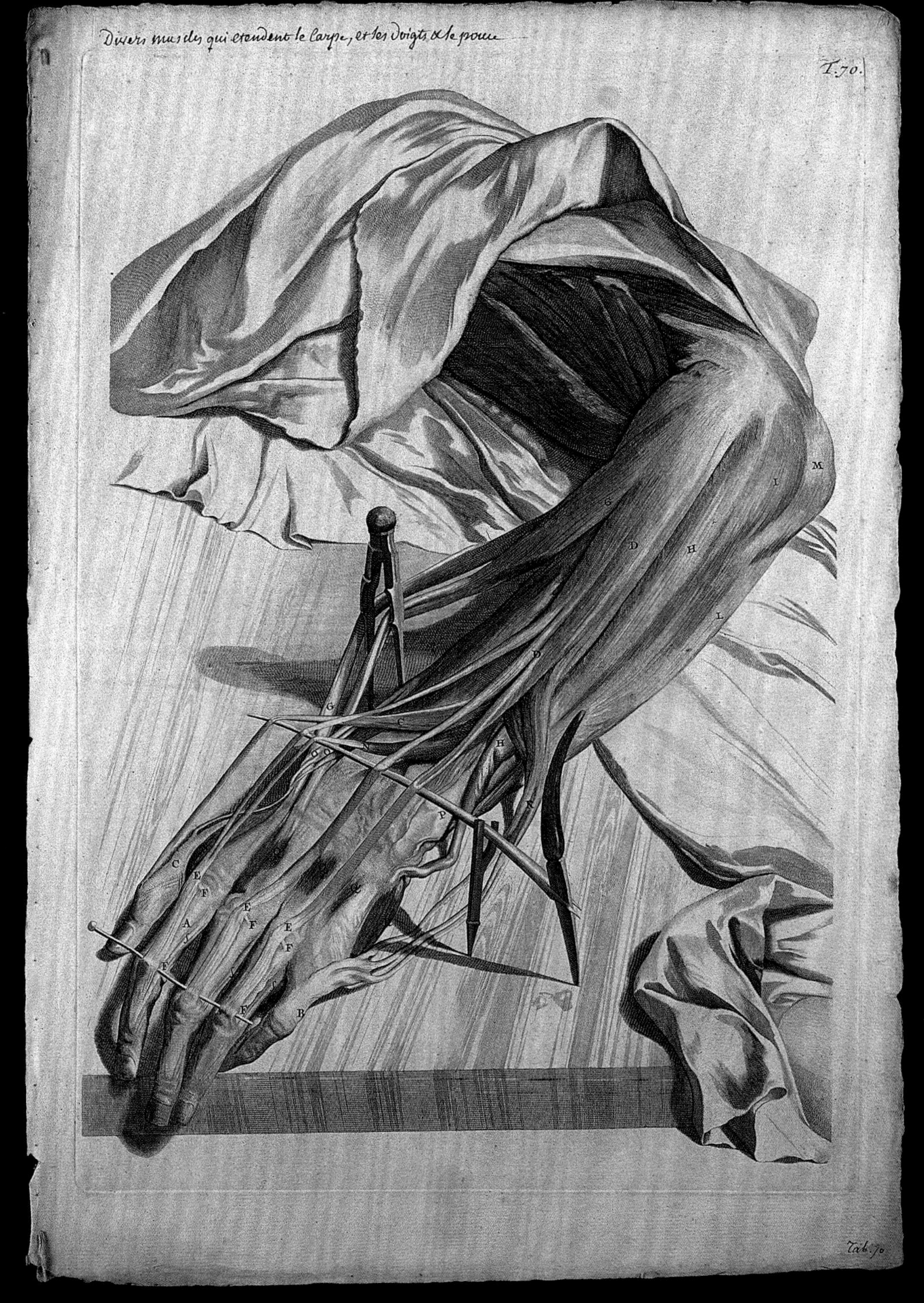
Divers muscles qui etendent le carpe, et les doigts et le pouce
T.70.
Tab. 70

此图展示了手和前臂背面的肌肉，其肌腱部被各种工具举起。这幅雕版画也选自戈瓦德·比卢的《人体解剖学》，翻刻自赫拉德·德·莱雷斯的画作，后者是荷兰黄金时代（17世纪）的著名画家，他和戈瓦德·比卢为大众喜爱的剧场绘制作品。图中伸指肌的肌腱被抬起来，我们可以跟随它们找到来自肱骨的肌肉。这条优雅的伸肌能够让手指张开或伸直。

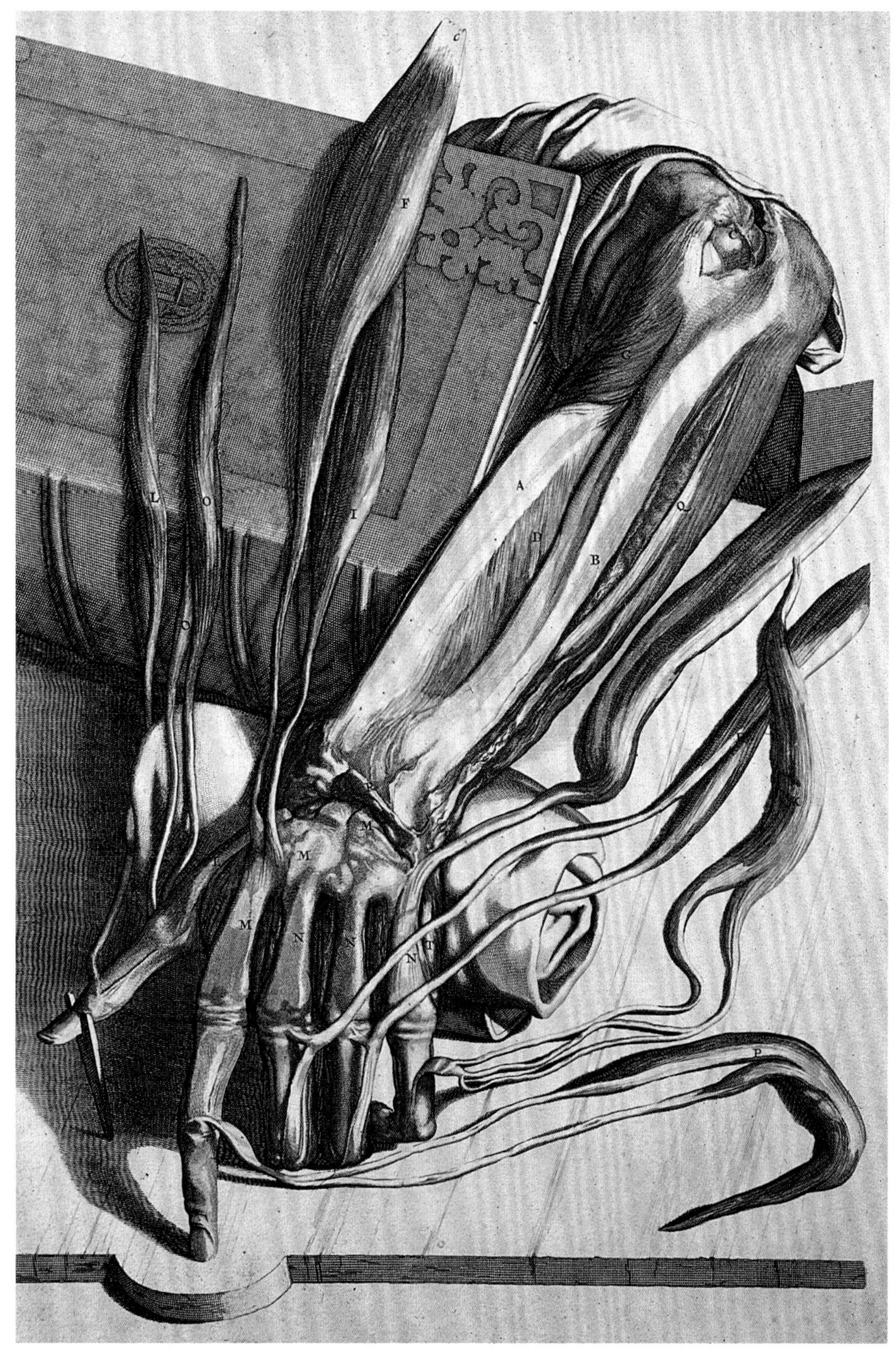

在这幅漂亮的雕版画中，我们看到一条被剖开的手臂搁在书本等各种支撑物上。和前两页的画作相同，此图也复制自赫拉德·德·莱雷斯为博物学家戈瓦德·比卢的《人体解剖学》绘制的淡水彩画。此书的知名度来源于插图的艺术水平，它们沿袭了荷兰的静物传统，以极高的准确度描绘此时之物，促使观者去关注其最终的消亡。这些画作的目的与“勿忘死亡”相似，都在推动观者去反思俗世欢愉和短暂美丽的空虚内核。上图中，腕部和手部的肌肉被剥开，展示了桡骨和尺骨等手臂的深层结构。

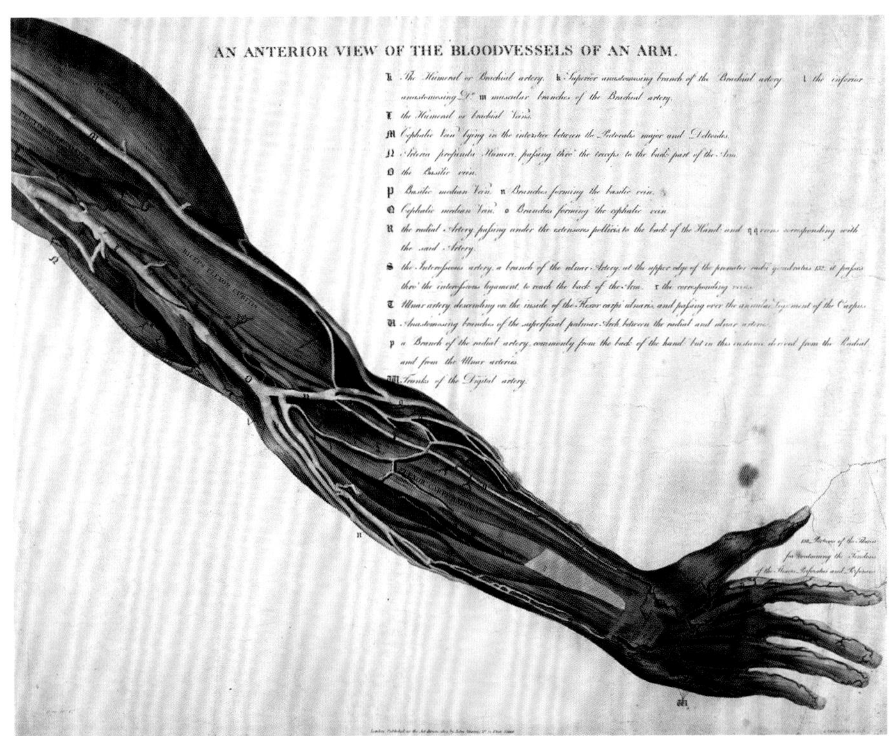

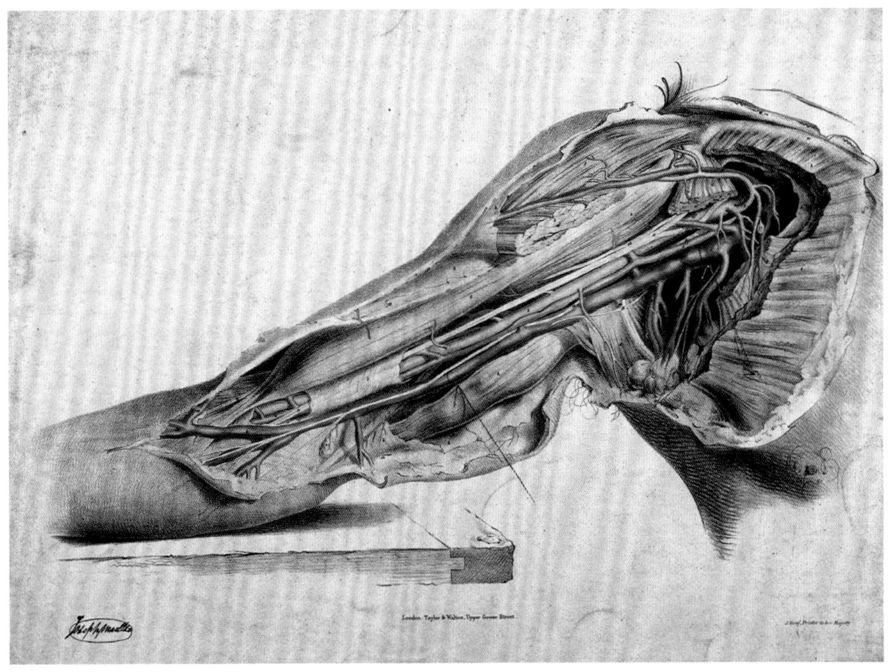

↑上方这幅有力的水彩雕版画由乔治·柯特兰绘制于1804年，展示了从腋窝到手指的手臂结构前面观，突出了神经和动脉。图中也展示了肌肉，但是较为笼统。

↓下方的美丽画作由爱尔兰解剖学家、外科医生、画家约瑟夫·麦克利斯绘制，此图极为精细地展示了上臂和腋窝的深层解剖结构。许多骨骼肌被去除或切断，以便暴露深处的腋静脉（蓝色）和腋动脉（红色）及其分支血管。这幅插图选自爱尔兰医生理查德·奎因的《人体脉管解剖学：病理和手术应用，附石版画插图》。

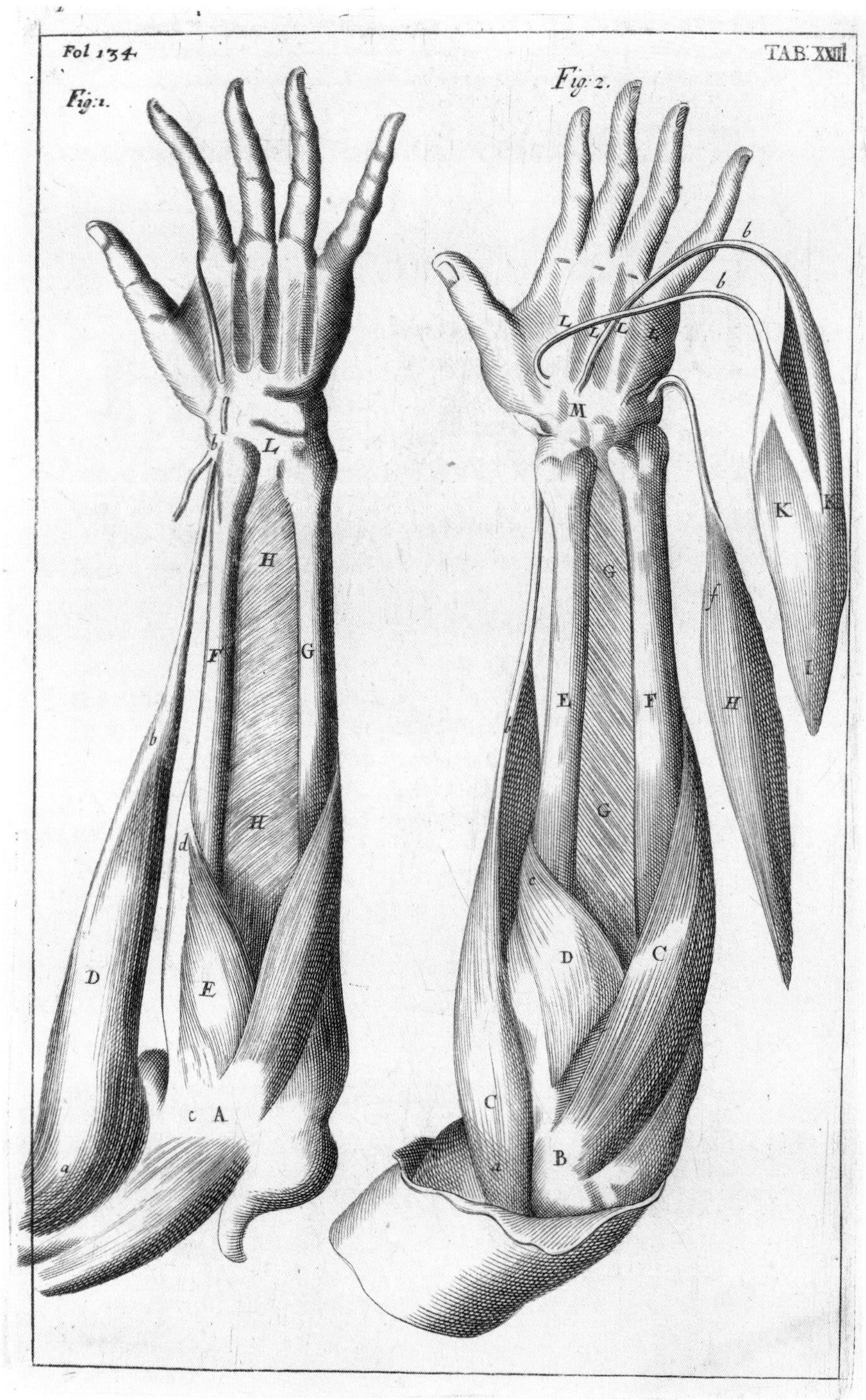

上面这幅庄严的铜版画展示了手臂前侧（左）和后侧（右）的深层解剖结构，选自英国解剖学家、外科医生约翰·布朗的《肌肉全论：人体内和分离出的肌肉，及解剖学的新发现》。现在人们知道布朗是因为他在此书出版时被指控剽窃，因为书中文字内容几乎完全照抄威廉·莫林斯（William Molins）的《人体肌肉解剖全解》(*Myskotomiai or the Anatomical Administration of all the Muscles of an Humane Body*, 1648年），书中插图则复制了朱利奥·切萨雷·卡塞里的《解剖图解》(1627年)。

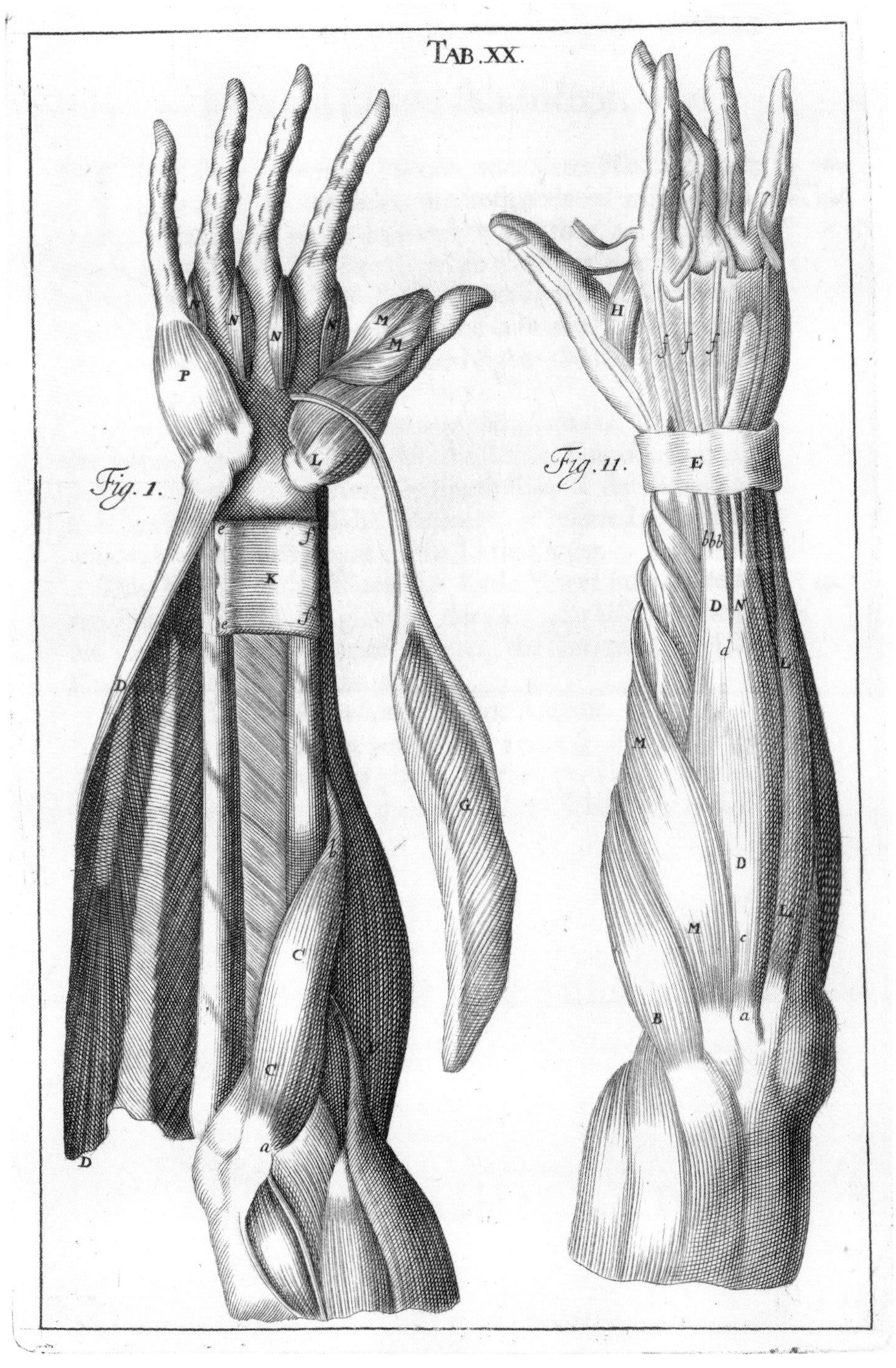

此图是约翰·布朗《肌肉全论：人体内和分离出的肌肉，及解剖学的新发现》插图的重制版，图中展示了手臂前侧（左）和后侧（右）的表浅解剖结构。尽管布朗因为剽窃而遗臭万年，但是我们仍要记住，在16—17世纪，这种行为是十分常见的，当时的版权法远不如现在严格。布朗也是一名受过训练的解剖学家兼医生，他最后平步青云，成了国王查理二世和威廉三世的常任御医。

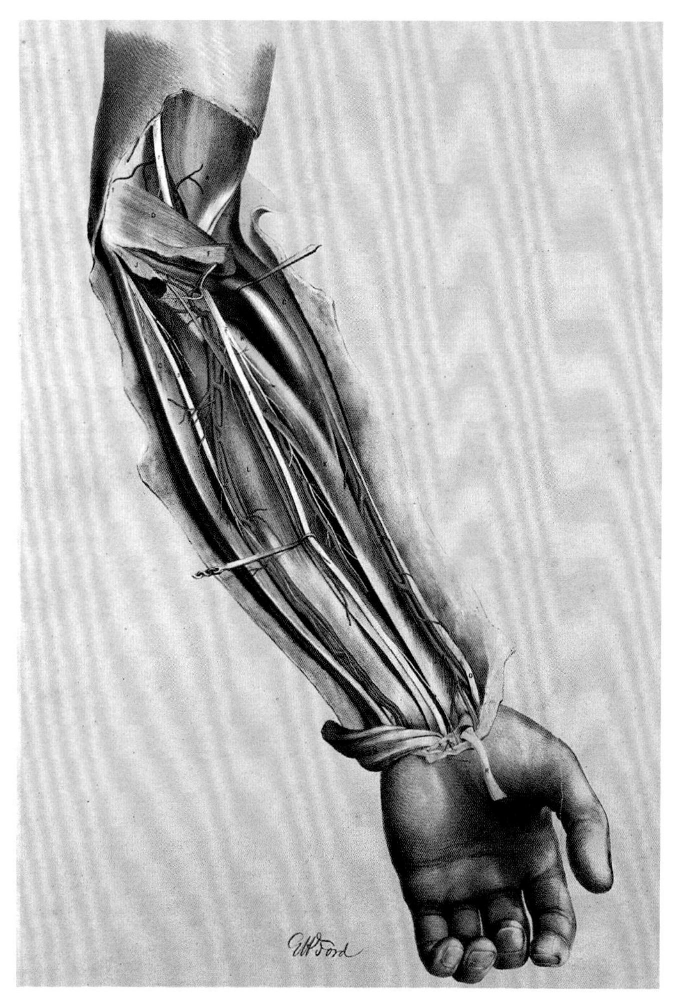

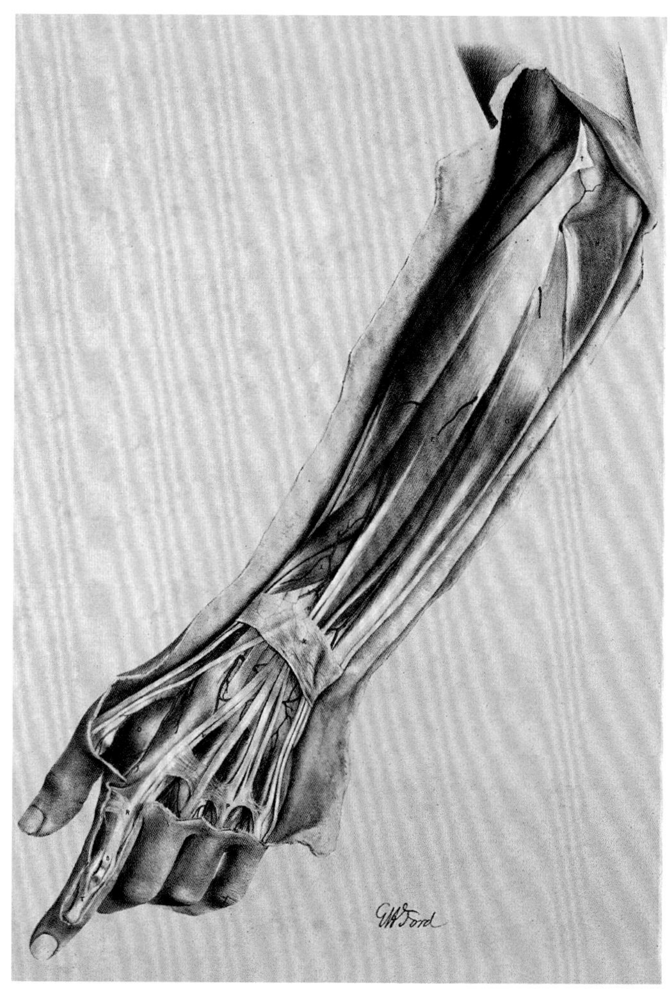

这些惊人而细腻的彩色石版画由乔治·亨利·福特（George Henry Ford）参照英国解剖学教授乔治·瓦伊纳·埃利斯（George Viner Ellis）进行的解剖绘制而成，收录于他的著作《人体解剖：等比例彩色版画图解》(*Illustrations of Dissections, in a series of original coloured plates, the size of life, representing the dissection of the human body*，1867年）。所有插图都是直接参照尸体绘制而成的，与实物大小相同。

↖本页左图是前臂前部肌肉，手臂的表层屈肌已经被移除，以便展示深层屈肌。它能够让手指弯曲，做出攥拳之类的动作。

↗本页右图展示了前臂和手部后侧的解剖结构，露出了浅层伸肌，起自肱骨延至指骨的全长，它能让腕部和手指张开、伸直。

➔在这幅图中，我们进入了解剖室，看到一具俯卧在木板上的尸体，手被朝后系住，展示着腋窝和手臂后侧。腋丛分支控制上肢的神经被标为亮白色。

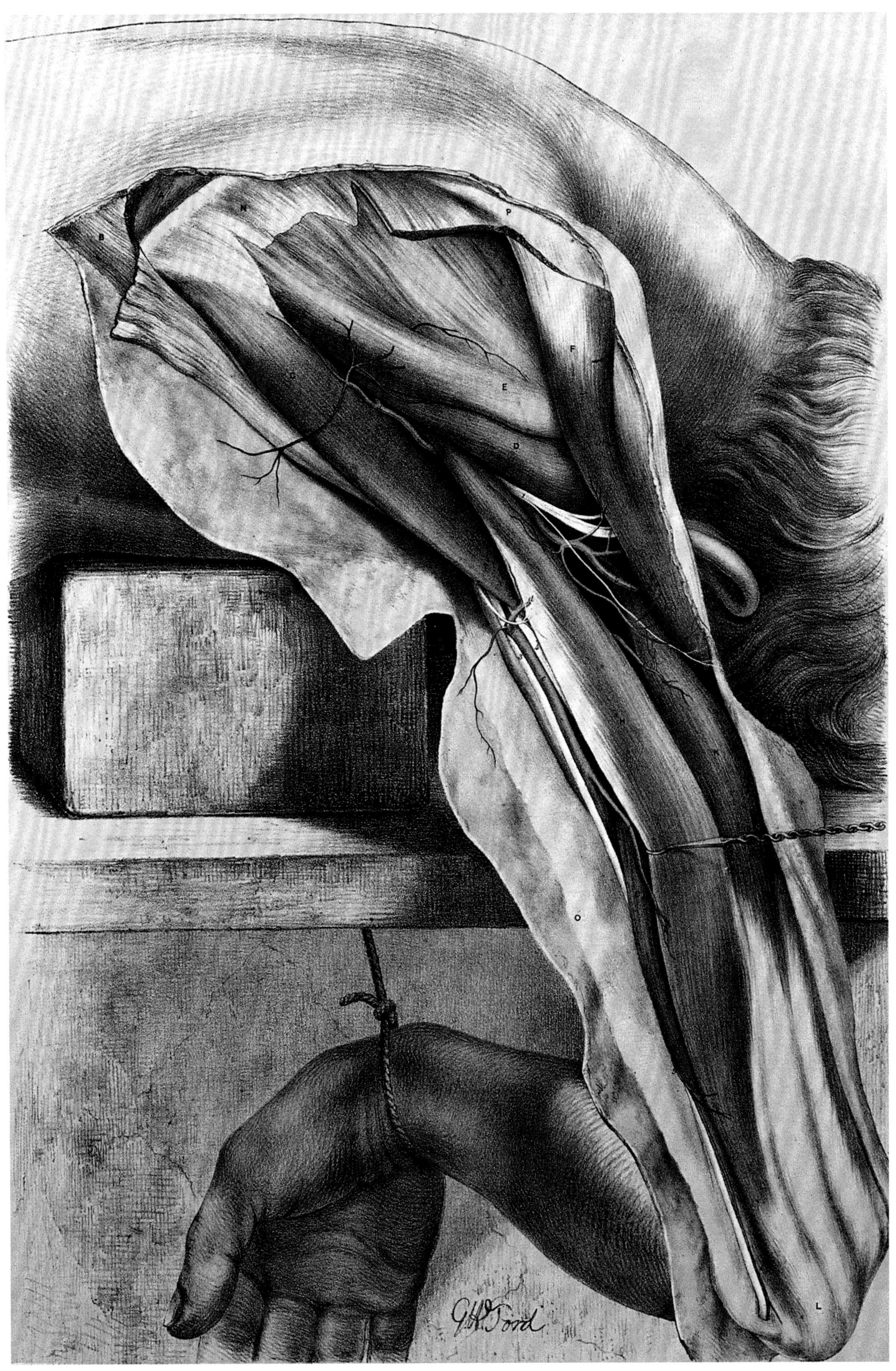
B
N
P
F
E
D
O
L

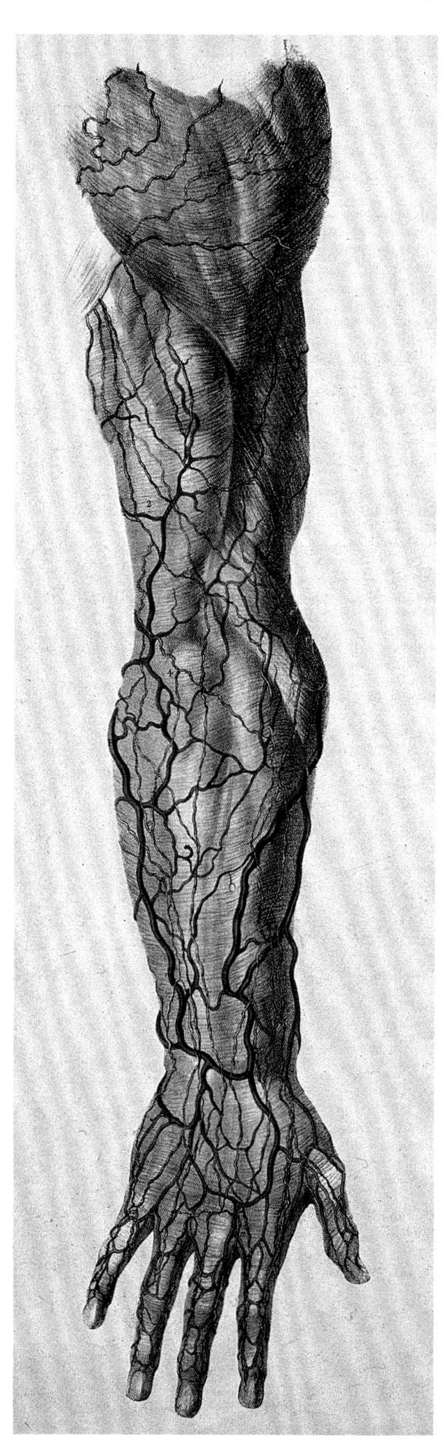

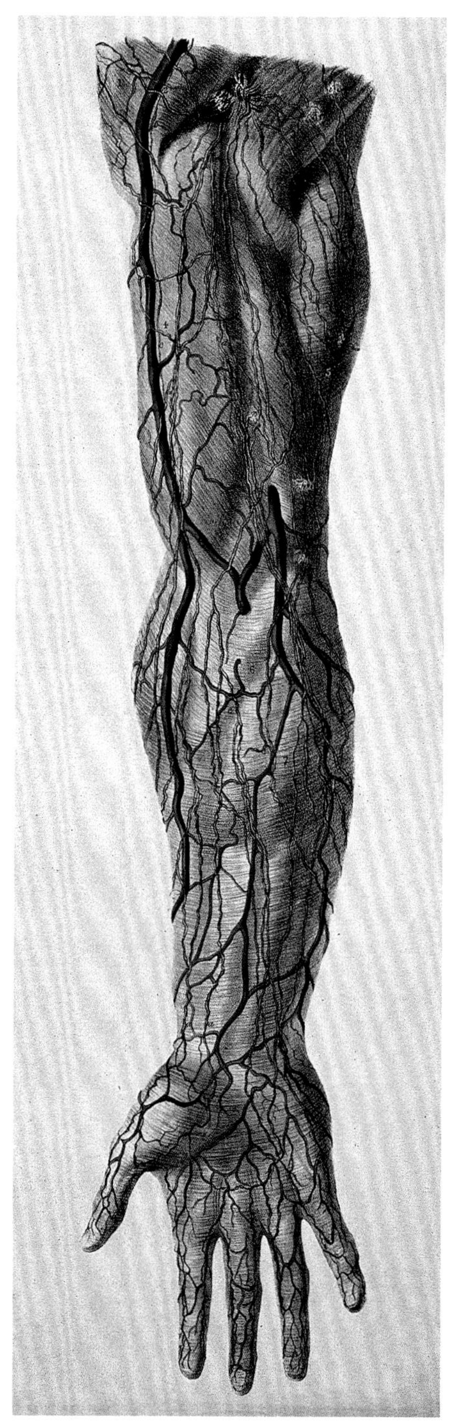

此处的彩色石版画由威廉·费尔兰德绘制，展示了人类手臂前部和后部的表浅静脉和神经。这些表层脉管位于皮肤以下、骨骼肌以上，由筋膜包裹。此图选自《人体脉管》，作者是爱尔兰解剖学家琼斯·奎因和英国外科医生伊拉斯谟·威尔森爵士。琼斯是理查德·奎因的兄弟，也是诸多解剖学著作的作者，19世纪时两个人都在伦敦大学学院教授解剖学。

➔此图由墨水和水彩绘制而成，展示了手臂的骨骼，年代大概在1830年，临摹自威廉·切泽尔登的《骨解剖学》（1733年）。此书包含人体全部骨骼的等比例图示，画家使用了暗箱[2]来保证画作的高度准确性。此处的仿作可能出自一名好学上进的学生之手。

②暗箱（camera obscura）又称暗盒，是一种光学仪器，光通过一侧的小孔在另一侧投射出颠倒的图像，画家可以在成像的一侧描出物体的轮廓。（译者注）

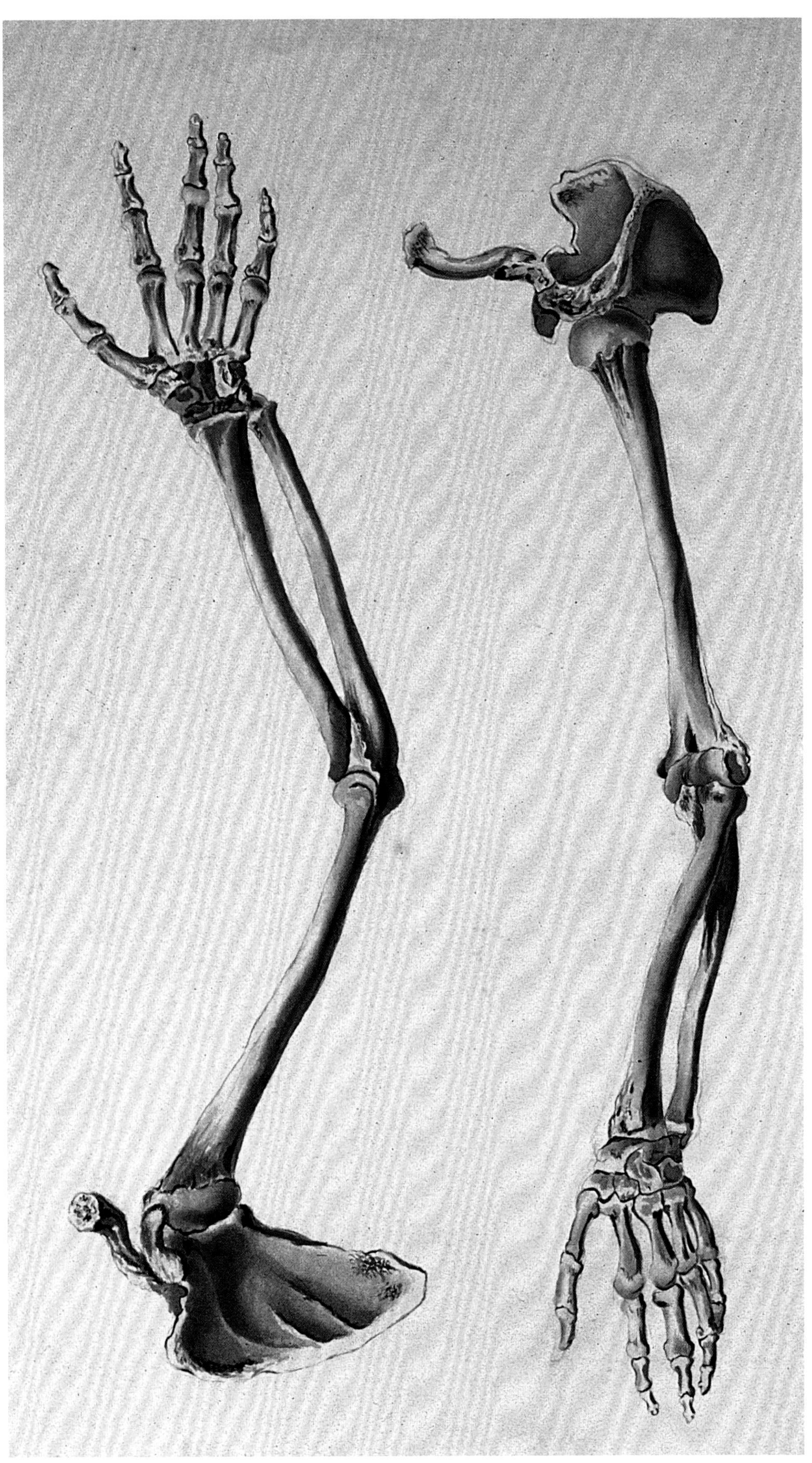

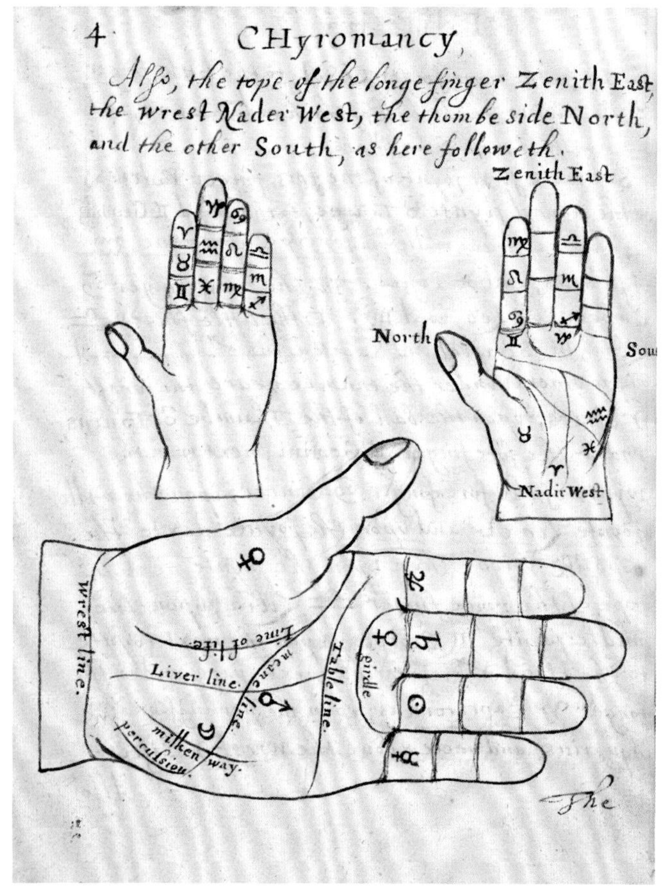

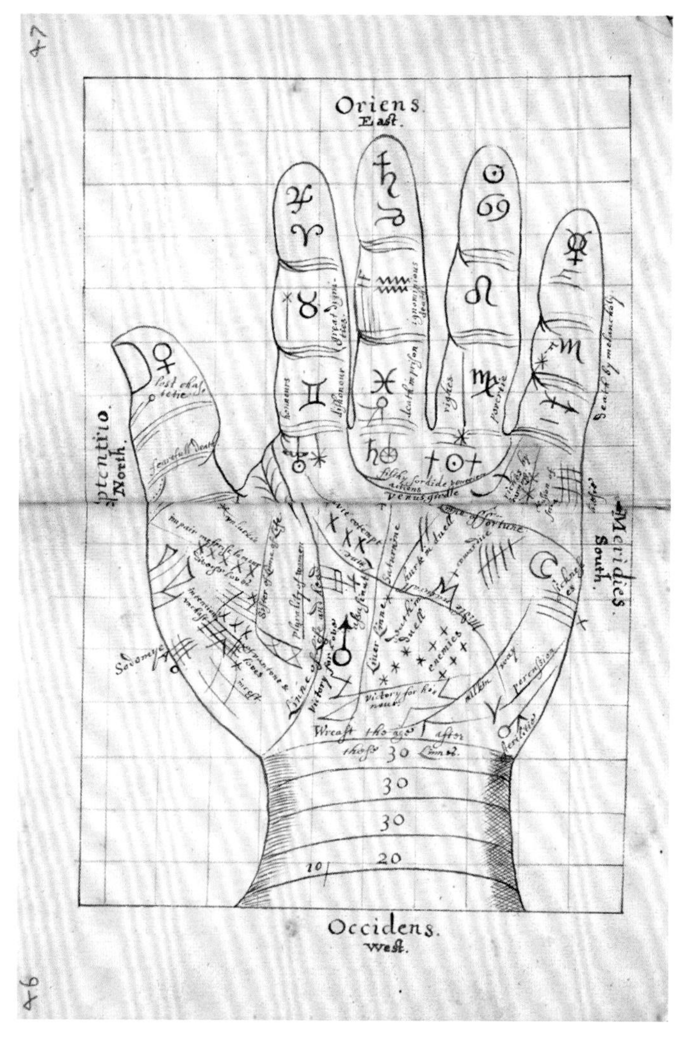

此图由钢笔和墨水绘制，选自一部1648年的英国实用手相术手稿。手相术能够通过分析手掌上的线条来读取这个人的命运。这部手稿阐释了各个星球和星象如何施加影响，如何理解一个人的性格，以及如何读懂指甲。这部手稿曾经属于瑞兹达尔勋爵（Lord Redesdale），他最为知名的事迹是养育了米特福德姐妹（the Mitford sisters）③。

③米特福德姐妹出生于20世纪初，是英国贵族米特福德家族的六姐妹，后来分别成了著名作家、纳粹分子和美国共产党员等。（译者注）

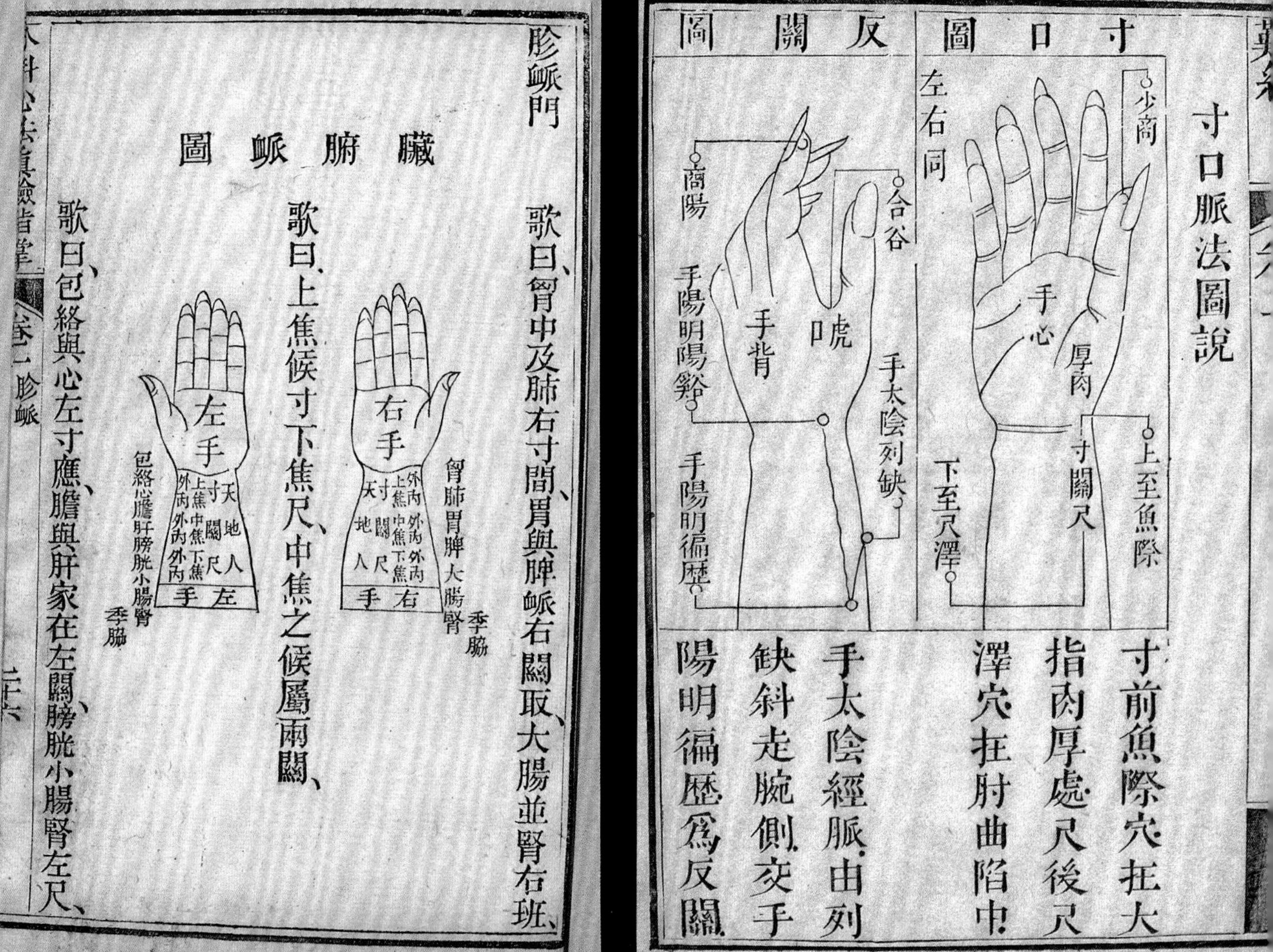

寸口圖　反關圖

寸口脈法圖說

寸前魚際穴在大指肉厚處，尺後尺澤穴在肘曲陷中。手太陰經脈，由列缺斜走腕側，交手陽明偏歷，爲反關。

診脈門

歌曰、胷中及肺右寸間、胃與脾脈右關取、大腸並腎右班、

臟腑脈圖

歌曰、上焦候寸下焦尺、中焦之候屬兩關、

歌曰、包絡與心左寸應、膽與肝家在左關、膀胱小腸腎左尺、

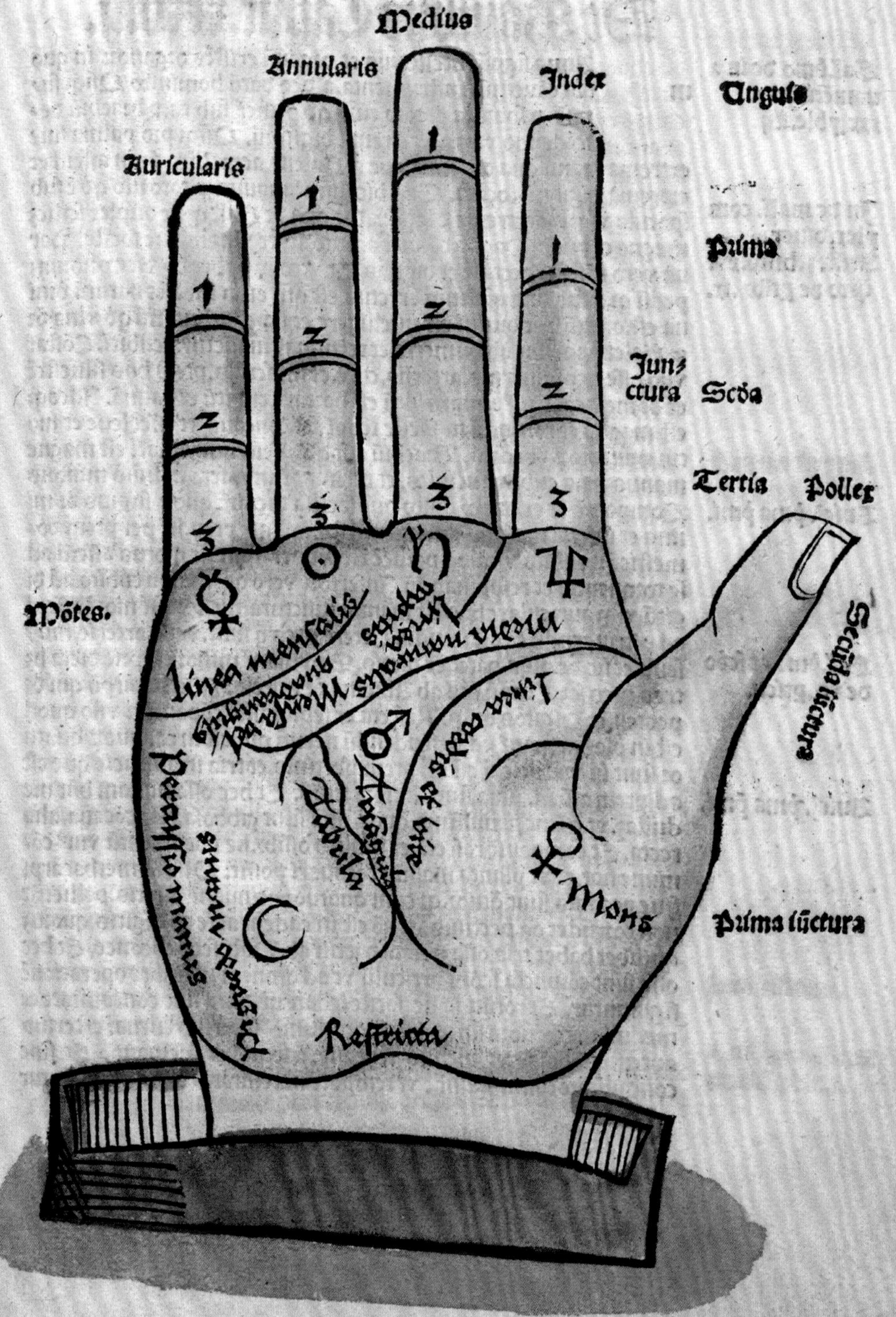
Medius
Annularis
Index
Auricularis
Prima
Jun-
ctura
Tertia
Pollex
Mõtes
Secũda iũctura
Linea mensalis
Mons
Prima iũctura
Restricta

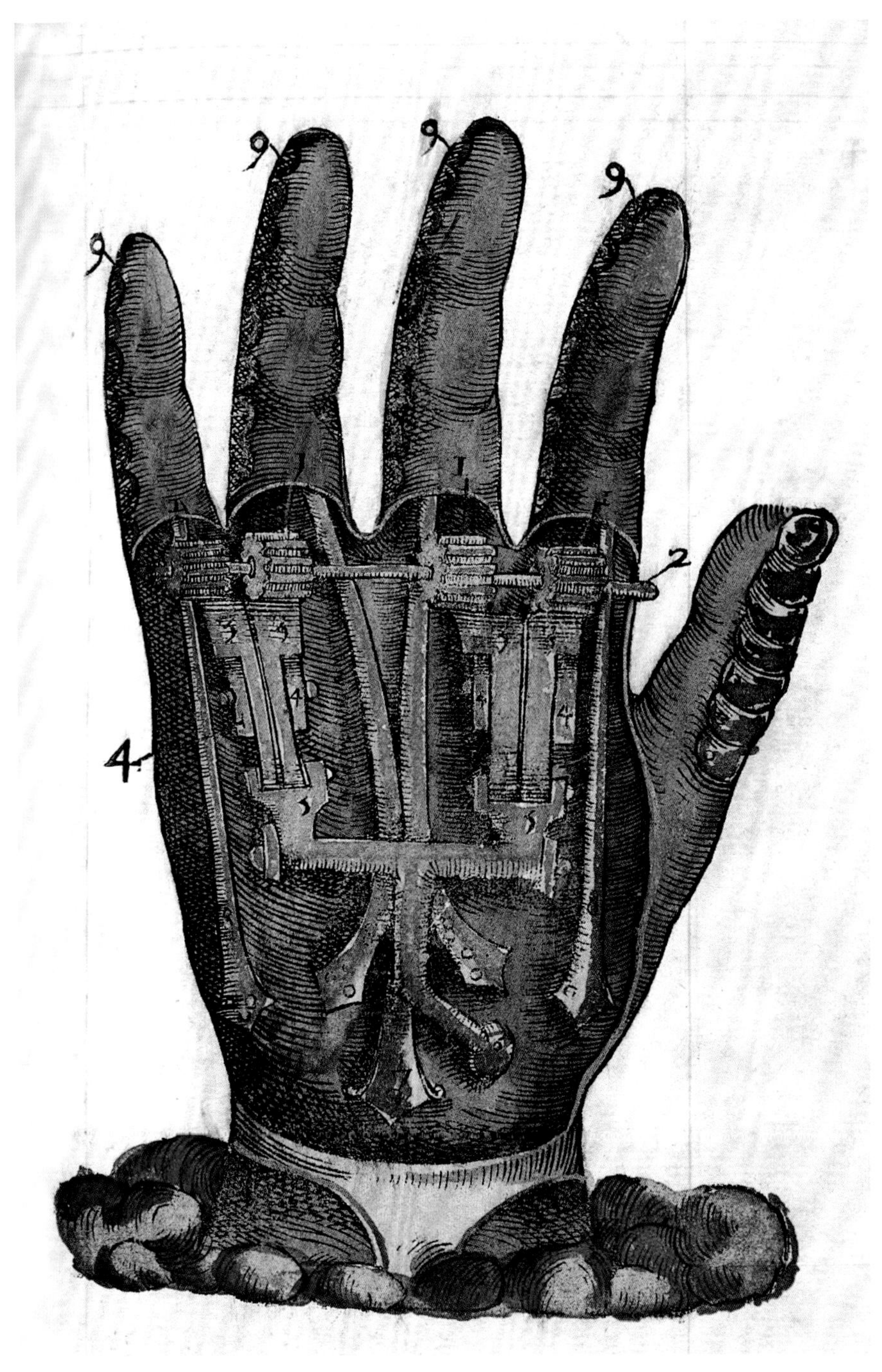

手作为人体的一部分，其表达能力仅次于面部。难怪人们发明了阅读手相的各种方式来理解人的性格或命运，艺术家们也付出了大量辛劳来学习手部的复杂结构，以便尽可能地将之描绘得优雅而真实。

←这幅彩色的木版画是手相图解，选自马格努斯·洪特（Magnus Hundt）的《人类学：人之本性与人体部位》（*Antropologium de hominis dignitate, natura, et proprietatibus, de elementis, partibus, et membris humani corporis*，1501年）。

↑这幅机械义手图解选自法国解剖学家、外科医生安布鲁瓦兹·巴雷的《外科十书》（1564年）。他是现代外科学的奠基人之一，也是义肢设计的先驱者。作为国王亨利二世、弗朗西斯二世、查理四世和亨利三世的医生，他在那个时代声名显赫。

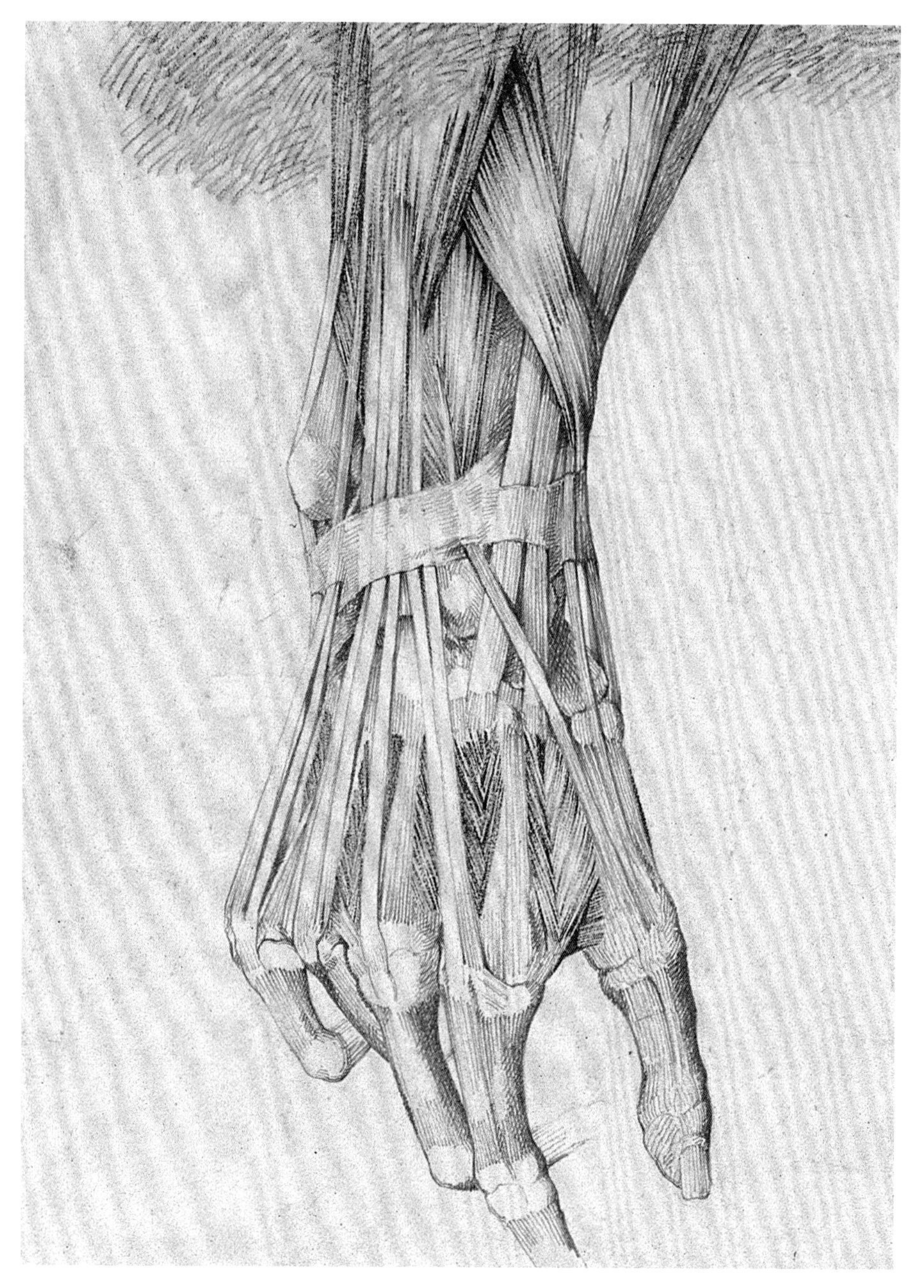

这幅精美而富于细节的粉笔画展示了手部的肌肉和肌腱，可能由意大利艺术家安东尼奥·杜雷利绘制于1837年左右。

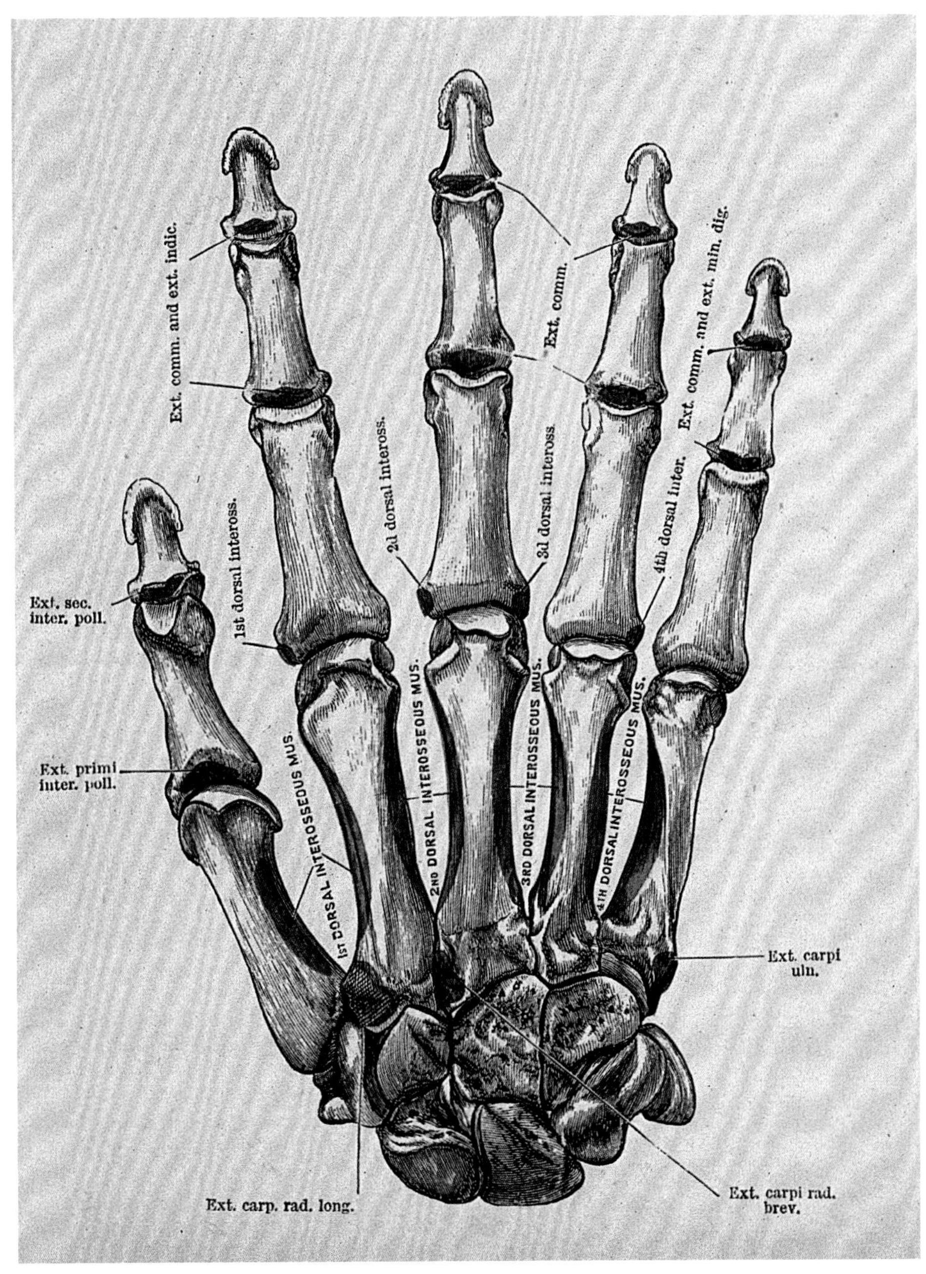

这幅手骨图解选自一部出版于1900年左右的不知名解剖书，它的风格让人想起英国解剖学家、外科医生、艺术家亨利·范戴克·卡特为英国解剖学家亨利·格雷的《人体解剖学详解与外科解剖学》创作的插图。这部书直到今天仍在被医学生使用，不过书的名字已经缩略成了《格氏解剖学》。其中实用的、图表化的插图摒弃了一切隐喻和情感表达，成了解剖学可视化的标准语言，而且这种标准一直沿用至今。

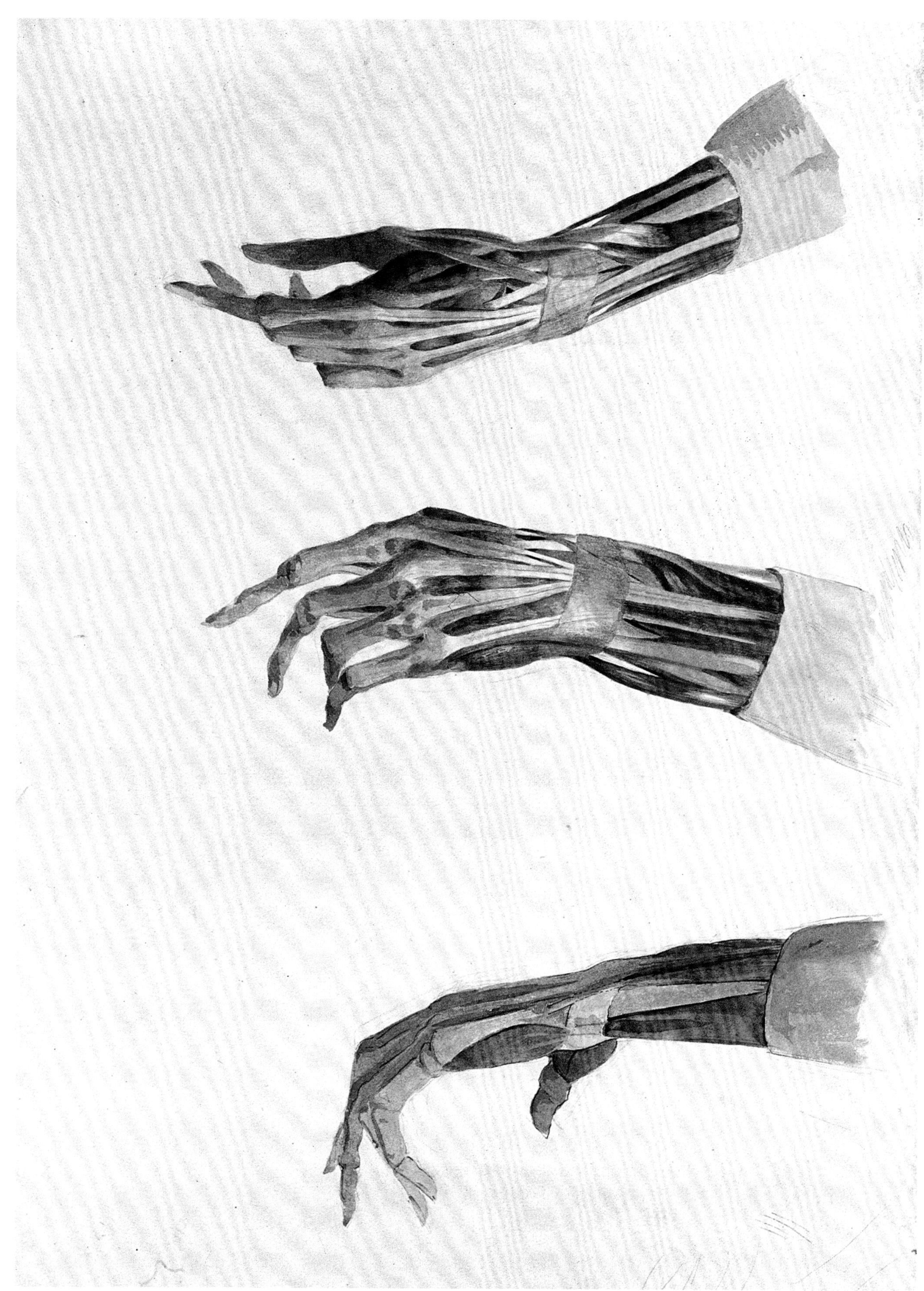

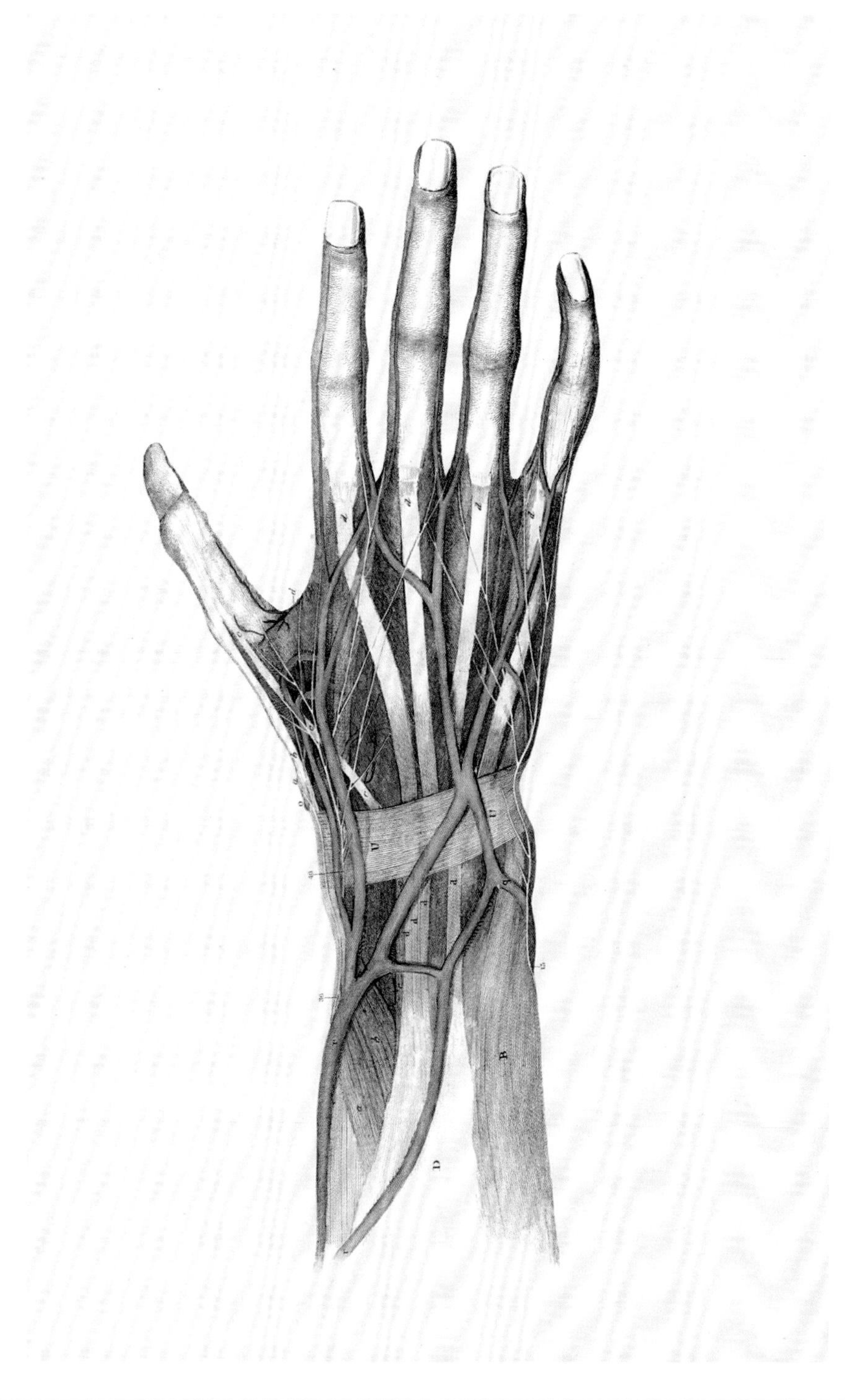

↑这幅彩色线雕画中，动脉被标为红色，表浅静脉为蓝色，表浅神经为白色。其作者是威廉·霍姆·利扎斯，选自他弟弟约翰·利扎斯的《人体解剖系统图解与生理、病理和手术发现》。

←这些可爱的水彩画展示了被解剖的手，由瑞士艺术家约翰·康拉德·泽勒（Johann Conrad Zeller）绘制于1833年左右。也许这些画是他为某幅肖像所绘的研习作品：在绘画中，手部所受到的关注仅次于面部，因为两者都长于表达模特的性格。

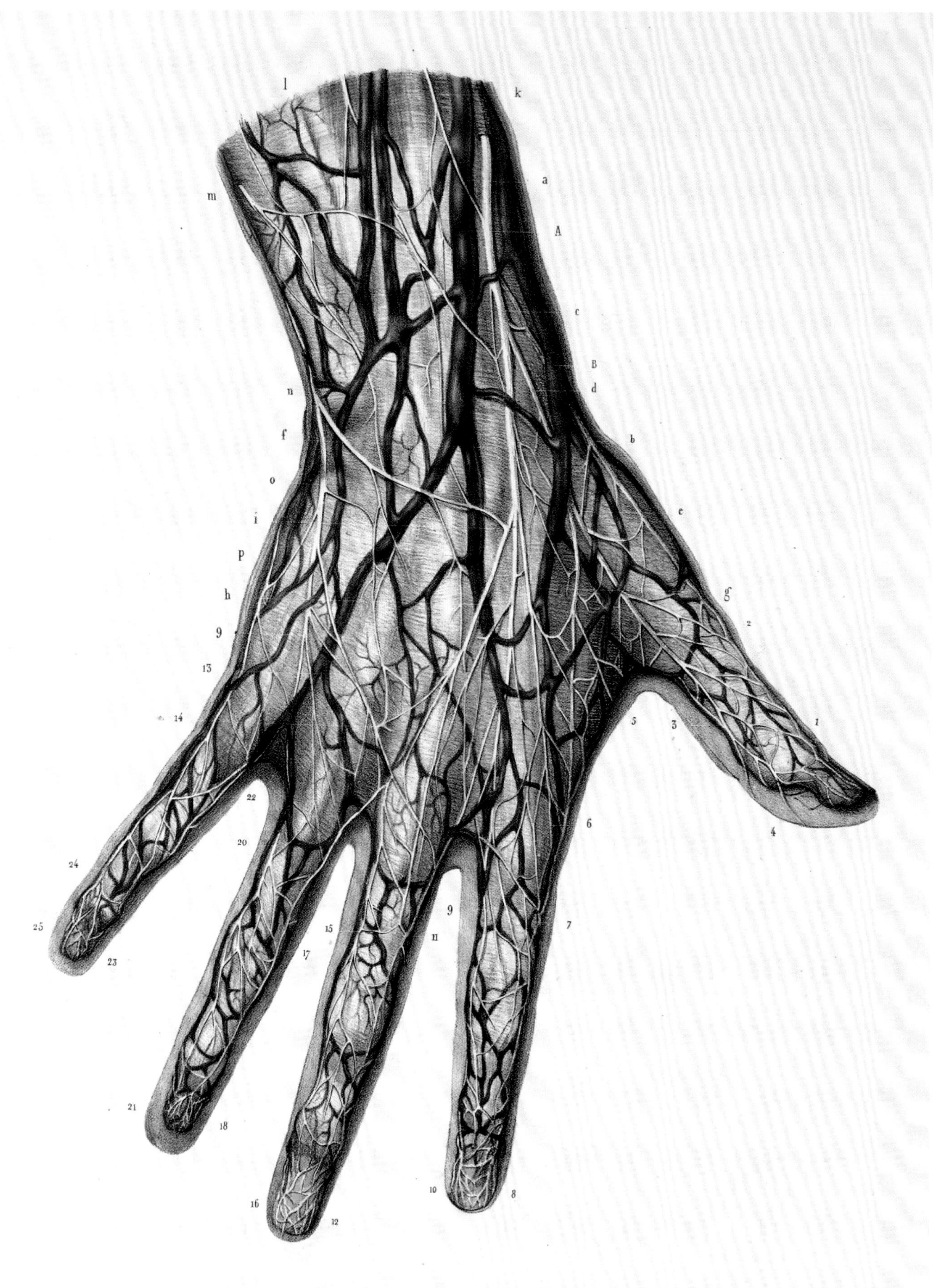
l
k
a
m
A
c
B
n
d
f
b
o
e
i
p
g
h
2
9
13
14
5
3
1
22
6
4
20
24
9
7
25
15
11
17
23
21
18
10
8
16
12

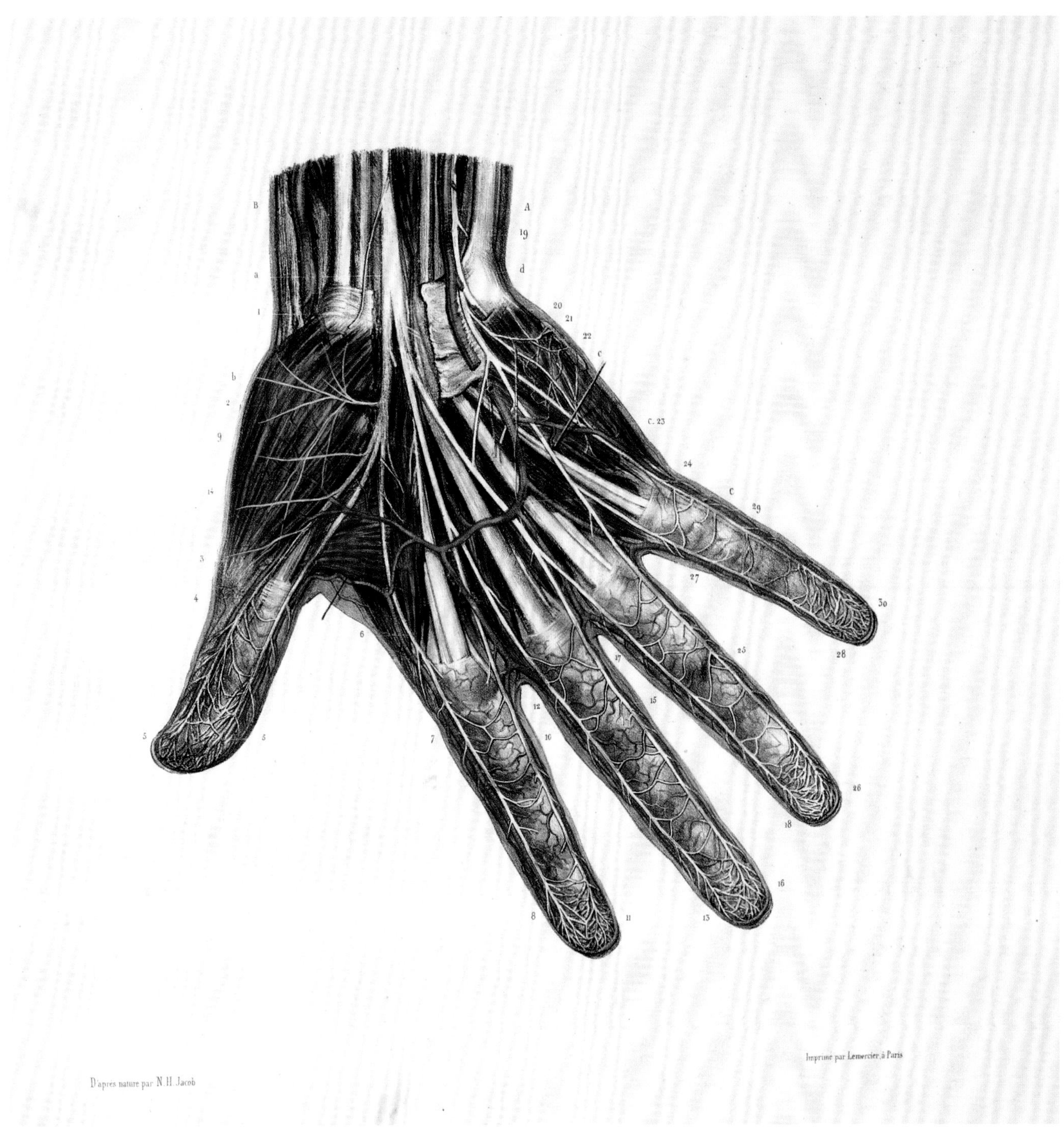

这些美丽的手部图示由尼古拉斯-亨利·雅各布绘制，选自让-巴普蒂斯特·马克·布尔热里的《人体解剖及外科手术总纲，附N-H. 雅各布的写实彩色石版画》。

← 在这幅优雅的画作中，被解剖的手展示着神经和皮肤之下的表浅静脉。这些静脉与深层静脉汇合，从这些组织中把缺少氧气的血液带回心脏。

↑ 这幅描绘手部肌肉的美丽插图同时展示了肌肉在体内（即在相关结构内部）和体外（即在相关结构以外）的情况。构成腕管的屈肌支持带已经被切除。

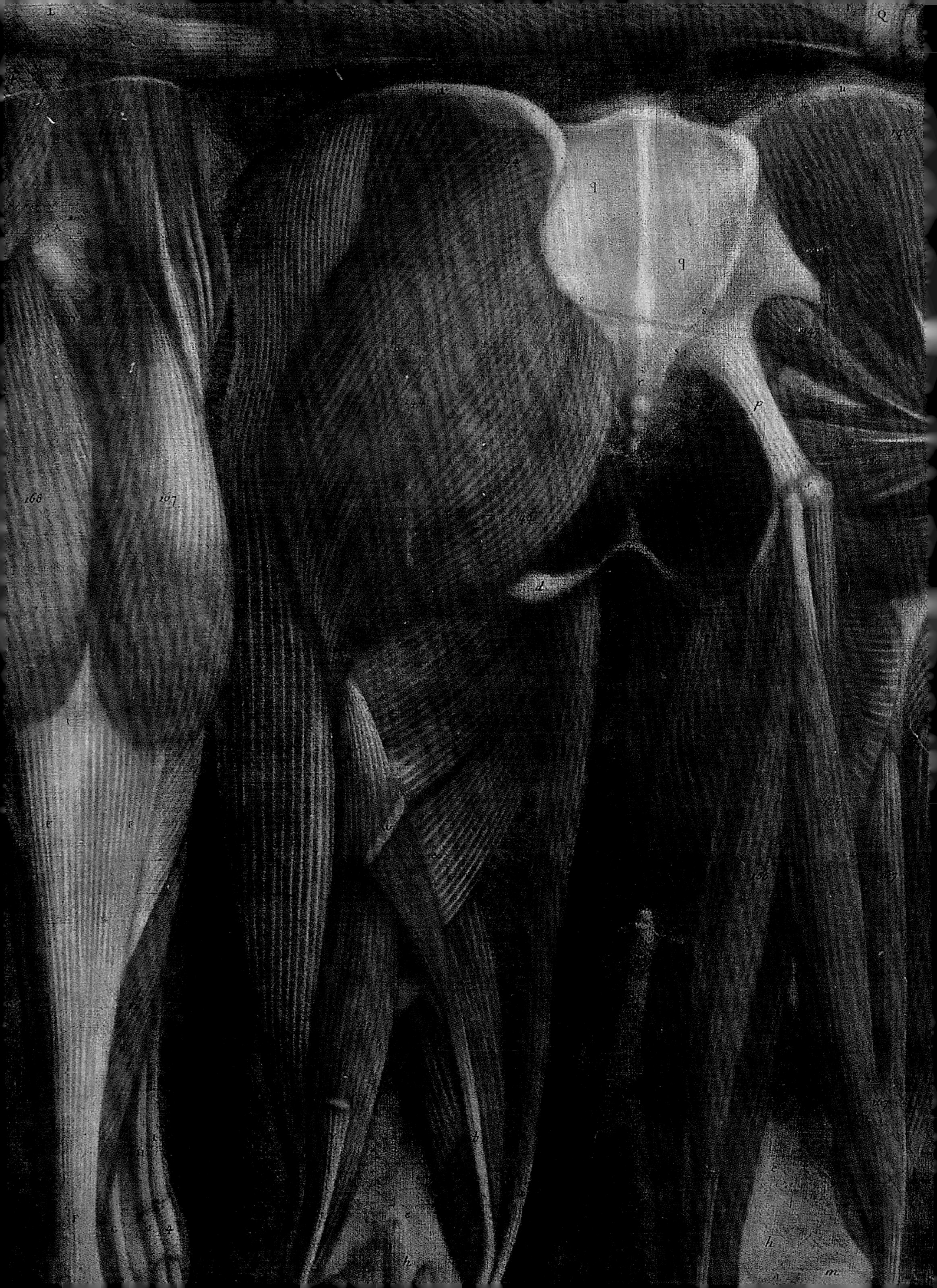

下半身

下半身让我们接触地面，与大地相连。和大部分动物以及其他灵长类不同，人类的强健双腿足以支持我们直立的身躯。双腿带动我们穿梭于世界之中，因此象征着机动力。

双脚具有极其复杂的解剖结构。它们既能传导体重，也能帮助我们运动并保持平衡。达·芬奇把脚称为“工程的杰作、艺术的结晶”。脚由二十六块骨头和三十多个关节组成，其敏感性、柔韧性和灵活性允许我们轻松地行走在各种地貌之上。作为最接近地面的身体部位，脚象征着谦逊和踏实。

下半身的一些结构在西方传统看来可谓“不可言说”或令人羞耻，这些结构就是生殖器和肛门。因此，人们自古以来就把下半身与繁殖、排遗和排尿等先天性行为联系在一起，并且认为下半身不如上半身“高尚”：后者具有崇高的智慧，还包含着人性之心与理智之脑。西方文化倾向于关注更高的事物，可是在东方的脉轮体系中，与人体基底部的关联是归根感和安全感的基础，没有这种关联，顶轮所象征的开悟就无法实现。

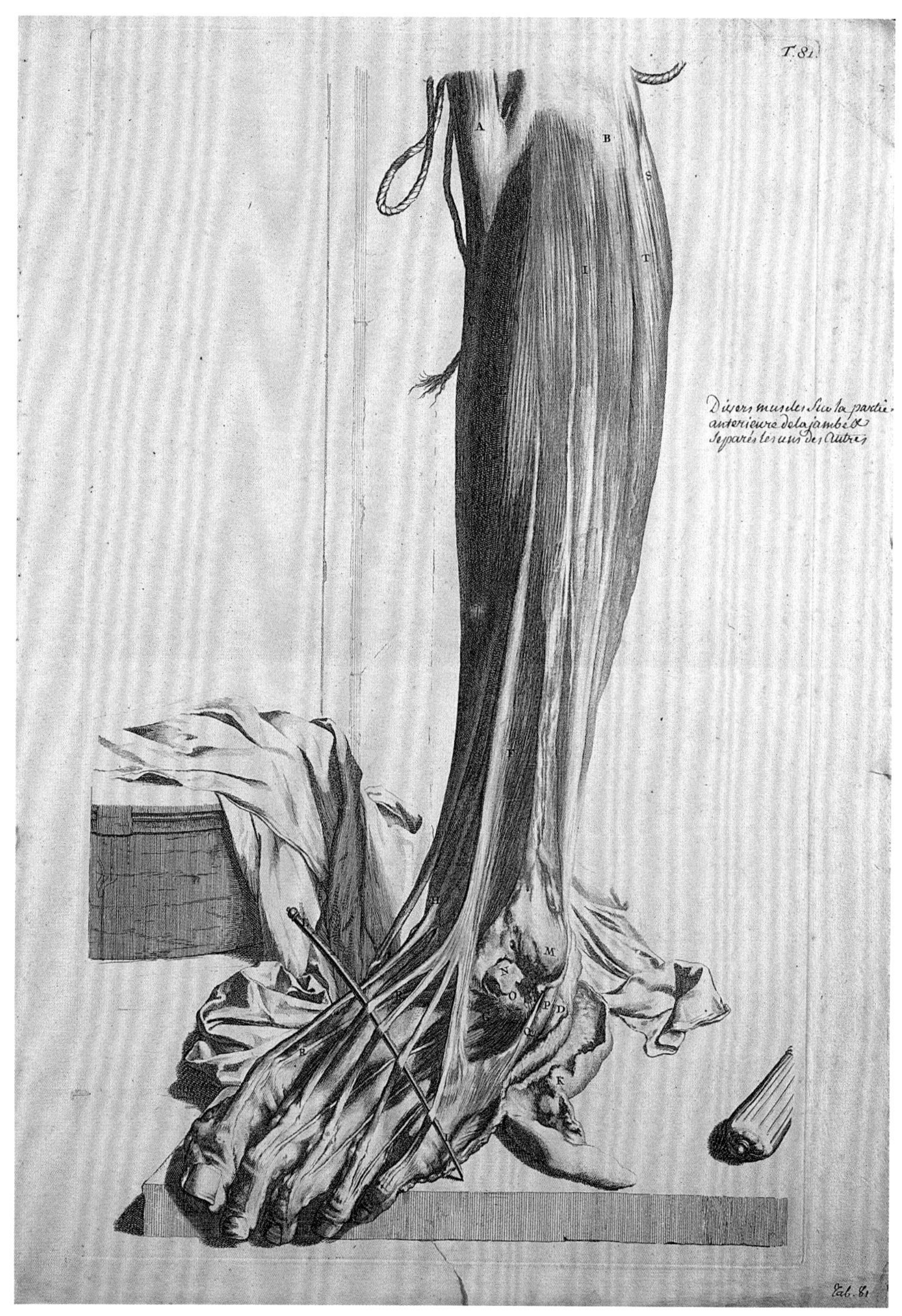

上图和对页图展示了人腿的不同解剖层次，选自赫拉德·德·莱雷斯为戈瓦德·比卢著名的《人体解剖学》绘制的插图。上图是分离了肌腱的小腿肌肉。

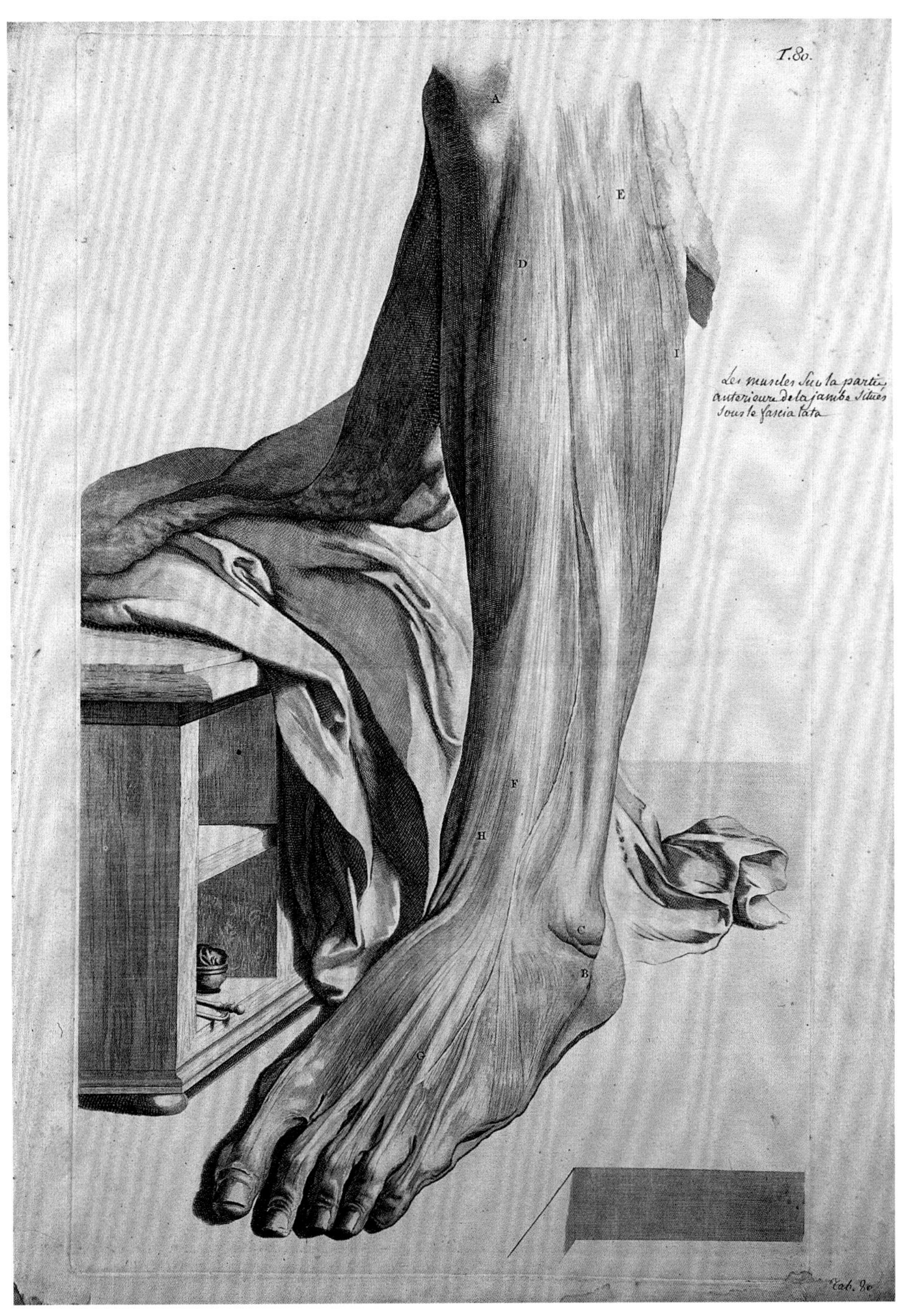

此图与对页图选自同一本书，展示着同一条腿，不过可以看到腿上的皮肤被剥下，如瀑布般从图左侧垂下，搭在手术器材箱上放着的布料上面。由于书中的插图，比卢的著作被称为17世纪晚期到18世纪早期“新解剖现实主义的关键文本”和“近乎恐怖梦魇的解剖学”。这些画作可以被看成是荷兰艺术黄金时代的产物，更是荷兰静物（nature morte，即dead nature，死的自然物）传统的沿袭：以现实主义手法绘出的物品意在提醒观者，肉体欢愉转瞬即逝，生命也仅忽然而已。

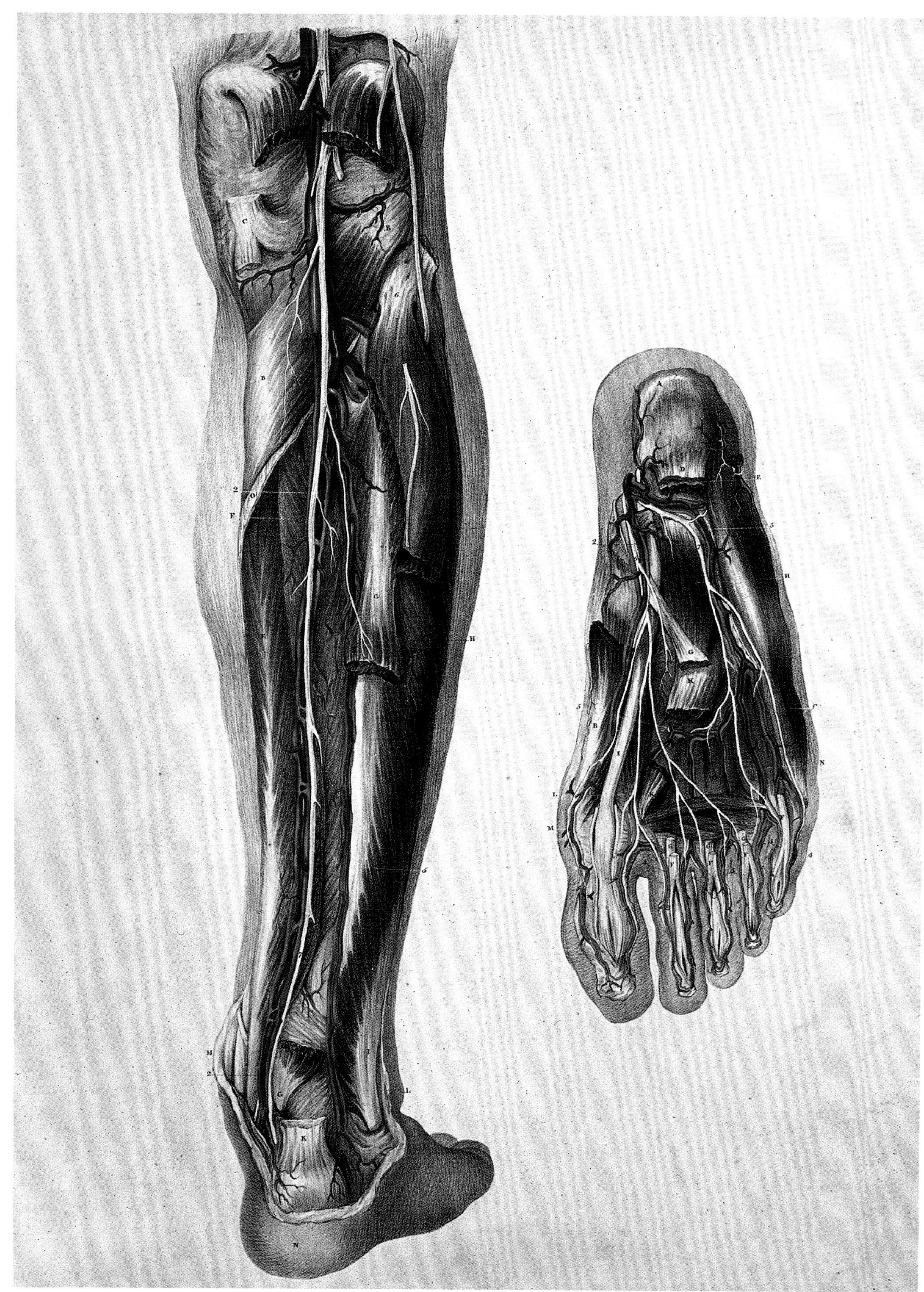

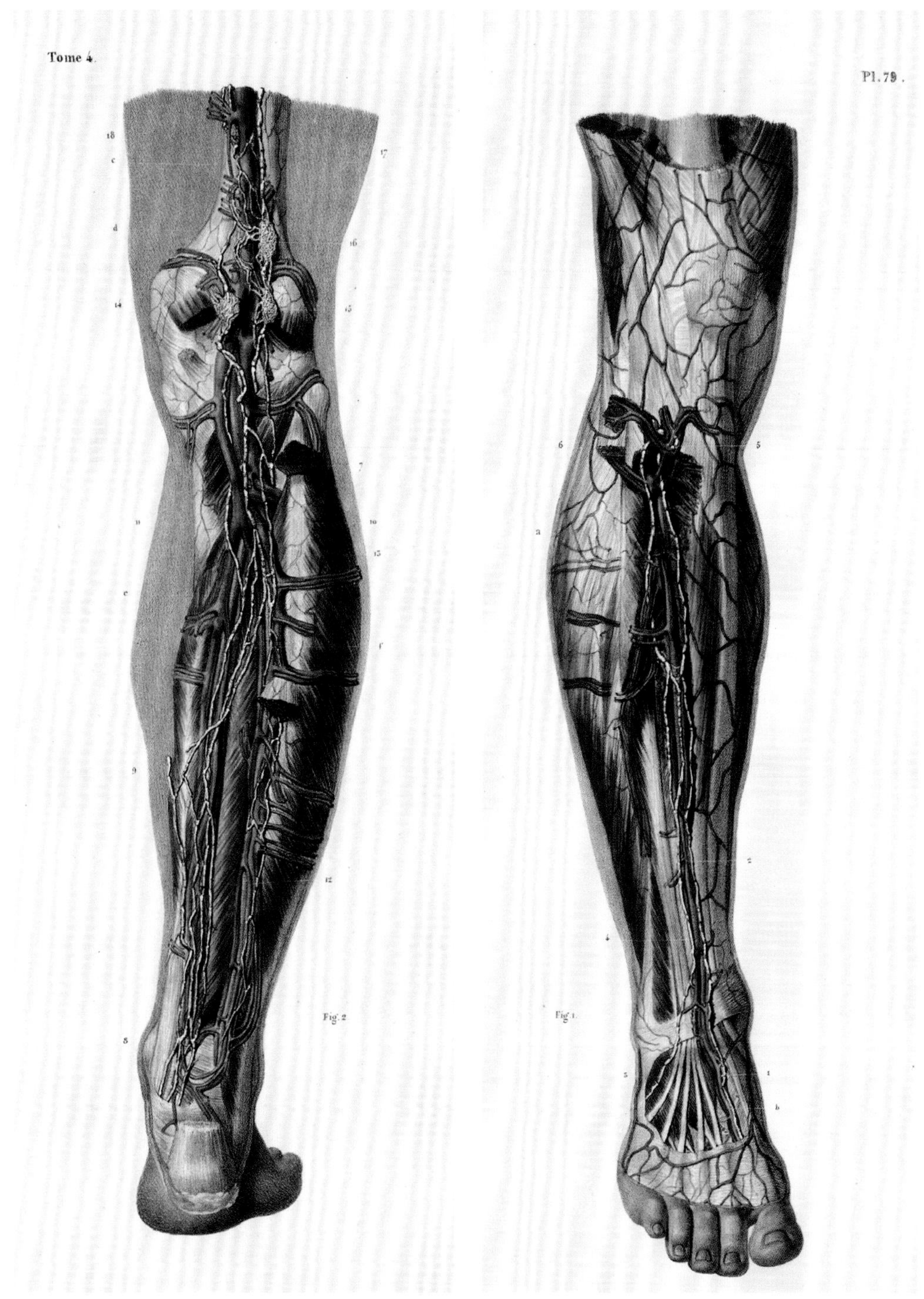

↑腿部解剖结构的两个视图，展示了深层淋巴管和淋巴结。此图选自让-巴普蒂斯特·马克·布尔热里的《人体解剖及外科手术总纲，附N-H. 雅各布的写实彩色石版画》。

← 在这幅彩色的石版画中，腿和脚被剖开，展示出下肢的血管。选自威廉·布鲁珊（William Bloxam）的《实用外科学百科全书》（*The Cyclopaedia of Practical Surgery*，1834—1835年）。

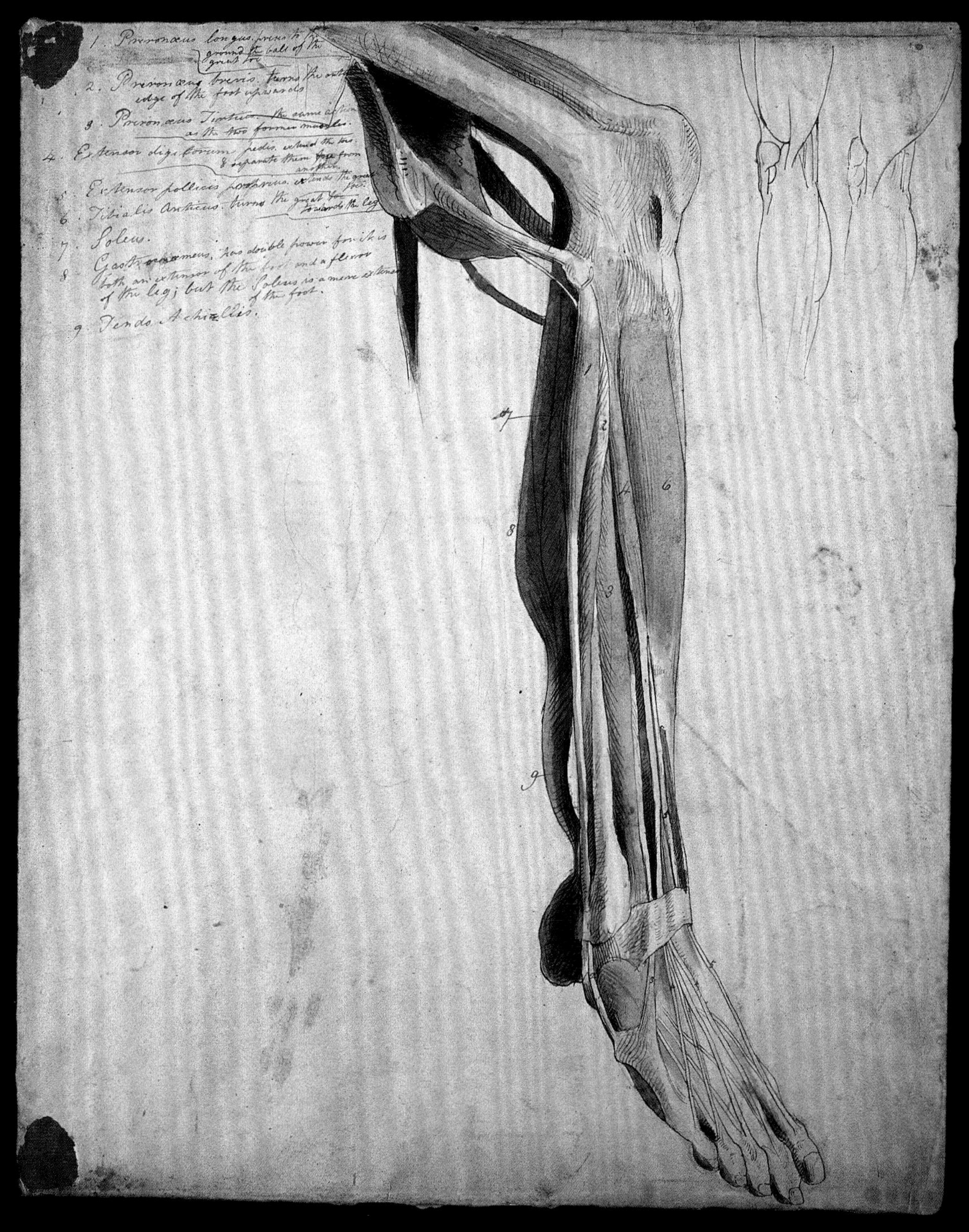

2. Peronaeus brevis. turns the outer edge of the foot upwards
as the two former muscles.
5. Extensor pollicis
6. Tibialis Anticus. turns the great toe towards the leg
7. Soleus.
both an extensor of the foot and a flexor of the leg; but the Soleus is a mere extensor of the foot.
9. Tendo Achillis.

这幅水彩画使用钢笔和墨水进行细化，展示了腿部的肌肉和肌腱。其作者是英国艺术家查尔斯·兰西尔，创作时间约为1815年。这幅画可能是兰西尔跟随画家本杰明·海登学习时绘制的解剖研习作品。海登坚信艺术家研究尸体解剖的重要性。

➔这幅精致的手工上色版画由威廉·霍姆·利扎斯绘制，图中展示了腿和腹股沟的淋巴结与淋巴管。此图选自他的弟弟约翰·利扎斯的《人体解剖系统图解与生理、病理和手术发现》。

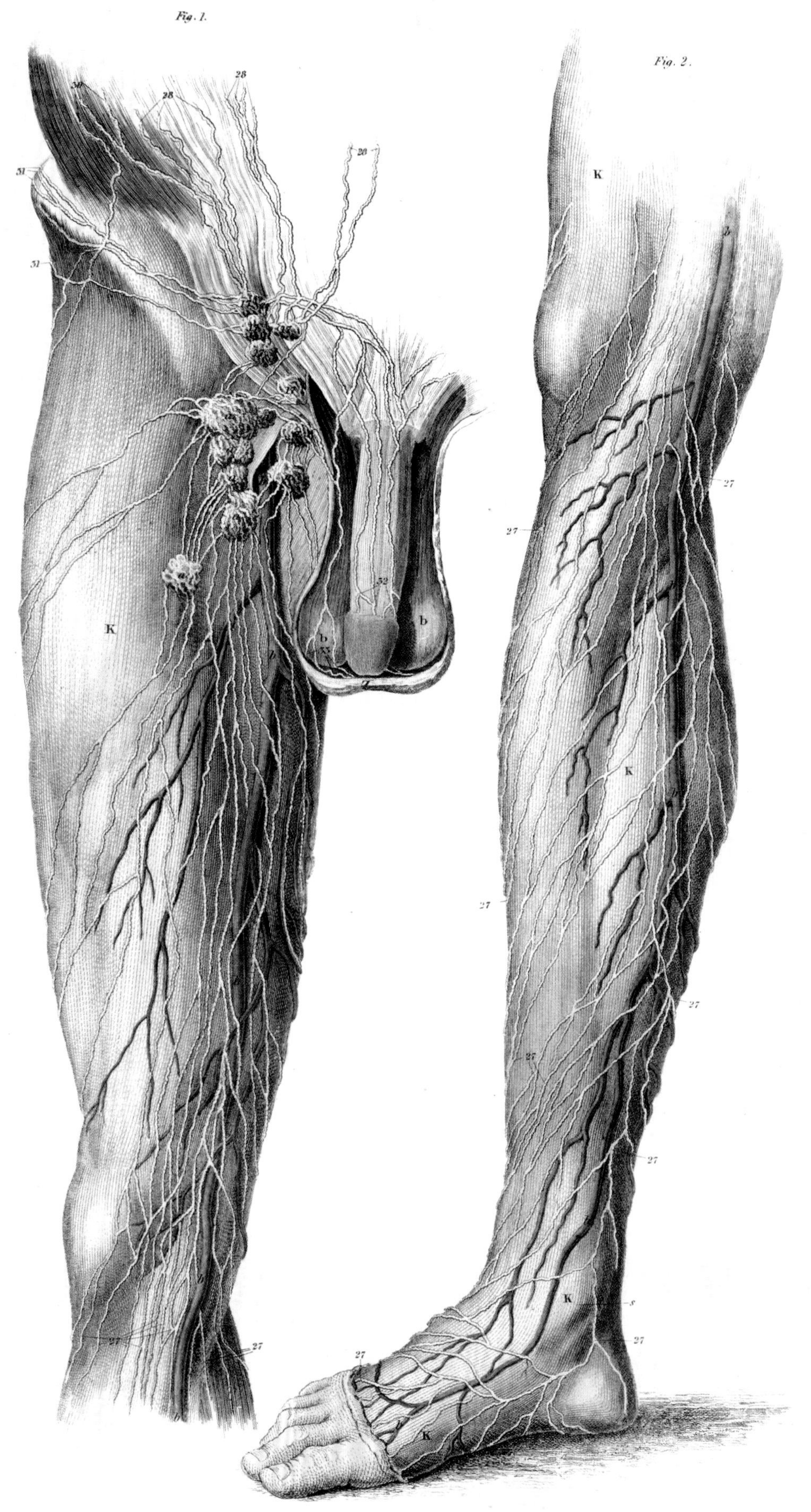
Fig. 1.
Fig. 2.
28
28
31
31
K
K
K
K
K
b
b
27
27
27
27
27
27
27
27
27
27
52

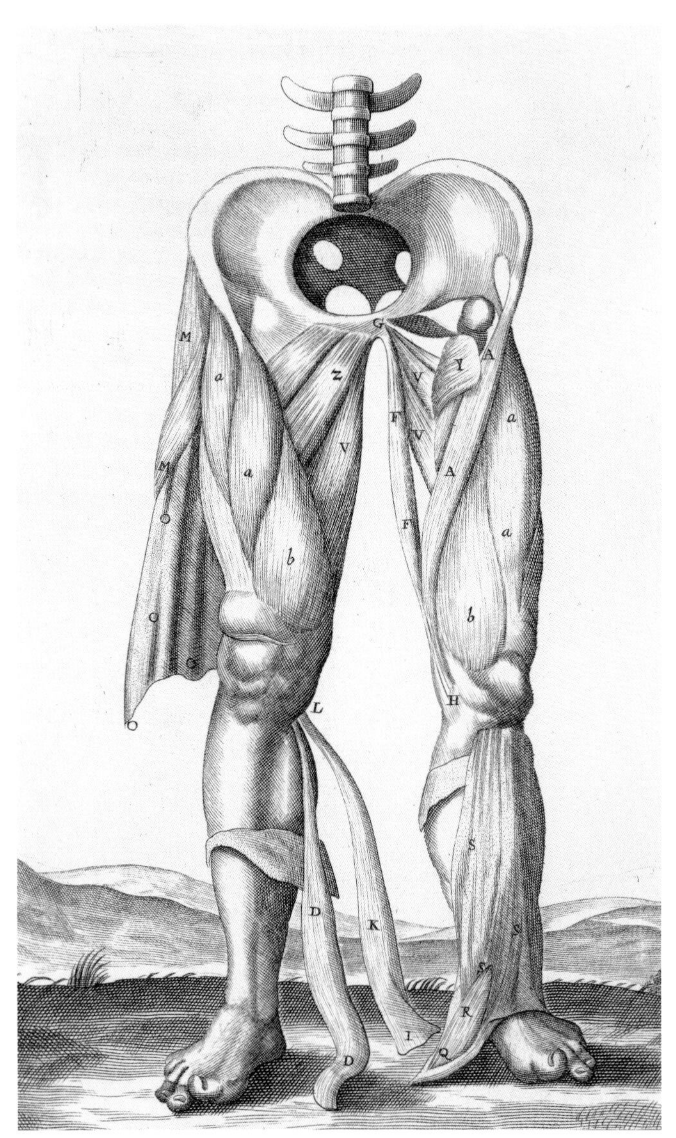

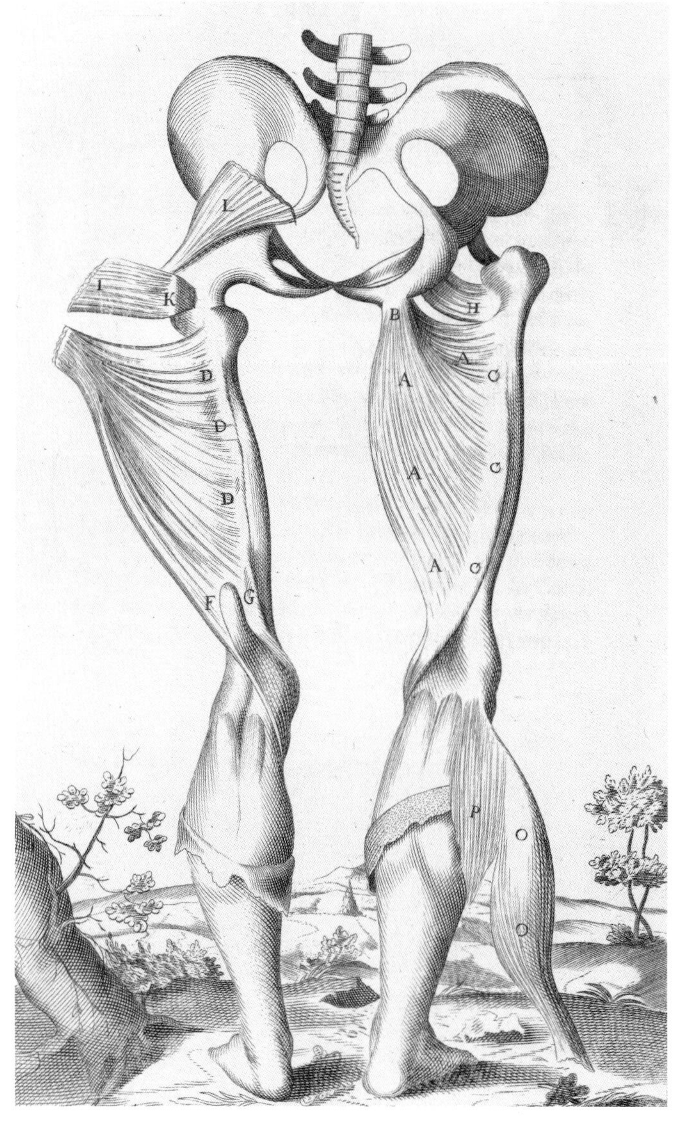

这两幅精致又奇特的巴洛克风格铜版画展示了前后两面的腿部肌肉，选自约翰·布朗的《肌肉全论：人体内和分离出的肌肉，及解剖学的新发现》。浪漫景观之中的威严双腿尽管已经被解剖，却仍然生机勃勃。这些腿部的图像来自安德烈亚斯·维萨里的突破性解剖图谱《人体的构造》。图中人体的优雅和威仪很大程度上来源于当时的巴洛克艺术传统，以及人类对自身充满自豪的理解：人体是上帝依照自己的形象制造出的自然之物。

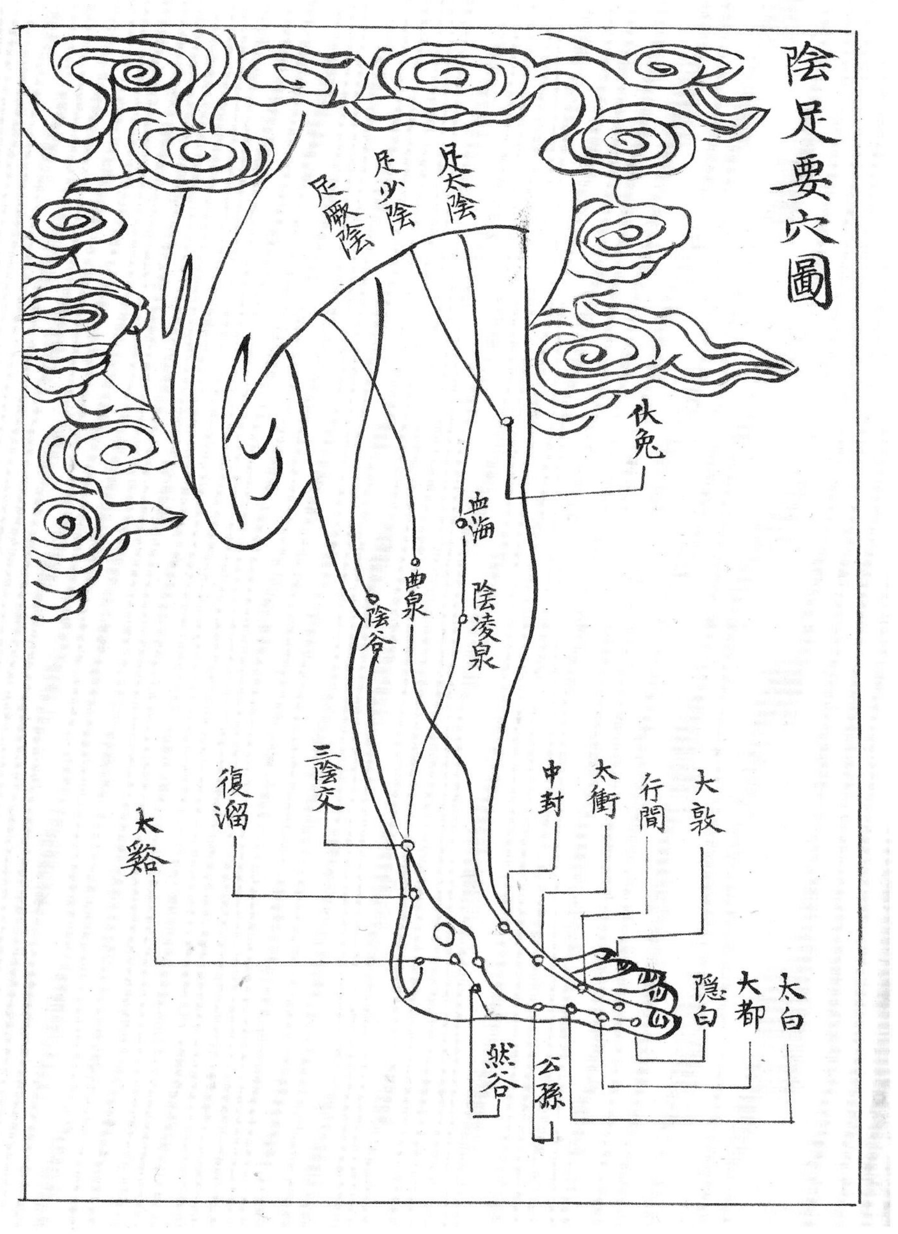

这幅优雅的画作与其充满幻想的云中图景展示了腿部的针灸穴位和经脉。此图选自《医宗金鉴》，这部医学的纲要性丛书最初出版于1742年，由皇帝下旨要求编纂，目的在于改正中医的错误知识。

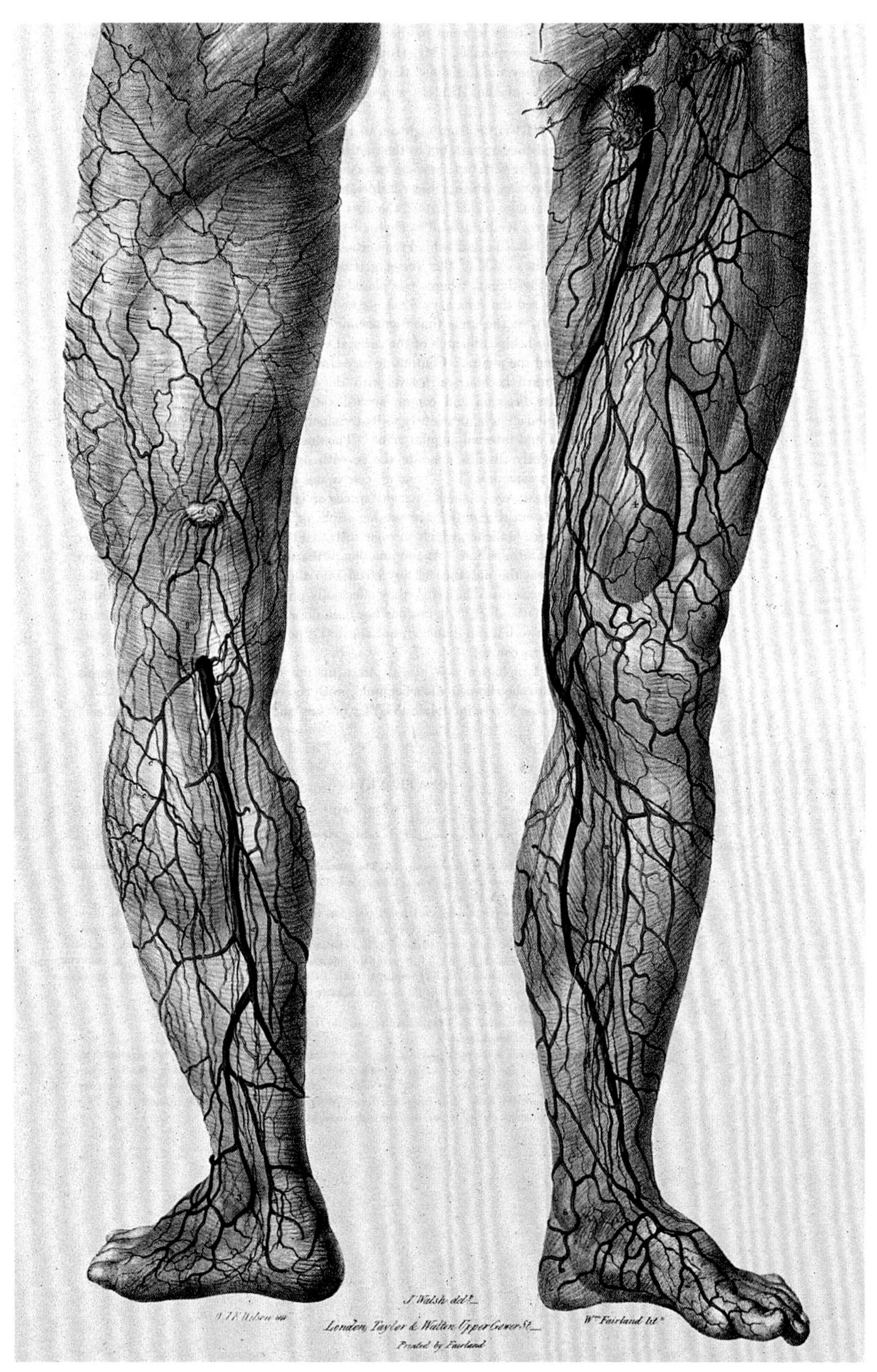

↑这幅彩色的石版画由威廉·费尔兰德制作于1837年，翻刻自J. 沃尔什（J. Walsh）和伊拉斯谟·威尔森的画作，展示了腿前部和后部的静脉和淋巴系统，选自琼斯·奎因和伊拉斯谟·威尔森爵士的《人体脉管》。

→这幅彩色的美柔汀版画展示了臀腿后部的肌肉，由制版工雅克-法比恩·戈蒂尔·达葛蒂绘制，选自他与约瑟夫·吉夏尔·迪韦尔内合作出版的《插图解剖论著》。

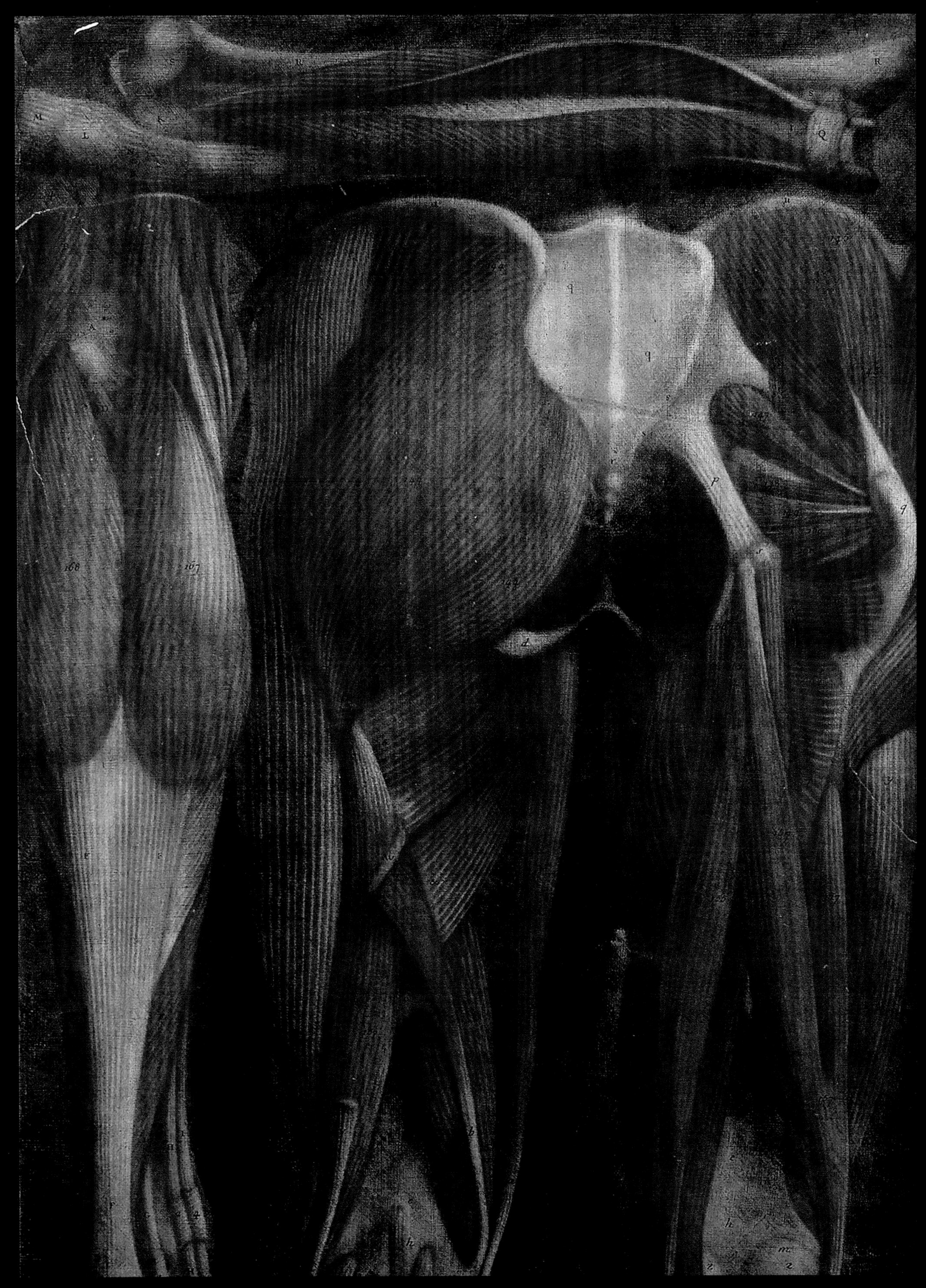

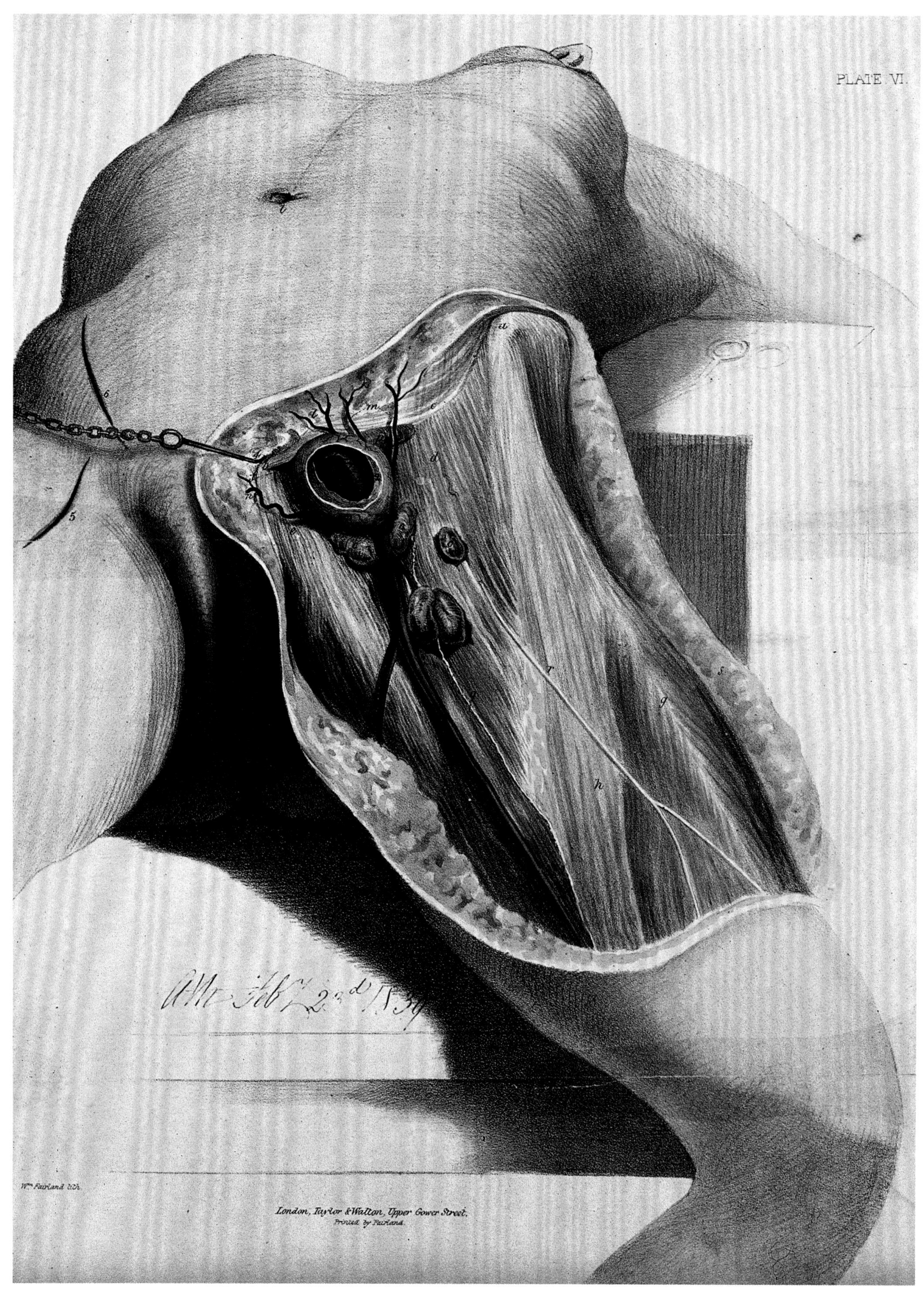
PLATE VI.
Wm Fairland lith.
London, Taylor & Walton, Upper Gower Street.
Printed by Fairland.

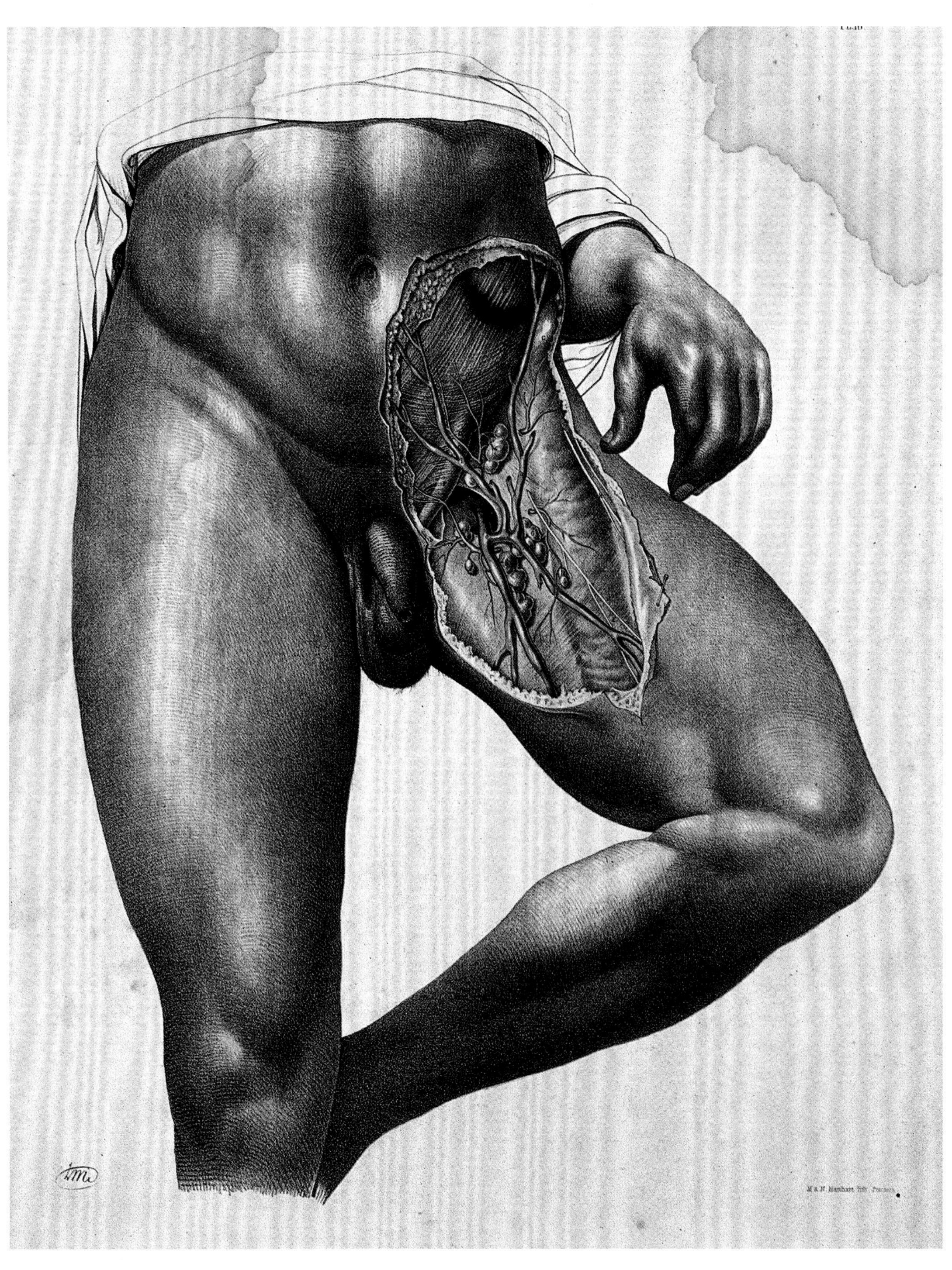

↑在这幅精美的手工上色石版画中，一个男性的大腿、腹股沟和躯干被剖开，以展示大腿前部的表浅静脉，包括大隐静脉及其分支。此图是解剖学家约瑟夫·麦克利斯《外科解剖学》中一幅插图的复制品。

←这幅美丽的画作是一具向后躺靠着的女性尸体，她的大腿被剖开，展示着包裹肌肉的透明筋膜和大腿的肌肉。我们可以看到纵贯大腿的大隐静脉，它的周围有一簇很大的腹股沟淋巴结包裹。腹股沟旁的大型圆形结构应该是病理性的。此图是一幅彩色石版画，作者是安德鲁·莫顿（Andrew Morton），选自托马斯·莫顿（Thomas Morton）和威廉·卡奇（William Cadge）的《人体主要部位手术解剖学》（*The Surgical Anatomy of the Principal Regions of the Human Body*，1838—1850年）。

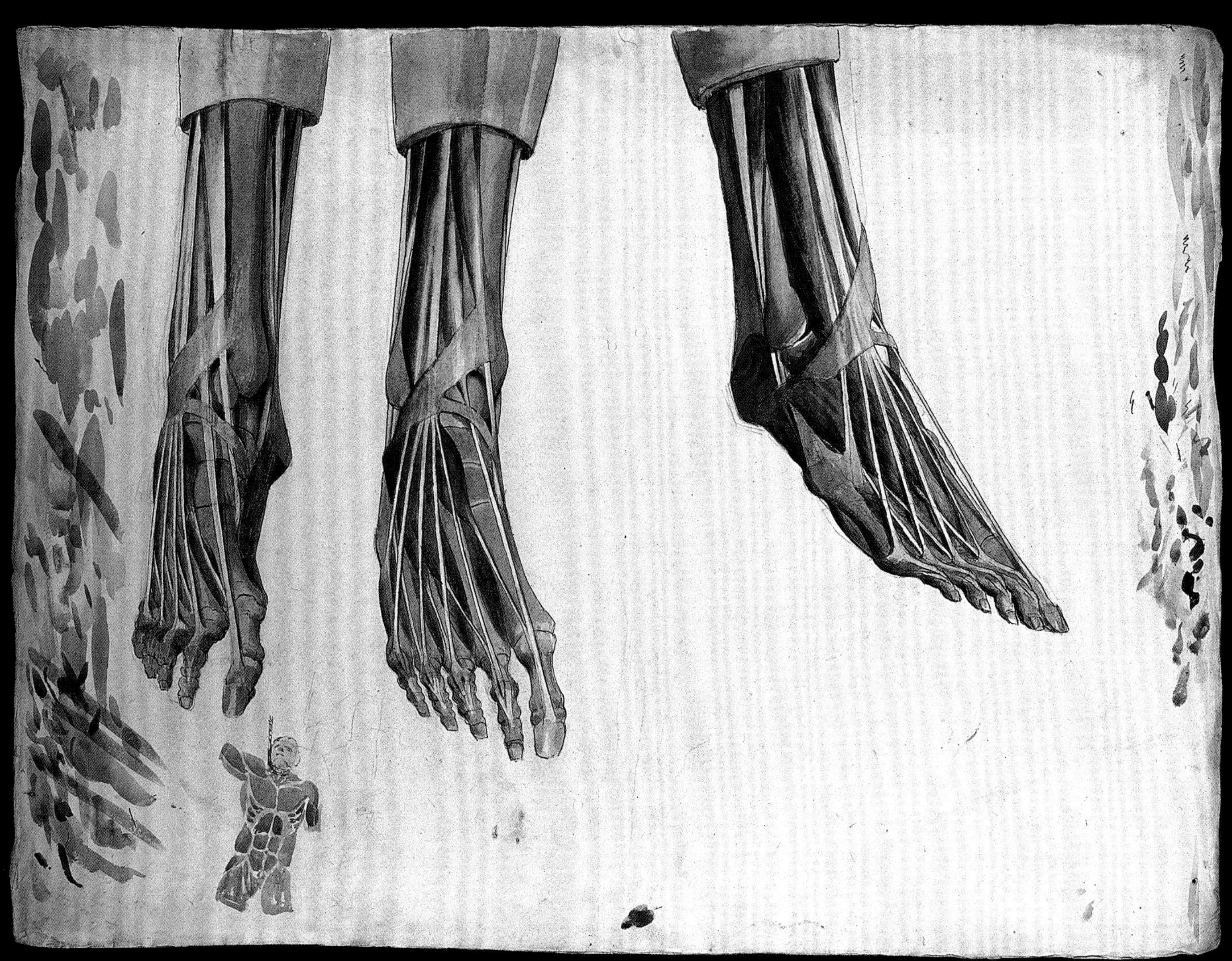

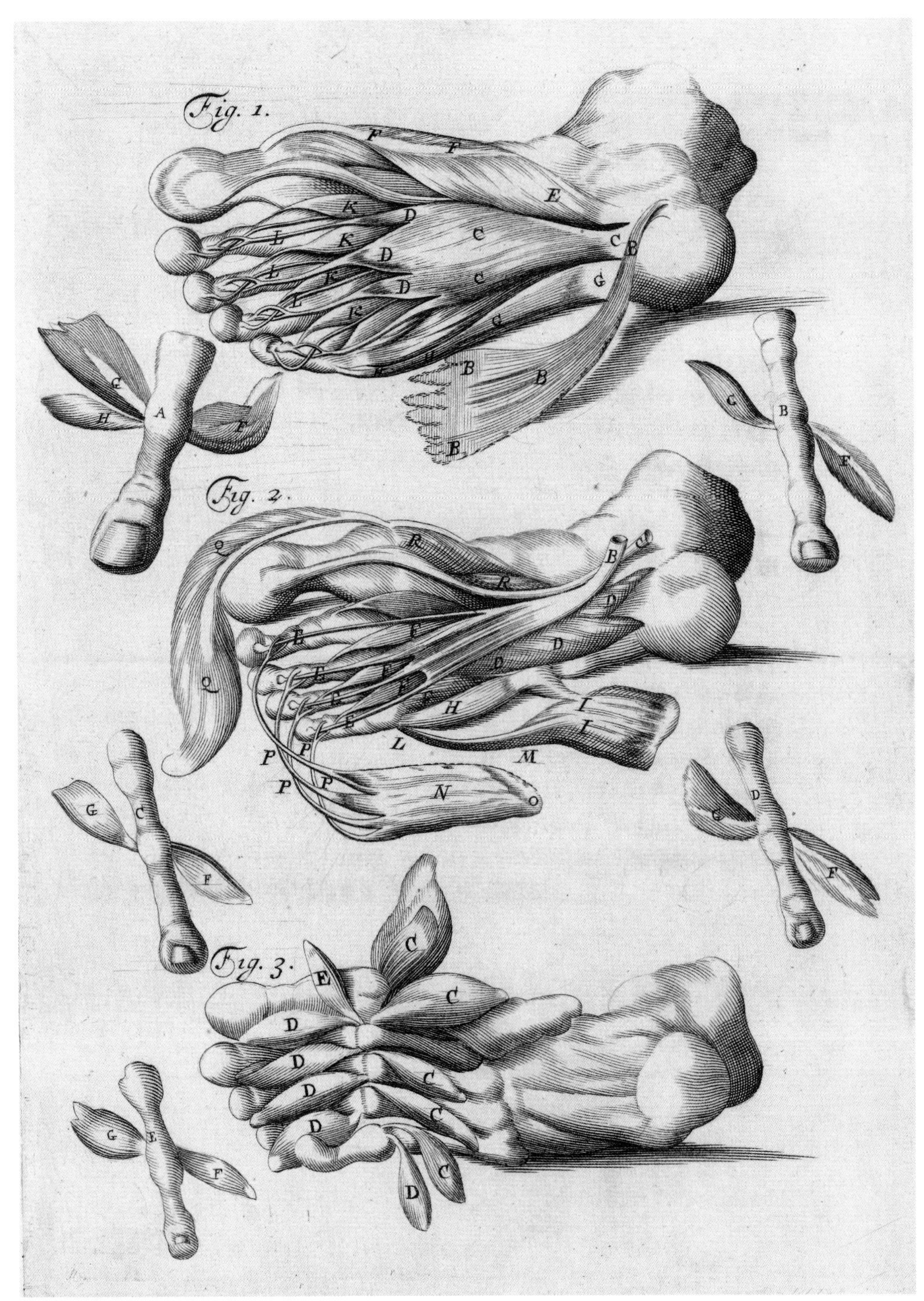

这幅庄重而奇异的巴洛克风格铜版画展示了足部的肌肉，选自解剖学家约翰·布朗的《肌肉全论：人体内和分离出的肌肉，及解剖学的新发现》。布朗是当时的优秀医生，甚至是国王查理二世和威廉三世的常任御医。Fig.1展示了足部的第一层肌肉，从根骨上垂下来的是跖腱膜。Fig.2展示了更深层的结构，即第二层肌肉。Fig.3展示了解剖至第四层肌肉的脚。小一些的图示似乎是不同的脚趾，原有的肌肉仍然附着在上面。

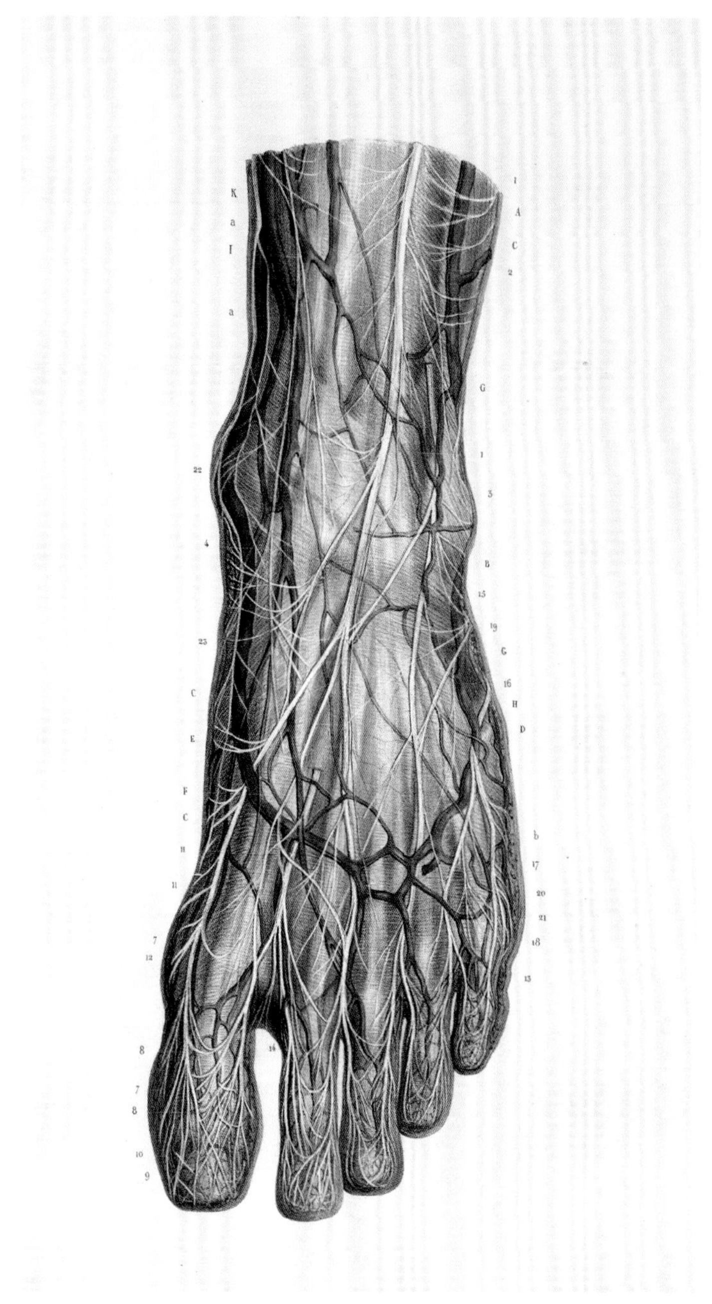

脚是人体十分复杂的结构之一，这坚实的复合结构有助于运动、平衡、维持姿势和负重。

↑上面的彩色石版画展示了表浅层次的足神经。这幅细节精美的画作由新古典主义艺术家尼古拉斯-亨利·雅各布绘制，收录于让-巴普蒂斯特·马克·布尔热里的《人体解剖及外科手术总纲，附N-H. 雅各布的写实彩色石版画》。

→对页的彩色图解注明了足骨的各个解剖结构。此图绘制于19世纪晚期或20世纪早期。

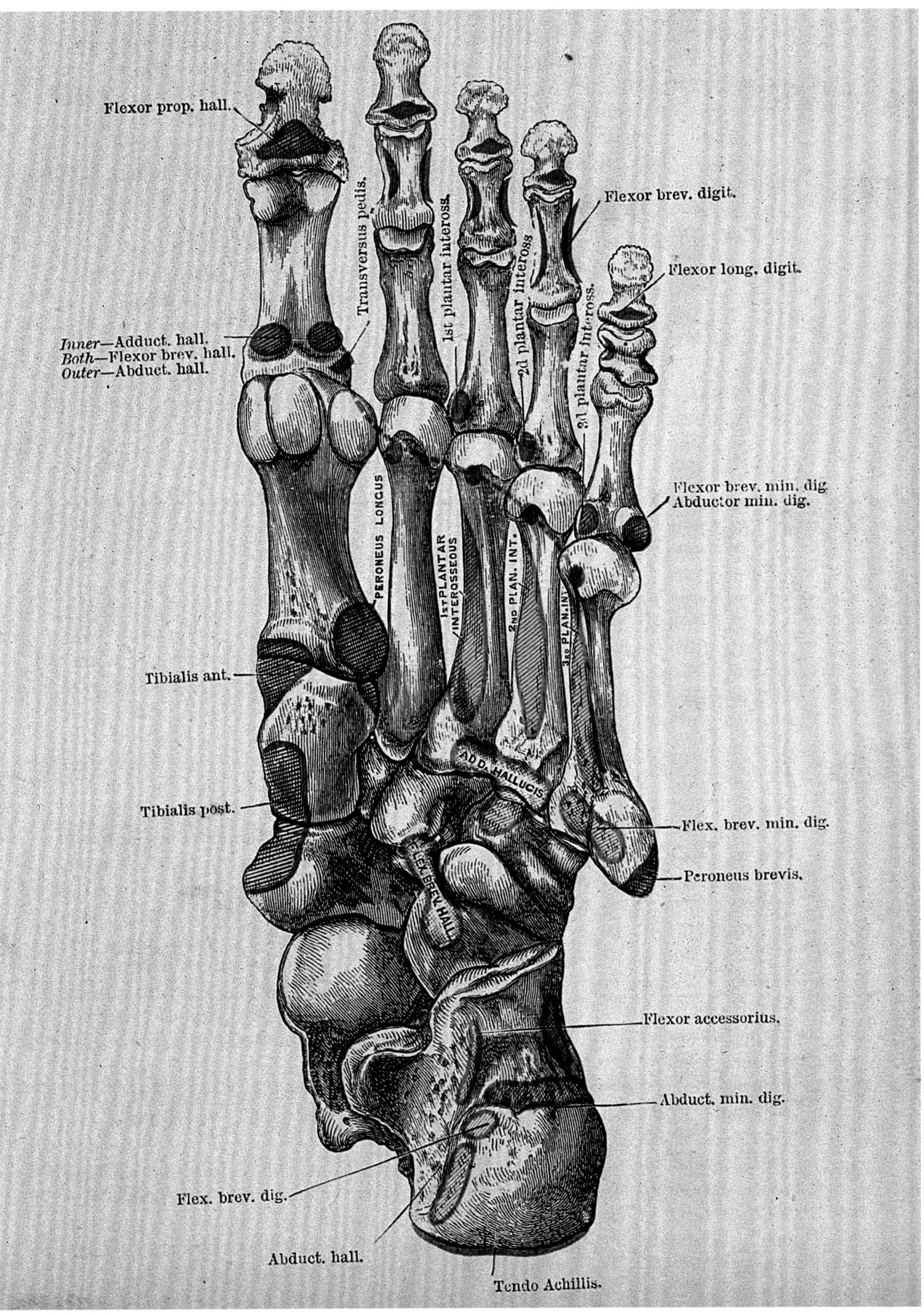
Flexor prop. hall.
Transversus pedis.
1st plantar inteross.
2d plantar inteross.
3d plantar inteross.
Flexor brev. digit.
Flexor long. digit.
Inner—Adduct. hall.
Both—Flexor brev. hall.
Outer—Abduct. hall.
PERONEUS LONGUS
1ST PLANTAR INTEROSSEOUS
2ND PLAN. INT.
3RD PLAN. INT.
Flexor brev. min. dig.
Abductor min. dig.
Tibialis ant.
ADD. HALLUCIS
Tibialis post.
Flex. brev. min. dig.
FLEX. BREV. HALL.
Peroneus brevis.
Flexor accessorius.
Abduct. min. dig.
Flex. brev. dig.
Abduct. hall.
Tendo Achillis.

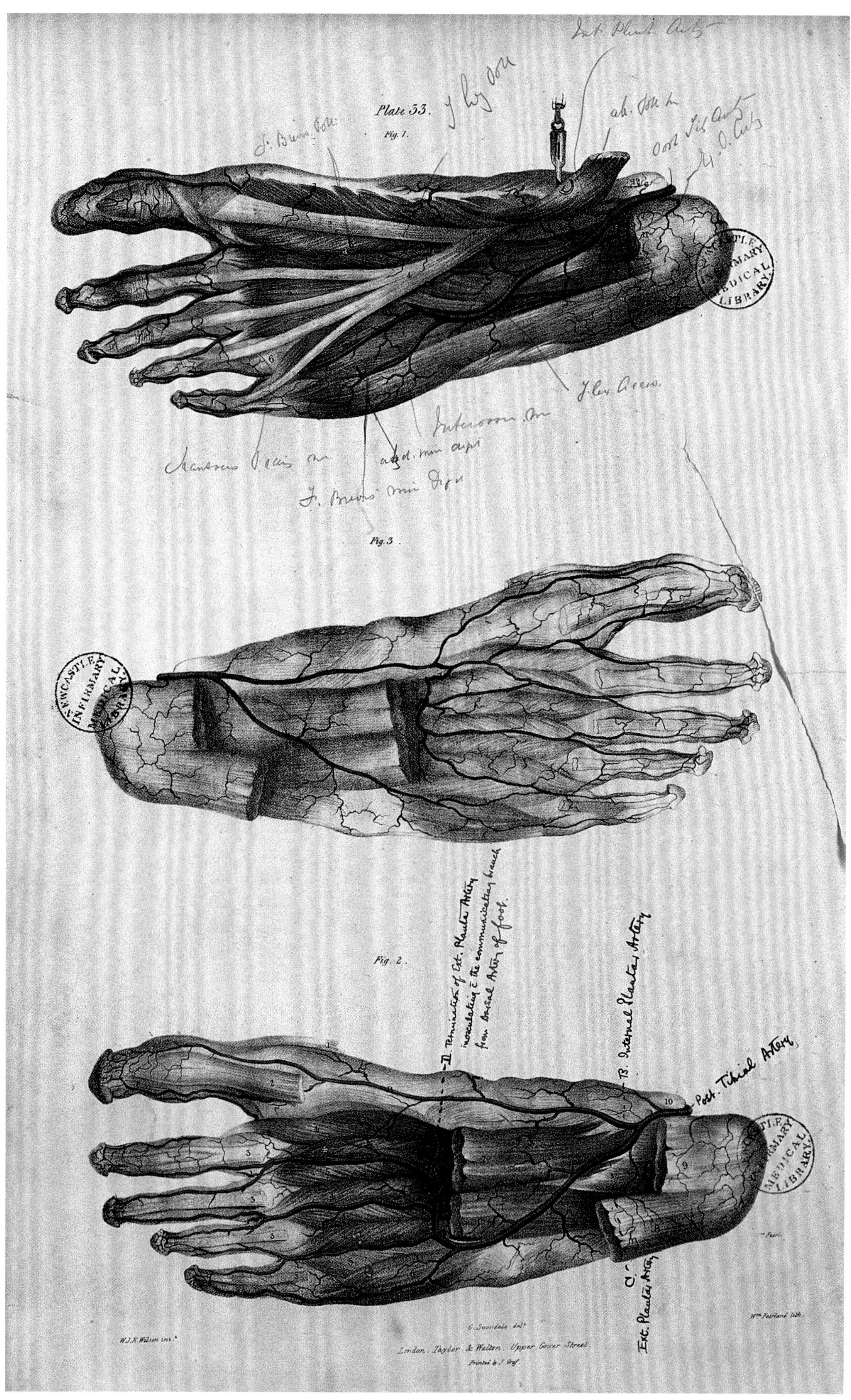
Plate 33.
Fig. 1.
Fig. 3.
Fig. 2.
Termination of Ext. Plantar Artery inosculating c̄ the communicating branch from Dorsal Artery of foot.
Internal Plantar Artery
Post. Tibial Artery
Ext. Plantar Artery
NEWCASTLE INFIRMARY MEDICAL LIBRARY
London. Taylor & Walton. Upper Gower Street.

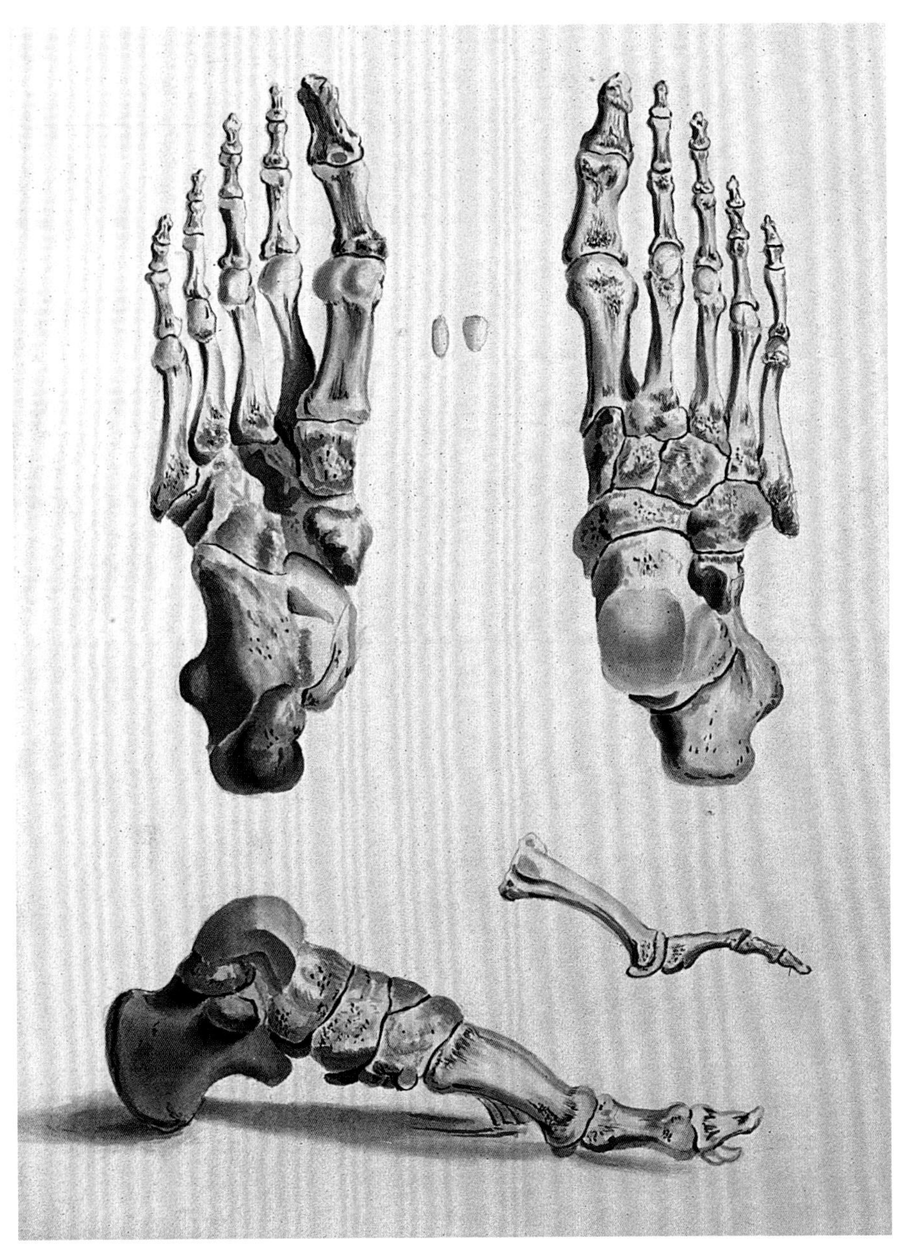

↑这幅由水彩和墨水绘制而成的画作是威廉·切泽尔登《骨解剖学》中一幅插图的复制品，作者未知，创作时间大概在1830年。图中描绘了多种视图下的足骨。

←这幅彩色的石版画附有足部肌肉与动脉的详细说明。此图由威廉·费尔兰德翻刻自G.斯万戴尔（G. Swandale）和伊拉斯谟·威尔森绘制的插图，选自琼斯·奎因和伊拉斯谟·威尔森爵士的《人体脉管》。最上面的图示展示了足部的第二层肌肉，中间的图示似乎是经过修整的第二层肌肉，最下面的图示展示了被剥至第四层肌肉的脚。

参考文献

书籍和目录

Cazort, Mimi, Monique Kornell, and Kenneth B. Roberts. *The Ingenious Machine of Nature: Four Centuries of Art and Anatomy.* Ottawa: National Gallery of Canada, 1996.

Clemente, Carmine. *Anatomy: A Regional Atlas of the Human Body.* Baltimore-Munich: Urban & Schwarzenberg, 1981; second edition.

Clayton, Martin, and Ron Philo. *Leonardo Da Vinci: Anatomist.* London: Royal Collection Publications, 2012.

Edell, Dean. *Anatomy As Art: The Dean Edell Collection: Friday 5 October 2007.* New York: Christie's, 2007.

George, Rose. *Nine Pints: A Journey Through the Money, Medicine, and Mysteries of Blood.* New York: Picador, 2019.

Gilroy, Anne, Brian Macpherson, and Lawrence Ross. *Atlas of Anatomy.* New York-Stuttgart: Thieme, 2008.

Hansen, Julie V., and Suzanne Porter. *The Physician's Art: Representations of Art and Medicine.* North Carolina: Duke University Press, 1999.

Ebenstein, Joanna. *The Anatomical Venus.* Thames and Hudson, 2016

Herdeg, Walter (ed.). *The Artist in the Service of Science.* Zürich: Graphis Press, 1974.

Johns, Catherine. *Sex or Symbol: Erotic Images of Greece and Rome.* London: British Museum Press, 2005.

Jordanova, Ludmilla. *Sexual Visions: Images of Gender in Science and Medicine between the Eighteenth and Twentieth Centuries.* Madison: University of Wisconsin Press, 1989.

Karp, Diane R. *Ars Medica, Art, Medicine, and the Human Condition: Prints, Drawings, and Photographs from the Collection of the Philadelphia Museum of Art.* Philadelphia: Philadelphia Museum of Art, 1985.

Kemp, Martin, and Marina Wallace. *Spectacular Bodies: the Art and Science of the Human Body.* Berkeley: University of California Press, 2000.

La Barre, W. *The Human Animal.* Chicago: University of Chicago Press, 1972.

Laurenza, Domenico. *Art and Anatomy in Renaissance Italy: Images from a Scientific Revolution.* New York: Metropolitan Museum of Art, 2012

Loudon, Irvine (ed.). *Western Medicine: An Illustrated History.* Oxford: Oxford University Press, 2005.

Moon, Beverly (ed.). *An Encyclopedia of Archetypal Symbolism.* Volume 1. Boston: Shambala, 1991.

Moore, Wendy. *The Knife Man: Blood, Body-Snatching and the Birth of Modern Surgery.* London: Bantam Books, 2006.

Neher, Allister. *Artistic Practice Scientific Vision: British Artistic Anatomy in the Late Eighteenth and Early Nineteenth Century.* Montreal: McGill Library/ Bibliothèque, 2012.

Netter, Frank. *Atlas of Human Anatomy.* Summit: Ciba-Geigy Corporation, 1989.

Patrizio, Andrew (ed.). *Anatomy Acts: How We Come to Know Ourselves.* Edinburgh: Birlinn Limited, 2006.

Petherbridge, Deanna, and Ludmilla Jordanova. *The Quick and the Dead: Artists and Anatomy.* S.l.: National Touring Exhibitions, 1997.

Peto, James (ed.). *The Heart.* New Haven: Yale University Press, 2007.

Pettigrew, Thomas J., Edwin T. Wait, and J.O. Symes. *Medical Portrait Gallery: Biographical Memoirs of the Most Celebrated Physicians, Surgeons, Etc. Etc. Who Have Contributed to the Advancement of Medical Science.* London: Fisher, Son, & Co, 1838.

Porter, Roy, and Simon Schama. *Flesh in the Age of Reason.* New York: W.W. Norton & Company, 2005.

Ronnberg, Ami, and Kathleen Martin. *The Book of Symbols: Reflections on Archetypal Images.* Cologne: Taschen, 2010.

Roberts, K.B., and J.D.W. Tomlinson. *The Fabric of the Body, European Traditions of Anatomical illustration.* Oxford: Clarendon Press. 1992.

Sobotta, Johannes, Helmut Ferner, Jochen Staubesand, and Walter J. Hild. *Sobotta: Atlas of Human Anatomy, Volume 1: Head, Neck, Upper Extremities.* Baltimore: Urban & Schwarzenberg, 1983.

Sobotta, Johannes, Jochen Staubensand, and Helmut Ferner. *Sobotta: Atlas of Human Anatomy: Volume 2.* Baltimore: Urban & Schwarzenberg, 1983.

Sappol, Michael. *A Traffic of Dead Bodies: Anatomy and Embodied Social Identity in Nineteenth-Century America.* Princeton: Princeton University Press, 2004.

Sappol, Michael. *Dream Anatomy: ... Produced in Conjunction with Dream Anatomy, an Exhibition About Anatomy and the Artistic Imagination, Featuring Material from the Collections of the National Library of Medicine.* Bethesda, Md: U.S. Dept. of Health and Human Services, National Institutes of Health, National Library of Medicine, 2006.

Sappol, Michael. *Visionary Anatomies.*Washington, DC: National Academy of Sciences, 2004.

Schoonover, Carl. *Portraits of the Mind: Visualizing the Brain from Antiquity to the 21st Century.* New York: Harry N. Abrams, 2010.

Solos, Ioannis. *Gold Mirrors and Tongue Reflections: The Cornerstone of Chinese Medicine Tongue Diagnosis - the Ao Shi Shang Han Jin Jing Lu, and the Shang Han She Jian.* London: Singing dragon, 2013.

Warner, John H., and James M. Edmonson. *Dissection: Photographs of a Rite of Passage in American Medicine 1880–1930.* New York: Blast Books, 2009.

文章

Behrman, S. 'Richard Liebreich, 1830–1917. First Iconographer of the Fundus Oculi.' *British Journal of Ophthalmology.* 52.4 (1968): 335-338.

Dunn, P.M. 'Jean-louis Baudelocque (1746–1810) of Paris and L'art des Accouchemens.' *Archives of Disease in Childhood (Fetal and Neonatal Edition).* 89.4 (2004).

Dunn, P.M. 'Perinatal Lessons from the Past - Jean-Louis Baudelocque (1746–1810) of Paris and L'art Des Accouchemens.' *Archives of Disease in Childhood: the Journal of the British Paediatric Association. Fetal and Neonatal Edition.* 89.4 (2004): 370. Pri

Edgerton, Samuel Y. 'The Renaissance Development of the Scientific Illustration.' *Science and the Arts in the Renaissance / Ed. by John W. Shirley and F. David Hoeniger.* (1985): 168-197.

Ghosh, S. K. 'Human Cadaveric Dissection: a Historical Account from Ancient Greece to the Modern Era.' *Anatomy & Cell Biology.* 48.3 (2015): 153-69.

Hajar, Rachel. 'History of Medicine Timeline.' *Heart Views.* 16.1 (2015): 43.

Lagay, Faith. 'The Legacy of Humoral Medicine.' *AMA Journal of Ethics.* 4.7 (2002).

Näsström, Britt-Mari. 'The Rites in the Mysteries of Dionysus: the Birth of the Drama.' *Scripta Instituti Donneriani Aboensis.* 18 (2003).

O'Brien, Kylie A. 'Alternative Perspectives: How Chinese Medicine Understands Hypercholesterolemia.' *Cholesterol.* 2010 (2010): 1-9.

Tang, A.C.Y, J.W.Y. Chung, and T.K.S. Wong. 'Validation of a Novel Traditional Chinese Medicine Pulse Diagnostic Model Using an Artificial Neural Network.' *Evidence-based Complementary and Alternative Medicine.* 2012 (2012).

网络资源和历史图书馆收藏

Anatomia Collection: Anatomical Plates 1522–1867, Thomas Fisher Rare Book Library, University of Toronto.
https://anatomia.library.utoronto.ca/

Dittrick Medical History Center
https://artsci.case.edu/dittrick/

Iowa Digital Library: John Martin Rare Book Room Images
http://www.lib.uiowa.edu/hardin/rbr/

National Library of Medicine: Dream Anatomy
https://www.nlm.nih.gov/exhibition/dreamanatomy/

National Library of Medicine Historical Anatomies on the Web
https://www.nlm.nih.gov/exhibition/historicalanatomies/home.html

New York Academy of Medicine Library
https://www.nyam.org/library/

Northwestern University Libraries: Anatomy of Gender:
https://wayback.archive-it.org/org-1018/20160901195511/http://digital.library.northwestern.edu/anatomyofgender/index.html

Princeton University Graphic Arts
https://www.princeton.edu/~graphicarts/index.html

Royal College of Surgeons Library
https://www.rcseng.ac.uk/library-and-publications/library/

Science Museum: Brought to Life: Exploring the History of Medicine
http://broughttolife.sciencemuseum.org.uk/broughttolife

The British Museum: Learning: Bodies of Knowledge
https://www.bl.uk/learning/cult/bodies/vesalius/renaissance.html

University of Liverpool Faculty of Health and Life Sciences
https://www.liverpool.ac.uk/health-and-life-sciences/our-institutes/

University of Oklahoma University Libraries: Galileo's World
https://galileo.ou.edu/

University of Virginia Vaulted Treasures: Historical Collection at the Claude Moore Health Sciences Library
http://exhibits.hsl.virginia.edu/treasures/

Wellcome Images
https://wellcomecollection.org/works

Wellcome Library
https://wellcomelibrary.org/

University of Cambridge: Making Visible Embryos
http://www.sites.hps.cam.ac.uk/visibleembryos/

University of Virginia: Eugenics: Three Generations, No Imbeciles Virginia, Eugenics & Buck C Bell
http://exhibits.hsl.virginia.edu/eugenics

网络资源研究

American Medical Association Journal of Ethics: Illuminating the Art of Medicine
https://journalofethics.ama-assn.org/home

Encyclopedia Brittanica.com
https://www.britannica.com/

Pub Med
https://www.ncbi.nlm.nih.gov/pubmed/
https://www.nlm.nih.gov/

Royal Collections Trust
https://www.rct.uk/

Metropolitan Museum of Art
Metmusuem.org

National Library of France: BnF Gallica
https://gallica.bnf.fr/accueil/en/content/accueil-en

Princeton University Library
https://library.princeton.edu/

Stanford University History of the Body
https://web.stanford.edu/class/history13/earlysciencelab/body/bodymaincopy.html

The Embryo Project Encyclopedia
https://embryo.asu.edu/home

The National Center for Biotechnology
https://www.ncbi.nlm.nih.gov/

The Nobel Prize
https://www.nobelprize.org/prizes/medicine/1906/cajal/biographical/

The Stanford Encyclopedia of Philosophy
https://plato.stanford.edu/index.html

索引

图片来源

作者和出版社向提供书中图片的机构和个人致以谢意。下方列出的来源均是图片的版权方，如果出现了任何疏漏或错误，出版社将会在此书的后续版本中更新正确信息。

Wellcome Collection: 3, 4, 6, 7, 14, 16, 17, 18, 19, 20, 21, 22, 23, 24, 25, 27, 28, 29, 31 (br, tr) 32, 34, 36, 38 (l, r), 39, 40 (l, r), 41, 42, 44 (tl), 45, 50, 51, 52, 53, 54, 55, 56, 58, 59, 60, 61, 62, 64 (l, r), 66, 67, 68, 70 (l, r), 71, 72, 73, 74, 75, 76, 77, 78, 80 (b, t), 81, 83, 87, 88, 89, 96, 97, 99 (l, r), 100, 102, 105, 106, 107, 108, 109 (r), 111 (l), 112 (b, t), 113, 116, 117, 118, 119, 120, 121, 122, 123, 124, 128, 129 (l, r), 130, 131, 132, 135 (l, r), 138 (b, l), 139, 140, 141, 143, 144, 145, 146, 147, 148, 149, 150, 151, 153, 154, 155, 156, 157, 158, 159, 160, 161, 163, 164, 165, 166, 167, 168–169, 171, 172, 173, 174, 175, 176, 178, 182, 183, 185, 186, 187, 188, 189, 190, 191, 192, 193, 194, 195, 199, 200 (b, t), 202, 203, 204 (l, r), 205, 206, 207, 208, 209, 210 (l, r), 211, 212, 213, 218, 219, 222, 223, 228, 229, 230, 231 (b, t), 232, 233, 234 (l, r), 235, 236 (l, r) 237, 238 (l, r), 239 (l, r), 240, 241, 242, 243, 244, 248, 250, 251, 252, 254, 256 (l, r), 257, 258, 259, 260, 261, 262, 263, 265, 266, 267; **Wikipedia Commons, Museum Boerhaave:** 8; **Private collection, New York:** 9; **The Thomas Fisher Rare Book Library, University of Toronto:** 26, 31 (l), 35, 37, 46, 49, 63, 69 (l, r), 79, 84, 85, 90, 92, 93, 94, 95, 98, 101, 104, 114, 115, 126, 127, 133, 134, 136, 142, 152, 162, 170, 177, 179, 180, 181, 184, 196, 197, 198, 214, 216–217, 221, 245, 246, 247, 253, 255, 264; **Courtesy British Library/ Bridgeman Images:** 30; **Mary Oenslager Fund, 2016:** 33; **The Picture Art Collection/Alamy:** 43; **Cajal Institute (CSIC), Madrid:** 57; **INTERFOTO/Alamy:** 65; **Private collection, New York:** 82, 86; **flickr/Emory University, Woodruff Health Sciences Center Library:** 103; **Courtesy of The New York Academy of Medicine:** 109 (l); **History of Medicine Collections/David M. Rubenstein Rare Book & Manuscript Library at Duke University:** 110, 125; **Courtesy of the U.S. National Library of Medicine:** 111 (r); **Josephinum, Ethics, Collections and History of Medicine, MedUni Vienna:** 201; **Royal Collection Trust / © Her Majesty Queen Elizabeth II 2020:** 215; **National Library of Medicine: 220; Thomas Jefferson University/ Digital Commons Resource:** 224, 225, 227; **Collection Abecasis/ Science Photo Library:** 226;

致谢

感谢我的祖母和祖父，蒂娜和本诺·埃本斯坦（Dina and Benno Ebenstein）；感谢纳粹维也纳的难民们，他们是艺术和文化领域的学者，带领我走进医学绘画的奇妙世界。我也想感谢其他家人：我的父母，桑迪（Sandy）和罗伯特（Robert）；我的继母朱迪（Judy）；我的姐妹唐娜（Donna）和劳拉（Laura）；我的姐夫乔弗·格雷厄姆（Jove Graham）；我的侄女和侄子，克拉拉（Clara）和托马斯（Thomas）；我的姑姑朱迪（Judy）和姑父迪克（Dick），他们支持、鼓励我，并且带给我灵感。

我要由衷地感谢利蒂西娅·巴尔比耶（Laetitia Barbier）的帮助，她既为我提供法语翻译，也给了我情感上的支持。我还要特别感谢编辑查理·蒙特尔（Charlie Mounter），他仔细阅读了海量草稿，给我提供了一针见血且富有洞察力的建议；感谢理查德·福尔克（Richard Faulk）和史蒂文·维塞茨基（Steven Vesecky）的德语、拉丁语翻译；感谢克里斯蒂娜·马塞洛（Cristina Marcelo）的机构援助。我还要感谢比尔·安德鲁斯（Bill Andrews）与我分享他的研究；感谢维萨里信托基金会，我在欧洲的公交车和城堡里，从这个医学绘画组织学到了许多东西。极大地感谢埃里克·黄（Eric Huang）、埃利诺·克鲁克（Eleanor Crook）、劳伦斯·德鲁伊（Laurens De Rooy）、卡尔·斯库诺弗（Carl Schoonover）、凯伦·巴赫曼（Karen Bachmann）、格雷格·加贝尔（Greg Gabel）、大卫·潘塔尔（David Pantall）和费尔南多·德尔加多（Fernando Delgado）。最后，我要感谢劳伦斯·金出版社（Laurence King）的团队让这本书得以成功出版：向我提出了这个设想的扎拉·拉克姆别（Zara Larcombe）；编辑切尔西·爱德华兹（Chelsea Edwards）和布兰奇·克雷格（Blanche Craig）；设计师亚历克斯·可可（Alex Coco）；文字编辑崔什·伯吉斯（Trish Burgess）和图片搜索师彼得·肯特（Peter Kent）。特别感谢校对植村亚美。

十分感谢提供图片、讲解和宝贵时间的历史机构，若是没有他们的精彩藏品、知识和慷慨援助，这本书就无法写成。我尤其要感谢韦尔科姆收藏馆（Wellcome Collection）的罗斯·麦克法兰（Ross MacFarlane），多伦多大学托马斯·费舍珍本图书馆（The University of Toronto's Thomas Fisher Rare Book Library）的伊丽莎白·里多弗（Elizabeth Ridolfo）和亚历珊德拉·卡特（Alexandra Carter），约瑟夫博物馆的克里斯蒂安·德鲁姆卢（Christiane Druml）、玛蒂娜·彼得斯（Martina Peters）和多米尼卡·弗洛明（Dominika Flomyn），纽约医学研究院（New York Academy of Medicine）的阿琳·沙纳（Arlene Shaner），杜克大学医学历史收藏馆（the Duke University History of Medicine Collection）的雷切尔·英戈尔德（Rachel Ingold），历史大学图书部（the University of History of the Book Department）的保罗·迪斯特贝尔热（Paul Dijstelberge）以及俄克拉荷马大学科学史收藏馆（the History of Science Collections, University of Oklahoma）的梅丽莎·里克曼（Melissa Rickman）。

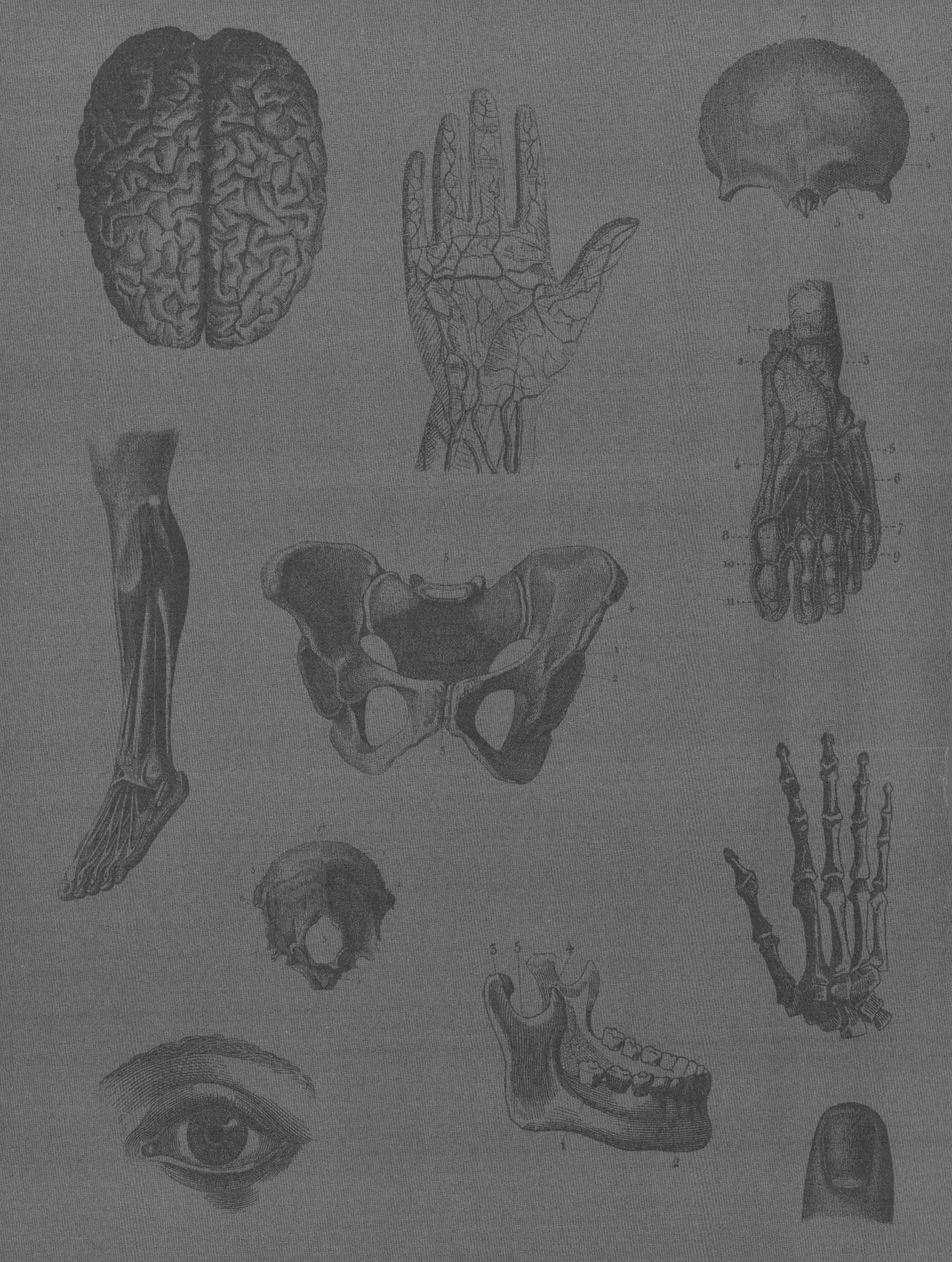

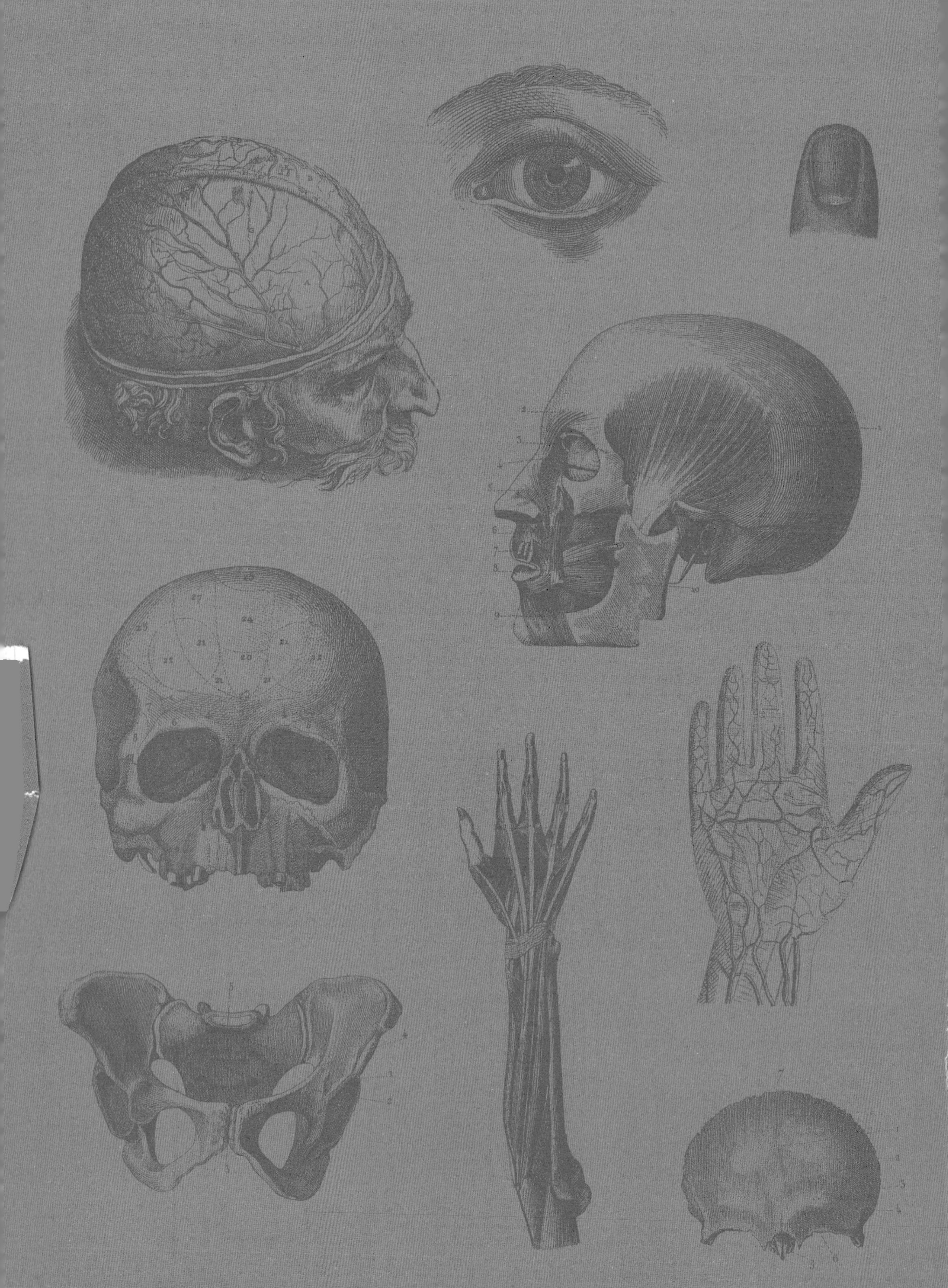